L'ÉTUDIANT

MICROGRAPHE

~~~~~~~~~~~~~~

GÉNÉALOGIE

~~~~~~~~~~~~~~

1765 à 1804. — Louis-Vincent CHEVALIER (au quai de l'Horloge du Palais).

1804 à 1830. — Jacques-Vincent CHEVALIER (au quai de l'Horloge du Palais).

1830 à 1859. — Charles CHEVALIER et Arthur CHEVALIER (au Palais-Royal).

1859. — Arthur CHEVALIER (au Palais-Royal).

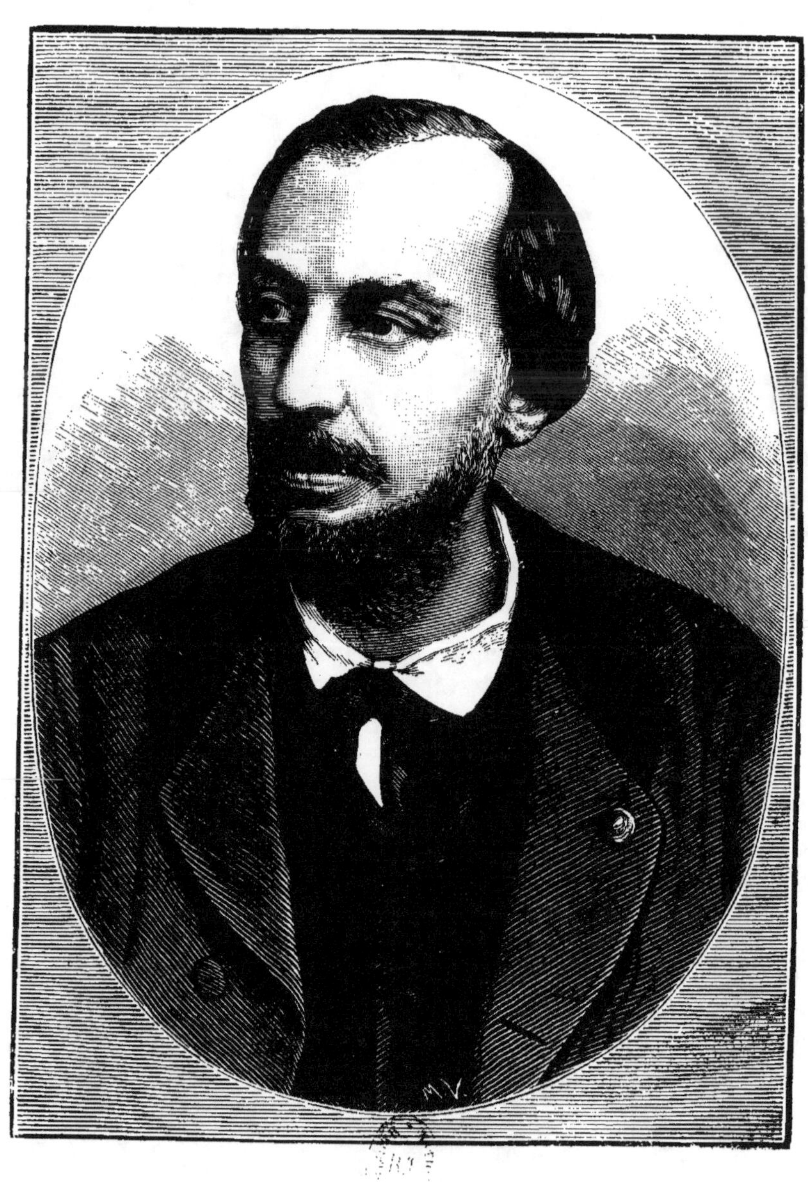

LE DOCTEUR ARTHUR CHEVALIER

L'ÉTUDIANT

MICROGRAPHE

TRAITÉ THÉORIQUE ET PRATIQUE

DU MICROSCOPE

ET DES PRÉPARATIONS

PAR

LE DR ARTHUR CHEVALIER

Ouvrage orné de planches représentant 500 infusoires et de 200 figures dans le texte

TROISIÈME ÉDITION

AUGMENTÉE DES APPLICATIONS A L'ÉTUDE DE L'ANATOMIE,
DE LA BOTANIQUE ET DE L'HISTOLOGIE,

PAR

MM. Alph. de BRÉBISSON, Henri van HEURCK, G. POUCHET

EN VENTE CHEZ L'AUTEUR

158, galerie de Valois (Palais-Royal)

PARIS

1882

PRÉFACE

Le succès que vient d'obtenir la dernière édition de notre manuel sur le microscope est pour nous un grand encouragement. Nous ne saurions donc trop remercier nos lecteurs pour l'indulgence dont ils ont usé à notre égard.

La troisième édition de l'ouvrage que nous présentons aujourd'hui a été augmentée de notes sur la théorie du microscope, sur sa construction, et aussi d'une foule de documents relatifs aux préparations. Un certain nombre de figures ont été intercalées pour faciliter la lecture de certaines descriptions.

Les chapitres relatifs aux applications du microscope sont entièrement nouveaux. Grâce à l'obligeance de M. Georges Pouchet, on trouvera un mémoire fort intéressant sur l'histologie normale et pathologique. Ce sujet, indispensable aux étudiants en médecine, présente aussi un grand intérêt pour les gens du monde. — La botanique a été traitée dans ses applications au microscope par M. Henri Van Heurck, professeur de botanique, directeur du jardin botanique d'Anvers.

Enfin, un mémoire complet sur les diatomées, dû à la bienveillance d'un savant bien connu, M. Alphonse de Brébisson, fournira aux amateurs les moyens d'étudier une des branches de la science qui présente le plus d'attraits.

Nous espérons que cette troisième édition sera accueillie avec la même faveur que la précédente et fera de nouveaux adeptes dans la science du microscope.

A. C.

INTRODUCTION

Un tout petit tube contenant quelques verres, une petite table percée à son centre, un miroir, tel est l'instrument qui, sous le nom de microscope, a permis à l'homme de pénétrer la structure des infiniments petits ; tel est l'instrument qui, depuis des siècles, enrichit l'humanité de découvertes utiles et immortelles.

Tout d'abord il fut encore plus vulgaire ; un globe de verre rempli d'eau fut le microscope d'Aristophane, de Pline, de Lactance. Plus tard, l'Arabe Alhazen reconnut le pouvoir ampliant des sphères. Enfin, il faut arriver à 1280, à 1300, et la lentille biconvèxe apparaît. C'était l'époque de l'invention de Salvino Armato ; c'était la découverte des lunettes à lire, la plus belle application de l'optique à l'humanité.

Alors les Hartsoeker, les Leeuwenhoeck, les Hooke, les Baker, les Swammerdam, les Lyonnet, les Ellis, vinrent enrichir la science de leurs découvertes.

En lisant Swammerdam, Leeuwenhoeck, Lyonnet, on verra combien leurs travaux sont nets, précis ; on appréciera les belles découvertes faites avec la simple lentille biconvexe, qui permit à Lyonnet de faire l'anatomie complète de la chenille du saule, travail à jamais immortel, double fruit du génie et de la patience.

Zacharias Jansen, en 1590, combina diverses lentilles dans un tube, et créa le microscope composé, qui de nos jours fait tant de merveilles.

Drebbel et Fontana s'en disputèrent aussi l'invention ; mais comment débrouiller ce chaos, car Bacon voulut aussi en être l'inventeur? Laissons donc l'honneur à Jansen, car on ne peut lui trouver de devanciers.

Puis viennent les microscopes de Bonani, d'Eustachio Divini, d'Adams, puis encore de Lieberkühn, qui, en 1738, inventa le microscope solaire. Alors un arrêt se fait sentir ; puis tout à coup l'immortel Euler se réveille et propose l'achromatisme pour le microscope. C'était en 1774. — En 1747, il avait découvert cet immortel principe et l'avait appliqué aux télescopes.

Mais ici encore à qui faut-il décerner la palme, car un savant obscur, Chester More Hall, découvrit l'achromatisme en 1729. Ce fait est vrai, car il a été établi par un jugement authentique d'une cour de justice. Mais, il faut le dire, Hall ne construisit jamais que des télescopes.

Du reste, Euler avait proposé le microscope achromatique; mais ses indications n'auraient produit qu'un microscope à faibles grossissements. Plus tard, Frauenhofer, Charles, firent des essais; mais rien ne fut définitivement adopté, car l'illustre Biot niait en 1821 la possibilité de construire un bon microscope achromatique.

Enfin, en 1823, Charles Chevalier et Vincent Chevalier construisirent les premières lentilles achromatiques parfaites pour les microscopes. Dès lors on fit des lentilles à court foyer, on obtint de forts grossissements, tout changea; ce fut une révolution dans la science de l'optique, et c'est une gloire pour notre pays, car ce furent des opticiens français qui opérèrent ce changement si profitable.

Dès lors, bien des savants s'occupèrent de perfectionner l'instrument. Le savant Amici imagina le microscope horizontal, des chambres claires et précises; le baron Séguier s'occupa de la micrométrie, du perfectionnement de l'appareil. Enfin, aujourd'hui le microscope est arrivé à un haut degré de perfection, grâce aux savants, aux constructeurs distingués, parmi lesquels il faut citer MM. Powel et Lealand, Hartnack, Smith et Beck, Scheeck, Pistor, Zeiss, et surtout A. Ross, l'éminent opticien anglais.

Parmi les hommes savants qui ont aplani le chemin et levé bon nombre de difficultés, citons Le Baillif, nom mille fois honorable, qui rappelle à la fois la vertu et la science ; puis encore le savant Biot, pour ses expériences sur la polarisation ; M. Dumas, à qui l'on doit l'application du microscope à la chimie, et qui a fait tant de belles découvertes avec ce précieux instrument. Puis MM. Audouin, Breschet, Brongniart, de Candolle, Claude Bernard, Desmazières, Natalis Guillot, Lainé, Magendie, Decaisne, Chatin, Montagne, d'Orbigny, Duméril, Tulasne, Payer, Guillemin, de Mirbel, Turpin, Robert Brown, Strauss, Donné, Mandl, Pouillet, Ricord, Pouchet, O'Rorke, Pasteur, Sappey, Follin, Robin, Baillon, Ordoñez, H. Van Heurck, Jules Luys, Kölliker, Georges Pouchet, C. Morel, Broca, Martin Saint-Ange, Vulpian, Coulier, F. Dujardin, Quekett, Carpenter, Villemin, Harting, Schacht, Lebert, Pritchard, Ehrenberg, de Brébisson, P. Gratiolet, et plus récemment MM. Pelletan et Trutat. Un nom illustre, celui de M. Milne Edwards, vient nous rappeler d'innombrables découvertes faites avec le microscope, dont chaque jour beaucoup profitent.

Qui ne connaît les importants travaux de M. Rayer, de M. Serres? Qui ne sait aussi les belles recherches de M. Duchartre sur la botanique, celles du docteur Montagne sur la cryptogamie? Puis encore les recherches de M. de Sénarmont, de M. Elie de Beaumont et de tant de savants dont le nom nous échappe au moment où nous écrivons ces lignes.

L'étude du microscope est indispensable à tous les médecins, car dans l'état actuel de la science il n'est pas possible de méconnaître l'utilité d'un tel instrument. Certes, il faut rendre justice au docteur Ch. Robin, qui, en répandant l'étude de l'histologie, a rendu un immense service aux sciences. Du reste, ses importants travaux sur le microscope sont connus de tout le monde ; ils ont servi à populariser une étude qui chaque jour tend à se répandre davantage.

Parmi les bons traités publiés sur les microscopes, nous citerons ceux de MM. Mandl, Donné, Dujardin, Hannover, Charles Chevalier, Broca, Coulier, Robin, Quekett, Bogg, Carpenter, Harting, Schacht, Pritchard, Griffith, Pasteur, Pelletan, Trutat, etc.

L'usage du microscope s'est depuis quelque temps fort répandu pour les études anatomiques ; les services rendus ne peuvent être niés. Comme il se trouve toujours des incrédules, nous pensons que rien ne peut mieux les confondre que l'opinion si juste de M. Paul Broca, contenue dans son *Traité de l'inflammation*.

M. Paul Broca s'exprime ainsi : « *Pour ceux qui disent qu'avec le microscope on voit tout ce qu'on veut, ces mots seuls montrent que c'est là tout leur savoir en cette matière.* En effet, tous les anatomistes qui ont fait des recherches d'anatomie générale ont remarqué depuis longtemps que les figures et les descriptions des mêmes objets faites à l'aide du microscope, dans les mêmes conditions, depuis Leeuwenhoeck jusqu'à nos jours, sont toutes semblables, à part les différences de grossissement employé. Il n'y a de différentes que les théories fondées sur ces observations ou les hypothèses auxquelles elles ont donné lieu, hypothèses qui varient nécessairement suivant la généralité ou la spécialité des connaissances de l'auteur, suivant qu'il tiendra compte des modifications d'un élément dans un seul ou dans un grand nombre d'êtres. »

Kaltenbrunner, dans ses *Recherches sur l'inflammation* (1828), termine son appréciation de l'utilité du microscope par cette phrase vraie en tous points : *Alors on ne trouvera plus que des gens sans instruction et sans foi qui blâmeront l'usage du microscope.*

Au reste, aujourd'hui l'avenir des recherches microscopiques est assuré, et grâce à elles la science reculera sans cesse ses limites.

L'ÉTUDIANT MICROGRAPHE

LIVRE PREMIER

DU MICROSCOPE

CHAPITRE PREMIER.

NOTIONS ÉLÉMENTAIRES D'OPTIQUE THÉORIQUE ET PRATIQUE.

Avant de décrire les différents systèmes de microscopes, il nous a semblé utile de donner quelques notions d'optique théorique et pratique appropriées au sujet. Nos lecteurs, en les possédant, comprendront mieux les descriptions contenues dans cet ouvrage.

La lumière est un fluide qu'on ne peut saisir, qui, sous forme de rayons, éclaire les corps et nous permet de les contempler par l'intermédiaire de nos yeux.

La lumière nous vient du soleil en 8 minutes 13 secondes. Elle parcourt ainsi 77,000 lieues par seconde.

On distingue les corps lumineux par eux-mêmes, tels que le soleil, les étoiles, les flammes, etc. On exprime par corps non lumineux ceux qui réfléchissent la lumière venant d'une source lumineuse.

La lumière se meut en ligne droite, si elle n'est pas déviée de sa route en rencontrant divers corps. Ainsi elle peut être *réfléchie* en tombant sur un miroir ; elle peut être *réfractée* en passant dans un milieu tel que le verre, l'eau, etc.

Tout le monde sait que la lumière est décomposable; en effet, l'immortel Newton la sépara en sept rayons des couleurs suivantes :

Rouge, orangé, jaune, vert, bleu, indigo, violet.

Les corps doivent leur couleur au phénomène de l'absorption, qui fait qu'ils absorbent certaines couleurs et réfléchissent les autres. Ainsi un corps est dit rouge parce qu'il absorbe les autres couleurs et réfléchit le rouge. Un corps est noir parce qu'il absorbe tous les rayons ; il est blanc parce qu'il les réfléchit tous.

La plus petite quantité de lumière que l'on puisse imaginer passant à travers un trou, s'appelle *rayon*. L'assemblage de plusieurs rayons constitue un *pinceau*. Un *faisceau* lumineux est la réunion de plusieurs pinceaux.

Tout corps lumineux lance une multitude de rayons qui divergent en forme de cônes dont les bases s'appuient sur l'œil et les sommets sur les points lumineux : c'est ainsi que la lumière se propage d'une bougie (fig. 1).

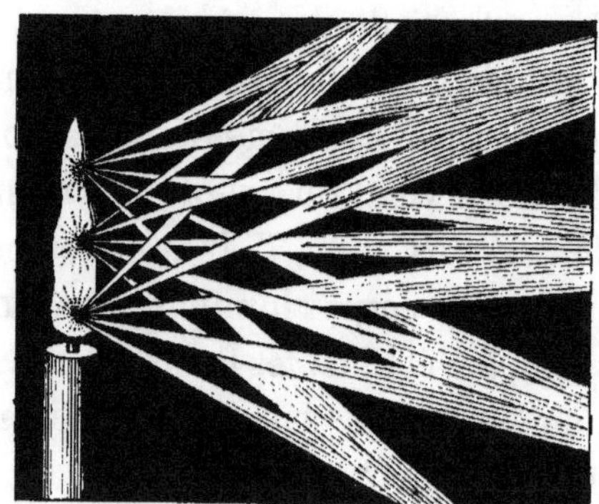

FIG. 1.

On considère trois sortes de rayons :

Les *rayons parallèles*, qui marchent toujours dans le même sens sans se joindre (fig. 2).

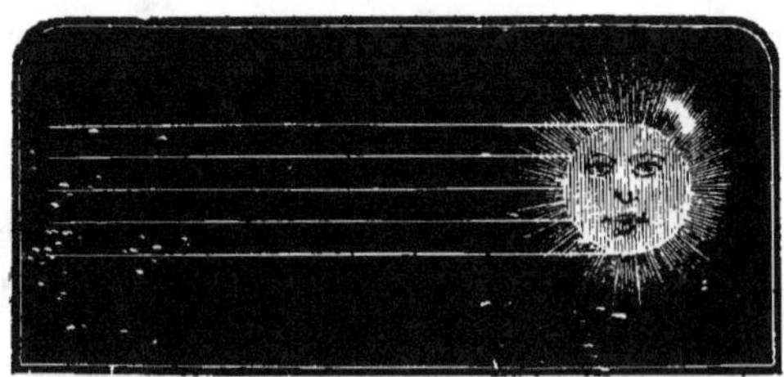

Fig. 2.

Les *rayons divergents*, qui s'écartent du point A d'où ils sont partis (fig. 3).

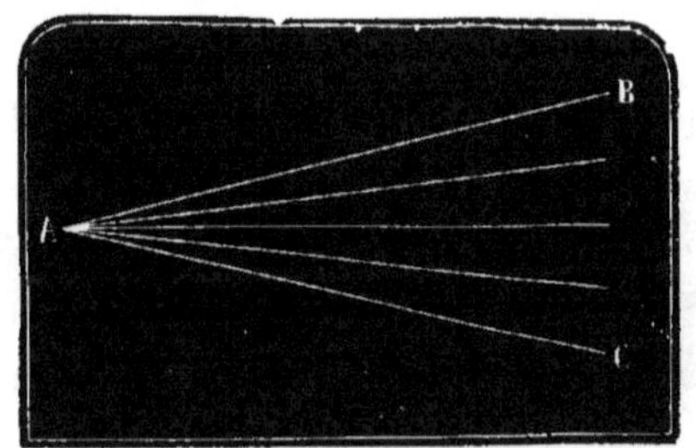

Fig. 3.

Enfin, les *rayons convergents*, A, C, qui se dirigent tous sur un point B (fig. 4).

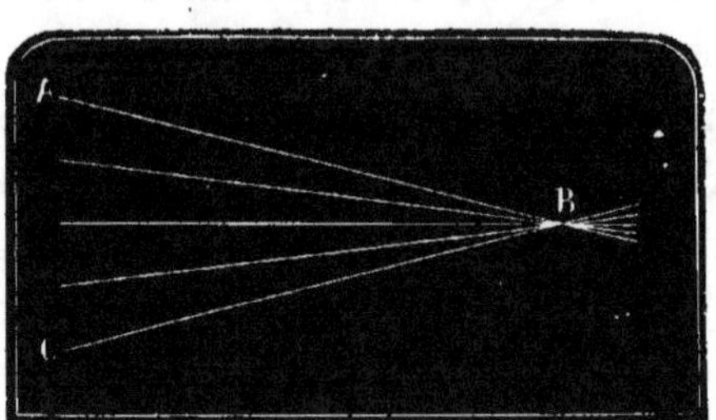

Fig. 4.

La lumière peut être réfléchie. Les lois de la catoptrique nous apprendront la réflexion des rayons lumineux. La dioptrique nous montrera comment la lumière se comporte en passant dans les milieux transparents. Ces deux études sont les plus importantes, et nous nous en occuperons exclusivement, sans nous arrêter à la polarisation, à laquelle nous avons consacré un chapitre et que l'on trouvera décrite avec détail dans les ouvrages spéciaux.

Lois de la catoptrique dans les miroirs plans et convexes.

Si la lumière rencontre un miroir B (fig. 5) ou une surface réfléchissante quelconque, le rayon incident lumineux D qui s'y présente sera renvoyé ou réfléchi en C, et l'angle BD, *angle d'incidence*, sera égal à l'angle C ou *de réflexion*. Comme loi positive et s'appliquant aux surfaces réfléchissantes quelconques, on trouve donc que *l'angle de réflexion est égal à l'angle d'incidence.*

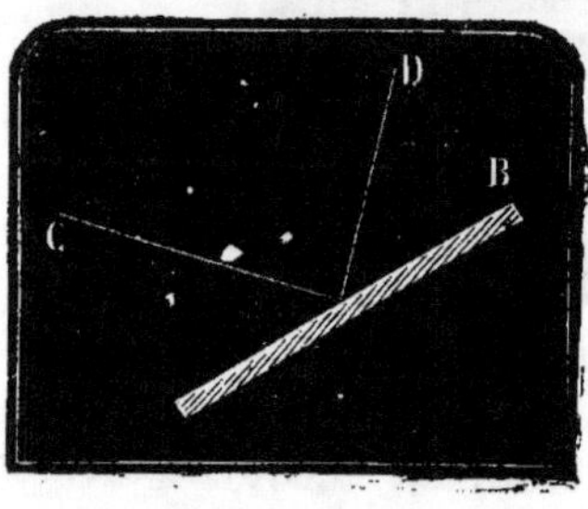

Fig. 5.

Lorsque les rayons sont parallèles entre eux, leur parallélisme se continue après la réflexion, ainsi qu'on le voit dans la figure 6, planche I (1), où AD, A'D' sont deux rayons incidents tombant sur le miroir MN. Les rayons réfléchis BD, B'D', font, avec les perpendiculaires ED, E'D', des angles égaux à ceux que font, avec les mêmes perpendiculaires, les rayons incidents AD, A'D. Si l'espace entre AD et A'D' est rempli d'autres rayons parallèles de manière à former un faisceau de

(1) Voyez page 26, planche I, les figures 6 à 34 inclusivement, 40 et 41.

lumière, tous ces rayons seront réfléchis parallèlement. Cependant le faisceau réfléchi sera renversé, car le côté AD, qui est en dessus avant la réflexion, se trouve en dessous en DB, après la réflexion.

Supposons que les rayons incidents *divergents* AD, AD', AD'', partent du point A (fig. 7), et se séparent de plus en plus à mesure qu'ils avancent, ainsi qu'on le voit en AD, AD', AD''. Lorsque ces rayons tombent sur un miroir plan MN, ils sont réfléchis dans les directions DB, D'B', D''B'', faisant avec les perpendiculaires au miroir EE'E'', les angles ADE, A'D'E', A''D''E'', respectivement égaux aux angles BDE, B'D'E', B''D''E''. Si l'on suppose les rayons réfléchis continués en ligne droite derrière le miroir, ils s'y réuniront en un point A' aussi éloigné au-dessous de ce miroir que le point A l'est au-dessus. C'est là en effet que l'œil, placé dans la direction des rayons réfléchis, verrait l'image du point A. Il résulte donc de cet exposé, que les rayons divergents ont, après la réflexion, la même divergence qu'auparavant. On remarquera, en outre, qu'il y a renversement du pinceau de rayons comme dans le cas des rayons parallèles, et que, par conséquent, l'image qu'ils produisent doit paraître renversée. Les mêmes principes s'appliquent à la réflexion des rayons convergents. Supposons, en effet, que dans la figure 7, les rayons convergents B, B', B'', soient les rayons incidents ; ils seront réfléchis vers le point A, faisant, après la réflexion, les mêmes angles avec les perpendiculaires EE'E'', qu'ils faisaient auparavant avec les mêmes perpendiculaires, et le point A où ils se réuniront, sera aussi éloigné de la surface supérieure du miroir que le serait en dessous le point A', où les rayons incidents se réuniraient s'ils étaient prolongés au delà du miroir, ou plutôt si le miroir était supprimé. Ces rayons ont donc, après la réflexion, le même degré de convergence qu'auparavant.

Réflexion par les surfaces concaves.

Rayons parallèles. — Soit MN (fig. 8) un miroir concave dont le centre de concavité soit en C, c'est-à-dire dont la courbure soit décrite par un rayon CM ou CN ; soient AM, AD, AN, des rayons parallèles ou un faisceau de rayons parallèles tombant sur ce miroir. Les lignes CM et CN sont aux points M et N perpendiculaires à la surface du miroir ; et en ces points, les angles d'incidence des rayons AM et AN sont AMC et ANC, faisant les angles de réflexion FMC, FNC, égaux aux angles d'incidence, les deux rayons réfléchis viendront se couper en F sur la ligne AD. Le rayon AD, tombant sur le centre du miroir, est réfléchi sur lui-même, de sorte que les trois rayons se coupent en F. La même construction s'applique à tous les rayons intermédiaires qui seraient également réfléchis au point F. Ce point F s'appelle le *foyer principal* du miroir, ou le *foyer des rayons parallèles.* Si l'on considère que le faisceau de rayons qui, avant de frapper le miroir, occupait un grand espace, se trouve resserré sur un seul point en F, on concevra facilement pourquoi les miroirs concaves s'appellent aussi des *miroirs ardents,* et pourquoi ils ont la propriété de brûler les corps placés à leur foyer, car c'est là qu'est concentrée toute la chaleur répandue dans le faisceau de rayons. *Le foyer principal de tous les miroirs concaves est toujours placé à la moitié de leur rayon de courbure.*

Rayons divergents. — Soit MN (fig. 9) un miroir concave dont le centre de courbure est en C; soient les rayons divergents AM, AD, AN, partant du point A et tombant sur le miroir aux points M, D, N : les lignes CM, CD et CN étant perpendiculaires en ces points à la surface du miroir, on aura la direction des rayons réfléchis MF et NF en faisant les angles FMC et FNC égaux aux angles AMC et ANC, et le point F, où ces rayons réfléchis se coupent, sera le foyer des rayons divergents partis du point A.

En comparant les figures 8 et 9, on voit que le rayon AM de la figure 9 est plus près de la perpendiculaire CM que le même rayon dans la figure 8. Le rayon réfléchi MF doit donc aussi être plus près de cette même perpendiculaire dans la figure 9 que dans la figure 8 ; il s'ensuit donc que le foyer F est plus près de C dans celle-là que dans celle-ci, et que pour les rayons divergents, le foyer d'un miroir concave est plus éloigné de ce miroir que pour les rayons parallèles.

Si nous supposons que le point A (fig. 9) se rapproche successivement du point C, les rayons divergents qu'il émettra se rapprocheront successivement des perpendiculaires CM et CN ; par conséquent, les rayons réfléchis s'en rapprocheront aussi ; de sorte que lorsque A se trouvera au point C, le point F s'y trouvera aussi : d'où nous pouvons conclure que lorsque les rayons divergents partent du centre de courbure d'un miroir concave, ils sont réfléchis au même point. Si le point A continue de s'avancer dans le même sens vers F, le foyer des rayons divergents passera de l'autre côté de C, et lorsque le point A sera en F, le foyer se trouvera en A : ainsi il y aura un changement complet de position entre le foyer et le point rayonnant F. Ces deux points

A et F s'appellent les *foyers conjugués* du miroir, parce que, lorsque le point rayonnant se trouve sur l'un d'eux, le foyer se trouve sur l'autre.

Si dans la figure 8 nous supposons que F soit le point rayonnant, le foyer des rayons réfléchis se trouvera à une distance infinie, ou, ce qu'on entendra peut-être mieux, ces rayons n'auront point de foyer, puisqu'ils seront réfléchis parallèlement les uns aux autres.

Rayons convergents. — Soit MN (fig. 10) un miroir concave dont le centre de courbure soit en C ; soient les rayons AM, AD, AN, convergeant vers un point A' placé derrière le miroir. En répétant les constructions déjà plusieurs fois décrites, on trouvera que le point F, ou le foyer des rayons convergents, se trouve plus loin du centre de courbure C, et par conséquent plus près du miroir, que dans le cas des rayons divergents ; ou, si l'on veut, que la distance focale conjuguée DF du miroir est moindre pour les rayons convergents que pour les rayons divergents ou les rayons parallèles.

Si nous supposons que la convergence des rayons augmente, c'est-à-dire que le point A', où ils se réuniraient derrière le miroir, se rapproche de plus en plus de celui-ci, les rayons incidents s'écarteront de plus en plus des perpendiculaires CM et CN, les rayons réfléchis s'en écarteront dans le même rapport, et le foyer se rapprochera du miroir.

Ce serait le cas contraire si les rayons devenaient moins convergents, ou, ce qui est la même chose, si leur point de convergence A' s'éloignait du miroir. Lorsque ce point A' serait à une distance infinie, ou plutôt lorsque les rayons incidents seraient devenus parallèles, leur foyer, comme dans la figure 8, serait à moitié de la distance entre le miroir et le point C.

De la dioptrique, ou du passage de la lumière à travers les corps transparents.

Jusqu'ici nous avons supposé que la lumière marchait sur une même ligne droite depuis le corps qui la produit jusqu'au corps qui la reçoit. C'est effectivement ce qui a lieu lorsque, depuis son point de départ jusqu'à son arrivée, la lumière se trouve dans le même milieu (on nomme *milieux* les corps à travers lesquels d'autres corps peuvent se mouvoir : tels sont, pour la lumière, tous les corps transparents). Mais si elle est obligée de traverser des milieux différents, elle peut éprouver des déviations auxquelles on a donné le nom de *réfraction*.

Si, en quittant un milieu quelconque, l'air, par exemple, pour entrer dans un autre (l'eau, le verre, etc.), le rayon incident tombe perpendiculairement à la surface de ce dernier, il n'éprouvera aucune déviation dans sa marche et continuera à se mouvoir en ligne droite.

Si, au contraire, le rayon incident tombe obliquement sur la surface du nouveau milieu qu'il va traverser, il y éprouve une déviation, une réfraction, dont nous allons exposer les lois principales.

Soit (fig. 11) le rayon incident CB tombant obliquement sur la surface GH d'un corps transparent et plus dense que l'air qu'il a traversé d'abord; au lieu de continuer sa marche suivant la ligne droite CBF, il se brisera en B pour se rapprocher de la perpendiculaire AE, et fera par conséquent, avec cette perpendiculaire, un angle DBE moindre que l'angle CBA qu'il faisait dans l'air avec cette même perpendiculaire.

Cette propriété des corps transparents se nomme leur *pouvoir réfringent*. Ce pouvoir varie dans tous les corps transparents, et celui qui appartient à l'un de ces corps s'appelle son *indice de réfraction*.

L'expérience a démontré que parmi les corps employés le plus généralement en optique, l'*indice de réfraction* pour l'air est 1,000294, pour le verre ordinaire 1,525 à 1,534, pour le flint-glass anglais 1,830, pour le saphir 1,794, et pour le diamant 2,439.

Voyons maintenant comment se comportera le rayon en sortant du verre, c'est-à-dire en passant dans un milieu moins dense? Soit ABCD (fig. 12) un morceau de verre dont les surfaces opposées AB et CD sont parallèles, et HG un rayon incident tombant obliquement sur la surface AB du verre. Là il éprouvera une réfraction qui le rapprochera de la perpendiculaire FR dans la direction GE; arrivé en E, il sortira du verre pour rentrer dans l'air, où il éprouvera une nouvelle réfraction en sens contraire, dans la direction EI, et s'écartera alors autant de la perpendiculaire NO qu'il s'était rapproché de la perpendiculaire FR en traversant le verre. Si enfin nous prolongeons vers L le rayon incident HG, et vers M le rayon émergent (sortant) IE, nous reconnaîtrons que ces deux rayons sont parallèles entre eux, et que le brisement d'un rayon dans un milieu réfringent à surfaces parallèles n'a d'autre résultat que de donner à ce rayon une direction parallèle à celle qu'il avait avant de traverser ce milieu. Mais si les surfaces du corps transparent traversé par le rayon de lumière ne sont pas parallèles, le rayon émergent ne sera plus parallèle au rayon incident.

Soit ABC (fig. 13) une section du prisme aBC; le

côté AB sera perpendiculaire au rayon incident RO, et par conséquent ce rayon RO traversera la face AB sans se briser et parviendra jusqu'au point O ; mais en passant du verre dans l'air, il suivra la direction OS, et s'éloignera de la perpendiculaire pP à la surface BC, parce qu'il ne tombera pas perpendiculairement sur la surface de l'air déterminée en ce point par la surface BC du prisme.

Si nous prenons le rayon SO comme rayon incident, il sera brisé suivant la direction OR en se rapprochant de la perpendiculaire pP à la surface d'incidence BC. Réunissons maintenant les deux moitiés de prisme ABC, aBA, nous obtiendrons le prisme aBC qui brisera également le rayon incident, des deux côtés, à l'entrée et à la sortie.

L'angle B du prisme se nomme *angle réfringent ;* de sa grandeur dépend celle de l'angle de réfraction.

De ce qui précède, nous pouvons déjà déduire un principe qui nous servira par la suite. Supposons qu'un objet se trouve en S' ; l'œil placé en S le verra dans le prolongement du rayon SO, et il y aura nécessairement un changement dans la position ou l'aspect général de l'objet.

Des lentilles.

Les lentilles sont des pièces de verre ou d'autres corps transparents dont deux surfaces opposées ont une forme telle, qu'en traversant ces corps, les rayons de lumière changent de direction, de manière à devenir divergents ou convergents, de parallèles qu'ils étaient d'abord, et à devenir parallèles, de divergents ou convergents qu'ils étaient auparavant. Les lentilles prennent diverses dénominations d'après la forme particulière à chacune d'elles.

On les distingue généralement en lentilles *convexes* et en lentilles *concaves*. Chacune de ces deux espèces se subdivise ainsi qu'il suit :

1° Lentille *biconvexe* (fig. 14). Les deux courbures peuvent être inégales, c'est-à-dire décrites par deux rayons différents (fig. 16).

2° Lentille *plano-convexe* (fig. 15), c'est-à-dire ayant un côté plan et un côté courbe.

3° Lentille *ménisque* (fig. 17), c'est-à-dire ayant un côté concave et un côté convexe. Lorsque, comme dans cette figure, les deux courbures se coupent, la lentille est classée parmi les lentilles convexes ; on lui donne aussi le nom de lentille *périscopique*.

4° Lentille *biconcave* (fig. 18), c'est-à-dire ayant les deux côtés concaves. Les courbures peuvent être inégales, c'est-à-dire décrites par deux rayons différents (fig. 20).

5° Lentille *plano-concave* (fig. 19), c'est-à-dire ayant un côté plan et un côté concave.

6° Enfin, lentille *concavo-convexe* (fig. 21), ayant comme le ménisque une surface concave et une surface convexe ; mais ces deux courbures ne peuvent se couper, la surface convexe étant décrite par un rayon plus grand que celui de la surface concave. Cette lentille est classée parmi les lentilles concaves.

On donne aussi quelquefois, mais improprement, le nom de lentilles à des sphères de verre d'un diamètre plus ou moins grand.

Si nous considérons l'inconcevable ténuité des molécules de la lumière, et qu'un rayon, théoriquement parlant, n'est qu'une série de molécules placées à la suite les unes des autres, il est évident que la très petite partie d'une surface courbe sur laquelle il tombe, et qui détermine sa réfraction, peut à son tour être considérée comme un plan. On démontre en mathématiques qu'une ligne droite qui touche une courbe en un point quelconque, et qu'on appelle une *tangente*, peut être considérée comme coïncidant avec une partie infiniment petite de la courbe ; de sorte que lorsqu'un rayon de lumière AB (fig. 22) tombe en B sur une surface courbe réfringente, son angle d'incidence doit être ABD, angle que le rayon AB fait avec la ligne DC perpendiculaire au point B à la tangente MN. Dans toutes les surfaces sphériques, comme celle des lentilles, la tangente MN est toujours perpendiculaire au rayon CB de la surface courbe ; de sorte qu'on peut éviter la considération de cette tangente, le rayon mené du centre au point d'incidence B étant toujours la perpendiculaire qui détermine l'angle d'incidence. On trouvera bientôt l'application de ces principes.

Nous allons successivement passer en revue l'action qu'exercent les diverses espèces de lentilles sur les rayons qui les traversent.

Quant aux sphères, nous aurons occasion d'y revenir dans le cours de l'ouvrage ; il nous suffira ici de dire que dans cette espèce de verre, la réfraction se fait absolument comme dans une lentille biconvexe dont les courbures appartiennent à une même sphère ; seulement, dans cette dernière, les deux surfaces sont plus rapprochées que dans la sphère, et conséquemment les rayons réfractés par la première surface éprouvent plus rapidement la deuxième réfraction : on conçoit que cette circonstance déterminera nécessairement un changement dans la situation du foyer.

Le pouvoir réfringent d'une sphère peut être tel, que le foyer se forme à l'intérieur même du corps : c'est ce qui arriverait dans une sphère de diamant ; dans ce cas, l'instrument deviendrait absolument inutile.

Nous examinerons en premier lieu cette action sur les *rayons parallèles*, et nous prendrons pour point de départ la lentille plano-convexe comme étant la plus simple.

Soit *abc* (fig. 23) une lentille plano-convexe dont le centre de courbure est en C. Soient A, E, B, trois rayons parallèles tombant perpendiculairement sur la surface plane *ab* de la lentille. Il est évident qu'ils traverseront le verre sans y éprouver de réfraction jusqu'à la seconde surface *acb*. Arrivé au point *e*, le rayon A, rencontrant un milieu moins dense que le verre, se réfractera en s'éloignant de la perpendiculaire, qui, comme nous l'avons déjà vu, n'est autre chose ici que le rayon de courbure de la lentille mené en *e* et prolongé vers P. Le rayon réfracté prendra donc la direction *e*F. Quant au rayon E, il ne se réfractera pas dans le verre, puisqu'il y entre sous les mêmes conditions que le rayon A ; mais il ne se réfractera pas non plus en rentrant dans l'air, attendu qu'il traverse l'axe de la lentille et qu'il coïncide dans toute sa longueur avec son rayon de courbure : il continuera donc sa route en ligne droite et ira couper le rayon A en F. Quant au rayon B, que nous supposons à la même distance de l'axe de la lentille que le rayon A, il se comportera comme ce dernier, s'écartera, en sortant du verre, de la perpendiculaire CP', et ira couper les deux premiers rayons au même point F, qu'on désigne sous le nom de foyer principal ou foyer des rayons parallèles. Il est évident, d'après ce qui précède et ce que nous avons dit du passage de la lumière à travers les prismes (fig. 13), que dans la figure 23, la lentille *abc* peut être considérée, par rapport aux rayons A et B, comme formée de deux prismes *mdk* et *mdl* opposés base à base, et qui agiraient sur ces deux rayons de la même manière que nous avons vu le prisme ABC (fig. 13), agir sur le rayon RDE.

Les rayons parallèles qui traversent une lentille biconvexe éprouvent deux réfractions, ainsi qu'on le voit dans la figure 24. Le rayon AB coïncide avec l'axe de la lentille, et, par conséquent, continue sa route en ligne droite. Le rayon C*d* a pour angle d'incidence l'angle C*dg* qu'il fait avec la perpendiculaire *dg*, prolongement du rayon de courbure E'*d* de la face *do* de la lentille ; en pénétrant dans le verre, il se rapproche de la perpendiculaire qui est encore ici le rayon de courbure E'*d*. Arrivé en *e*, il repasse dans l'air et s'écarte alors de la perpendiculaire *e*G, prolongement du rayon de courbure E*e* de la seconde face du prisme, et vient couper en F le rayon A. On démontrerait de la même manière que le rayon D, que nous supposons également éloigné de l'axe de la lentille, vient couper cet axe au même point ; on voit que ces deux rayons C et D subissent la même réfraction que s'ils avaient traversé deux prismes semblables à celui représenté par les tangentes *d'l*, *d'i*.

Le point F, où se réunissent les rayons parallèles, s'appelle aussi foyer principal, ou foyer des rayons parallèles.

Dans l'examen du phénomène qui nous occupe, nous avons considéré les rayons incidents non-seulement comme parallèles entre eux, mais encore comme parallèles à l'axe de la lentille ; et nous avons vu que, dans ce cas, les rayons qui coïncident avec l'axe n'éprouvent pas de réfraction. Tel est (fig. 25) le rayon RC, que les rayons RL, RL, parallèles à l'axe, vont couper en F après la réfraction. Mais lorsque les rayons parallèles tombent sur la lentille obliquement à l'axe, comme on le voit en SL, SC et SL, ou en TL, TC et TL, les rayons SC et TC qui passent par le centre C de la lentille éprouvent deux réfractions, l'une en la traversant, l'autre en la quittant ; mais comme ces deux réfractions sont égales et dans des directions opposées, les rayons réfractés Cf et Cf' sont toujours parallèles à SC ou à TC. En faisant les constructions nécessaires, on verra que les rayons SL, SL, devront aller se couper en un point f dans la direction du rayon central Sf et les rayons TL, TL, en un point f, dans la direction du rayon central Tf'.

D'après ce que nous venons d'exposer, on n'éprouvera aucune difficulté à suivre la marche des rayons parallèles dans une lentille concave quelconque.

En effet, en faisant les constructions convenables, on verra que les rayons parallèles RL, RL (fig. 26), tombant snr la lentille biconcave LL, divergeront après la réfraction dans les directions Lr, Lr, comme s'ils partaient d'un point F, auquel on a donné le nom de foyer *virtuel* ou imaginaire de la lentille.

Nous allons maintenant examiner l'action de ces mêmes lentilles sur les rayons divergents, c'est-à-dire venant d'objets plus rapprochés de la lentille que le soleil et les planètes.

Soient (fig. 27) les rayons divergents RL, RL, partant du point R et tombant sur la lentille biconvexe LL, dont le foyer principal serait en O ou en O' ; le foyer de ces rayons se trouvera en un point quelconque F, plus éloigné de la lentille que son foyer principal O.

En faisant les constructions nécessaires, on verra que si le point R se rapproche de la lentille, le foyer F s'en éloignera. Lorsque ce point R sera en P, ou à une distance PC égale à deux fois la distance focale CO' ou CO, le foyer F se trouvera en P', c'est-à-dire aussi éloigné de la lentille d'un côté que le point P de l'autre. Lorsque R arrive en O', le foyer F se trouve à une distance infinie, c'est-à-dire que les rayons émergents sont rendus parallèles, et ils deviennent divergents lorsque le point R est placé entre le foyer principal O' et la lentille.

Lorsque des rayons divergents RL, RL (fig. 28), partant d'un point R, tombent sur une lentille concave LL, la réfraction les fait diverger davantage dans les directions L*r*, L*r*, comme s'ils partaient d'un foyer virtuel F, plus éloigné de la lentille que son foyer principal O.

Passons maintenant à l'action des lentilles sur les rayons convergents.

Lorsque des rayons RL, RL, convergeant vers un point *f* (fig. 29), tombent sur une lentille convexe LL, ils sont réfractés de manière à se couper en un point F plus rapproché de la lentille que son foyer principal O. A mesure que le point de convergence *f* s'éloigne de la lentille, le point F s'en éloigne aussi en se rapprochant de O. Lorsque le foyer F est arrivé en O, le point *f* est à une distance infinie, c'est-à-dire que les rayons incidents sont alors parallèles. On conçoit, en outre, que plus le point de convergence *f* se rapproche de la lentille, plus le foyer F s'en rapproche aussi.

Lorsque des rayons RL, RL (fig. 30), convergeant

vers un point *f*, tombent sur une lentille concave LL, ils sont réfractés de manière à avoir leur foyer virtuel en F.

Réfraction de la lumière dans les ménisques.

L'effet général d'une lentille ménisque pour la réfraction des rayons parallèles, divergents et convergents, est le même que celui d'une lentille convexe et d'une même distance focale ; celui d'une lentille concavo-convexe est à son tour le même que celui d'une lentille concave de même distance focale.

De la formation des images par les lentilles, et de leur pouvoir amplifiant.

Nous avons dit que chaque point d'un objet éclairé envoie des rayons dans toutes les directions. Ces rayons sont par conséquent divergents, et restent tels par rapport aux lentilles sur lesquelles ils tombent, lorsque les objets d'où ils partent ne sont pas, comme le soleil, à des distances immenses de la lentille. Les règles données pour les rayons divergents sont donc celles que nous aurons principalement à appliquer aux phénomènes dont nous nous occupons. Chaque point d'un objet éclairé envoyant des rayons dans toutes les directions, si l'on place une lentille devant cet objet, chaque point enverra sur la surface de la lentille un cône de rayons qui couvrira cette surface tout entière, ces divers cônes se croisant, se penchant les uns sur les autres sans qu'aucun des rayons appartenant à chaque côté soit dévié de sa route. Chaque rayon, en traversant la lentille, y subit une réfraction, puis une

autre en la quittant, de sorte que tous les rayons partis
d'un même point vont se réunir derrière la lentille et y
former une image du point de l'objet éclairé d'où ils
partent. Il se formera donc derrière la lentille autant
de foyers qu'il y aura dans l'objet de points éclairés
qui peuvent envoyer des rayons à la lentille, et, par
conséquent, tous ces foyers réunis formeront une
image complète de l'objet ; mais dans les lentilles convexes, cette image sera renversée, c'est-à-dire dans
une position inverse de celle de l'objet, et sa grandeur
sera à celle de l'objet comme sa distance à la lentille
sera à la distance de l'objet à cette même lentille.

Soit, par exemple, un objet MN (fig. 31) placé devant une lentille convexe LL. Chaque point de cet
objet envoie des rayons dans toutes les directions. (Nous
n'avons indiqué dans la figure que trois de ces points,
et seulement trois rayons pour chaque point, les deux
rayons extrêmes de chaque cône tombant sur les deux
extrémités du diamètre de la lentille. Le lecteur pourra
facilement suppléer à la marche des rayons omis pour
ne pas rendre la figure confuse.) Ceux de ces rayons
qui tombent sur la lentille sont réfractés par elle, et
forment autant de foyers qu'il y a dans l'objet de points
éclairés envoyant des rayons à la lentille.

Nous avons vu que le foyer où viennent se réunir
tous les rayons émanés d'un même point est sur une
même ligne droite que le centre de la lentille et le
point d'où les rayons émanent ; il en résulte que le
point supérieur M de l'objet aura son image quelque
part sur la ligne droite MC*m*, et que celle du point inférieur N sera quelque part sur la ligne droite NC*n*,
c'est-à-dire en *m* et en *n*, où les rayons LM, LM, et
L*n*, L*n*, coupent les lignes MC*m* et NC*n* ; par consé-

quent, *m* donnera l'image de la partie supérieure M de l'objet, et *n* celle de la partie inférieure N. Il est évident aussi que, dans les deux triangles MCN et *m*C*n*, la longueur *mn* de l'image est à la longueur MN de l'objet comme C*a*, distance de l'image, est à C*b*, distance de l'objet.

Nous pouvons donc, au moyen d'une lentille, former derrière elle l'image d'un objet placé devant, et rendre cette image aussi grande que nous le voudrons par rapport à l'objet. Pour avoir de grandes images, il nous suffira de rapprocher l'objet de la lentille, et de l'en éloigner pour avoir de petites images. Ces effets peuvent encore être variés davantage, en employant des lentilles dont les foyers principaux seraient différents.

Lorsque les lentilles ont le même foyer, on peut augmenter l'éclat de l'image en augmentant le diamètre, et par conséquent la surface de la lentille. Il est évident qu'une lentille de 12 pouces carrés de surface reçoit deux fois autant de rayons partant d'un même point de l'objet, qu'une lentille dont la surface n'aurait que 6 pouces carrés ; de sorte que, lorsqu'il nous est impossible d'augmenter l'éclat de l'objet en l'éclairant davantage, nous pouvons augmenter celui de l'image en augmentant le diamètre de la lentille. Jusqu'ici nous avons supposé que l'image *mn* était reçue sur une surface blanche, où elle se peignait d'une manière distincte ; mais si on la reçoit sur un verre dépoli et si l'on place l'œil à 6, 8 pouces ou plus, derrière ce plan demi-transparent interposé en *mn*, on verra l'image renversée *mn* aussi distinctement qu'auparavant. Si, conservant cette position de l'œil, on enlève l'écran semi-transparent, on verra distinctement l'image dans l'air, mais elle sera plus brillante. On se rendra facilement compte de ce phénomène, si l'on remarque que tous les rayons qui, par leur convergence, forment tous les points de l'image *mn*, ne s'arrêtent pas là, mais se croisent en divergeant exactement de la même manière que s'ils partaient d'un objet réel de la même grandeur et aussi éclatant placé en *mn*. L'image *mn* peut donc être considérée comme un nouvel objet ; et si les rayons qui en émanent sont reçus par une autre lentille, elle formera une autre image de *mn*, ayant exactement les mêmes dimensions et occupant la même place que si *mn* était un objet réel. Mais cette nouvelle image sera dans une position renversée relativement à *mn ;* elle sera donc une image droite de l'objet MN obtenue au moyen de deux lentilles ; de sorte qu'en employant une ou plusieurs lentilles, nous pouvons avoir à volonté des images droites ou renversées des objets. Mais si l'objet MN est mobile et à notre portée, il est inutile d'employer deux lentilles pour en avoir une image droite ; il suffira de le renverser lui-même, et nous aurons avec une seule lentille une image droite en réalité, quoique renversée par rapport à la position de l'objet.

Mais il existe encore un autre moyen d'augmenter la grandeur apparente des objets, surtout de ceux qui sont à notre portée.

Pour obtenir une vision distincte des objets, il suffit de faire en sorte que les rayons divergents qui en émanent deviennent parallèles en pénétrant dans l'œil, comme si l'objet était très éloigné. Si nous mettons un objet ou son image très près de l'œil, de manière à lui donner une grandeur apparente considérable, l'objet ou son image sera peu distinct ; mais si, par un moyen quelconque, nous rendons parallèles les rayons qui en émanent, nous le verrons très distinctement, quelque rapproché qu'il soit ; et nous avons déjà vu que les rayons divergents partant du foyer principal d'une lentille sont rendus parallèles après l'avoir traversée. Si, par conséquent, nous plaçons un objet ou son image au foyer même d'une lentille dont la distance focale serait très petite ; si nous appliquons l'œil tout contre la lentille, les rayons émanés de l'objet entreront parallèles dans l'œil, nous le verrons très distinctement, et grossi en outre dans le rapport de sa distance actuelle à la lentille, à la distance de la vision distincte.

Une lentille, employée pour augmenter ainsi les dimensions d'un objet, est un *microscope simple ;* et lorsque cette lentille sert à augmenter l'image déjà produite par une autre, les deux lentilles constituent ensemble un *microscope composé.*

De l'aberration de sphéricité.

Jusqu'ici nous avons supposé que les rayons réfractés par des surfaces sphériques se rencontraient tous en un même foyer. Mais si le lecteur a essayé de faire les expériences plusieurs fois décrites, il a dû remarquer que les rayons les plus voisins de l'axe de la lentille se réunissaient en un foyer beaucoup plus éloigné que celui des rayons qui tombaient vers les bords de la même lentille.

Soit, par exemple (fig. 32), la lentille plano-convexe LL, dont la surface plane reçoit les rayons parallèles ; soit F le foyer des rayons R'L', R'L' très voisins de l'axe AF ; soient enfin RL et RL deux rayons également parallèles, tombant tout à fait au bord de la lentille. Si l'on exécute le dessin sur une plus grande échelle, et si l'on détermine la marche des rayons RL et RL, on trouvera que ces deux rayons se rencontrent en un foyer *f*, plus rapproché de la lentille que le foyer F. On trouverait de même que tous les rayons intermédiaires entre RL et R'L' ont leur foyer entre F et *f*. Continuez les rayons L*f*, L*f* jusqu'à ce qu'ils rencontrent en G et en H un plan placé en F, la distance F*f* sera ce qu'on appelle l'*aberration longitudinale de sphéricité*, et GH l'*aberration latérale de sphéricité* de la lentille. Dans une lentille plano-convexe, comme celle de la figure, l'aberration longitudinale n'est pas moindre de quatre fois et demie l'épaisseur *mn* de la lentille. Il est évident qu'une pareille lentille ne peut former une image nette d'un objet à son foyer F. Si elle est exposée aux rayons du soleil, la partie centrale L'*m*L', dont le foyer est en F, y formera une image très brillante du soleil; mais comme les autres rayons qui passent entre L' et L ont leur foyer entre F et *f*, ces rayons, après s'être croisés entre ces deux points, tomberont sur GH, et y formeront un cercle dont le diamètre sera GH. Par conséquent, l'image du soleil, au foyer F, sera un disque brillant environné d'un halo de lumière (fig. 33), qui ira en s'affaiblissant de F en G et de F en H. De même, tout objet vu à travers la lentille, ou toute image formée par elle, manquera de netteté et de précision à cause de l'aberration de sphéricité.

En couvrant de papier les bords de la lentille, on diminuera la grandeur du halo GH, et l'on aura une image plus nette. Si l'on couvre toute la lentille, à l'exception d'une très petite partie du centre, l'image sera parfaitement distincte, quoique moins brillante, et son foyer sera en F. Si, au contraire, on couvre la partie centrale, ne laissan qu'un anneau étroit à découvert vers les bords de la lentille, on aura une image très distincte au foyer f.

Mais bien qu'on ne puisse diminuer l'aberration de sphéricité d'une lentille au delà de 1,07 de son épais-seur, en combinant deux ou plusieurs lentilles, de manière que leurs aberrations soient opposées et se détruisent l'une par l'autre, on peut remédier dans beaucoup de cas à ce défaut, soit en le diminuant considérablement, soit même en le détruisant tout à fait.

De l'achromatisme, ou correction de l'aberration de réfrangibilité.

En traitant du passage des rayons à travers les lentilles, nous avons supposé que la lumière était homogène, et que tous les rayons qui avaient le même angle d'incidence avaient aussi le même angle de réfraction, ou, ce qui revient au même, que chaque rayon avait le même indice de réfraction. Les observations ont prouvé qu'il n'en était pas ainsi, et que dans le cas où la lumière tombe sur le crown-glass, il y a des rayons qui ont tous les indices de réfraction possibles, depuis 1,5258, indice de réfraction pour le rouge, jusqu'à 1,5466, indice de réfraction pour le violet. Comme la lumière du soleil qui rend tous les objets visibles est blanche, la différence de réfrangibilité de ses parties modifie beaucoup la formation des images par les lentilles de toute espèce.

Pour mieux nous faire comprendre, supposons les rayons de lumière blanche RL et RL (fig. 34) tombant sur la lentille biconvexe de crown-glass LL parallèlement à son axe Rr. Comme chacun de ces rayons est composé de sept rayons différemment colorés et ayant différents degrés de réfrangibilité ou différents indices de réfraction, il est évident que tous les rayons qui composent RL ne peuvent être réfractés dans la même direction et tomber sur un même point. Le rayon extrême rouge, par exemple, dont l'indice de réfraction est 1,5258, aura son foyer en *r*, et C*r* sera la distance focale de la lentille pour les rayons rouges. De même le rayon violet extrême, qui a un indice de réfraction plus fort (1,5466), sera réfracté en un foyer *v*, beaucoup plus rapproché de la lentille, et C*v*, sera la distance focale de celle-ci pour les rayons violets. La distance *vr* s'appelle *aberration chromatique*, et le cercle dont le diamètre est *ab*, passant par le foyer des rayons de réfrangibilité moyenne en *o*, s'appelle *cercle de moindre aberration*. On peut expérimenter ces effets en exposant la lentille aux rayons du soleil. Si l'on reçoit son image sur un morceau de papier placé entre *o* et C, le cercle lumineux aura un bord rouge, parce qu'il sera une section du cône L*ab*L, dont les rayons extérieurs L*a*, L*b*, sont rouges. Mais si le papier est placé à une plus grande distance que *o*, le cercle lumineux aura un bord violet, parce qu'il sera une section du cône *l'abl'*, dont les rayons *al'*, *bl'*, sont violets, n'étant que la continuation des rayons violets L*v*, L*v*. Comme l'aberration de sphéricité de la lentille se combine ici avec son aberration chromatique, on verra mieux l'effet propre de cette dernière, en prenant une grande lentille biconvexe, et en couvrant sa partie centrale de manière à ne conserver qu'un anneau étroit sur la circonférence pour laisser passer les rayons de lumière. On verra alors parfaitement la réfraction des rayons différemment colorés, en examinant l'image du soleil sur les différents côtés de *ab*.

Il résulte de ces observations que la lentille formera une image violette du soleil en *v*, une image rouge en *r*, et des images portant les autres couleurs du spectre aux points intermédiaires à *v* et *r* ; de sorte que si nous plaçons l'œil derrière ces images, nous ne verrons qu'une image confuse, dépourvue de la netteté qu'elle présenterait si elle était formée par une seule espèce de rayons. Les mêmes observations s'appliquent à la réfraction de la lumière blanche par une lentille concave. Seulement les rayons parallèles divergeront entre eux comme s'ils émanaient de foyers différents *r* et *v* au devant de la lentille.

Si maintenant nous plaçons derrière la lentille LL une lentille biconcave également de crown-glass GG, ayant ses deux surfaces de la même courbure que la lentille LL, il est évident que, puisque *v* est le foyer virtuel pour le violet et *r* le foyer virtuel pour le rouge, si l'on place le papier en *ab*, foyer des rayons de réfrangibilité moyenne et où les rayons rouge et violet se croisent en *a* et en *b*, l'image sera plus distincte que dans toutes les autres positions du papier. D'un autre côté, quand des rayons convergent au foyer d'une lentille concave, ils sont réfractés parallèlement entre eux, c'est-à-dire que la lentille concave réfractera ces rayons convergents suivant les lignes parallèles G*l*, G*l*, et il se reformera de la lumière blanche. En faisant la construction nécessaire, on acquerrait la preuve de cette réunion. Mais il est évident, d'un autre côté, que les deux lentilles LL, GG, ne forment qu'une seule masse de verre à surfaces parallèles GG, LL.

Bien que par la combinaison de ces deux lentilles nous ayons corrigé les couleurs produites par LL, nous n'avons obtenu aucun résultat utile, car les deux len-

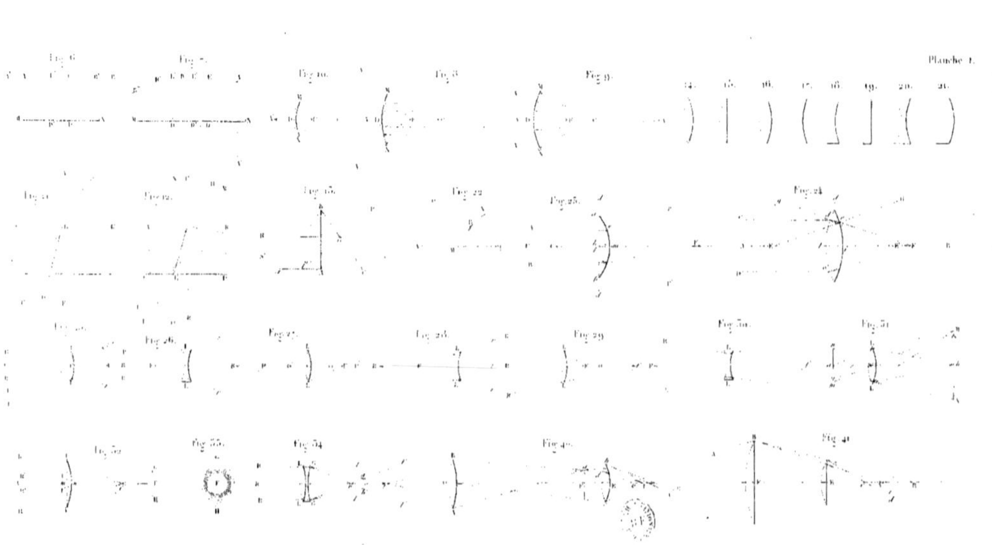
Planche 1.
Fig. 6. Fig. 7. Fig. 10. Fig. 8. Fig. 9.
Fig. 11. Fig. 12. Fig. 13. Fig. 22. Fig. 23. Fig. 24.
Fig. 25. Fig. 26. Fig. 27. Fig. 28. Fig. 29. Fig. 30. Fig. 31.
Fig. 32. Fig. 33. Fig. 34. Fig. 40. Fig. 41.

tilles n'agissent alors que comme un morceau de verre plan et ne peuvent former d'images. Si nous faisons la lentille concave GG d'un foyer plus long que la lentille LL, les deux lentilles agiront ensemble comme une lentille convexe, et les rayons G*l*, G*l*, convergeront vers un foyer placé derrière LL et formeront des images. Mais comme l'aberration chromatique de GG serait alors moindre que celle de LL, l'une ne pourrait corriger ou compenser l'autre, de sorte que la différence entre les deux aberrations continuerait d'exister. Donc il est impossible de former une image exempte de coloration au moyen de deux lentilles de même verre.

Nous avons vu que les corps transparents ont des pouvoirs dispersifs différents, ou produisent différents degrés de coloration avec la même réfraction moyenne. Il s'ensuit donc que différentes lentilles peuvent produire les mêmes degrés de couleurs lorsqu'elles ont des longueurs focales différentes, de manière que si l'on fait la lentille LL en *crown-glass*, dont l'indice de réfraction est 1,519 et le pouvoir dispersif 0,036, et la lentille GG en *flint-glass*, dont l'indice de réfraction est 1,589 et le pouvoir dispersif 0,0393 ; enfin, si l'on donne à la lentille convexe de crown-glass 4 1/3 p° de longueur focale et 7 2/3 p° à celle de flint-glass, leur combinaison formera une lentille composée, ayant 10 p° de foyer et réfractant la lumière blanche en un foyer unique. Cette lentille composée se nomme *lentille achromatique*.

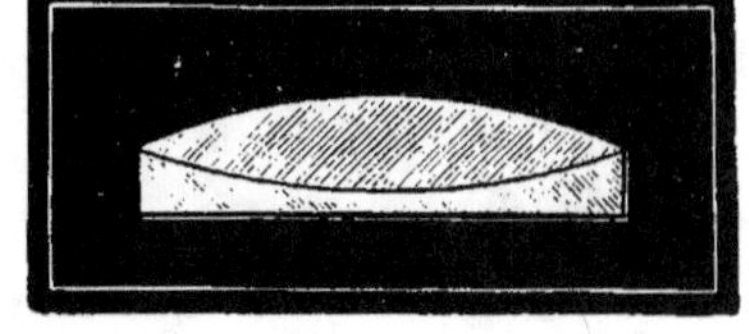

Fig. 35.

Tout verre achromatique est donc formé de deux verres qui peuvent être ou non réunis ou collés ensemble (fig. 35). L'explication de l'achromatisme est facile à concevoir. Nous prendrons ici deux prismes pour expliquer ce fait curieux.

Soit un prisme C de crown et un prisme F de flint (fig. 36), tous deux d'un pouvoir dispersif égal, mais

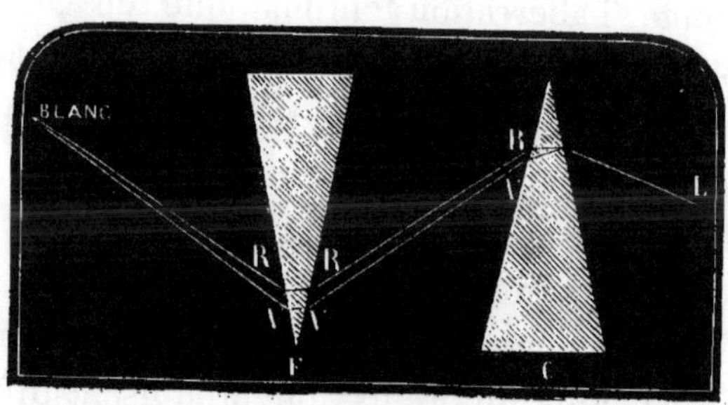

Fig. 36.

d'un angle inégal, puisque le flint est plus dispersif que le crown. Soit un rayon de lumière L tombant sur le prisme C, il en sortira décomposé en sept couleurs ; prenons seulement le rayon rouge R et le rayon violet V, qui, rencontrant le prisme de flint F, seront réfractés et iront en un point former une tache blanche.

Les prismes étant placés en sens inverse, on comprend que la dispersion sera compensée. Toutefois l'achromatisme des rayons a lieu suivant le rapport des angles des prismes. Ainsi on ne peut achromatiser que deux rayons ; il faudrait sept verres pour obtenir un achromatisme parfait, mais on se contente, dans les lentilles, d'en achromatiser deux.

Indiquons ici sommairement comment on travaille les verres, car ce sujet est on ne peut plus intéressant.

Parlons d'abord du choix du verre. Avant d'être travaillé, le verre est *choisi*, chaque morceau est re-

gardé à la loupe ; si l'on y découvre des *bulles* (fig. 37)
et *stries* (fig. 38), chez les fabricants consciencieux, il

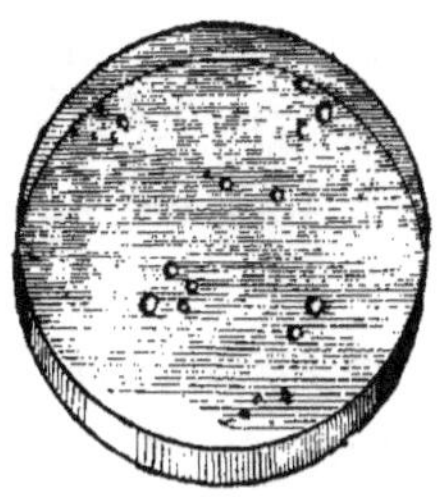

Fig. 37.

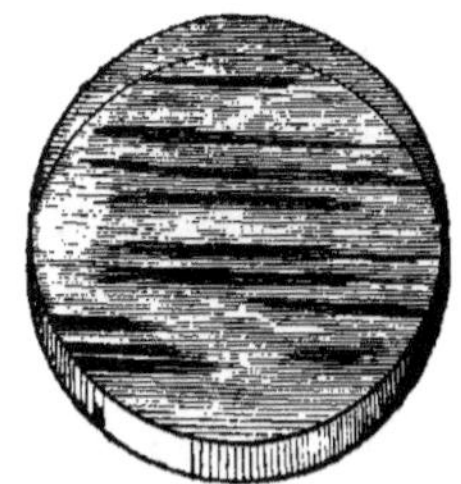

Fig. 38.

est rejeté. Les bulles d'air, que l'on ne peut éviter dans
la fabrication des grands verres, doivent ne pas exister
dans les petits, et en particulier dans les lentilles de
microscope. Cependant, une petite bulle serait encore
moins nuisible que les *stries* ou *fils* qui proviennent
d'un mauvais mélange des matières vitrifiables entre
elles. Ces défauts donnent aux verres différents pouvoirs réfringents, et il est facile de comprendre qu'il
est impossible d'obtenir une image nette avec de tels
instruments.

Si la substance première est mal faite, on peut aussi
y découvrir des défauts ayant l'apparence de flocons de
neige, et appelés pour cette raison, des *neiges*. On peut
aussi y voir des particules terreuses, métalliques, des
taches de diverses formes, etc.

Une autre qualité que doit présenter le verre, c'est
qu'il doit être dur et non décomposable à l'air. Lorsqu'il
remplit les conditions que je viens d'énoncer, l'opticien
le juge bon à être soumis au travail.

Les verres destinés aux télescopes, aux grands instruments ainsi qu'aux microscopes, viennent de ver-
reries spéciales, sous forme de *disques* de différents

diamètres et d'épaisseurs variées ; sur les côtés des disques on fait des *facettes polies,* ce qui permet d'examiner la qualité des verres.

Pour les petits verres, on emploie aussi de petits disques, mais souvent on fait *scier* les disques en tranches que l'on découpe alors en morceaux appropriés. Ayant un morceau de verre d'une épaisseur trop grande pour l'objet auquel il est destiné, il arrive souvent qu'on enlève à la pince, sur une des surfaces et par écailles, une bonne quantité de verre, afin d'abréger le travail : cela se nomme *fioner*, en termes de métier.

Le verre employé en optique est tantôt du crown-glass tantôt du flint-glass.

Le flint-glass se fabrique à diverses densités, suivant l'usage auquel on le destine. Ainsi il y a des flint plus ou moins riches en plomb, et que l'on désigne sous le nom de flint lourd ou léger. Comme on le sait, le flint est un silicate de potasse et de plomb.

Voici, du reste, une analyse du flint le plus employé :

Silice	42,5
Oxyde de plomb	43 5
Potasse	11,7
Alumine	1,8
Chaux	0,5
Acide arsénique	traces
	100,0

Le flint pour les lentilles a une densité considérable (flint de Faraday), il est malheureusement très altérable; mais dans l'état actuel de la science, on est forcé d'employer cette substance surtout pour les forts grossissements.

Le crown-glass est du verre ne contenant pas de plomb ; c'est du silicate de potasse. On l'emploie aussi à diverses densités. Voici une des compositions le plus en usage :

Sable blanc	120	parties
Carbonate de potasse.....	35	—
Carbonate de soude	20	—
Craie.................	20	—
Acide arsénieux..........	1	—

Que l'on se serve d'un disque épais, d'une plaque de verre, etc., il faut donner une courbure au verre pour le transformer en lentille optique.

La courbure s'obtient en usant le verre avec de l'émeri mouillé sur des calottes ou dans des bassins de cuivre. L'outil représenté (fig. 39) se nomme le *bassin*; celui (fig. 40), la *balle*. On comprendra tout de suite

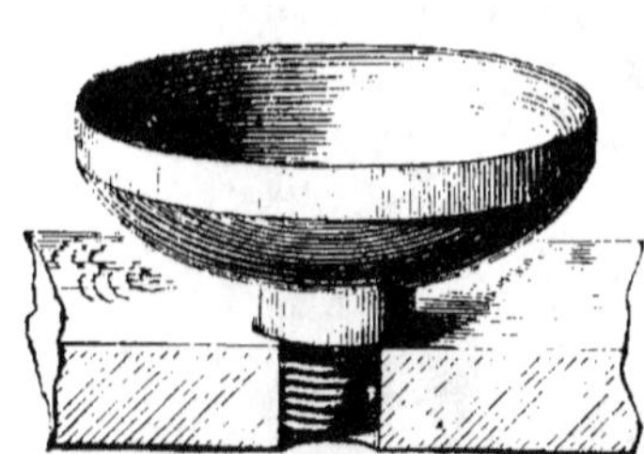

Fig. 39.

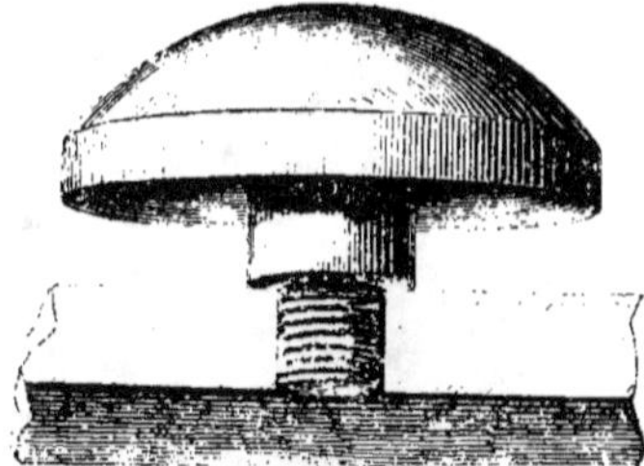

Fig. 40.

que le bassin sert à faire les verres bombés ou convexes, et la balle les verres creux ou concaves.

Chaque outil représente un rayon de courbure. Pour faire l'outil, on fait d'abord un *calibre* en traçant sur une planche de cuivre une courbure d'un rayon donné. On découpe ensuite et l'on obtient deux calibres, l'un concave, l'autre convexe, qui servent à fabriquer le bassin ou la balle. Dans les ateliers d'optique, on a trois ou quatre cents paires d'outils, ayant des courbures depuis vingt pieds jusqu'à $1/5^e$ de ligne. Les outils sont généralement numérotés en pouces et lignes; dans quelques ateliers, on les marque en centimètres et millimètres. C'est à l'aide des mathématiques que l'on détermine les courbures qui conviennent aux verres, suivant l'usage auquel on les destine.

L'outil, muni d'une tige à vis, se fixe *sur le tour de l'opticien*, soit dans un écrou fixe, soit sur un arbre mobile qui peut se mouvoir circulairement.

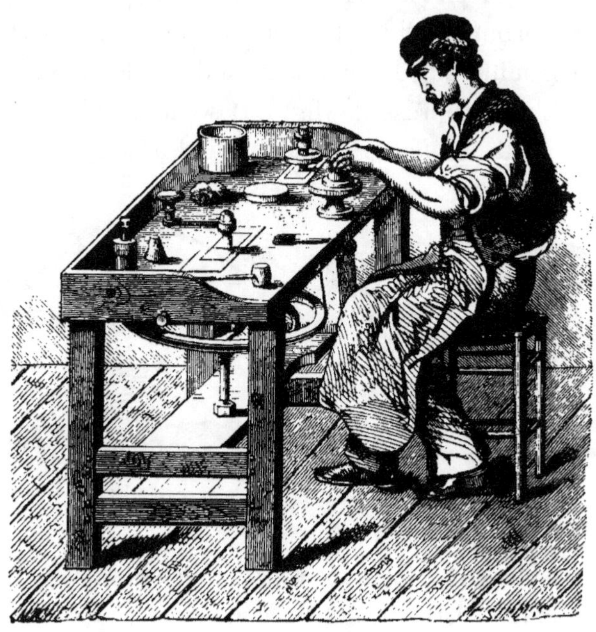

FIG. 41.

Le travail à l'outil fixe (fig. 41) se pratique pour les verres d'un certain diamètre. Pour les petits verres, on

les travaille sur le tour (fig. 42). Comme le représente
la figure 42, le tour d'opticien se compose d'une table

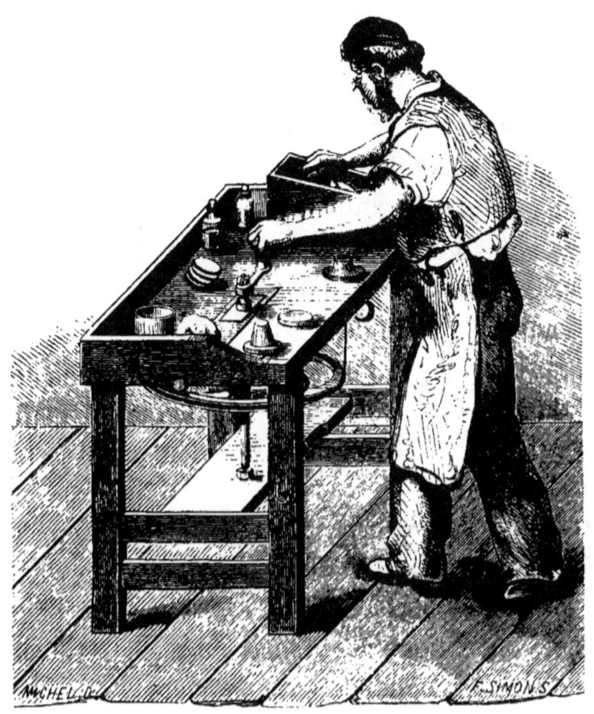

Fig. 42.

solide que l'on construit ordinairement en noyer. Su
la gauche de la table se trouve un arbre vertical, maintenu dans des collets et terminé par une pointe qui pivote dans une pièce placée *ad hoc*. A cet arbre se trouve
fixé un volant, et à son extrémité supérieure une pièce
de fer placée horizontalement reçoit une poignée de bois.

Sur la droite du tour se trouve un arbre semblable
au précédent et muni d'une poulie. Le volant et la
poulie sont réunis par une corde de cuir. L'arbre à
poulie reçoit l'outil. En faisant mouvoir l'arbre de gauche

sur son pivot, on obtient nécessairement un mouvement circulaire qui entraîne l'outil. Si la main, maintenue par un support, présente le verre à la surface de l'outil, qui lui-même a reçu un corps usant (émeri), on se rend compte des effets qui se produisent.

Nous avons dit que l'émeri était le corps usant employé pour travailler les verres. On sait que l'émeri est du corindon granulaire ferrifère, ou, en d'autres termes, de l'alumine à l'état de corindon, mêlée d'oxyde de fer. C'est un corps d'une ténacité excessive ; après le diamant, c'est un des corps les plus durs.

Les propriétés de l'émeri ont été connues depuis bien longtemps ; on l'exploitait à Naxos, et il était porté comme lest par les vaisseaux qui le transportaient à Venise et à Jersey.

On trouve de l'émeri en France, en Chine, au Thibet, en Suède, en Suisse, à Schwartzenberg, en Saxe, etc.

L'opticien se sert de l'émeri à différents degrés de finesse ; on obtient ces divers états en le lavant. On met de l'émeri dans de grands baquets munis de robinets ; on ajoute de l'eau, on remue le mélange, on cesse d'agiter, puis on reçoit le liquide à l'aide d'un robinet ; on laisse déposer, et l'on obtient un émeri d'un degré de finesse en rapport avec le temps qui s'est passé avant de laisser écouler le liquide. Nécessairement, plus il se sera écoulé de temps, plus l'émeri sera fin, *et vice versa*.

On se sert généralement, en optique, de l'émeri 1/2ᵉ minute ou *gros*, de l'émeri 1, 2, 5, 10, 30 et 60 minutes. Ces derniers sont excessivement fins, et servent à *doucir* les verres, comme nous l'expliquerons plus loin.

Abordons la question du travail, mais disons auparavant que la première opération que l'on fait subir aux verres consiste à leur donner une courbure grossière, se rapprochant de celle qu'ils doivent avoir, et cela en les usant sur une balle ou dans un bassin de fonte de fer, avec du grès tamisé et mouillé. Le verre ainsi ébauché est dit *dégrossi*. L'opération du dégrossissage se fait en dehors de l'atelier, car son voisinage peut être pernicieux pour le travail des verres.

Le verre dégrossi, et qui n'a pas la courbure désirée, est passé dans un outil de fer d'une courbure se rapprochant de celle qu'il doit avoir. Cette opération se fait sur le tour, et l'on emploie pour cela les émeris 1 et 2. Le verre est alors *apprêté*.

On se sert maintenant de l'outil précis de cuivre, et l'on y passe le verre avec l'émeri 5.

Pour employer l'émeri, il suffit d'en mettre une petite quantité sur l'outil, de jeter quelques gouttes d'eau, puis d'étaler à l'aide du verre ; on frotte ensuite circulairement et régulièrement. L'effet obtenu, on lave le verre et l'outil à l'aide d'une éponge imbibée d'eau, et on passe à d'autres opérations.

Le verre apprêté est fixé sur un petit manche de liège nommé *molette*. La molette est fixée au verre à l'aide de mastic de poix et de cendre ramolli par la chaleur. De cette façon, on le tient aisément pour lui fair subir les dernières opérations, qui sont les plus délicates.

Dans le courant des opérations ci-dessus désignées, on a eu soin de centrer le verre, c'est-à-dire qu'à l'aide de certains moyens, on a fait en sorte que le centre de chaque courbure corresponde à l'axe principal. A l'aide du compas, on a aussi conservé l'égalité d'épaisseur, Pour les verres très précis, on emploie à cet effet des machines à niveau d'une construction tout à fait mathématique.

Le verre, tenu à l'aide de sa molette, est passé circulairement sur l'outil, avec l'émeri n° 10. Cela fini, on procède au *douci*, c'est-à-dire à l'application du dernier émeri, soit celui 30 ou 60. L'outil étant *réuni*, c'est-à-dire la balle et le bassin étant rodés l'un sur l'autre pour éviter les déformations, on prend l'outil et l'on y met une très petite quantité d'émeri ; on ajoute quelques gouttes d'eau, puis on étale à l'aide d'un morceau de glace ordinaire mis à la courbure de l'outil. Ce morceau de verre reçoit le nom de *verre d'épreuve*, car il permet d'apprécier si le moindre corps étranger existe dans le mélange, ce qui s'aperçoit aisément par le contact. L'émeri étant étalé, on dépose le verre sur l'outil, on frotte circulairement. Au bout de quelque temps, le mélange devient pâteux, sec, et l'on a de la peine à mouvoir le verre ; on s'arrête, on lave le verre, on passe une éponge humide à la circonférence de l'outil, on mouille légèrement l'émeri, on repasse le verre comme ci-dessus : le verre est alors *douci* et *raffiné*. Afin d'enlever l'émeri et le métal de l'outil qui se sont attachés au verre, on y passe une petite quantité d'eau acidulée par l'acide sulfurique : on sait alors le résultat de son labeur. On observe la surface à la loupe, et, si l'on y découvre la moindre raie, la moindre filandre, il faut tout recommencer. L'opération du *douci* est très délicate ; le moindre grain de poussière qui tombe sur l'outil forme des raies, et il faut alors passer le verre avec des émeris plus gros, puis doucir de nouveau. Le verre douci présente une douceur de grain excessivement grande ; il est alors prêt à subir l'opération du polissage.

Les grands verres se polissent sur du papier enduit de tripoli. A cet effet, on colle avec de l'empois, sur l'outil, un disque ou une bande de papier fin, on fait sécher ; on ponce le papier, on le brosse, on y étale du tripoli fin ; puis, soit en frottant le verre circulairement (au tour ou à la main), ou à l'aide d'un mouvement de va-et-vient (polissage à la bande), on obtient ce poli si vif que tout le monde connaît.

Pour unir les verres sur les bords, on se sert de barrettes de fer fixées sur le tour. Dans les verres achromatiques, on unit le flint au crown à l'aide d'une résine transparente. C'est le baume du Canada dont on se sert spécialement pour cet usage.

A l'égard du polissage, nous ne nous arrêterons pas à l'emploi du drap enduit de rouge, car ce polissage est défectueux, mais nous donnerons quelques détails sur la fabrication des lentilles de microscope et sur le polissage.

Nous avons vu que pour travailler les verres, on les tenait à l'aide de molettes de liège : ce procédé s'applique aux verres d'une certaine dimension ; mais, pour les petites lentilles, on les fixe au bout de tubes de verre plein, qui permettent alors de faire mouvoir la lentille comme on le désire.

S'il s'agit d'amener un morceau de verre à la courbe, on commence par l'user sur une meule de grès en le tenant au bout d'un tube de verre ; on vérifie à l'aide d'un calibre, puis on passe ensuite le verre dans l'outil.

Si un flint doit être plan sur l'une des surfaces ou légèrement convexe ou concave, on prend un disque pouvant contenir 10 à 12 lentilles ; on travaille ce disque, puis on découpe ensuite : il ne reste plus qu'à faire le côté concave destiné à recevoir le crown. Dans ce dernier cas, il faut travailler séparément chaque petite lentille.

On conçoit qu'il est très difficile de faire des lentilles qui ont 1/5ᵉ de ligne de rayon de courbure et un demi-millième de diamètre, et qu'il faut des soins infinis pour cette fabrication. Les procédés pour travailler ces petits verres ont été perfectionnés par Charles Chevalier ; ils sont aujourd'hui suivis par les constructeurs français et étrangers.

On comprend aisément qu'il ne serait pas possible de polir de si petits verres sur du papier, car on ne pourrait fixer ce dernier dans l'outil ; du reste, le polissage au papier ne serait pas assez vif.

Pour polir les lentilles, on met dans l'outil ou sur l'outil, suivant sa nature, une petite quantité de poix ; on chauffe, puis on applique l'outil correspondant de façon à former la courbe ; on laisse refroidir, puis, après avoir placé sur le polissoir un peu de potée d'étain (oxyde d'étain) porphyrisée et humectée d'eau, on passe le verre douci de la même façon que pour l'émeri. Au bout d'un certain temps, la lentille est polie ; on la détache en chauffant légèrement la molette. Il ne reste plus qu'à nettoyer à l'aide d'essence de térébenthine et d'alcool.

Suivant l'idée de Charles Chevalier, les lentilles achromatiques doivent être collées avec le baume du Canada ; une fois sèches et nettoyées, il faut sertir les lentilles dans leurs montures respectives. C'est là une opération fort difficile, car il s'y joint des procédés de *centrage* dont la description n'intéresserait pas les lecteurs.

Les constructeurs savent seuls les difficultés de faire des séries de lentilles (c'est ainsi qu'on nomme la réunion de trois lentiles), car l'opticien doit en réunir souvent des centaines avant d'arriver à obtenir des séries parfaites. Les personnes qui se servent du microscope ne savent pas quelle fatigue cause cet assemblage, et combien il faut de patience. Ceux qui s'occupent de cette partie délicate de l'optique savent seuls la peine que cela cause.

En traitant du miscrope composé, nous décrirons les différents systèmes de séries de lentilles ; en un mot, les différentes combinaisons employées pour former *l'objectif du microscope.*

CHAPITRE II.

DU MICROSCOPE.

On désigne sous le nom de *microscope* (1) un instrument d'optique destiné à grossir ou à amplifier les objets.

Il y a deux espèces de microscopes : le *simple* et le *composé.*

Comme ces deux instruments s'emploient dans des cas différents, nous allons en donner la description en signalant les avantages particuliers à chacun d'eux, et en indiquant les différentes formes qu'on leur donne, suivant l'usage auquel on les destine.

Du microscope simple.

Le microscope simple se compose ordinairement d'une seule lentille, ou d'une combinaison de lentilles, agissant immédiatement sur les rayons lumineux, ou, en

______

(1) Le mot *microscope* est formé de deux mots grecs : μιχρός, petit et σχοπέω, voir.

d'autres termes, grossissant les objets, et transmettant directement à l'œil l'image amplifiée.

Expliquons par la théorie comment cet effet se produit, et nous verrons qu'à l'aide du microscope simple, nous ne jugeons du grossissement d'un objet que parce que ce dernier est vu par l'instrument sous un angle beaucoup plus grand qu'à la vue simple, quoique avec la même netteté et à la même distance où nous le placerions pour l'apercevoir distinctement.

Ainsi, soit un petit objet *ab* (fig. 43). Pour être vu

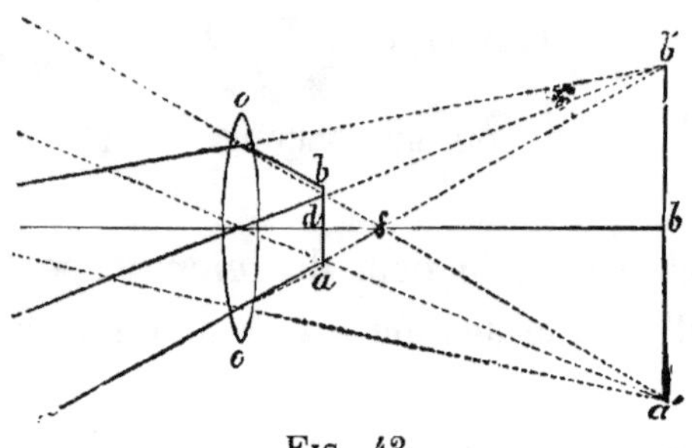

Fig. 43.

d'une manière distincte, cet objet aurait besoin d'être placé près de l'œil, afin que la lumière qu'il envoie puisse produire une impression sensible sur la rétine ; mais alors les rayons qu'il émane étant très divisés, leur réunion ne peut s'opérer, et la vision n'est pas distincte. En plaçant alors une lentille convexe *oo* entre l'objet et l'œil, les rayons émanés sont ramenés à un degré de divergence tel, que l'objet est perçu avec netteté, et, de plus, l'observateur, recevant la lumière sous la même inclinaison sous laquelle elle lui arriverait d'un objet placé en *a'b'*, distance ordinaire de la vision, croira voir l'objet en *a'b'*.

D'après ce qui vient d'être énoncé, il est facile de concevoir que plus la lentille aura la propriété de faire converger les rayons, ce qui arrivera lorsque nous augmenterons sa courbure, plus alors nous aurons l'objet agrandi.

Quoique toujours construit sur le même principe, le microscope simple peut subir de nombreuses modifications dans sa forme et sa disposition, suivant qu'il est destiné à faire un examen général et passager des objets, ou qu'il doit servir à observer d'une manière complète et suivie.

Dans le premier cas, on lui applique généralement le nom de *loupe*. L'instrument se tient ordinairement à la main, et se compose d'une ou de plusieurs lentilles convergentes disposées et maintenues dans une monture appropriée.

Dans le second cas, l'instrument, ayant une destination beaucoup plus étendue, se compose d'un support muni d'un spéculum ou miroir et de divers accessoires. Les loupes ou lentilles que l'on emploie sont construites d'une façon particulière, et se nomment *doublets*. L'instrument ainsi disposé porte le nom de *loupe montée* ou de *microscope simple*.

Comme nous venons de le voir, on applique plus particulièrement le nom de microscope simple à l'instrument agencé pour les observations complètes, bien que toute loupe soit un microscope simple, depuis le globe de verre rempli d'eau jusqu'aux doublets les plus parfaits employés aujourd'hui ; tous ces différents systèmes de verres s'accordant avec la théorie énoncée au commencement de ce chapitre.

Il nous reste maintenant à développer ce que nous n'avons que jusqu'alors indiqué.

Occupons-nous d'abord des différentes espèces de loupes et de la manière d'en faire usage.

La loupe de la plus simple construction, employée pour l'observation générale, se compose d'une lentille biconvexe enchâssée dans une monture à recouvrement; elle est d'un usage assez fréquent, mais on emploie plus généralement, en histoire naturelle, deux ou trois loupes réunies dans la même monture, afin d'avoir des grossissements de différents pouvoirs.

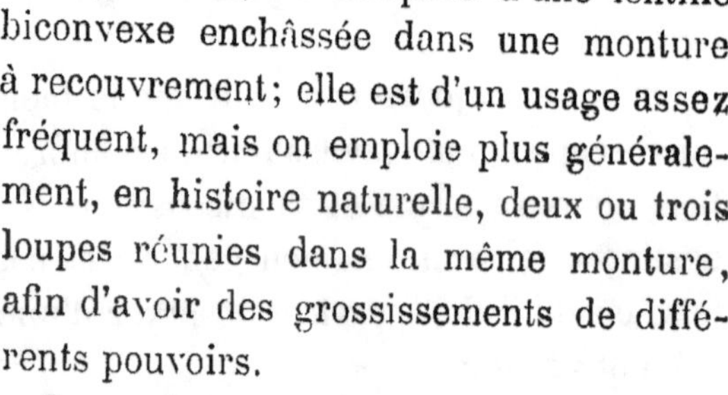

Fig. 44.

Lorsqu'on emploie ensemble deux loupes biconvexes, on peut les fixer aux deux extrémités d'une monture appropriée (fig. 44). De cette façon, l'instrument porte le nom de *loupe à deux bouts*. On peut aussi les placer dans une monture qui permet de les superposer ; on a alors l'avantage d'augmenter la série des grossissements que l'on obtenait en employant séparément chaque lentille, auxquelles, dans

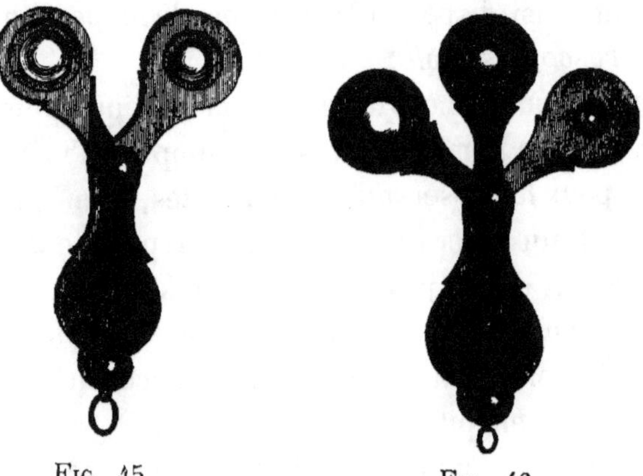

Fig. 45.   Fig. 46.

ce cas, on donne généralement la forme plano-convexe, comme étant préférable à celle biconvexe. C'est

ainsi que sont construites les *biloupes* et les *triloupes*
(fig. 45 et 46).

Afin d'obtenir plus de netteté, on intercale souvent
entre les loupes des diaphragmes d'une ouverture appropriée.

Il est excessivement important que les loupes que je
viens de citer soient bien construites, pour obtenir un
effet désirable. Le verre employé doit être parfaitement
limpide et exempt de bulles et de stries ; la monture,
qui se fait ordinairement de corne, doit être légère et
organisée de façon à protéger les verres du contact des
objets extérieurs.

Pour en faire usage, il suffit de les tenir près de
l'œil avec la main droite, tandis que la gauche tient
l'objet qu'elle approche ou qu'elle éloigne, afin de
mettre au foyer, et qu'elle fait mouvoir dans toutes les
positions, afin d'en étudier exactement la structure.

Ces loupes sont excessivement utiles, pour avoir une
idée générale des objets, en entomologie, en botanique,
en minéralogie, pour déterminer les caractères spécifiques des insectes, des plantes, les formes des petits
cristaux. Elles sont indispensables pour les personnes
qui s'occupent d'histoire naturelle, et qui doivent toujours porter sur elles un de ces petits instruments.

La *loupe rodée de Brewster*, dite de Coddington,
représentée figure 47, est aussi une des loupes les plus
parfaites et les plus précieuses pour les personnes qui
s'occupent d'histoire naturelle. Elle se compose d'un
cylindre de verre pris dans une sphère ; le milieu du
cylindre est rodé de manière à former diaphragme
(fig. 47). La monture qui tient la loupe se fait d'argent
ou de maillechort et avec ou sans recouvrement.

Les avantages que présente cette construction sont

nombreux et incontestables : le petit volume de l'instrument, son grossissement considérable (30 fois), la netteté avec laquelle il permet de voir les objets, la

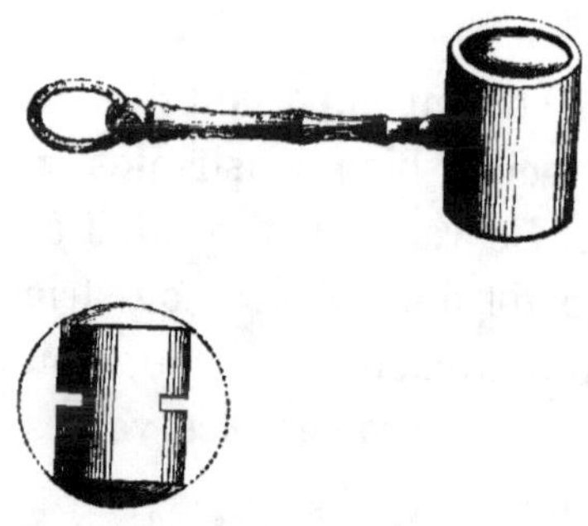

Fig. 47.

facilité de s'en servir, le rendent applicable à une foule d'observations sur les corps transparents ou opaques de petit volume.

Cette loupe sert aux mêmes usages et s'emploie de la même manière que celles précédemment citées; on peut la tenir dans toutes les positions, l'objet sera toujours vu avec netteté, l'axe visuel ne pouvant passer que par le centre de la sphère.

On construit des loupes de Brewster de différents diamètres et pouvoirs. Quelques anatomistes l'emploient pour leurs dissections, mais la loupe biachromatique et les doublets sont bien préférables.

Une autre loupe employée pour l'examen des corps transparents est celle de *lord Stanhope*. Elle se compose d'un cylindre de verre, dont l'une des surfaces, la plus plate, est au foyer de l'autre. Le petit cylindre est maintenu dans une monture d'argent munie d'un anneau qui permet de tenir commodément l'instrument.

La manière de s'en servir est excessivement simple :
il suffit d'appliquer sur la surface la plus plate un corps
transparent, tel que des écailles de papillon, des pollens, et de placer l'œil près de l'autre surface. En dirigeant alors l'instrument sur le ciel ou sur un corps
éclairé, on aperçoit l'objet amplifié.

L'instrument est d'un très petit volume et donne de
fortes amplifications, environ 40 fois en diamètre, mais
il existe dans cette construction des défauts qui l'empêchent de devenir d'un usage général. En effet, les
deux surfaces du cylindre, la plus bombée faisant
l'office de loupe et la plus plate celui de porte-objet,
sont fixes, de sorte que l'instrument ne peut s'appro-
prier à tous les genres de vues. Outre ce grave inconvénient, il existe celui de ne pouvoir observer que des
corps transparents. Malgré cela, lorsque la lentille
Stanhope est appropriée à la vue de la personne qui
l'emploie, on peut encore, avec ce petit instrument,
observer quelques-unes des merveilles que la nature
prodigue à chaque pas.

On construit aussi des lentilles Stanhope donnant de
plus fortes amplifications que la précédente, et qui sont
munies d'un écran et d'un tube pour diriger la lumière.
On emploie ordinairement la première construction.

Ces deux loupes ont été importées d'Angleterre par
Charles Chevalier, en 1838.

La loupe dite *compte-fils*, généralement employée
dans le commerce, se compose d'une simple loupe biconvexe enchâssée dans une monture de cuivre, laquelle
monture porte à son extrémité une petite plaque percée
d'une ouverture d'une grandeur déterminée (1).

____

(1) On construit aussi des compte-fils dont la plaque inférieure est

Ce petit instrument, d'un usage si répandu, se construit de deux manières : soit cylindrique, dans ce cas il se renferme dans un petit étui ; soit à charnières, pour mettre dans la poche. Dans la première construction, la lentille est maintenue dans une pièce capable de se visser ou de se dévisser ; et dans la seconde, la charnière adaptée à la pièce qui tient la loupe permet de mettre parfaitement au point de vue.

Pour s'en servir, il suffit de placer la petite plaque sur une étoffe et d'appliquer l'œil près de la lentille. Ayant ajusté le point de vue, on aperçoit, amplifiés, les fils compris dans le petit espace, et il devient facile d'en connaître le nombre. On donne ordinairement à la petite ouverture 5 à 6 millimètres.

Une autre loupe, employée particulièrement pour l'examen des soieries, se compose de deux loupes biconvexes, placées à distance dans une monture qui se visse dans une bague de cuivre portant trois petits supports. L'instrument étant placé sur une étoffe et l'œil étant appliqué près de la loupe, il suffit, pour mettre au point de vue, de visser ou de dévisser la pièce portant les lentilles. Cette loupe se nomme généralement *loupe à réchaud*.

Le *microscope* dit *à graines* est fort attrayant pour les enfants, car il permet d'observer, amplifiés, des insectes vivants. Sa construction est fort simple. Un cylindre de verre est maintenu dans une petite cage de cuivre ; à la partie supérieure de cette dernière, se trouve une loupe biconvexe, maintenue dans une pièce

percée de deux ouvertures de grandeurs différentes. On peut aussi faire d'excellents compte-fils, soit à un seul verre, soit à deux verres achromatiques.

capable de se visser ou de se dévisser pour mettre au foyer ; à la partie inférieure, deux petites plaques de glace forment le fond de l'instrument. Le tout se visse sur un petit cylindre de cuivre qui sert de pied, et dans lequel on renferme l'appareil, afin de le protéger. La manière d'en faire usage est très simple : ayant dévissé la pièce tenant la loupe, on introduit l'objet dans la petite cage ; ayant remis tout en place, il ne reste plus qu'à mettre au point et à observer.

On peut encore examiner les corps par transparence, en les plaçant entre les deux lames de glace dont j'ai parlé ; on retire l'instrument du tube qui lui sert de pied, et on le dirige vers un objet éclairé : on a donc de la sorte un instrument pour les corps opaques et les corps transparents.

Le *miscroscope à main*, pour les corps transparents, se compose d'un petit cylindre de cuivre fixé sur une tige de cuivre munie d'un manche. A l'une des extrémités du cylindre, tenant à la tige, se trouve une loupe biconvexe, maintenue par une petite pièce de cuivre percée d'une ouverture formant diaphragme ; à l'autre extrémité, se visse une petite pièce tenant deux petits disques de glace, entre lesquels on met l'objet que l'on veut observer. Pour en faire usage, il suffit de diriger l'instrument vers un endroit éclairé, ayant appliqué l'œil près de la lentille ; il ne reste plus qu'à mettre au point, ce qui s'obtient en vissant ou en dévissant la pièce tenant les deux petits disques de glace entre lesquels se place l'objet.

Ce petit instrument est fort agréable ; on peut y observer avec facilité des écailles de papillon, de petites plantes aquatiques, des infusoires, les vibrions du vinaigre, etc., etc.

C'est dans ce genre qu'étaient construits les microscopes de quelques-uns des anciens observateurs, ainsi
que nous le verrons plus loin.

On peut faire d'excellents instruments de ce genre
en employant les doublets perfectionnés et en modifiant
la monture. Ces petits instruments peuvent rendre
de grands services aux naturalistes, pour l'examen
général de certains objets.

Les microscopes, que Wilson construisit en 1702,
étaient des microscopes à main; ils avaient plusieurs
lentilles de rechange, et la monture était construite
d'une façon fort ingénieuse. Le microscope de Wilson,
muni de doublets, deviendrait un instrument parfait.

En construisant un instrument semblable avec miroir
concave, on obtient le microscope à main pour les
objets opaques.

La loupe employée par les graveurs et les horlogers, pour leurs travaux délicats, est représentée

Fig. 48.

figure 48. Elle se compose ordinairement d'une simple loupe biconvexe
maintenue dans une monture de
corne.

Cette loupe, dont l'usage est journalier, est souvent employée en his-
toire naturelle, pour faire des dissections sur les corps
un peu volumineux.

L'usage auquel on la destine ne permet pas de
l'employer en la tenant à la main; il faut la monter
sur un support, dont je donnerai plus loin la description, et qui a reçu à juste titre le nom de *porte-loupe*.

Les horlogers et les graveurs ont une telle habitude
de se servir de la loupe, qu'ils la tiennent près de
l'œil, et, par ce moyen, se passent de supports, tout

en gardant leurs mains libres; mais cet expédient, très fatiguant, devient impraticable lorsqu'il s'agit de faire des dissections, et dans l'un et l'autre cas le porte-loupe est préférable.

La loupe biconvexe, employée pour les divers usages ci-dessus mentionnés, grossit ordinairement de 3 à 5 fois. Ce grossissement ne doit pas être dépassé, car si l'on employait des pouvoirs plus considérables, la lentille se rapprochant de l'objet, et son diamètre diminuant en raison de son foyer, non-seulement le champ deviendrait trop limité, mais l'espace compris entre la lentille et l'objet deviendrait infiniment trop petit pour permettre aux mains de diriger les instruments que l'on emploie.

Du reste, on ne se sert de la loupe à faible pouvoir que pour les objets d'un certain volume, et pour lesquels de fortes amplifications ne seraient pas en rapport avec le but qu'on se propose.

La loupe biconvexe dont je viens de parler a de graves défauts, qui résultent de sa forme, et qu'il est important de connaître. Toutes les personnes qui en font usage savent fort bien que l'objet qu'on examine avec elle n'est perçu avec netteté que par la partie centrale de la lentille, et qu'à mesure que la vue se rapproche des bords, les objets deviennent troubles, plus ou moins en rapport avec les courbures données à la loupe; de plus, on remarque autour des objets les couleurs de l'iris. Ces graves défauts tiennent, d'une part, à l'aberration de sphéricité, et de l'autre au manque d'achromatisme.

D'après ce que je viens de dire, il est facile de concevoir que les observations que l'on peut faire avec la loupe biconvexe fatiguent considérablement l'organe

de la vue; le tiraillement des objets résultant de l'aberration, les couleurs provenant du manque d'achromatisme, sont autant de causes qui viennent entraver
l'observateur dans ses recherches : de là, la nécessité
d'avoir un instrument qui permette de distinguer les
objets avec égale netteté, sans couleurs, sans fatigue,
et pendant un temps assez long.

Une loupe dont on fait souvent usage, en remplacement de celle biconvexe, se compose de deux lentilles
plano-convexes, dont les convexités se regardent.

Cette construction, improprement appelée achromatique, est de beaucoup préférable à la précédente;
cependant elle ne concilie pas encore tous les avantages qu'on doit exiger.

On peut faire aussi des loupes formées d'un seul
verre achromatique plano-convexe. Cette construction
est déjà préférable à celles indiquées.

La figure 49 représente une *loupe achromatique
double* : c'est à cette construc-
tion que je donne la préférence,
comme étant la plus parfaite de
toutes.

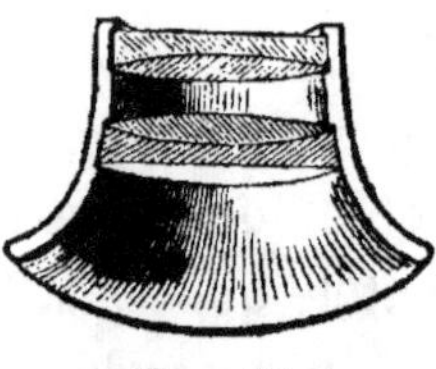

Fig. 49.

Quelques mots suffiront pour
la décrire et pour faire comprendre toute l'importance qu'on
doit y attacher.

La loupe que je viens de citer est formée de deux
verres achromatiques plano-convexes de diamètres
inégaux, le plus grand des deux verres faisant face
à l'objet.

Les deux verres sont maintenus dans une monture
de cuivre ou de corne, et placés de manière que leurs
convexités se regardent; ladite monture est susceptible

de se diviser, afin d'isoler les lentilles lorsqu'on veut les nettoyer.

Cette disposition est, sans contredit, la plus parfaite de toutes, car elle permet d'obtenir un achromatisme parfait et de faire disparaître l'aberration de sphéricité.

En effet, cette loupe est achromatique, parce qu'elle est formée de deux verres séparément achromatiques ; de plus, elle est exempte d'aberration de sphéricité, car les deux verres que l'on emploie étant eux-mêmes formés chacun de deux lentilles, conséquence de l'achromatisme, il en résulte qu'en donnant à ces divers verres des courbures fort peu prononcées, on arrive, par leur réunion, à produire le même effet qu'avec des loupes dont les courbures seraient plus fortes, sans avoir les graves défauts particuliers à ces dernières.

D'après ce que nous venons de voir, il est facile de se rendre compte de l'utilité de cet instrument. Aussi je ne saurais trop insister sur son emploi ; car, avec cette loupe ainsi disposée, on peut continuer des observations pendant des heures entières, sans éprouver la moindre fatigue de l'organe visuel, ce qui n'arrive pas avec les autres. Je crois donc rendre service à toutes les personnes qui ont besoin d'amplifier les objets, en leur conseillant de se servir de la loupe achromatique double, telle que je viens de la décrire ; elles y trouveront des avantages réels sur celles ordinairement employées. Pour l'histoire naturelle, la gravure, l'horlogerie, cette loupe est indispensable.

Ainsi que je l'ai dit, les loupes que je viens de citer ont besoin, pour l'usage auquel on les destine, d'être maintenues sur un support approprié, auquel on a donné le nom de *porte-loupe*. Occupons-nous donc de la construction de ce support.

Le porte-loupe le plus généralement employé est celui dont se servent les horlogers et les graveurs (fig. 50). Il se compose d'un pied sur lequel se visse une tige d'acier ; sur cette dernière glisse à frottement

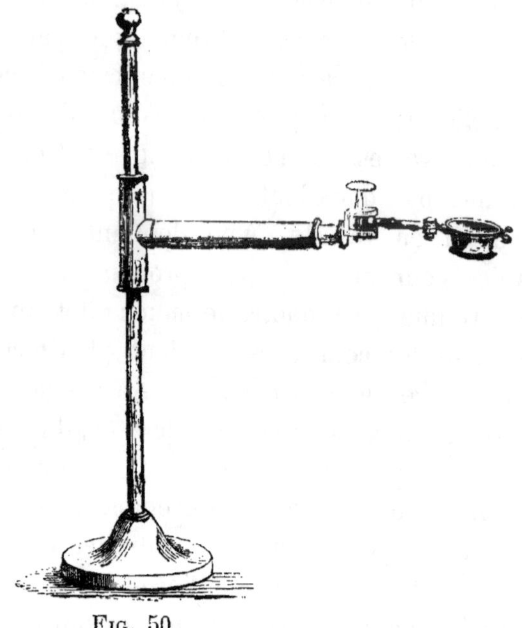

FIG. 50.

une pièce de cuivre munie d'un ressort qui empêche la pièce de retomber quand on l'a amenée au point désirable ; à cette pièce est fixée une tige qui en reçoit une autre qui se meut à frottement. A l'extrémité de cette dernière se trouve une double coquille dans laquelle se meut une boule portant une pince où peuvent se placer les différentes loupes.

On voit que ce porte-loupe a la stabilité convenable. La loupe étant fixée par la pince qui se trouve à l'extrémité de la branche, peut aisément être levée ou baisée au moyen de la pièce à ressort, sans aucune

déviation possible, de sorte qu'il est très facile de
mettre au point de vue ; la boule, convenablement disposée, permet encore de faire mouvoir la loupe et de la
diriger sur les différents points de l'objet.

Si l'on tient à avoir un appareil plus simple, on
pourra se servir d'une loupe sur pied, telle que celle
qui convient pour éclairer les objets opaques (fig. 51).

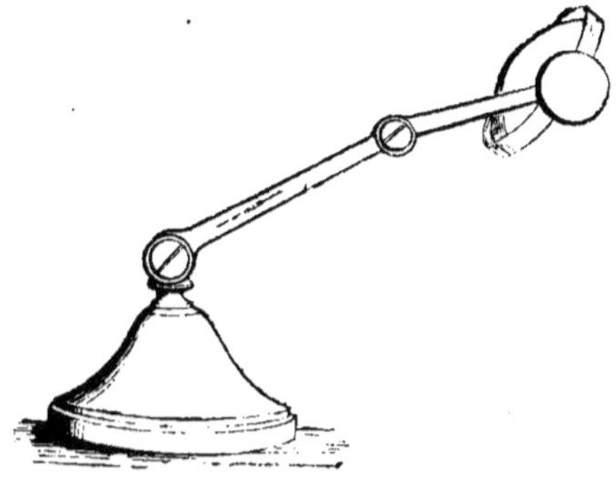

Fig. 51.

On peut à la rigueur se servir de cet instrument
pour les dissections.

La même loupe munie d'un engrenage est encore
plus commode. Cependant le porte-loupe des horlogers
vaut mieux que les deux instruments précédents. Si
l'on adapte un engrenage au support représenté figure
50, on lui donne une précision fort utile dans certains
cas.

Le *porte-loupe de Charles Chevalier* est représenté figure 52. Il se compose d'un pied solide muni
d'une tige d'acier sur laquelle glisse une presse à ressort ; les articulations verticales donnent une grande
stabilité. Les loupes se placent à volonté dans un tube
fendu qui se trouve à l'extrémité des articulations.

Une boule à pince donne tous les mouvements à la
loupe.

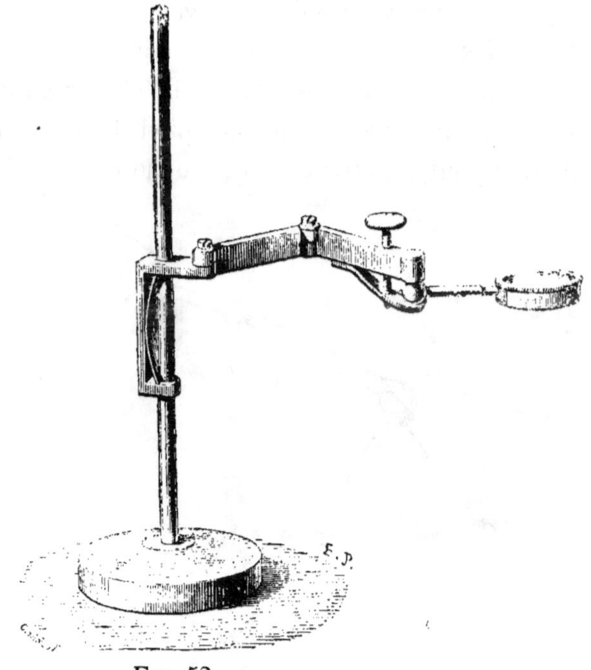

Fig. 52.

Le *porte-loupe de Strauss*, représenté figure 53,
est un des plus précis. Sur un pied solide A se fixent
les deux montants B, C, à l'aide des boutons L, M.
Le montant B est muni d'une charnière à boule D. Il
existe de semblables charnières en N, G, H, I. La
tige E porte un engrenage qui se meut à l'aide du
bouton F, de sorte que, par cet ensemble de charnières et du bouton F, la loupe K monte et descend parallèlement pour la mise au point. La loupe est mobile
et se remplace à volonté. Ce porte-loupe a l'avantage
de se démonter du pied ; mais son principal mérite
consiste dans la facilité avec laquelle on peut disséquer

sur de larges surfaces sans être gêné, la loupe se trouvant très loin du pied. En résumé, le porte-loupe de Strauss est un instrument d'une utilité incontestable. M. Deshayes, savant naturaliste, l'a modifié en ce sens que la tige E glisse à frottement sur le montant B, et que l'engrenage se trouve supprimé. On comprend, du reste, que le porte-loupe peut se modifier de beaucoup de manières, et qu'il est facile de créer de nouveaux modèles. Ceux que nous avons décrits renferment tous les éléments de précision et d'utilité.

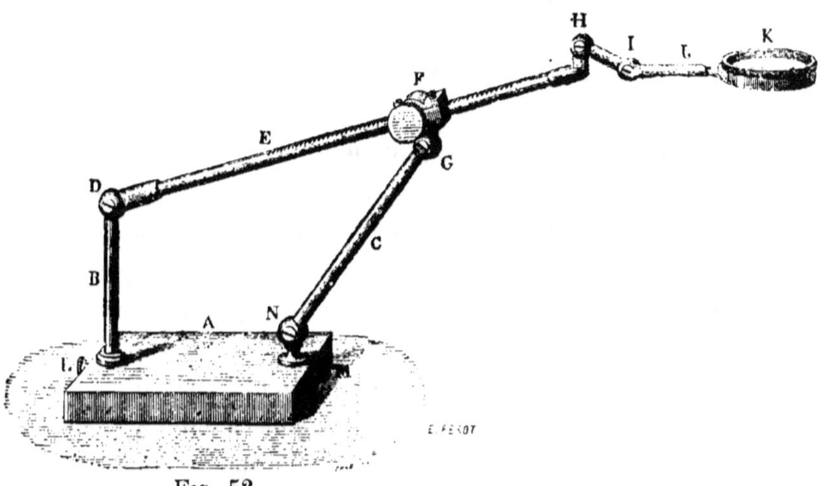

Fig. 53.

Maintenant que nous avons passé en revue les différentes espèces de loupes et leurs supports, occupons-nous du microscope simple, tel qu'il est employé aujourd'hui pour l'histoire naturelle.

Mais, avant d'en donner la description, disons quelques mots sur la partie historique de l'instrument.

L'origine du microscope simple remonte aux premiers siècles. Une sphère creuse et remplie d'eau fut le premier instrument de ce genre. Pline, Sénèque, Plutarque, en parlent dans leurs ouvrages. On parvint ensuite à travailler les lentilles ; la forme première qu'on leur donna fut celle biconvexe. L'époque de cette construction est difficile à déterminer. Cependant, d'après le savant François Redi, on peut la reporter au xiiie ou au xive siècle, entre 1280 et 1311 ; car c'est dans cet intervalle que surgit l'invention des lunettes à lire. Ce furent deux Italiens, Eustachio Divini à Rome, et Campani à Bologne, qui excellèrent les premiers dans l'art de travailler les verres. Hartsocker nous apprend qu'en l'année 1666, il se forma un excellent microscope dont la partie optique consistait en un petit globule de verre fondu.

C'est en badinant à la flamme d'une chandelle avec un fil de verre, qu'il remarqua que l'extrémité de ce fil s'arrondissait ; et comme il savait que les sphères amplifiaient les objets, en maintenant entre deux petites plaques de plomb le petit globule formé, il eut tout de suite un microscope.

Le savant le Baillif excellait dans la fabrication de ces petits globules. Charles Chevalier a publié, dans son *Manuel du micrographe*, le mémoire que ce savant a écrit sur ce sujet.

Le microscope à lentille biconvexe fut alors employé avec succès ; car les belles observations qui ont immortalisé les Leuwenhoeck, les Swammerdam, les Lyonnet ont été faites à l'aide de cet instrument.

Les instruments de ce genre datant de cette époque se tenaient à la main. Ce n'est que plus tard qu'on imagina de fixer l'instrument sur un support stable.

La lentille biconvexe paraît être la première lentille travaillée par l'opticien. Les microscopes simples de

Wilson, vers 1702, de Joblot, en 1716 (fig. 54) et
ceux de Cuff, munis de cette lentille, furent les instruments les plus employés. Le microscope de Cuff se

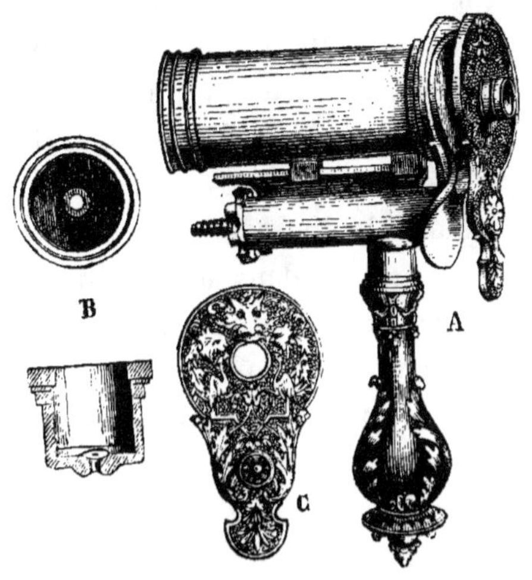

Fig. 54.

trouve décrit dans l'*Histoire des Corallines*, publiée
par Ellis en 1756. Cet instrument, muni d'un support,
est employé encore aujourd'hui ; seulement, au lieu
de dire microscope de Cuff, on dit microscope de Raspail. Vraiment, on ne comprend pas pourquoi cette
substitution de nom. On doit donc appeler microscope
de Cuff, le microscope simple ordinaire, muni de lentilles uniques biconvexes.

On est étonné de voir la quantité de belles observations faites à l'aide du microscope à lentille biconvexe,
malgré toute son imperfection, car le verre biconvexe
avait de graves défauts inhérents à sa forme. Plus la
courbure était prononcée, plus les aberrations étaient
manifestes.

Pour remédier à ces défauts, on employa des dia-

phragmes qui diminuaient considérablement l'ouverture
et forçaient l'observateur à ne se servir absolument que
du centre de la lentille. On s'aperçut bientôt que l'on
n'avait fait qué remplacer un défaut par un autre non
moins important; car, d'une part, l'étroitesse de l'ouverture ne permettait de voir qu'une très petite partie
de l'objet, et, de l'autre, la faible quantité de rayons
lumineux qui traversaient l'ouverture était insuffisante
pour que la vision fût distincte.

M. le baron Séguier, dans un rapport qu'il fit à la
Société d'encouragement, s'exprime à ce sujet d'une
manière aussi ingénieuse que parfaite : « On ne son-
geait pas, dit-il, qu'en circonscrivant la vision, ce moyen
ne faisait que soustraire à l'œil des défauts auxquels il
ne remédiait pas. »

L'instrument en était là, lorsque les savants Wollaston et Herschel entreprirent de le perfectionner.

En Angleterre, les docteurs Brewster et Goring firent
des essais avec des lentilles en pierres précieuses, et ce
dernier en fit construire plusieurs en diamant, en saphir, par M. Pritchard. M. le docteur Brewster pensait
que c'était le seul moyen d'obtenir de bons résultats;
car les substances que je viens citer, ayant un très fort
pouvoir de réfracter la lumière et un léger pouvoir dispersif, il suffirait de donner de très faibles courbures
aux lentilles pour obtenir un grossissement considérable. Mais le prix énorme, joint à la difficulté du travail,
ainsi qu'à des défauts inhérents aux substances elles-
mêmes, fit rejeter les lentilles en pierres précieuses.

Charles Chevalier, d'après les idées des savants que
je viens de nommer, construisit des lentilles en grenat,
en topaze, lesquelles produisirent un assez bon effet;
mais les lentilles de verre vinrent bientôt détruire, par

leur clarté et leur prix modique, toutes les autres constructions.

Ce fut l'immortel Wollaston qui résolut le problème.
Cet illustre savant, près de descendre au tombeau, légua
à la science son mémoire sur le doublet du microscope.
Nous étions alors au 27 novembre de l'an 1820.

Le doublet de Wollaston se composait de deux lentilles plano-convexes, dont les deux parties planes
étaient tournées vers l'objet. L'idée de sa construction
lui fut suggérée par l'examen des oculaires astronomiques d'Huygens, et il résolut d'appliquer au microscope
la même combinaison en sens inverse, afin d'éviter les
aberrations de sphéricité et de réfrangibilité.

La monture de son doublet était construite de manière à faire varier l'écartement des lentilles, afin de
leur faire produire le meilleur effet possible.

Mais leur écartement plus ou moins considérable devenait un obstacle très grand lorsqu'il s'agissait de
faire des dissections. Le foyer devenant très rapproché
des lentilles, il était impossible de faire agir les instruments et d'employer de forts grossissements.

C'est alors que Charles Chevalier, profitant de l'idée
de Wollaston, construisit son doublet, qui, en conservant les avantages de celui désigné, remédie aux dé-

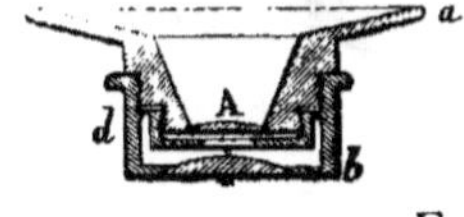
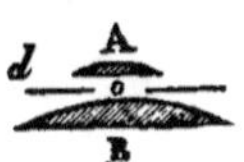

Fig. 55.

fauts que j'ai signalés. Ce doublet, représenté figure
55, se compose de deux verres plano-convexes, l'un
très large, B, placé du côté de l'objet, l'autre plus petit,
A, et supérieur.

Les deux faces planes sont tournées vers l'objet ; entre les deux lentilles fixées dans leurs montures, se trouve un diaphragme *d* dont l'ouverture varie suivant le foyer du doublet. La disposition de ce doublet permet de laisser entre lui et l'objet une distance assez grande pour faire agir les instruments de dissection, les verres peuvent se démonter, afin de les nettoyer, et l'on peut ainsi dédoubler le grossissement dudit en n'employant que la lentille supérieure. Dès son apparition (1830), ce doublet fut adopté par les savants français et étrangers et tous les constructeurs le copièrent.

La figure 56 représente un microscope simple d'une construction économique, et qui remplit parfaitement le

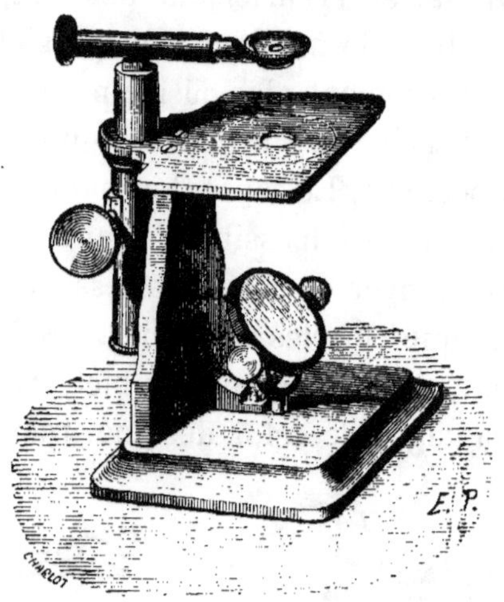

Fig. 56.

but désiré. Le pied est stable et de fonte de fer ; la platine, très solide. La mise au point s'obtient au moyen d'un engrenage. Le doublet peut se mouvoir en tous sens, à l'aide d'une vis de rappel et d'un pivot. Enfin, le miroir, large et mobile, permet d'éclairer l'objet suivant toutes les incidences.

Le *microscope simple de Charles Chevalier* est représenté figure 57.

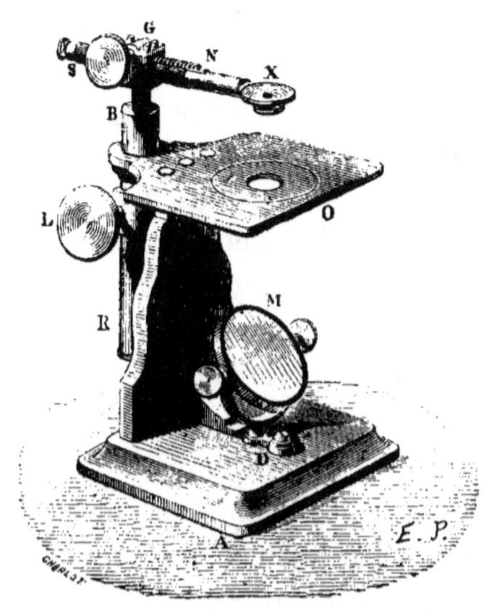

Fig. 57.

L'instrument est fixé sur un pied de cuivre A ; il se compose des pièces suivantes :

R, tige ronde creusée, servant à recevoir la tige B, dont la face postérieure porte une crémaillère qui se meut au moyen du bouton à pignon L.

Au sommet de la tige B est placée à angle droit la tige N, mobile sur son axe dans la boîte G.

Cette excellente disposition permet de faire parcourir la lentille sur l'objet et d'en examiner toutes les parties.

La tige N porte une crémaillère qui se meut au moyen

du bouton à pignon S. A l'aide de ce mouvement, on fait avancer ou reculer la lentille X.

Tout microscope simple qui n'est pas muni d'un mécanisme pour faire mouvoir la lentille en tous sens, doit être rejeté.

A l'extrémité de la tige N, un anneau est disposé de manière à recevoir le doublet X, qui s'y place à frottement. Ce dernier moyen est préférable à l'ancien, qui consistait à visser la lentille.

O, platine percée à son centre d'une large ouverture. Cette dernière est destinée à recevoir une pièce de cuivre portant un diaphragme, ou bien un disque de glace, lorsqu'il s'agit de faire des dissections.

M, pièce de cuivre portant deux miroirs, l'un plan et l'autre concave. Ladite pièce est mobile en D, afin d'obtenir, dans certains cas, la lumière oblique.

Les différents mouvements du miroir permettent de lui donner toutes les inclinaisons, afin d'éclairer convenablement l'objet. Nous parlerons de ce point important dans un chapitre spécial.

Voyons maintenant comment on se sert de l'instrument.

L'objet, convenablement disposé (voyez les chapitres relatifs à la dissection et à la préparation des objets), est placé sur la platine. La lentille étant maintenue dans l'anneau, on approche l'œil du doublet, puis on incline le miroir de manière à faire tomber la lumière sur l'objet; celui-ci étant éclairé, on fait mouvoir le bouton à pignon, qui entraine la crémaillère placée sur l'arbre qui porte la lentille, et l'on arrète lorsque l'objet est devenu net ou au point.

On règle ensuite la lumière au moyen du miroir et du diaphragme placé sur la platine.

Pour les objets opaques, on se sert d'une loupe qui se fixe sur la platine.

La figure 58 représente un microscope simple d'une construction plus précise, quoique servant exactement

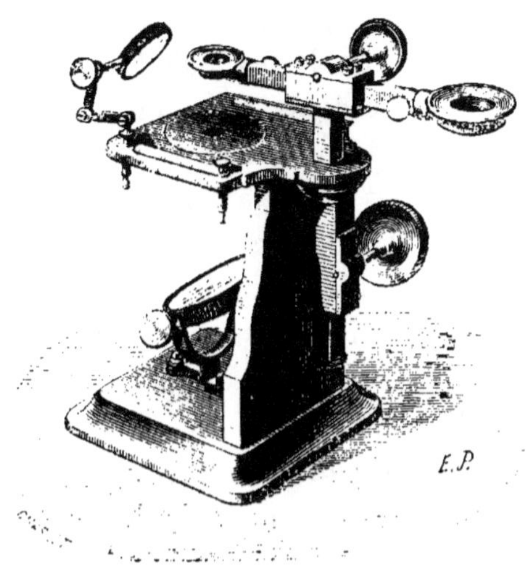

Fig. 58.

aux mêmes usages que ceux ci-dessus décrits. Les tiges rondes à crémaillère sont remplacées par des tiges carrées, ce qui donne aux mouvements une très grande précision; la platine est très large et munie d'un diaphragme variable, qui peut s'enlever à volonté. L'instrument peut recevoir deux doublets qui peuvent se présenter simultanément au-dessus de l'objet au moyen du pivot placé à la tige qui les supporte.

La table anatomique de le Baillif est tout simplement le microscope simple ordinaire, fixé sur un support plus solide et muni d'une table servant à poser commodément les mains pour les dissections. Cette ingénieuse construction est parfaite; elle a seulement le défaut d'être un peu volumineuse.

Pour arriver à connaître d'une manière complète la structure d'un corps, il faut d'abord employer une lentille capable de donner l'idée de son ensemble, puis arriver graduellement, par l'emploi de lentilles plus fortes, à la perception de ses moindres détails.

Lorsqu'on veut disséquer un objet, on enlève le diaphragme placé sur la platine et on le remplace par un disque de glace. Les bras étant posés sur la table où se trouve l'instrument, les doigts tenant les outils de dissection viennent se placer sur les bords de la platine. Les autres doigts leur servent alternativement de point d'appui, suivant les exigences relatives à la disposition du corps que l'on dissèque.

Si le corps est un peu volumineux, on emploiera un faible grossissement, ou mieux la loupe achromatique double, que l'on peut fixer sur le microscope simple; mais pour les corps d'une certaine étendue, on sera forcé de recourir à l'emploi du porte-loupe, car il devient très gênant d'opérer, dans cette occasion, sur la platine du microscope. Cependant, pour les gros objets, dans la plupart des cas, outre les loupes que je viens de citer, les doublets à faibles pouvoirs produisent un très bon effet.

Si les corps sont petits, on emploiera nécessairement des doublets plus forts, mais on dépassera rarement un grossissement de 60 fois pour les dissections; car l'amplification augmentant, la lentille se rapprochera de plus en plus de l'objet, et il deviendra très difficile de faire manœuvrer les instruments qui servent à disséquer. Néanmoins certains observateurs emploient pour leurs dissections des pouvoirs beaucoup plus considérables;

mais alors l'habitude et l'habileté viennent suppléer aux inconvénients que je viens de signaler.

S'il s'agit simplement d'observer, on fera usage du diaphragme, afin de régler la lumière.

D'après ce que je viens de dire, on voit que le microscope simple est particulièrement employé pour préparer et disséquer les objets. Cependant il peut servir à faire des observations sérieuses, sans avoir besoin de recourir à l'emploi du microscope composé, car les grossissements qu'il donne peuvent varier depuis 10 jusqu'à 400 et même 500 fois.

Cette échelle de grossissements est suffisante pour un grand nombre d'études. Cependant il faut dire qu'il est rare qu'on ait besoin de tous les doublets. Pour les dissections, deux ou trois doublets suffisent. Aussi on prend de préférence les grossissements de 12, 24 et 40 fois.

La liste suivante donne les foyers et grossissements des doublets employés :

1/5e de ligne	amplifie	500	fois.
1/4	—	—	480
1/2	—	—	240
3/4	—	—	150
1 ligne		—	120
2 —		—	60
3 —		—	40
4 —		—	30
5 —		—	24
6 —		—	20
7 —		—	16
8 —		—	15
9 —		—	13
10 —		—	12

Il est une chose regrettable pour la science, c'est

que le microscope simple ne soit pas plus répandu en France, car pour les dissections fines, il peut rendre d'immenses services.

C'est surtout pour la dissection des tissus animaux que le microscope simple est tombé dans l'oubli, car les botanistes lui font grand honneur. Dans ces derniers temps, il a servi aux belles recherches de MM. Payer, Duchartre, Schacht, Montagne, Brongniart, de Jussieu, Baillon. C'est assez dire pour la qualité d'un instrument.

Les anatomistes qui s'occupent des tissus animaux préfèrent le microscope composé redresseur, monté d'une manière particulière; nous décrirons cet instrument, en traitant du microscope composé. C'est seulement, à vrai dire, lorsqu'on veut disséquer à l'aide de grossissements assez forts, tels que ceux de 150 à 300 fois, que l'on peut employer le microscope redresseur; mais pour le plus grand nombre des études, le microscope simple suffit, car il est facile à employer, très clair, et les images sont redressées.

En voyant nos savants botanistes disséquer sur la platine du microscope simple, à l'aide de deux aiguilles emmanchées, on se rend compte tout de suite des avantages que présente un tel instrument, lorsqu'il est employé par un homme habile et exercé, et les plus belles démonstrations sont souvent faites avec le microscope simple, tout chétif qu'il paraît être.

L'inconvénient dans l'emploi de certains grossissements avec l'instrument simple, c'est que la lentille se trouve trop près de l'objet. Le moyen d'y remédier a été indiqué par Charles Chevalier. Dans son *Manuel du micrographe*, il s'exprime ainsi à ce sujet : « J'ai donc imaginé, en 1835, de placer au-dessus du doublet une lentille achromatique concave que j'avais faite en 1827, et qui peut s'en éloigner ou s'en rapprocher à volonté; l'effet de cette combinaison est d'augmenter le grossissement et de reculer le foyer. Ainsi disposé, cet instrument sera le plus puissant de tous les microscopes simples, et cependant l'espace destiné au passage des scalpels, pointes, etc., sera plus considérable que si l'on faisait usage du doublet seul. Plus le verre concave sera éloigné de ce dernier, plus le grossissement sera fort; cette puissance sera également en raison directe de la concavité. »

Cette combinaison, appliquée aux loupes qui servent à l'examen des yeux, de la peau, procure une loupe capable d'examiner en conservant une certaine distance indispensable dans ce cas. C'est cette idée qui a présidé à la construction de la loupe de Brücke. Nous citerons ici un passage du *Manuel du micrographe* (1839), qui se rattache à ce sujet : « Plusieurs ophthalmologistes distingués nous avaient souvent demandé une loupe ou microscope simple assez puissant pour examiner les yeux malades des personnes qui se confiaient à leurs soins. La difficulté n'était point de construire un microscope assez puissant, mais de le disposer de telle sorte que, le grossissement demeurant le même, le foyer ne fût pas trop près de la lentille. En effet, quand on place un corps trop près d'un œil, surtout lorsqu'il est malade, les paupières se ferment à l'instant, et l'on est obligé de les maintenir ouvertes, soit avec les doigts, soit au moyen d'instruments appropriés; mais cette violence, quelquefois très douloureuse, a encore pour effet d'irriter l'œil, et d'augmenter sa disposition à la mobilité et la difficulté de suivre ses mouvements. »

Nous avons disposé cette loupe en employant un objectif bi-achromatique D, comme le représente la figure 59. En C se trouve l'oculaire concave; A est un tube qui entre à frottement dans celui B, de façon à obtenir des amplifications de 3 à 7 ou 8 fois. On peut aussi adapter cet instrument au microscope simple ou au porte-loupe, et avoir environ de 3 à 8 centimètres de distance entre l'objet et l'objectif. Nous avons aussi disposé de semblables loupes pour l'uréthroscope ou endoscope du docteur Desormeaux.

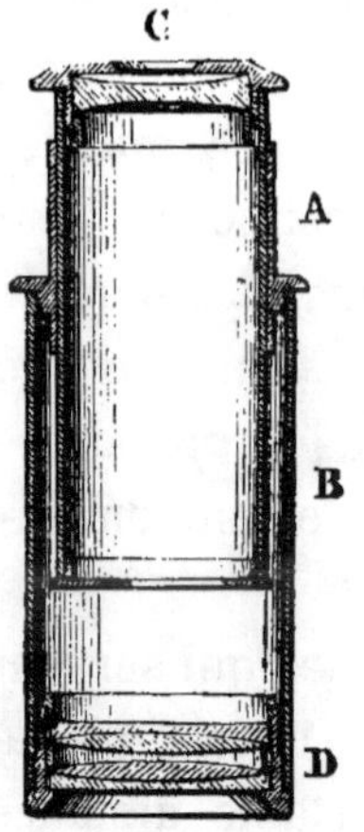

Fig. 59.

Pour l'examen des yeux et de la peau, en raison du grossissement et de la longueur du foyer, on peut certes recommander cette loupe ; mais pour les dissections, nous ne craindrons pas de dire que les dispositions déjà décrites sont infiniment préférables.

CHAPITRE III.

DU MICROSCOPE COMPOSÉ.

Nous avons vu, dans le chapitre qui précède, que le microscope simple consistait en une ou plusieurs lentilles, agissant immédiatement sur les rayons lumineux, et transmettant directement à l'œil l'image amplifiée.

Dans le microscope composé, au contraire, une image est formée par une combinaison de lentilles, et grossie ou amplifiée par une seconde placée à une certaine distance de la première.

On voit que, dans cette disposition, l'image n'est perçue qu'après avoir subi une seconde amplification.

Les verres destinés à former l'image se nomment *objectifs*, et sont tournés vers l'objet, et ceux qui la grossissent portent le nom d'*oculaires*, et sont dirigés vers l'œil.

D'après ce que je viens de dire, il est facile de se rendre compte de la différence qui existe entre le microscope simple et le microscope composé.

Mais pour mieux faire comprendre l'effet de ce dernier, reportons-nous un instant à la théorie.

Nous prendrons à cet effet l'appareil le plus simple, composé seulement d'une lentille et d'un oculaire. Soit MN (fig. 60) un petit objet placé au foyer ou un peu plus loin que le foyer principal de l'objectif AB; les rayons réfractés par cette lentille iront former en *mn* une image de l'objet MN. La grandeur de l'objet *mn* sera à MN comme la distance *n*A est à la distance AM.

Si nous examinons cette image *mn*, déjà amplifiée, à travers un oculaire EF, placé de manière que *mn* se trouve à son foyer principal, nous ferons subir à cette image une nouvelle amplification; car l'œil, placé en O, verra l'objet sous l'angle EOF, bien plus grand que *n*O*m*, et par conséquent bien plus grand encore que MON.

On peut, avec les mêmes verres, obtenir une plus forte amplification, en augmentant la distance entre EF et AB, mais cette disposition rétrécit le champ de vue et empêche de voir l'ensemble des objets soumis au microscope. On a donc placé, entre l'image et l'objectif, un troisième verre, nommé *verre de champ*, lequel sert aussi à détruire l'aberration chromatique. Dans la figure 61, MN est l'objet, *mn* l'image que forme-

raient les rayons réfractés par GH suivant la direction
G*n*, H*m*, et c'est cette image qui est amplifiée par
l'oculaire MF. On a encore augmenté le champ de vue
en donnant la forme plano-convexe aux verres EF,
GH.

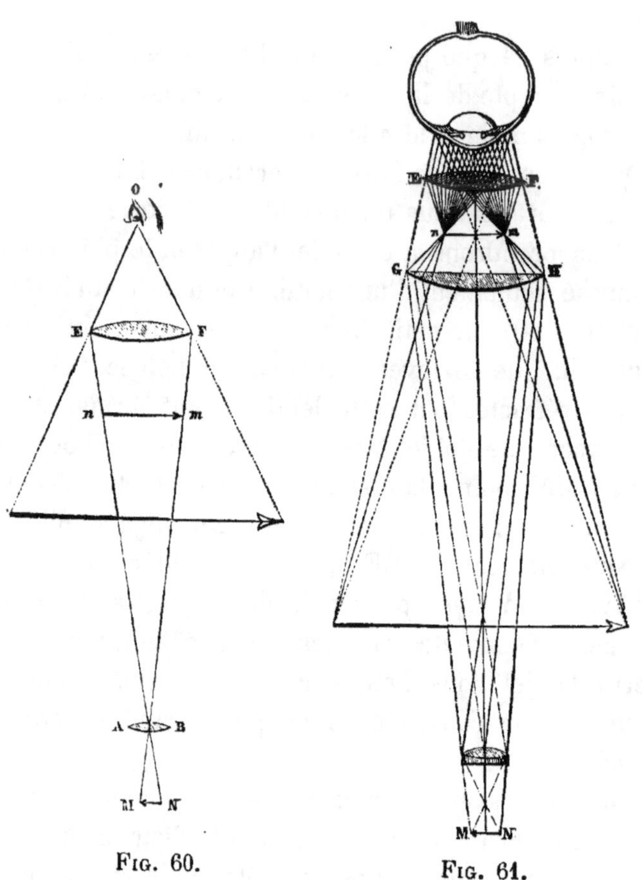

Fɪɢ. 60.Fɪɢ. 61.

La construction de l'oculaire précédemment décrit
a d'abord été appliquée au télescope. Aussi dans la
figure 40 de la planche I (page 26), soient *o* l'objectif
achromatique d'un télescope et E l'oculaire simple; F

sera le foyer de l'objectif O, et c'est en ce point que se formera une image renversée de l'objet.

Le rayon de lumière blanc Aab, réfracté par l'oculaire, sera décomposé de telle sorte que bR sera la direction des rayons rouges, et bV celle des rayons violets; l'angle VbR sera, pour le crown-glass, $1/27^e$ de abR. Les rayons B, a, d, traversant la lentille en un point où ses surfaces sont moins inclinées l'une sur l'autre, éprouveront une réfraction moins forte et une dispersion qui suivra à peu près la même proportion. Il en résulte que dI sera la direction des rayons rouges, et dv celle des violets; de cette manière les deux rayons violets seront à peu près parallèles, lorsque les rayons rouges seront dans une semblable position respective. Il arrivera donc que les rayons colorés ne se réuniront pas au fond de l'œil; l'objet paraîtra bordé de franges colorées, et le bord d'une ligne noire vue sur un fond blanc aura une frange orangée en dehors et une coloration bleue en dedans. Cette aberration augmentera à peu près dans la même proportion que l'angle visuel BIc; donc, plus cet angle sera grand, ou, en d'autres termes, plus l'amplification sera forte, plus la coloration sera manifeste. C'est en faisant l'oculaire composé de deux verres plano-convexes que l'on détruit l'aberration chromatique. La figure 41 de la planche I (page 26) représente l'oculaire négatif ou achromatique. AB est un pinceau de lumière blanche déjà réfracté par l'objectif; BF est un verre de champ plano-convexe dont le côté plan est tourné vers l'oculaire E. Les rayons rouges du pinceau AB, après avoir été réfractés par BF, iraient s'entre-croiser en R, et les violets en V; mais en traversant l'oculaire E, les rouges seront réfractés en cr, les violets en cd, et ils s'entrecroiseront en se réunissant sur l'axe au point *c*, car le rayon violet, étant plus près de l'axe de la lentille E, éprouvera une réfraction moins forte que le rayon rouge, et, lorsque l'œil sera placé dans l'axe en *c*, il verra les objets exempts de coloration.

Cette dernière construction d'oculaire, jointe à l'objectif que l'on a rendu achromatique, forme le microscope composé tel qu'il est employé aujourd'hui.

Il est à remarquer que les rayons, en se croisant, renversent les images.

La théorie que nous venons d'énoncer se rapporte au microscope vertical. Le savant Amici, de Modène, parvint à produire un microscope horizontal, en ajoutant un prisme à l'instrument.

La théorie du microscope horizontal est la même que celle du microscope vertical.

La figure 64 présente la disposition d'Amici : MN, l'objet ; AB, la lentille achromatique, et P le prisme,

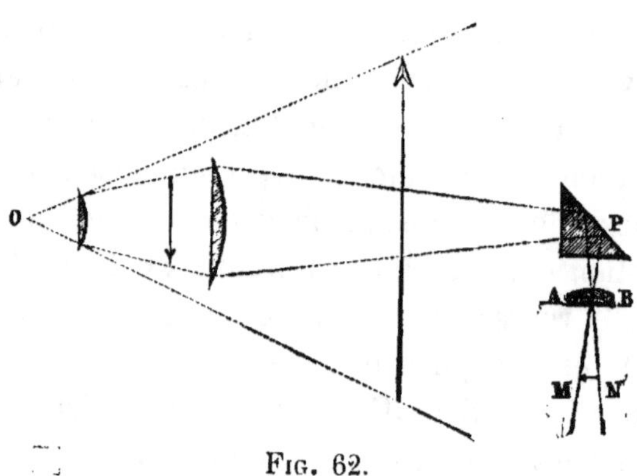

Fig. 62.

dont la face P réfléchira les rayons dans la direction PO.

Il nous reste maintenant à connaître la construction

du microscope composé et les différentes formes qu'on lui donne; mais, avant de donner cette description, quelques remarques historiques lui serviront de préface.

L'origine du microscope composé remonte à l'année 1590. C'est au Hollandais Zacharias Jansen ou Zanz que l'on attribue l'honneur d'avoir construit le premier instrument de ce genre. Jansen en offrit un à l'archiduc Charles-Albert d'Autriche, lequel en fit présent à Cornelius Drebbel, alchimiste hollandais, astronome de Jacques Ier, mort en 1664. Drebbel passe aussi pour l'inventeur du microscope composé; mais, sans nul doute, c'est à Jansen qu'on doit décerner la palme d'inventeur.

Drebbel emporta l'instrument en Angleterre, le montra à Borelli et à plusieurs savants, construisit des microscopes à Londres en l'année 1621, en se faisant passer pour leur inventeur.

Le Napolitain Lontana, en 1646, fut le premier qui décrivit l'instrument dans ses *Nouvelles observations terrestres et célestes.* Il prétendit aussi l'avoir découvert en 1618, un an avant que Cornelius Drebbel l'eût importé en Angleterre. Cependant Sirturus, qui écrivit en 1618 un livre *sur l'origine et la construction des télescopes,* ne dit pas un mot de cette invention, et il est difficile de penser qu'il eût passé sous silence la prétendue découverte de Fontana.

Puis voici venir encore Roger Bacon, Record, Viviani, qui se disputent l'honneur de la découverte.

Mais, comme je l'ai déjà dit, Jansen est, pour nous, l'inventeur.

Il est important de remarquer que l'origine des mots *microscope* et *télescope* appartient à Demisiano (*téles-*

cope, de τῆλε, loin; σκοπέω, regarder; *microscope*, de μικρὸς, petit; σκοπέω, regarder).

Nous arrivons insensiblement à une époque plus avancée, où nos renseignements deviennent plus positifs.

Parmi les premiers microscopes composés, on remarque ceux du docteur Hooke (1656), d'Eustachio Divini (1668), de François Griendelius (1687) (fig. 63), et de Philippe Bonani (1688).

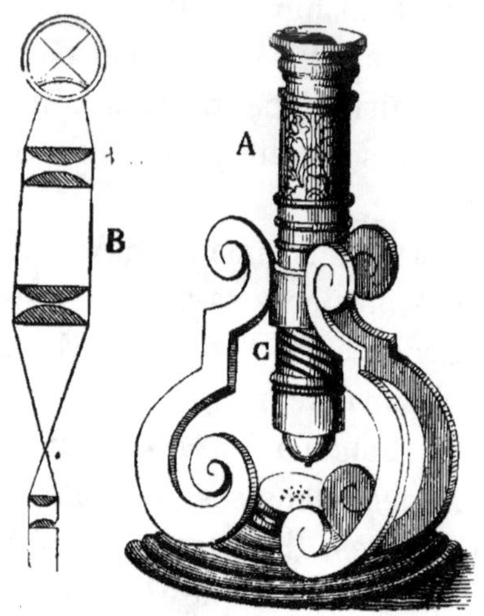

Fig. 63.

Le microscope du docteur Hooke (fig. 63) avait trois pouces de diamètre, sept de longueur, et pouvait s'allonger au moyen de quatre tubes engaînés; un petit objectif, un verre de champ et un puissant oculaire formaient la partie optique.

Le microscope d'Eustachio Divini était composé d'un objectif, d'un verre de champ, et d'un oculaire formé de deux lentilles qui se touchaient par le centre de leur courbure. Le tube était aussi volumineux que la

cuisse d'un homme, et l'oculaire aussi large que la
paume de la main. Fermé, ce microscope avait seize

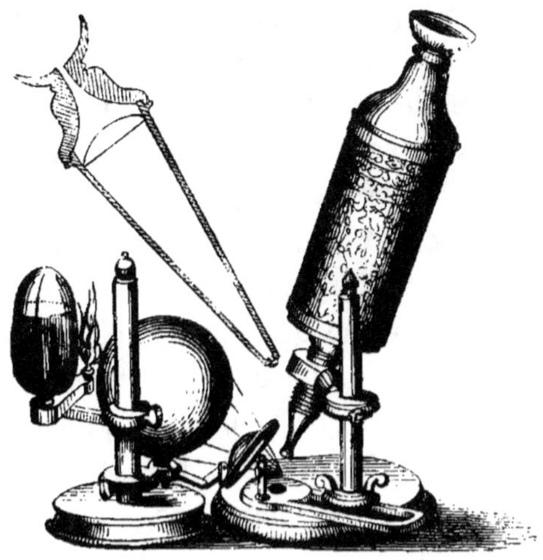

FIG. 64.

pouces de long, et ses grossissements variaient, au
moyen des tirages, depuis 41 jusqu'à 143 fois.

L'instrument de Bonani (fig. 65) était composé de

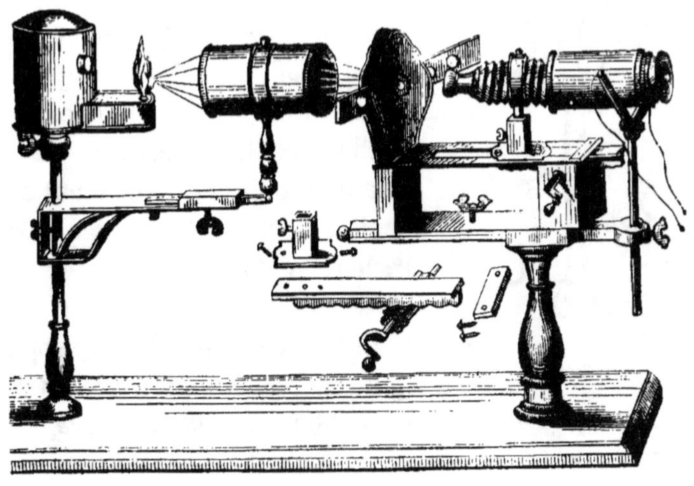

FIG. 65.

trois verres, un oculaire, un verre de champ et un objectif. L'instrument était placé horizontalement, et la platine portait un petit tube garni d'une lentille convexe à chaque extrémité, destiné à condenser la lumière sur l'objet. Une lampe accompagnait l'appareil, mis en mouvement au moyen d'une crémaillère. Cet instrument était vraiment remarquable.

Jusqu'en l'année 1736, la science microscopique ne fit aucun progrès ; elle se réveilla au bout de soixante ans environ. A cette époque, on fit subir de nombreuses modifications aux télescopes de réflexion. Le savant et immortel Newton conçut le premier l'idée d'appliquer ce système aux microscopes. Après lui, vinrent les docteurs Baker et Smith. Deux ans plus tard, en 1738, Lieberkühn inventa le microscope solaire, dont le succès fut immense et qui redoubla le zèle des savants.

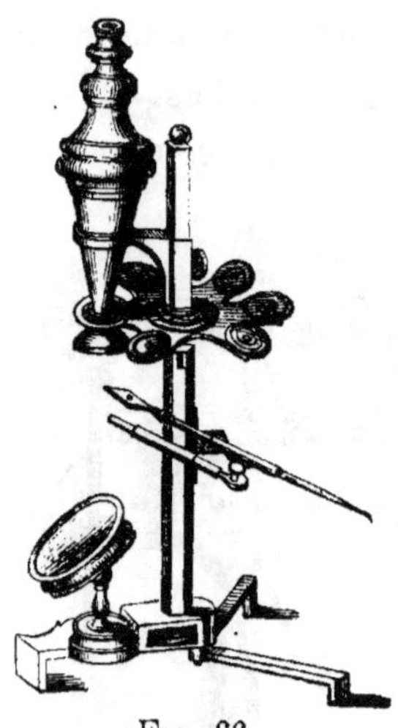

Fig. 66.

En 1746, le microscope de George Adams (fig. 66) était le plus employé, et l'on peut voir qu'il était fort incomplet.

A partir de cette époque jusqu'en 1770, rien ne fut produit. Puis vinrent les recherches des docteurs Hall, Hooke et Custance, relatives au perfectionnement des oculaires et de l'éclairage. Ces recherches furent couronnées de succès.

En 1771, Adams le père appliqua de nombreux procédés au microscope solaire ; il les publia dans sa *Micrographie*.

Lieberkühn, de son côté, rendit le microscope solaire propre à l'examen des corps opaques.

Le même sujet occupa alors Æpinus, Ziehr, B. Martin ; c'est ce dernier qui l'emporta sur ses contemporains. C'était, du reste, un opticien constructeur très savant.

En 1774, George Adams inventa le microscope lucernal. La même année, l'immortel Euler proposa la combinaison achromatique pour les objectifs de microscopes. C'est Euler qui résolut le problème du microscope composé, comme Wollaston résolut celui du microscope simple. En 1747, Euler avait déjà provoqué la construction des lunettes achromatiques.

En 1757, Dollond, qui construisit des télescopes achromatiques, appliqua ce dernier système à ses microscopes, qui jouirent d'une grande réputation.

Suivant quelques auteurs, la découverte de l'achromatisme appartiendrait à un savant d'Essex, M. Chester More Hall. Cette découverte, faite en 1729, aurait été appliquée par lui aux télescopes en 1733. Comme ce fait est vrai, car il a été établi par une cour de justice, il aurait donc la priorité sur Euler et Dollond.

Après Dollond, vinrent ensuite les microscopes du duc de Chaulnes, de Dellebarre, lesquels n'étaient pas achromatiques et très imparfaits.

En 1784, Æpinus essaya, mais vainement, d'appliquer le principe achromatique au microscope.

Malgré les tentatives faites pour appliquer l'achromatisme au microscope, il est incontestable que la première idée relative à cet immense perfectionnement appartient à l'immortel Euler.

Plus tard, de 1800 à 1810, Charles, de l'Institut, fit des essais pour achromatiser de petites lentilles, mais la disposition de ses verres ne permettait pas d'obtenir un bon effet.

En 1812, Brewster proposa de former des lentilles achromatiques composées de verres et de segments de différents pouvoirs réfringents. Cette idée ingénieuse offrait tant d'inconvénients pratiques, qu'elle ne fut pas adoptée.

Vers 1816, Fraünhofer fabriquait des microscopes à une seule lentille achromatique, *dont les verres n'étaient pas collés ensemble*. Ces microscopes grossissaient fort peu.

De 1821 à 1823, M. Domet de Mont, amateur distingué, qui s'occupait avec succès du perfectionnement des lentilles achromatiques, réclama la priorité pour la construction en France des petites lentilles achromatiques. Mais ses lentilles ne furent jamais appliquées aux microscopes, mais aux oculaires de lunettes, et ses objectifs, ainsi que ceux de Fraünhofer, n'étaient pas assez puissants pour le microscope, et ne pouvaient augmenter l'effet qu'il produisait. Et malgré ce qu'avait dit Euler, l'instrument restait toujours stationnaire ; car, en 1821, le savant Biot écrivait : « *Dans les microscopes composés, il n'est pas possible de faire la lentille objective achromatique, parce que les verres dont il la faudrait composer seraient si petits, qu'on ne pourrait pas les travailler avec exactitude.* » Et les savants employaient encore à cette époque les microscopes d'Adams, de Charles, etc., ces instruments étant non achromatiques.

En l'année 1823, Charles Chevalier travaillait avec Vincent Chevalier, son père, lorsque M. Selligue, mécanicien, leur proposa d'exécuter des objectifs achromatiques pour les miscroscopes. La proposition de M. Selligue était accompagnée d'un dessin que nous possédons, et qui n'est à vrai dire qu'un croquis à l'aide duquel la construction ne peut se faire. Enfin, après six mois d'essais, Vincent et Charles Chevalier parvinrent à livrer à M. Selligue un microscope exécuté d'après ses instructions, et qui ne le satisfit point. Néanmoins M. Selligue le présenta à l'académie des sciences, le 5 avril 1824, et, le 30 août de la même année, le savant Fresnel examina l'instrument, signala des défauts, tout en faisant un rapport favorable. Fresnel ne fit pas mention des constructeurs dans son mémoire, car il ignorait leur collaboration avec M. Selligue.

L'instrument présenté par M. Selligue avait l'objectif composé de quatre lentilles, formées chacune d'un *flint-glass* plano-concave, dans lequel s'enclavait une lentille biconvexe de *crown*. Certes, il y avait déjà un certain achromatisme ; *mais les lentilles ayant leur côté convexe tourné vers l'objet*, il en résultait une grande aberration sphérique, qu'on avait cherché à diminuer par des *diaphragmes très petits*, qui ôtaient beaucoup de lumière. On voit donc que l'instrument était défectueux.

Charles Chevalier reprit alors les travaux d'Euler, et, en faisant de nombreuses recherches, il parvint à faire des lentilles très achromatiques et exemptes d'aberration sensible. Il eut l'idée de tourner le côté plan de la lentille vers l'objet ; il put alors construire des lentilles d'un foyer court et d'un petit diamètre. Il imagina aussi de réunir les deux lentilles au moyen d'une substance diaphane, la térébenthine ou le baume du Canada. Par ce moyen, il empêcha l'humidité de s'introduire entre les deux verres, et il évita la déperdition de lumière occasionnée par les réflexions des surfaces juxtaposées.

Il est inutile d'insister sur l'importance de ces perfectionnements ; ils ont donné l'essor à la construction des microscopes. Les fabricants français et étrangers s'appliquèrent à reproduire ces idées, et c'est seulement de 1823 que datent l'industrie et la production des premiers bons microscopes, ainsi que cela a été constaté par les savants les plus célèbres.

En septembre 1824, Charles Chevalier construisit la première lentille achromatique de quatre lignes de foyer, deux lignes de diamètre et une ligne d'épaisseur au centre.

Il faut bien remarquer que si l'on n'eût pas construit de petites lentilles à court foyer, on n'aurait pu, comme on le fait aujourd'hui, en superposer plusieurs, et détruire l'aberration de sphéricité.

Enfin, le 30 mars 1825, Vincent et Charles Chevalier présentèrent à la Société d'encouragement un microscope achromatique perfectionné. M. Hachette fit observer, dans son rapport, que l'instrument n'avait pas d'aberration sensible et présentait autant de netteté que les télescopes achromatiques.

Dans les années qui survinrent, M. Tulley, Goring, en Angleterre, et M. Amici, à Florence, construisirent des lentilles achromatiques ; mais il est bon de faire observer que ce n'est que la première construction, en 1823, qui donna l'idée de faire ces lentilles.

En l'année 1827, M. Amici construisit le microscope horizontal ; il fut reproduit par Vincent et Charles Chevalier, et le célèbre Arago déclara l'instrument parfaitement exécuté.

De 1828 à 1830, Charles Chevalier achromatisa des lentilles d'une ligne et d'une demi-ligne de foyer; dès lors l'usage des forts grossissements devint général: jusque-là c'était impossible.

Depuis 1823, l'usage du microscope s'est répandu dans le monde entier. Que de belles découvertes ont été faites avec cet instrument ! Que d'heures agréables ont été passées !

En effet, un grand nombre de sciences naturelles, plongées jusque-là dans le sommeil, se sont réveillées, et se sont enrichies, en dotant l'industrie et l'humanité de précieuses découvertes.

Pendant trente-deux ans, les lentilles de microscope furent construites d'après les idées de Charles Chevalier ; de 1823 à 1855 aucun changement ne fut opéré. A cette dernière date, à l'Exposition universelle, le savant Amici montra des jeux de lentilles dont la combinaison était différente de celles employées généralement. En effet, il n'employait plus trois lentilles séparément achromatiques, pour former l'objectif du microscope, mais bien trois lentilles séparément non achromatiques, et qui, réunies, donnaient des image très nettes et exemptes de coloration. Pour les grossissements forts, cette construction a été copiée par tous les constructeurs ; mais pour les faibles et moyennes amplifications, on a conservé les lentilles de Charles Chevalier.

Dans les jeux d'Amici, la première lentille, celle du côté de l'objet, est de crown-glass et plano-convexe; les deux autres sont formées chacune d'un flint très dense (flint de Faraday) et d'un crown. On comprend donc que, dans ces séries, il faut avec deux flint achromatiser trois crown, et c'est là que réside le savoir du constructeur.

Les lentilles construites sur le plan d'Amici donnent une très grande netteté, beaucoup de pénétration ; elles ont en outre un grand angle d'ouverture, ce qui permet de voir de fins détails sur des coquillages microscopiques, tels que le *Navicula angulata* et le *Grammatophora subtilissima*. Dans ces sortes de combinaisons, ainsi que nous l'avons dit, les lentilles ne peuvent s'employer séparément, ce qui oblige à en avoir un plus grand nombre que jadis, car on pouvait se servir séparément des lentilles ou les réunir.

Aujourd'hui on emploie donc généralement neuf séries différentes que nous allons énumérer avec leurs amplifications approximatives.

Nº 1....... 25 à 50 fois	Nº 6... .... 250 à 500 fois.
Nº 2....... 50 à 90	Nº 7....... 300 à 500
Nº 3....... 120 à 190	Nº 8....... 500 à 900
Nº 4.... . . 125 à 280	Nº 9. ...... 500 à 1300
Nº 5....... 200 à 400	

Ces chiffres représentent le grossissement en diamètre. Toutes les séries que nous venons d'indiquer sont formées de trois lentilles. On désigne aussi sous le nom de jeux les combinaisons formant l'objectif du microscope; mais ce mot, n'ayant rien de significatif, doit être remplacé par le mot *séric*, qui est bien mieux appliqué.

En traitant du choix du microscope, nous indiquerons les qualités que l'on doit exiger des lentilles et les moyens de les vérifier; ce sujet ne pouvait trouver place ici, seulement nous spécifierons qu'il faut toujours, si on les dévisse pour les nettoyer, avoir soin de les replacer dans l'ordre adopté par le constructeur.

Amici a aussi trouvé pour l'objectif du microscope le *principe de l'immersion*. Dans ce cas, la série est construite de façon qu'une goutte de liquide doit être interposée entre la lentille et l'objet. De cette façon, la lentille est en contact avec la lamelle qui recouvre la préparation par l'interposition d'une goutte de liquide. On emploie généralement l'eau distillée, bien que d'autres fluides puissent être utilisés.

Le système à immersion, difficile à construire, a l'avantage de reculer le foyer de la lentille, et de donner des images d'une grande pureté et d'une grande lumière ; car le liquide ajouté permet l'entrée de tous les rayons lumineux, les plus fins détails des objets apparaissent avec une grande netteté : on peut considérer cette innovation comme un progrès réel.

Cependant pour l'usage général, lorsqu'on est obligé de faire et d'examiner un grand nombre de prépara-tions, on ne peut se servir de ce système, car son em-ploi demande des précautions très grandes et qui ab-sorbent trop de temps. Malgré cela, il est indispensable d'employer les jeux à immersion, si l'on tient à posséder les objectifs les plus parfaits. Jusqu'ici ce sont les jeux à immersion qui ont fait voir le plus de détails, et c'est en les employant que l'on a pu voir les stries sur le *Surirella gemma* et le *Navicula affinis,* et sur d'autres objets difficiles et de même nature. On avait déjà tenté plusieurs fois d'appliquer ce système ; Hooke, en 1667, l'employa pour des lentilles simples ; Brewster l'a aussi indiqué, mais c'est Amici qui a résolu le pro-blème d'une manière définitive. Le système à immersion ne peut se construire qu'à partir de la série n° 7, mais on peut alors faire des n° 8, 9 et 10. Suivant les constructeurs, les amplifications sont variables par rap-port aux séries de tel ou tel numéro.

Depuis les idées d'Amici, on a fait bien des tenta-tives ; on a construit des séries formées de lentilles de verre, unies à des lentilles de rubis spinelle, en diamant. Mais ces détails de construction nous entraîneraient trop loin pour que nous puissions nous y arrêter. Relativement au principe de l'immersion, il se résume à faire des lentilles telles que l'on tienne compte du liquide interposé en construisant les courbes des lentilles, c'est-à-dire que la sphéricité des verres doit être en raison de la réfraction du fluide ajouté.

Une des choses les plus utiles imaginées pour l'objectif du microscope est sans contredit l'emploi de la correction, système indiqué par Andrew Ross, savant opticien anglais. Son système consiste à avoir un objectif dont le mécanisme permet d'éloigner ou de rapprocher la lentille frontale (celle du côté de l'objet) des deux autres. On obtient aussi de bons effets en faisant la correction par la lentille postérieure. On sait que si un objet est découvert ou couvert d'un verre, la réfraction et la dispersion seront différentes par rapport à la combinaison de lentilles, et l'effet sera incomplet. Donc, en suivant le système de Ross, on obvie à cet inconvénient, car sur le tube où se trouvent les lentilles un index est marqué et correspond à deux ligues D et C,

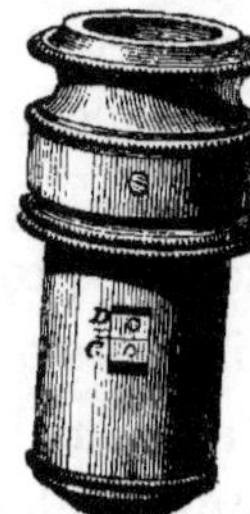

indiquant à quel point on doit amener l'écartement, suivant que l'objet est découvert ou couvert. C'est à l'aide du collier placé à la partie supérieure que l'on peut, en tournant, faire varier l'écartement. Cet écartement se tâtonne en regardant dans le microscope. En effet, ayant mis l'index au point *couvert*, suivant le degré d'épaisseur du couvre-objet, on fera mouvoir le collier de façon à trouver juste l'écartement qui procure le maximum de pureté de l'image. La figure 67 représente l'objectif à correction.

Fig. 67.

En alliant le système à correction avec celui à immersion, on produit des objectifs qui présentent le maximum d'effet et qui peuvent être considérés, lorsqu'ils sont parfaitement réussis, comme point maximum dans la construction des objectifs du microscope. C'est à partir de la série n° 5 que l'on adapte le système à correction.

Ici nous avons dû parler seulement de la construction ; dans le cours de cet ouvrage nous parlerons de l'application de ces différents systèmes à l'examen des objets. On pourra donc apprécier.

Si l'on a bien suivi l'énumération des progrès relatifs à la construction du microscope, on verra que dans les temps modernes on doit à trois hommes le degré de perfection auquel cet instrument est arrivé. Comme nous tenons beaucoup à rendre à chacun ce qui lui appartient et à faire connaître ceux qui, par leurs travaux, ont aidé les observateurs, nous citerons ici à qui l'on doit ces progrès.

En 1823, Charles Chevalier, opticien français, construit les premiers microscopes achromatiques.

En 1837, Andrew Ross, opticien anglais, imagine le système à correction.

En 1855, Amici, savant italien, découvre le principe des lentilles à flint dense et le principe de l'immersion.

Un opticien français, un opticien anglais, un savant italien, sont donc les fondateurs de l'école moderne, dont les données président aujourd'hui à la construction des microscopes. Des fabricants de mérite ont aussi contribué aux progrès en construisant d'excellentes lentilles, et en suivant les principes que j'ai indiqués; mais il faut bien rendre justice aux créateurs, à ceux qui produisent, et qui, bien souvent, en échange de leurs peines, ne reçoivent pas la moindre reconnaissance.

C'est avec justice que nous citerons ici, comme ayant contribué aux progrès du microscope par la perfection de leurs lentilles, MM. Hartnack en France, A. Ross fils, Powel et Lealand en Angleterre, Schieck et Pistor en Allemagne, Zeiss à Iéna.

Je vais maintenant donner la description des différents modèles des microscopes employés en France, en signalant les avantages particuliers à chacun d'eux, en faisant remarquer que ces modèles comprennent toutes les formes de microscopes actuellement en usage. Comme il est très facile de faire varier la forme du microscope, on pourrait donc construire encore d'autres modèles, suivant les idées des observateurs. Le modèle le plus simple est représenté figure 68.

Ce *microscope usuel* se compose d'un pied solide A, de fonte de fer; sur la partie inférieure, le miroir M est articulé de manière à envoyer sur l'objet de la lumière directe ou oblique. La platine, munie d'un diaphragme variable, est très solide et ne peut fléchir en aucun cas. Le tube T se meut à frottement doux, dans le coulant X, et donne le mouvement prompt pour la mise au point; le mouvement lent est obtenu à l'aide de la vis de rappel Z. — On le voit, cet instrument, fort simple en apparence, est cependant construit pour être d'un emploi facile. Les mouvements sont très précis, et permettent des observations exactes. On y adapte la série n° 5 et l'oculaire 2, et l'on obtient ainsi des amplifications de 50 à 300 fois. — Ce pouvoir est suffisant pour un grand nombre d'études : pour l'histologie, on peut l'appliquer à l'étude des tissus, des liquides; pour la botanique, l'entomologie, il peut rendre de grands services. Aujourd'hui que l'étude du microscope est indispensable, les étudiants pourront faire toutes leurs observations avec un instrument dont le prix est minime. C'est ici qu'il faut rappeler ce qu'a

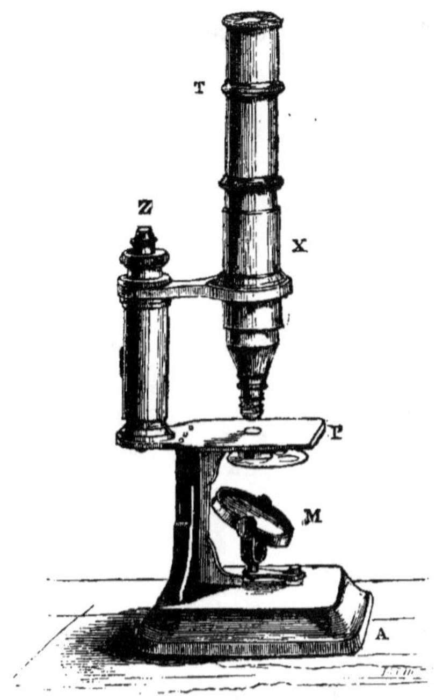

Fig. 68.

dit le savant Schacht, dont le nom fait autorité en pareille matière : S'il faut les instruments les plus complets et les plus parfaits, *à celui qui est familiarisé avec les recherches microscopiques* et qui veut élucider les questions délicates d'anatomie ou de physiologie végétales, il n'est pas moins vrai que des instruments grossissant de 50 à 300 fois suffisent à toutes les recherches systématiques et morphologiques, de même que pour l'enseignement dans les éccles. Jamais, con-

tinue-t-il, je ne conseillerai l'achat des grands microscopes, qui sont très chers, à un commençant, qui n'en
retirerait pas plus d'utilité que d'un instrument plus
simple et à meilleur prix.

La figure 69 représente le *microscope d'étudiant,*
dont la description se rapporte au précédent.

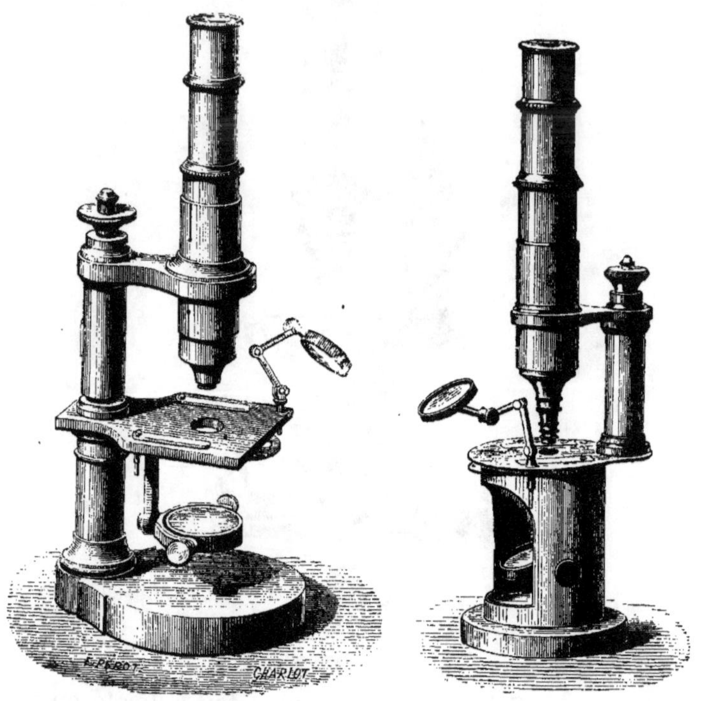

FIG. 69.   FIG. 70.

Le *microscope à base cylindrique* est représenté
figure 70. Ce modèle constitue un instrument très
solide.

Le microscope représenté figure 71 a l'immense
avantage d'être à la fois *simple et composé.* La transformation du composé en simple s'obtient très facile-

ment; en effet, il suffit d'enlever de la platine la pièce
portant le tube, et d'y substituer une pièce spéciale telle

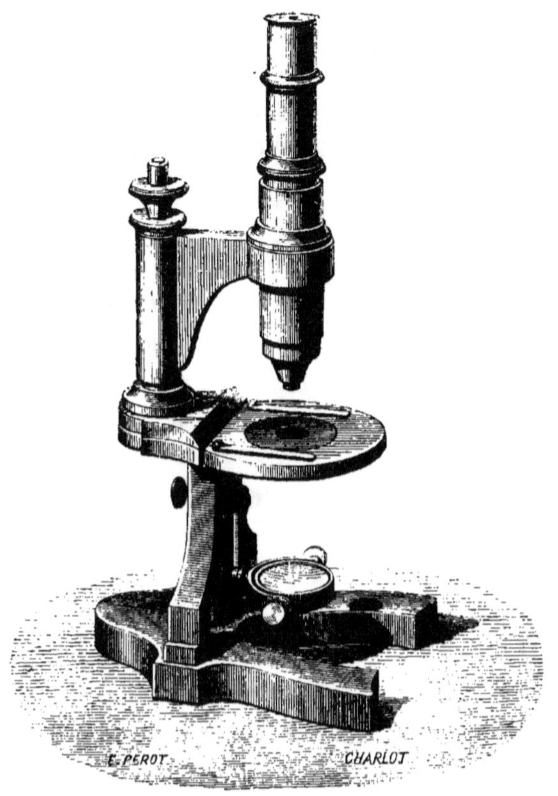

FIG. 71.

que le représente la figure 72. Cette pièce n'est autre
que la partie supérieure du microscope simple avec ses
mouvements pour diriger le doublet dans tous les sens.
Ce qui m'a engagé à imaginer ce modèle, c'est l'avantage d'avoir un instrument à la fois simple et composé.
J'ai donné toute la stabilité possible à l'instrument; la
platine est très large et percée d'une ouverture comme
dans le microscope simple; cette ouverture reçoit une

plaque à diaphragme, sous la platine s'ajuste à coulisse un diaphragme variable. Ce diaphragme peut s'enle-

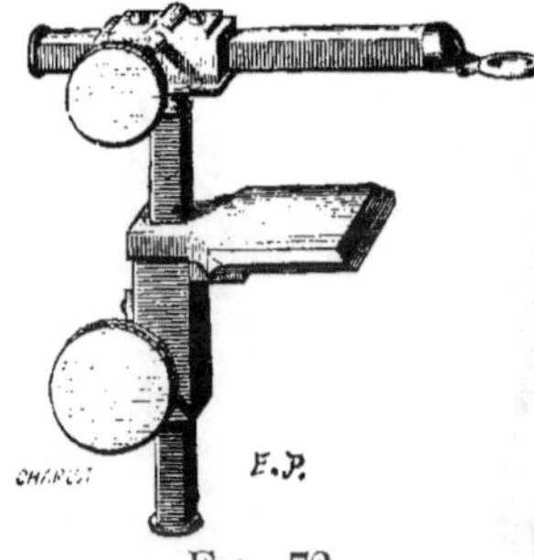

FIG. 72.

ver, ainsi que la plaque à diaphragme, soit pour placer les condenseurs qui s'ajustent à coulisse à la place du diaphragme, soit pour les dissections; dans ce dernier cas, on place sur la platine un tambour en cuivre, muni d'un disque en glace. Le miroir est doublement articulé, et à pivot, de façon à envoyer sur l'objet la lumière oblique ou directe, enfin ce modèle est précieux pour tous les genres d'observations. Le montage à coulisse, qui permet le changement du composé en simple, est très précis, facile à manœuvrer, et n'est sujet à aucun dérangement. Ce modèle se construit aussi à platine tournante, mais dans ce cas on n'ajoute pas le microscope simple.

On trouvera, dans les chapitres qui vont suivre, les moyens d'éclairer convenablement l'objet, de le mesurer, de le dessiner, de le disposer et de le préparer pour l'observation.

Malgré cela, il est utile d'indiquer ici, du moins sommairement, la manière de disposer l'instrument pour l'observation.

Pour les quatre premiers modèles que je viens de décrire, l'instrument étant sorti de la boîte est prêt à servir aux observations. On commence par placer l'objet sur la platine du microscope, puis on applique l'œil près de l'oculaire; ensuite on tourne le miroir dans tous les sens, de manière à faire tomber les rayons lumineux sur l'objet, ce qui arrive lorsque le champ du microscope apparaît bien uniformément éclairé. Il ne reste plus qu'à mettre au point de vue, ce qui s'obtient, soit au moyen du tube à frottement ou au moyen de la vis ou de l'engrenage. On règle ensuite la lumière, suivant la nature de l'objet, ainsi que je l'indiquerai au chapitre spécial relatif à l'éclairage.

Le microscope figure 73 a l'avantage de pouvoir *s'in-*

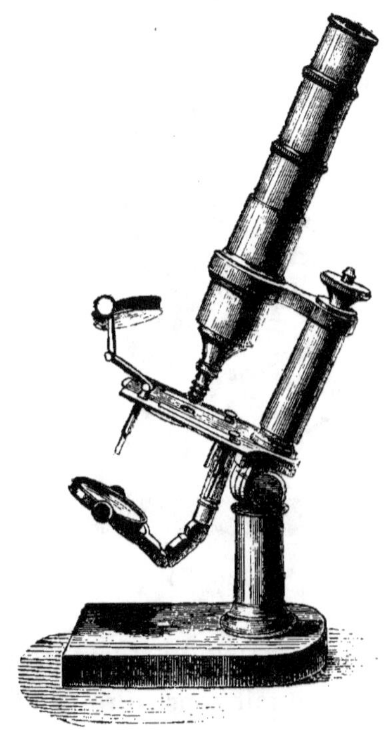

Fig. 73.

cliner; cette disposition plaît à certaines personnes, car elle ne fatigue pas; c'est dans ce genre que sont disposés la plupart des microscopes anglais. C'est au moyen d'une charnière que l'on obtient toutes les incli-

naisons. On peut aussi observer verticalement et horizontalement.

La figure 74 représente un *microscope à platine
tournante* d'après le célèbre anatomiste Strauss, qui

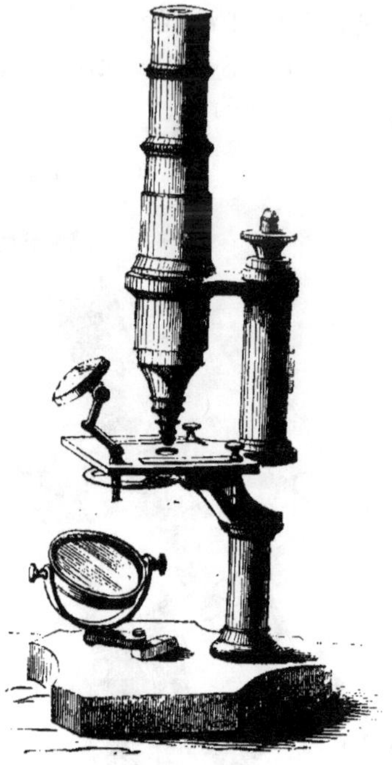

Fig. 74.

en a le premier démontré l'utilité incontestable, car Le
Baillif, en 1829, avait fait construire par Charles Chevalier une platine à engrenage circulaire pouvant faire
pivoter l'objet sur lui-même. Cette disposition est utile
dans beaucoup de cas, pour faire tourner l'objet de
façon à présenter toutes ses parties à la lumière; en
procédant de la sorte, on voit souvent des détails qui
resteraient inaperçus sans l'emploi de ce moyen. Le
miroir est articulé pour observer avec la lumière obli-

que, le diaphragme est disposé de façon à recevoir les condensateurs, le prisme pour la polarisation et d'autres appareils.

Le *microscope de Strauss à colonnes, moyen modèle*, est représenté figure 75 ; c'est un des systèmes

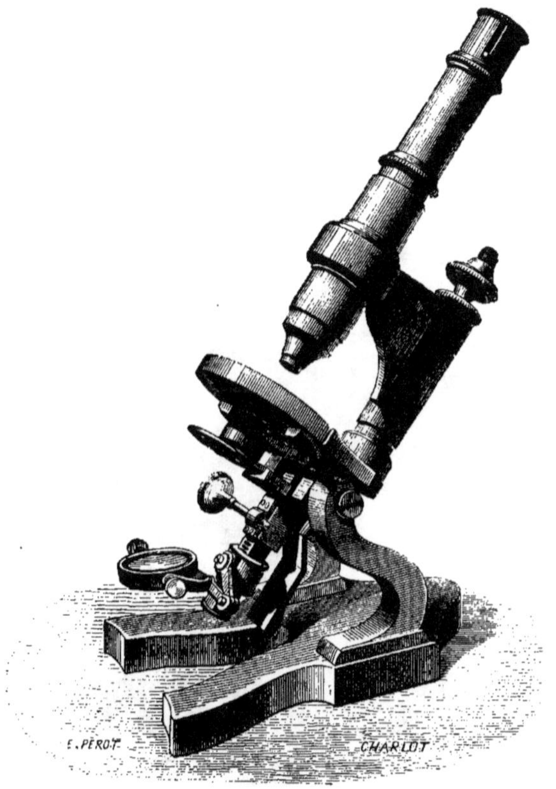

Fig. 75.

les plus commodes et les plus complets. Citons ses avantages : à l'aide d'une large charnière, cet instrument peut se placer suivant toutes les inclinaisons, le tube est à tirages. La platine est tournante et recouverte en glace noire ; le miroir est articulé en tous sens, les diphragmes, les prismes, se placent dans une pièce spéciale, capable de se mouvoir verticalement à l'aide d'un levier. On peut donc dire que cet instrument se plie à toutes les exigences des observations.

Le *microscope chimique de Charles Chevalier* est représenté figure 76. Comme on le voit par la disposi-

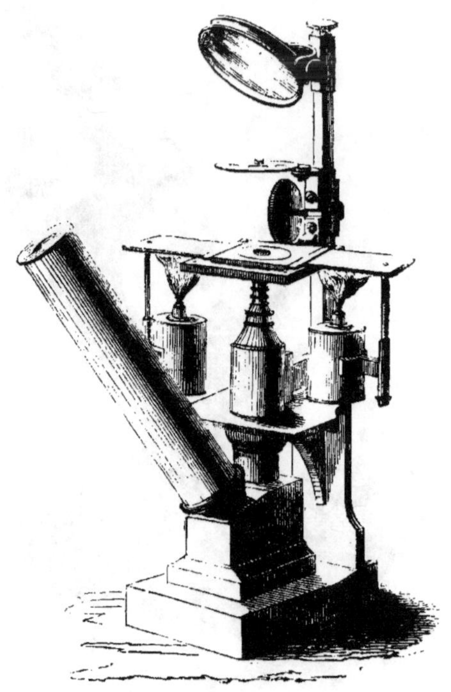

Fig. 76.

tion, les vapeurs dues aux réactions chimiques ne se dirigent pas sur les lentilles, mais vers le miroir. Ce microscope a été d'abord employé par notre célèbre chimiste M. Dumas.

La figure 77 représente un microscope composé, dont

la disposition est due au savant professeur Ch. Robin.
Il se compose d'un pied octogone de cuivre tenant une

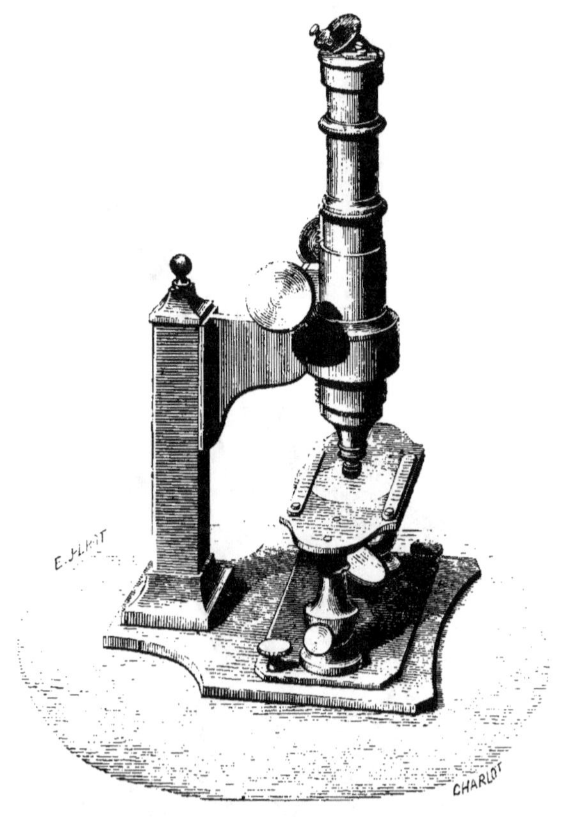

Fig. 77.

colonne sur laquelle se trouve fixé un tube du microscope. La mise au point s'obtient à l'aide d'un engrenage.
Cet instrument, muni de séries faibles et d'un prisme
redresseur, sert pour les dissections sur les corps transparents ou opaques. Dans ce dernier cas on enlève du
pied le support à miroir indiqué sur la figure. M. le professeur Lacaze-Duthiers, savant anatomiste, a fait
construire ce modèle monté sur un trépied, de façon à

pouvoir s'en servir pour regarder dans des vases d'une certaine dimension.

Le *microscope de Strauss, grand modèle, à colonnes,* est représenté figure 78. Cet instrument, que l'on peut

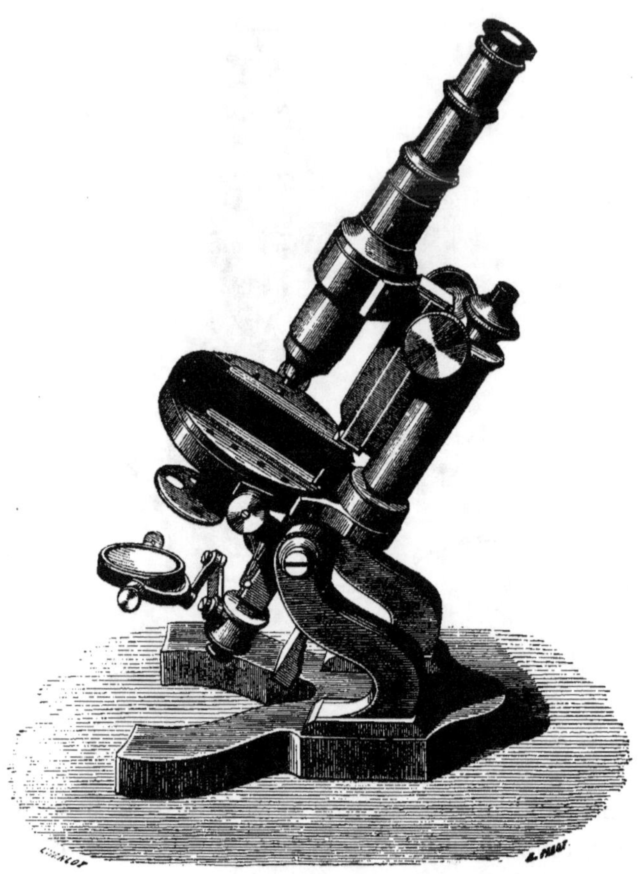

Fig. 78.

considérer comme le plus complet, renferme les oculaires les plus forts et toutes les séries, la chambre claire, les condensateurs oblique et centrique, les micromètres objectif et oculaire, lentille convexe pour les corps opaques, miroir de Lieberkühn pour le même usage. La partie mécanique est très précise ; la mise au point s'obtient pour le mouvement prompt, à l'aide d'un engrenage à double bouton, la vis de rappel à pas très fin sert pour le mouvement lent. La platine est recouverte en glace, l'éclairage est à levier parallèle ; cet instrument possède aussi deux miroirs plan et concave, ainsi qu'une platine mobile très précise qui peut s'enlever à volonté. D'après ce bref exposé, on voit que cet instrument ne laisse rien à désirer.

Nous allons maintenant décrire le *microscope universel de Charles Chevalier*, inventé en 1830, et qui renferme tous les avantages qui se trouvent dans les microscopes déjà cités. C'est donc en analysant ce modèle que l'on a construit les autres microscopes.

Cet instrument a été décrit dans son ouvrage intitulé : *Des microscopes et de leur usage,* publié en 1839.

Le premier de ces microscopes figurait à l'Expositon des produits de l'industrie, en 1834 ; il était destiné au Collège de France, et fut construit sur la demande de M. Serres.

Ce microscope est, à juste titre, nommé universel, car il est à la fois horizontal, vertical, simple, composé, incliné, redresseur pour les dissections, renversé pour la chimie, etc., etc. ; enfin, ce microscope peut se prêter à toutes les exigences que nécessitent les observations.

Les avantages que présente cette construction sont incontestables ; nous examinerons séparément chaque pièce et chaque accessoire dans ce chapitre. Signalons d'abord que la position horizontale d'Amici est, dans certains cas, préférable à celle verticale. A ce sujet, Charles Chevalier s'exprime ainsi : « Lorsque l'on a besoin de faire des observations prolongées avec le microscope vertical, on ne tarde pas à sentir un engourdissement douloureux dans les muscles postérieurs du cou; on est obligé de suspendre fréquemment l'expérience et chaque fois la douleur revient avec plus de rapidité. La position de l'œil est la plus désavantageuse pour les observations microscopiques; en effet, le fluide qui lubrifie la surface antérieure de l'organe suit les lois de la pesanteur et s'accumule dans le point le plus déclive; lorsque l'œil est incliné en bas de manière à voir dans le microscope, ce fluide doit nécessairement se porter sur la cornée en face de l'ouverture pupillaire. Pour peu que l'œil soit prompt à se fatiguer, la sécrétion de l'humeur sera augmentée et dès lors il ne reste plus qu'à suspendre les recherches. Avec le microscope horizontal, au contraire, le corps reste parfaitement droit. Le fluide lubrifiant du globe oculaire s'amasse dans la gouttière que lui fait la paupière inférieure, d'où il est repris par les conduits lacrymaux. *Du reste, l'application des meilleures chambres claires* et de certains procédés micrométriques exige la position horizontale du savant Amici, et de plus, les expériences chimiques sont d'une extrême facilité lorsque le microscope est dans cette position. »

On voit donc par ce bref énoncé que le microscope horizontal a de grands avantages. Quelques observateurs préfèrent la position inclinée; du reste, ce microscope peut facilement se placer à toutes les inclinaisons possibles. Cet avantage est obtenu à l'aide d'une simple charnière; quelques observateurs arrivent à cet effet avec un risme, pmais ce moyen ne vaut pas le précédent, car il fait perdre de la lumière. La nouvelle disposition de la vis de rappel ; celle de la platine, du miroir ; enfin l'ensemble de toutes les combinaisons qui assurent la justesse et la précision, font facilement voir que ce microscope est vraiment universel. Comme nous allons le voir, ces divers changements s'obtiennent très facilement, les pièces se remplacent et les mouvements s'exécutent, sans que l'instrument éprouve le moindre dérangement dans sa stabilité, à cause de la précision apportée dans la disposition mécanique.

La figure 79 représente l'instrument qui se visse sur un pied de cuivre. Dans ce microscope, le tube T

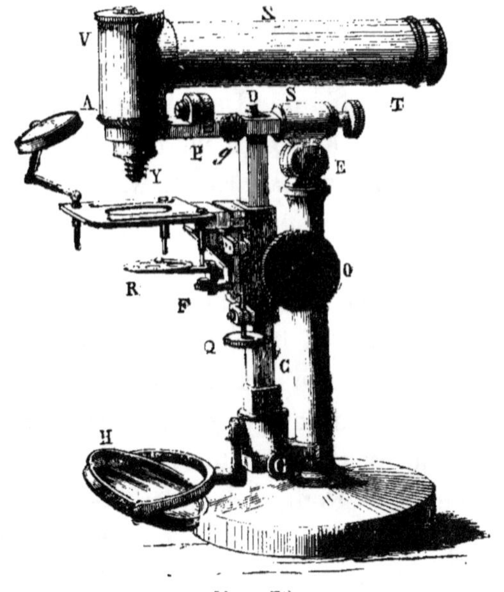

Fig. 79.

se meut à frottement doux dans le tube Z, la tige D pivote dans la pièce S. Le tube portant les lentilles pivote aussi en P, afin de changer ces dernières.

Le porte-prisme V entre à frottement sur les tubes A et Z pour composer le microscope horizontal. Pour obtenir le microscope vertical, on enlève d'abord la pièce V avec le corps de l'instrument Z ; on sépare ensuite le porte-prisme V du corps Z, puis on ajoute à frottement ce dernier sur le tube A : de la sorte, on a l'instrument vertical.

La pièce AP s'ajuste sur la tige D au moyen d'une goupille mobile à bouton g. La pièce V, entrant à frottement doux sur le tube A, donnerait le moyen de faire pivoter le corps Z et le porte-prisme V autour d'un axe qui passerait par l'objectif Y.

La tige C est fixée inférieurement sur la pièce E au moyen du bouton goupille G.

Le miroir H est mobile autour d'un anneau pour obtenir la lumière oblique. La platine est mise en mouvement par le pignon O. La vis de rappel Q donne le mouvement lent. Le diaphragme variable R est fixé sur une pièce à charnière et à pivot qui permet de le supprimer. Nous avons déjà vu comment on transforme le microscope horizontal en vertical : pour avoir un microscope simple, il suffit d'enlever le corps du microscope fixé au support sur la pièce PA au moyen du bouton g ; on le remplace par un anneau qui se fixe de même avec le bouton g et qui est destiné à tenir les doublets. Pour avoir le microscope chimique, rien n'est plus simple : Faites décrire un quart de cercle de droite à gauche au tube Z et au porte-prisme qui se meut à frottement sur le tube A. Cela fait, retirez le bouton G, et relevez la colonne C sur la charnière E ; faites alors décrire un demi-cercle à l'appareil sur le pivot S, abandonnez le tout sur la charnière, afin que l'appareil se trouve horizontal, et vous aurez un excellent instrument disposé pour les expériences chimiques. Il ne vous restera plus qu'à retourner la platine et à poser dessus une plaque portant des lampes à alcool, si on désire faire intervenir la chaleur.

Ce microscope peut aussi s'employer à toutes les inclinaisons que l'on désire au moyen de la charnière E. Si l'on veut employer la lumière directe, on peut relever l'appareil horizontalement sur la charnière E, ou, cela fait, en lui faisant décrire un quart de cercle sur le pivot S, on le place encore dans la position horizontale sans difficulté.

Du reste, au moyen de la charnière E et du pivot S, il est facile de concevoir que l'on peut diriger le microscope dans toutes les positions que l'on peut désirer. Si l'on a lu attentivement cette description, on pourra voir que le microscope universel réunit tous les avantages que l'on peut désirer.

La figure 80 représente le *microscope universel grand modèle*, qui renferme un plus grand nombre d'accessoires que le précédent. Ce microscope est horizontal, vertical, incliné, chimique, mais il ne peut se transformer en microscope simple. Il est muni de deux platines, l'une simple et l'autre mobile, recouverte en glace noire.

Le *microscope diamant* ou *de poche*, inventé par Charles Chevalier, en 1834, est représenté figure 81.

La figure donne une idée de cet instrument qui a l'avantage de pouvoir se mettre dans la poche, et qui est d'une utilité incontestable pour les médecins qui ont souvent des observations microscopiques à faire chez leurs malades.

A propos de cet instrument, nous rappellerons tout

à fait son origine en transcrivant les lignes suivantes contenues, page 225, dans le *Manuel du micrographe* de Charles Chevalier (1839) : « Je saisirai l'occasion pour

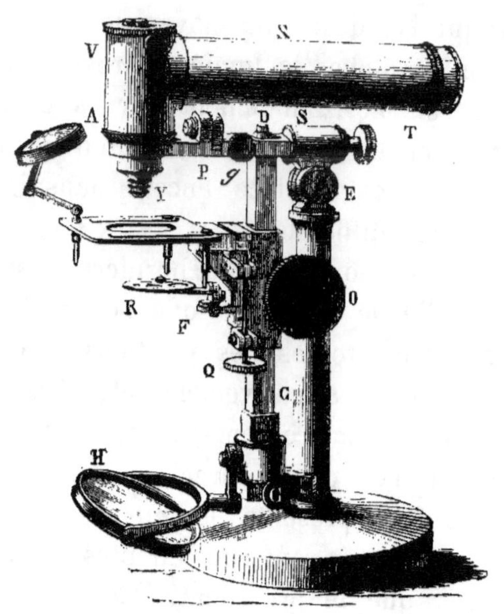

Fig. 80.

dire un mot d'un petit microscope que je nommerai volontiers *diamant. Cet instrument, dont tous les verres sont achromatiques, n'a pas plus de quatre centimètres de longueur ;* il m'a fait voir nettement plusieurs test-objets.

« *J'ai reconnu qu'en l'associant comme objectif au microscope composé ordinaire, on pouvait obtenir un microscope bicomposé produisant l'image dans la po-*

sition de l'objet. » Cette dernière phrase se rapporte à l'origine du microscope pancratique.

Dans ces derniers temps, nous avons modifié cet instrument en augmentant un peu ses dimensions, de manière à lui faire produire plus d'effet. Afin de lui donner toute la stabilité désirable, on le place sur la boîte qui sert à le renfermer, le couvercle est entaillé de façon à recevoir le pied de l'instrument. Toutes les séries peuvent s'adapter à ce petit microscope qui donne des effets remarquables.

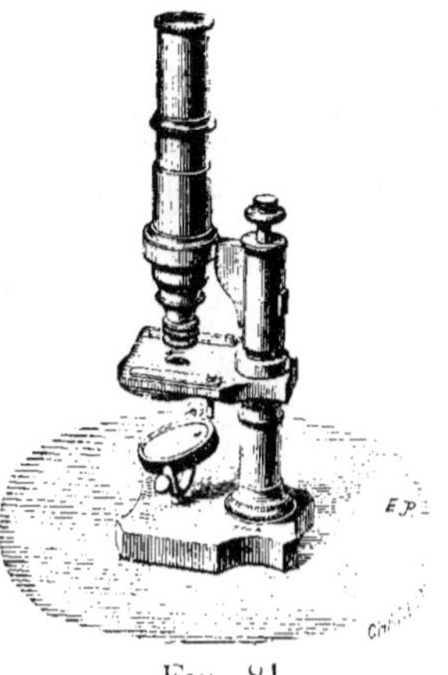

Fig. 81.

Nous dirons ici quelques mots du *microscope binoculaire* ou stéréoscope. Cet ingénieux appareil, ainsi que l'a spécifié M. Carpentier dans son savant *Traité du microscope*, aurait été imaginé par le professeur Riddell (de la Nouvelle-Orléans), puis perfectionné par Wenham. Nous avons représenté, figure 82, le *microscope binoculaire* adopté par Wenham. Cet instrument muni d'un prisme que l'on voit en *p*, donne très bien la sensation du relief. C'est surtout pour les objets opaques qu'il donne les plus beaux effets. Dans le modèle construit par Smith et Beck,

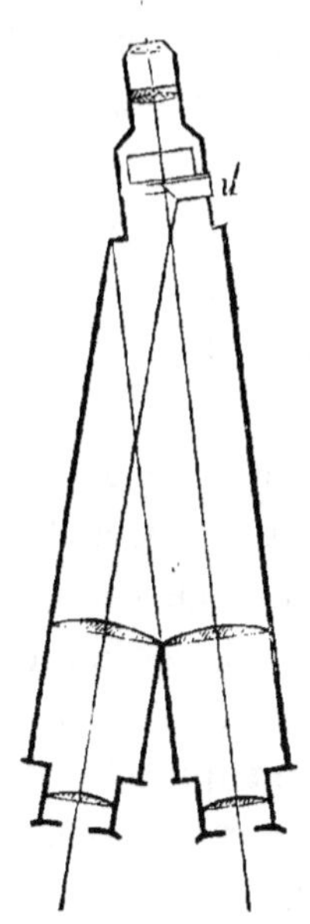

Fig. 82.

on pourrait avantageusement remplacer la loupe d'éclairage par un miroir de Lieberkuhn. Relativement à la partie mécanique, la disposition adoptée pour l'écartement des yeux et pour la mise au point est fort ingénieuse. Il faut aussi citer le mécanisme qui permet de changer rapidement les lentilles. L'effet pseudoscopique ou inverse du relief peut aussi s'obtenir avec le microscope. Telles sont les différentes sortes de microscopes actuellement en usage.

En terminant ce chapitre, nous citerons comme choses curieuses, les *microscopes binocles* imaginés par Chérubin (d'Orléans) en 1681 et par Jean Zahn en 1702. Nous avions omis de les indiquer dans notre revue historique.

Du microscope catadioptrique.

Les imperfections du microscope dioptrique composé durent nécessairement frapper les premiers observateurs, qui, tout en poursuivant leurs recherches, avaient fini par se servir presque exclusivement du microscope simple. Cependant, nous le répétons, la puissance de l'appareil composé, son vaste champ, avaient séduit ces ardents investigateurs, ils en avaient assez vu pour diriger tous leurs efforts vers le perfectionnement d'un appareil moyen d'analyse. Durant une de ces périodes stationnaires que nous avons signalées dans nos recherches historiques, on vit tout à coup surgir l'idée d'une combinaison nouvelle ; ne pouvant vaincre la difficulté on avait changé le système. On prétend que c'est à Newton qu'appartient l'invention du microscope catadioptrique. D'après le docteur Brewster, le célèbre philosophe communiqua son plan à Oldenbourg en 1679. Tout en admettant la vérité du fait, nous pensons que ces microscopes ne furent construits et employés qu'après les télescopes réflecteurs, et l'on sait que le premier de ces appareils fut l'œuvre de J. Hadley, qui présenta, en 1723, à la Société royale de Londres, un télescope réflecteur établi d'après les principes de Newton négligés depuis cinquante ans.

Le docteur Robert Baker paraît être le premier constructeur du microscope de réflexion ; après lui vint, en 1738, le docteur Smith, qui modifia son appareil. Il paraît aussi que William Herschel fit à Bath, vers 1774, plusieurs microscopes réflecteurs à la manière de Smith.

Depuis plusieurs années, le microscope réflecteur est tout à fait abandonné ; aussi n'abuserons-nous pas de la patience du lecteur en lui présentant une histoire détaillée des différentes combinaisons de l'appareil. Nous dirons seulement que MM. Potter, Amici, Tulley, Goring, Cuthbert, Brewster, etc., firent à différentes époques des expériences dont il résulta plusieurs instruments ; mais c'est surtout entre les mains du professeur Amici et du docteur Goring que le microscope catadioptrique parvint à son apogée.

La figure 83 représente la marche des rayons dans l'appareil catadioptrique d'Amici.

m, *m*, miroir réflecteur elliptique en métal fixé à l'extrémité du tube.

b, *b*, second réflecteur métallique plan (1), dont la

____

(1) M. Hadley employa, d'après les préceptes de Newton, des réflecteurs de verre pour ses premiers télescopes, mais il s'aperçut bientôt que la double réflexion, déterminée par les deux surfaces du verre, troublait la netteté des images, et se décida à faire des réflecteurs métalliques.

surface plane, inclinée à 45 degrés, est tournée vers le miroir précédent.

cd oculaire.

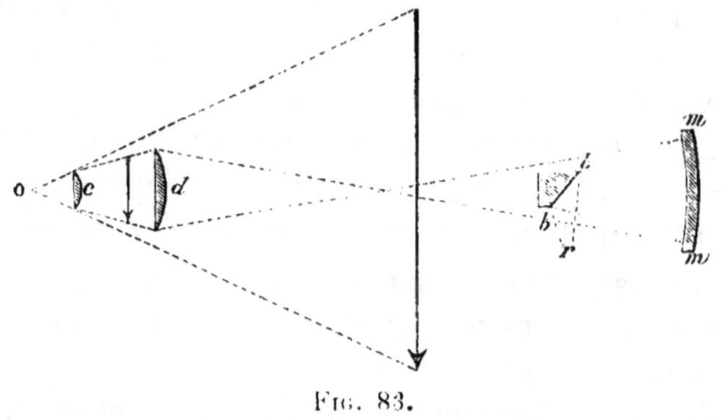

Fig. 83.

Les rayons partis de l'objet placé en *r* sont réfléchis par le miroir *b*, *b*, vers le réflecteur concave *m m*, qui les réfléchit à son tour, en les faisant converger et s'entre-croiser derrière le petit miroir *b b*, enfin ils parviennent à l'oculaire. — Il est inutile de donner la suite de la théorie qui est entièrement semblable à celle du microscope dioptrique.

Voilà pour la partie optique ; nous ne donnerons pas la description de la partie mécanique de l'instrument ; quoique fort ingénieuse, nous pensons qu'elle serait remplacée avec avantage par celle de notre appareil universel. La figure 84 représente notre microscope converti en microscope catadioptrique d'Amici, perfectionné par Goring. Il suffit de placer à l'extrémité du corps R la pièce 1, 1′, qui contient les deux miroirs.

2, réflecteur pour l'éclairege des objets opaques.

3, tube destiné à rapprocher le porte-objet de l'ouverture objective du microscope.

Ce microscope devrait être parfait, car, suivant la

théorie, les aberrations sphériques et de réfrangibilité
doivent disparaître complètement. Néanmoins, l'expérience a prouvé qu'il est excessivement difficile de

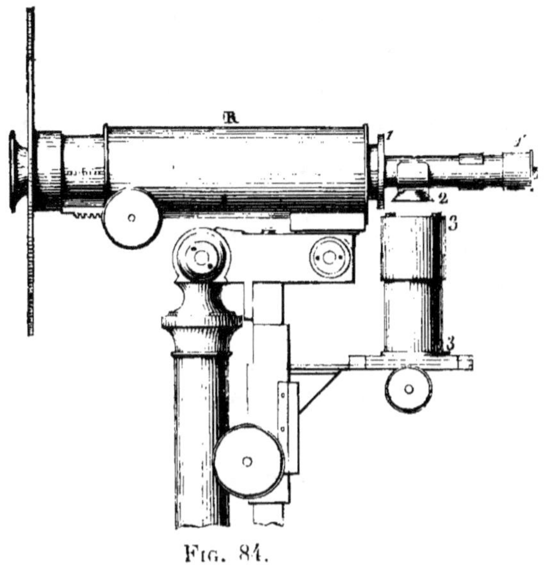

Fig. 84.

bien travailler les réflecteurs ; tantôt c'est la surface
plane, tantôt la courbe qui présentent des irrégularités,
et enfin, lorsqu'on est parvenu, comme M. Amici, à
construire un bon instrument, il survient un nouvel
obstacle qui pose une limite à sa puissance amplifiante. Avec son appareil, on ne peut augmenter le
grossissement qu'au moyen des oculaires, et ce procédé
entraîne une grande déperdition de lumière, surtout
dans les cas où l'on veut agir avec les plus forts ampli-
ficateurs.

M. Amici avait sans doute été frappé de ces défauts,
car il abandonna complètement le microscope réflecteur, aussitôt que l'on fut parvenu à perfectionner les
lentilles du microscope dioptrique.

Le docteur Goring fit, avec l'instrument d'Amici, de nombreuses expériences et reconnut de graves imperfections. Le foyer du miroir concave était trop long, le réflecteur plan, trop large, absorbait une grande partie de la lumière avant de la réfléchir sur le miroir concave ; ses grandes dimensions avaient en outre l'inconvénient d'intercepter une trop grande quantité des rayons réfléchis vers la rétine, et il formait ainsi un point nébuleux au centre des images; enfin la disposition de la monture était un nouvel obstacle qui entravait souvent l'observation.

M. Goring se mit donc à l'œuvre avec M. Guthbert et parvint à construire l'appareil qu'il nomme : « *Horizontal achromatic and Amician reflecting engiscope.* »

Le nouvel instrument avait six séries de réflecteurs objectifs, la monture et les accessoires étaient modifiés, en un mot les effets de ce microscope étaient vraiment remarquables, et cependant il n'est plus employé, même par ses inventeurs.

La raison en est toute simple.

A l'époque où l'on désespérait de pouvoir jamais achromatiser les petites lentilles objectives, on s'attacha avec avidité au microscope catadioptrique, et, nous le dirons en passant, ce fut principalement cet enthousiasme qui retarda les progrès de l'instrument dioptrique. Mais, aussitôt que ce dernier eut repris son empire, on put s'apercevoir qu'il le conserverait longtemps, et le zèle que l'on avait montré pour le microscope catadioptrique, on le montra de même pour son antagoniste ; seulement cette fois on ne changea plus.

L'instrument catadioptrique naquit de l'impuissance et du découragement; le microscope dioptrique, tel qu'il est aujourd'hui, prouve évidemment que le courage est revenu et que l'art semble avoir puisé de nouvelles forces dans cet instant de repos.

En résumé, nous ajouterons à ce que nous avons déjà dit, que le microscope catadioptrique est très difficile à construire; la meilleure preuve que l'on puisse en donner, c'est que M. Guthbert, qui passe pour l'artiste le plus habile en ce genre, a construit fort peu de ces instruments et que sur ces six séries de réflecteurs, il ne peut plus construire que les trois ou quatre premières, car sa vue s'est affaiblie, et il n'ose espérer en ses élèves. Cet appareil est difficile à gouverner; les objets sont trop rapprochés du tube, et avec les forts grossissements on est obligé de les placer dans l'ouverture même. Le microscope dioptrique est de beaucoup supérieur pour l'étude des corps opaques, enfin les réflecteurs sont très sujets à s'oxyder ; lorsqu'on a lu ce qu'en écrit M. Goring lui-même, on osera à peine passer un pinceau sur la poussière qui les recouvre ; s'il devient indispensable de les démonter, j'avoue qu'il faut un grand courage et surtout que l'instrument soit en bien mauvais état. On a complètement abandonné les télescopes réflecteurs ; le microscope catadioptrique ne pouvait espérer un meilleur sort.

Ces lignes sont extraites du *Manuel du micrographe* de Charles Chevalier ; depuis ce temps, les importants travaux scientifiques de M. Foucault ont prouvé que le télescope réflecteur pouvait donner de magnifiques effets ; mais, pour le microscope catadioptrique, il n'en est pas de même, il est encore là, couché dans son linceul, et nous ne pensons pas qu'il en sortira.

En terminant ce chapitre, après avoir décrit les microscopes français, nous ajouterons quelques lignes sur les microscopes étrangers.

Les instruments anglais sont aujourd'hui arrivés à un très grand degré de perfection. Les lentilles donnent de très beaux effets et rivalisent avec celle des constructeurs français. Longtemps stationnaire à cet égard, l'Angleterre a fait de grands progrès dans ces derniers temps. Relativement à la monture, il n'en est pas de même ; et, pour nous, nous trouvons qu'elles sont trop compliquées : car on doit faire tous ses efforts pour produire de bons instruments solides, mais débarrassés d'une foule de pièces reconnues aujourd'hui inutiles. Nous avons déjà cité MM. Powel et Lealand, Smith et Beck, A. Ross, comme étant les plus habiles constructeurs anglais ; nous y ajouterons les noms de MM. Dancer et Pilischer. Presque tous les microscopes anglais sont fixés entre deux colonnes ou supports, qui permettent d'incliner l'instrument ; ils sont munis de vis de rappel, de platine mobile et d'une foule d'accessoires que nous employons peu en France. Le pied n'est pas dans la forme des nôtres, le trépied est généralement la forme de support des microscopes anglais. La figure 85 représente le microscope de Ross.

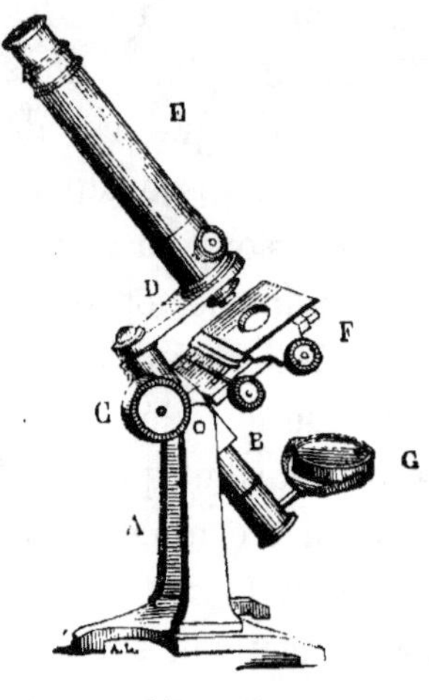

Fig. 85.

Les microscopes allemands de Schiek sont montés sur un trépied ; ils sont verticaux, peuvent s'incliner sur une colonne à charnière, et sont munis d'un engrenage et d'une vis de rappel, analogue à celle du microscope universel de Charles Chevalier. Le microscope de Pistor est du même genre relativement à l'aspect général, mais il est seulement vertical, et la vis de rappel est disposée au sommet d'une colonne triangulaire. Je n'ai pas eu l'occasion d'examiner les lentilles de Pistor et Schieck, mais il paraît qu'elles donnent de très beaux effets. Les microscopes simples de Zeiss, à Iéna, sont aussi très estimés ; mais, à cet égard et sans amour-propre français, nous pouvons dire avec justice que les lentilles et les doublets construits par les fabricants français peuvent rivaliser avec ceux fabriqués à l'étranger. Relativement aux montures, nous croyons qu'il n'est pas possible d'avoir rien de plus précis que celles françaises.

Mais, il est un point où les Anglais et les Allemands dépassent les Français ; je veux parler de l'enthousiasme qui existe chez eux pour l'étude des sciences naturelles. Aussi, dans la plupart des classes de la société, chacun s'instruit des découvertes modernes; on suit les travaux qui se font en botanique, en histoire naturelle en général.

Les conversations des familles deviennent alors fort attrayantes, des cercles se forment, on discute, on s'instruit; et souvent de simples amateurs présentent des recherches d'un haut intérêt qui enrichissent la science. En France, disons-le franchement, rien de tout cela, et nous le regrettons. Aussi espérons que bientôt l'étude des sciences se popularisera dans le monde, et que la plupart des sujets de la conversation française finiront par avoir une portée plus élevée que celle qui existe à l'heure où nous écrivons.

CHAPITRE IV.

MICROSCOPE SOLAIRE, MICROSCOPE A GAZ, MICROSCOPE ÉLECTRIQUE, APPLICATION A LA PHOTOGRAPHIE.

Le microscope solaire n'est autre chose qu'un microscope simple disposé d'une façon particulière, afin de représenter sur un écran et de rendre visibles dans le moment même, à un certain nombre de spectateurs, les merveilles de la nature microscopique, qui ne peuvent s'observer que séparément à l'aide des autres sortes de microscopes.

L'invention de cet instrument remonte à l'année 1738; elle est due à J. Nathanael Lieberkühn, célèbre anatomiste de Berlin. L'instrument dont il donna la description était composé d'une lentille puissante pour condenser les rayons solaires et d'un microscope simple. Cet instrument n'était pas accompagné de réflecteur, et l'on peut se figurer combien l'effet de cet appareil était peu satisfaisant.

Cependant, on pressentait de merveilleux effets, et l'on ne fut pas long avant de trouver des perfectionnements : il fallait un réflecteur; Cuff, l'opticien anglais, construisit un microscope muni de ce précieux accessoire et du microscope de Wilson. C'était déjà un pas immense vers la perfection. Epinus, Ziehr, Martin, Baker, Adams, l'inventeur du microscope lucernal, apportèrent leur pierre à l'édifice, et bientôt B. Martin compléta l'œuvre en proposant d'appliquer des lentilles achromatiques au microscope solaire ; mais les moyens de fabrication manquaient, et ce n'est que plus tard que l'instrument put être considéré comme parfait. Euler remplaça le miroir en verre par un réflecteur métallique; enfin, en nous rapprochant de nos jours, Brewster, le docteur Goring, modifièrent aussi avantageusement l'instrument.

Charles Chevalier fit divers perfectionnements au microscope solaire : il modifia la partie mécanique, plaça une roue à engrenage, appliqua un verre concave achromatique à l'instrument, rendit le *focus variable*, le construisit achromatique, ainsi que le condenseur, et le rendit tout à fait complet. Ces divers perfectionnements ont été universellement adoptés : c'est le meilleur éloge que l'on puisse faire de leur excellence.

On construit généralement deux modèles de microscope solaire. Le grand modèle, le plus complet, est représenté figure 86. Donnons-en la description.

AABB, plaque de bois, ou panneau du volet, percée d'une ouverture circulaire qui doit être située exactement en face du tube T de l'instrument.

aabb, plaque de cuivre fixée sur la précédente au moyen de boutons à vis.

M, miroir plan réflecteur qui peut se mouvoir circulairement à l'aide du bouton C, qui fait tourner le disque D au moyen d'un engrenage.

C, second bouton qui imprime au réflecteur un mouvement vertical.

Afin de donner toute l'exactitude et la solidité possibles au mouvement vertical de l'appareil, Charles Chevalier a placé sur le côté de l'instrument une roue d'engrenage dont l'utilité est incontestable.

T est un tube conique qui porte à son extrémité évasée le grand verre condensateur; le sommet du cône est terminé par un tube E qui reçoit un autre tube *t*, dont l'extrémité est garnie, près du porte-objet, d'un second verre condensateur que nous nommerons verre de *focus*.

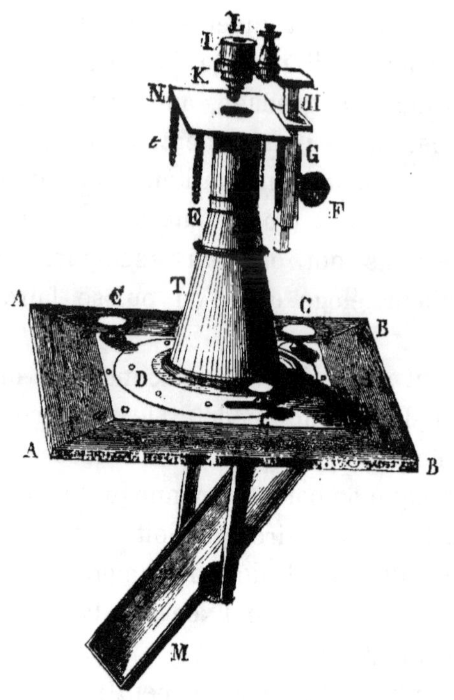

FIG. 86.

Charles Chevalier a rendu cette lentille mobile au moyen d'une crémaillère. On peut donc changer le foyer de cette lentille, ou, en d'autres termes, placer l'objet plus ou moins près de son foyer, et cette circonstance est importante, car certains objets exigent peu de lumière, et d'ailleurs il en est qui seraient consumés ou altérés à l'instant même s'ils étaient placés exactement au foyer des condensateurs. Au niveau de E le tube est mobile, ce qui permet aussi de régler l'éclairage.

N représente la platine, formée de deux plaques qui s'écartent et se rapprochent à volonté au moyen de petits ressorts hélicoïdes. Autrefois on ne pouvait placer qu'un certain nombre d'objets dans le microscope ; cette dernière disposition permet de soumettre à l'action de l'instrument tous les corps imaginables, et notamment les boîtes à parois parallèles transparentes.

Voyons maintenant comment est construit le système amplificatif.

Il est une tige carrée que le bouton d'engrenage F fait glisser dans la boîte G. A son extrémité se trouve fixée à angle droit la pièce I, qui reçoit les trois lentilles achromatiques K, et dans certaines circonstances la lentille concave L, dont nous reparlerons. Tout près de L se trouve une vis de rappel pour mettre exactement au foyer.

Charles Chevalier a aussi appliqué au microscope solaire l'emploi de la vis de rappel pour les mouvements lents. Aussitôt qu'il parvint, en 1823, à faire des lentilles achromatiques, il les adapta au microscope solaire. Le petit modèle de microscope solaire ne diffère du précédent que par son moindre volume et par la suppression de divers accessoires mécaniques.

Quoique son effet soit moins puissant que celui du grand modèle, cet instrument est aussi parfait et procure les mêmes effets, mais le champ de l'image est plus rétréci.

Avant d'indiquer la marche à suivre pour faire usage de l'instrument solaire, expliquons en quelques mots la théorie de l'instrument.

M (fig. 87) représente le miroir, C le grand condensateur, c le *focus*, L les trois lentilles achromatiques,

A la lentille concave achromatique, P est un prisme rectangulaire.

RR′ représentent les rayons solaires réfléchis en *rr′* par le miroir M, réfractés par le condensateur C, et enfin par la lentille *c*, qui les concentre sur l'objet *o*. Les rayons qui partent de l'objet sont repris et réfractés de nouveau par les lentilles L, et vont, après s'être entre-croisés, former, sur un écran placé au devant de l'instrument, une image renversée de l'objet, d'autant plus grande que l'écran est plus éloigné de l'objectif.

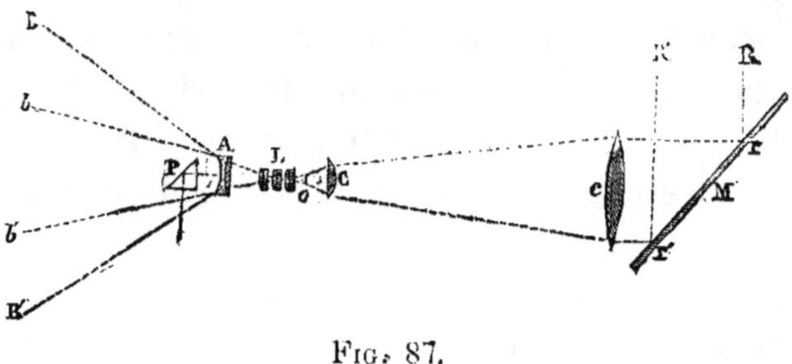

FIG. 87.

Nous avons signifié l'emploi de la lentille plano-concave achromatique A. Du reste, voici les avantages que l'on en retire.

Il arrive souvent que la chambre où l'on fait les expériences n'est pas assez profonde, et que l'on ne peut obtenir l'amplification désirable. En plaçant devant les lentilles le verre achromatique concave dont nous avons parlé, on remédie à cet inconvénient, car l'image produite est bien plus grande que si la lentille n'était pas employée. Du reste, la figure 87 fera parfaitement comprendre cet effet.

Car la plus grande divergence des rayons BB′ produira conséquemment une image plus grande que si elle était formée par la prolongation des rayons *bb′*, arrêtés à la même distance. Le verre concave peut être supprimé suivant les effets que l'on désire obtenir.

La figure fait également comprendre l'effet du prisme P, qui permet de reporter l'image soit latéralement sur le parquet, soit au plafond.

Voyons maintenant comment on dispose le microscope solaire pour les observations.

La chambre servant aux observations devra, autant que possible, n'avoir qu'une fenêtre exposée au midi. Cette fenêtre sera parfaitement calfeutrée à l'aide de volets, puis on enlèvera un des carreaux, que l'on remplacera par un panneau de bois que l'on percera d'une ouverture circulaire assez grande pour faire passer le miroir de l'instrument. C'est sur ce panneau que l'on fixera la plaque *aa*, *bb*, que l'on maintiendra à l'aide des boutons à vis qui seront maintenus dans des écrous placés dans le panneau.

Le miroir M se trouvera donc en dehors de la fenêtre, ainsi que le grand verre condensateur.

On enlèvera alors le porte-objectif L, et on fera mouvoir le miroir M en tournant peu à peu les boutons CC, jusqu'à ce que le soleil vienne se réfléchir dans le miroir M, qui renverra les rayons solaires sur le condensateur. Puis, saisissant l'engrenage du *focus*, on le fera mouvoir jusqu'à ce qu'on obtienne sur l'écran un disque parfaitement éclairé. Il ne restera plus qu'à remettre en place le porte-objectif et à glisser l'objet entre les deux plaques à ressort de la platine.

On cherchera ensuite le foyer en faisant mouvoir les lentilles à l'aide du bouton F.

On sait que le *focus* est destiné à régler la lumière, et que l'on peut avec lui éclairer peu ou fortement l'objet, suivant que l'on fait arriver sur ce dernier le foyer des rayons lumineux, ou qu'on place l'objet en dedans de ce foyer. Les objets délicats, vivants, etc., ne doivent donc pas être placés au foyer des rayons lumineux, mais bien en dedans. Du reste, un peu d'habitude apprendra de suite ces petites précautions. On devra aussi surveiller l'état de la lumière, car le mouvement de la terre oblige nécessairement à déplacer de temps à autre le réflecteur.

La connaissance intime des objets à observer donnera le secret de l'éclairage, et l'on comprendra tout de suite que si, sur un animal vivant, tel que ceux que l'on emploie quand on veut observer la circulation du sang, on projette le foyer des rayons solaires, il y aura cessation de la vie, et par conséquent du phénomène; d'autres fois, cette concentration de la chaleur est nécessaire, par exemple, lorsqu'il s'agit de faire cristalliser des solutions salines. Il est donc important de savoir régler la lumière avec le *focus*. On peut également, pour cet usage, se servir du tube E, que l'on fait glisser dans le tube T. L'image produite par le microscope est reçue sur un écran, qui doit être parfaitement tendu et parallèle au microscope. Plus l'écran sera près, plus l'image sera petite, *et vice versa*. Cependant l'écran ne peut être reculé que dans certaines limites, car la lumière devient insuffisante. Du papier blanc bien tendu sur un châssis formera un des meilleurs écrans. On peut aussi employer du papier végétal ou projeter l'image sur une muraille bien blanche et unie.

En se plaçant derrière l'écran lorsqu'il est en papier mince, on voit distinctement les objets et l'on peut les dessiner. Lorsque l'on montre à un plus ou moins grand nombre de spectateurs les merveilleux effets du microscope solaire, on les fait placer derrière l'écran, afin qu'ils ne puissent voir que l'objet, et que rien autre chose ne puisse distraire leur esprit qui s'étend de suite à l'admiration. Si l'on veut dessiner, on reçoit l'objet sur une glace dépolie; mais la photographie est le meilleur crayon.

Tout le monde connaît les effets du microscope solaire, et l'on sait qu'ils tiennent du merveilleux.

Parmi les plus belles expériences, nous citerons l'examen des cristallisations, car une goutte de solution saline étalée sur une lame de glace et placée dans l'instrument solaire montre au bout de peu de temps l'effet le plus saisissant. Les cristaux se forment comme par enchantement et envahissent le champ du microscope, bien qu'un moment auparavant on n'aperçoive aucune trace d'image. La circulation du sang, de la sève, les vibrions de la colle de pâte, du vinaigre, les acarus du fromage, offrent aussi le plus beau spectacle.

Si cet instrument procure un agréable passe-temps, il peut aussi servir à faire des démonstrations à un grand nombre de personnes, mais cela ne peut se faire que pendant une partie de l'année.

Afin d'obvier aux inconvénients de la lumière solaire, surtout lorsqu'il s'agit de démonstrations scientifiques, on a recours à l'emploi de la lumière du gaz oxy-hydrogène ou à lumière électrique. On emploie donc le microscope à gaz ou le microscope photo-électrique, qui ne sont autres que l'instrument solaire modifiés relativement à la source lumineuse.

Le microscope à gaz employé premièrement par M. Cooper de Londres, fut importé en France par M. Warwick, mais l'appareil était dangereux à employer, et Charles Chevalier et Galy-Cazalat le modifièrent de façon à le rendre tout à fait maniable. On comprend que malgré l'utilité de cet instrument, son usage soit restreint.

Le microscope photo-électrique fut d'abord construit par Charles Chevalier, d'après les idées de MM. Donné et Foucault. Cet instrument a été perfectionné, relativement à la forme et à l'éclairage, par M. Duboscq, opticien, qui en fait un appareil commode à employer. Comme le microscope à gaz, le microscope photo-électrique est d'un usage restreint, mais, pour la régularité des effets, la vivacité et l'éclat de la lumière, on doit certes préférer la lumière du gaz oxy-hydrogène.

Comme nous l'avons déjà dit, on peut, à l'aide de la photographie, reproduire parfaitement les images amplifiées au microscope solaire.

Relativement à la partie historique de ces applications, nous dirons que le 9 mars 1840 Vincent Chevalier présenta à l'Académie des sciences une série d'épreuves daguerriennes, d'objets amplifiés à l'aide du microscope solaire, et représentant la cornée de la mouche, des globules du sang, une tranche de jonc, l'écaille de la perche. Le 6 avril de la même année, il présenta, au même corps savant, des épreuves représentant l'acarus de la gale de l'homme avec une amplification de 145 fois en diamètre.

Dès l'invention de la photographie sur papier, faite en Angleterre par Talbot, on s'occupa dans ce pays d'images microscopiques sur papier. Puis en France, bon nombre d'amateurs s'en occupèrent, et surtout MM. Donné et Foucault, qui ont produit un fort bel album d'objets microscopiques.

Dès l'origine de la photographie, Charles Chevalier adapta à ses microscopes une pyramide de bois remplaçant le tube de l'instrument ; à l'une des extrémités pouvaient se visser les lentilles, l'autre recevait à volonté une glace dépolie pour mettre au point, ou une glace sensible pour fixer l'image.

Cet appareil, il est vrai, donnait des résultats, mais comme on se servait de la lumière ordinaire, il fallait un temps très long pour obtenir des images. La lumière solaire peut seule donner le moyen d'obtenir promptement et facilement d'utiles photographies d'objets microscopiques.

Comme il ne suffit pas d'indiquer les choses, et comme nous avons été à même de faire ces sortes d'expériences, nous allons ici indiquer les procédés photographiques nécessaires pour l'emploi du microscope solaire.

Le microscope solaire étant disposé, l'image sera reçue sur un écran formé de papier blanc tendu. — Le mieux est de placer, sur un support convenable, un coffre de chambre noire photographique. L'extrémité inférieure porte une glace, sur laquelle on a collé une feuille de papier ; cette glace, posée dans un cadre de bois, peut s'enlever et être remplacée par le châssis tenant la glace collodionnée. La mise au point est très délicate. Comme pour la plupart des images d'objets microscopiques, la distance du microscope à l'écran varie de 60 à 90 centimètres, il est très facile de mettre au point, en faisant mouvoir la vis de rappel de l'instrument et en regardant sur l'écran.

Relativement au procédé, nous dirons qu'avec le collodion humide la pose est instantanée ; avec le collodion sec, il faut une minute, et un peu plus avec l'albumine. Nous donnerons ici ces trois procédés, qui sont les mêmes, du reste, que ceux suivis pour les portraits et les paysages,

Procédé sur collodion humide.

La qualité du collodion photographique est une des choses les plus importantes en photographie. Nous allons donc indiquer comment il se prépare.

Chacun sait que le collodion est formé d'une dissolution de coton-poudre dans de l'éther alcoolisé. On prépare le coton-poudre, soit avec les acides sulfurique et nitrique, soit avec l'acide sulfurique et le salpêtre.

Le premier procédé se pratique ainsi : on mélange dans un vase de verre ou de porcelaine :

Acide nitrique à 45°.... 170 grammes.
Acide sulfurique .... 518 —
Eau .... 130 —

On attend que le mélange marque 60 degrés centigrades, puis on y place 12 grammes 5 décigrammes de coton ; on le laisse dix minutes, en ayant soin de l'immerger parfaitement à l'aide d'une baguette de verre, puis on retire le coton et on le lave abondamment avec de l'eau ordinaire jusqu'à ce que l'eau n'accuse plus de trace d'acide, ce dont on s'assure à l'aide du papier de tournesol ; on le sépare ensuite en petites portions que l'on étend sur du papier, afin d'opérer la dessiccation, on l'enferme ensuite dans un flacon de verre. Avant d'incorporer d'autre coton, on chauffe les acides jusqu'à 60 degrés, et on ajoute 10 grammes d'acide sulfurique. Cette méthode, due à M. Hardwich donne de très bon coton.

Le deuxième procédé consiste à immerger 4 grammes de coton cardé dans :

Acide sulfurique blanc... 60 centigr.
Salpêtre pulvérisé....... 70 grammes.

On fait le mélange à l'air dans un verre à expériences ; puis, lorsqu'il est complet, on y immerge le coton. Au bout de cinq minutes, on verse le tout dans un grand vase plein d'eau, on agite le coton, on le retire et on le lave comme précédemment. Cette dernière méthode est très bonne, facile, et donne un très bon coton. Malgré cela, les amateurs préfèrent acheter le fulmi-coton que l'on trouve très-bien préparé et à un prix minime.

Voici maintenant comment nous préparons notre collodion photographique.

Dans

> Alcool blanc à 40°...... 300 cent. cub.

on fait dissoudre :

> Iodure de cadmium....... 8 grammes.
> Iodure d'ammoniaque..... 4   —
> Bromure de cadmium..... 4   —

que l'on ajoute à :

> Ether sulfurique à 62°   700 cent. cub.
> Coton-poudre......... 9 à 10 grammes.

On agite, puis on laisse reposer ; au bout de quatre jours on décante le liquide, ce qui vaut mieux que de le filtrer, puis on met le collodion dans des bouteilles de 125 grammes, que l'on place dans un endroit frais, à l'abri de la lumière. Ce collodion se conserve très longtemps, est très rapide et donne de fort jolies épreuves.

Voyons maintenant comment on opère :

On prend une glace ou un verre que l'on place sur la planchette à polir, on y verse quelques gouttes d'un mélange de tripoli et d'alcool pur, on frotte constamment en étalant le mélange à l'aide d'un tampon de coton ;

on enlève ensuite le tripoli, et on retourne la glace pour lui faire subir la même opération ; on choisit alors le plus beau côté de la glace, et on finit de la nettoyer avec du coton propre et un mélange d'éther et d'alcool. Pour cette dernière opération, on place la glace sur une feuille de papier blanc. On termine à l'aide d'un linge de fil très fin, dont on a formé un tampon. L'haleine projetée sur une glace bien nettoyée doit s'y étendre uniformément, sans laisser apparaître la moindre trace. — Les glaces qui ont déjà servi peuvent être préalablement passées dans de l'eau, à laquelle on ajoute un peu de soude caustique, puis ensuite lavées à grande eau.

La glace étant très propre, on verse à la surface du collodion ioduré. On saisit la glace par un angle, on la tient horizontalement, puis on y verse à la partie supérieure, dans la largeur de la glace, une quantité de collodion capable de la couvrir ; on incline légèrement de façon à répandre le liquide sur toute la surface, puis on fait écouler par un angle l'excès de collodion que l'on reçoit dans un flacon ; on incline la glace à droite et à gauche, puis on la sensibilise dans l'obscurité de la manière suivante.

Le bain sensibilisateur se compose ainsi :

> Eau distillée ou de pluie   100 grammes.
> Azotate d'argent fondu .   8   —

Ce bain doit rougir très légèrement le papier de tournesol ; lorsqu'il est neuf, on peut y ajouter un quart de goutte d'acide nitrique. — Le bain d'argent, que l'on doit filtrer chaque fois que l'on s'en sert, se verse dans une cuvette à recouvrement en bois et verre.

La glace collodionnée y est plongée de la manière

suivante : On incline la cuvette de façon que le liquide
tombe dans le recouvrement, puis on place la glace, le
collodion en dessus, au fond de la cuvette, en l'appuyant sur un des bords de la cuvette, et en l'abaissant
doucement à l'aide d'un crochet en argent. — Cela fait,
on abaisse sans temps d'arrêt la cuvette, et le liquide
immerge d'un seul coup la glace collodionnée. Au bout
d'un instant, et à l'aide du crochet, on soulève la glace
de façon à l'examiner, et lorsque le liquide la mouille
uniformément, on l'enlève et on la place dans le châssis.
*La glace est retirée verticalement, le châssis est tenu
de même, et ne doit pas être changé de position pendant le cours des opérations.* — La glace plongée dans
le bain d'argent, et examinée peu d'instants après, a
l'aspect d'une surface huileuse, recouverte par de l'eau,
le liquide se sépare sans mouiller, cela tient à l'éther
qui n'est pas encore dissous dans l'eau ; il faut donc
attendre que la couche de collodion soit bien mouillée
et sans bulles. Le bain d'argent sert jusqu'à épuisement.

La glace placée dans son châssis est exposée dans la
chambre noire pendant un temps qui varie suivant la
lumière et suivant l'objet que l'on emploie.

La pose étant terminée, on enlève le châssis en le
tenant toujours dans la même position, et dans l'obscurité à la lueur d'une bougie ou d'un vitrage jaune,
on retire la glace du châssis et on la place horizontalement sur le support Berthier, ou on la tient à la main
par un des angles. Afin de faire apparaître l'image, on
verse d'un seul coup à la surface de la glace une nappe
de solution de sulfate de fer capable de la couvrir, on
laisse agir quelques instants, puis on renverse le liquide ;
l'image est alors apparue, mais pâle et sans vigueur.
— On se sert pour verser le sulfate de fer et les autres

bains révélateurs, de verres à expériences qui sont fort commodes pour cet usage. Après le sulfate de fer, la glace est bien lavée à l'eau distillée, puis replacée sur le support; on y verse alors une solution d'acide pyrogallique, on incline la glace de façon à la mouiller uniformément, puis on renverse le liquide ; on ajoute de nouveau de l'acide pyrogallique additionné d'un peu de solution de nitrate d'argent, jusqu'à ce que l'épreuve semble assez vigoureuse. Chaque fois que l'on renverse le liquide, on examine l'épreuve par transparence ; une bonne négative doit avoir des noirs puissants, des blancs purs et fouillés de détails. — Un peu d'expérience suffit pour savoir si on a posé trop ou pas assez. La solution d'argent que l'on ajoute à l'acide pyrogallique se nomme le bain renforçateur.

Nous allons maintenant donner la composition des solutions dont nous venons de parler. C'est à M. A. Martin, professeur de physique, que nous devons cette excellente formule.

BAIN DE FER.

On fait dissoudre dans :

Eau....................	400 grammes.
Sulfate de fer.........	108 —

D'autre part, on fait dissoudre dans :

Eau....................	100 grammes.
Acétate d'alumine liquide.............	5 —
Acide acétique.... 30 à 50	—

On mélange les deux solutions, puis on y ajoute le mélange suivant :

Eau....................	500 —
Ether nitreux alcoolisé	5 —
Ether acétique........	5 —

BAIN D'ACIDE PYROGALLIQUE.

Eau distillée...........	500	grammes.
Acide pyrogallique....	2	—
Acide acétique........	15	—

BAIN RENFORÇATEUR.

Eau distillée...........	100	grammes.
Azotate d'argent.......	2	—
Acide citrique.........	4	—

Ces solutions se conservent très-bien ; la plus susceptible de se gâter est celle d'acide pyrogallique. L'épreuve étant apparue, on lave parfaitement la glace avec de l'eau ordinaire, on a soin aussi de laver l'envers de la glace. — Il faut alors fixer l'épreuve ; on procède de la manière suivante : on tient la glace horizontalement par un angle, puis on verse à sa surface une couche de la solution suivante :

Eau...................	200	grammes.
Hyposulfite de soude..	80	—

On incline légèrement ; au bout d'un instant, on se place dans un demi-jour et l'on voit l'épreuve s'éclaircir, et la couche jeaunâtre d'iodure d'argent non impressionnée se dissoudre. Lorsque l'épreuve semble nette et pure, on renverse le liquide, puis on la lave à grande eau, on lave aussi l'envers de la glace ; on pose alors la glace contre un mur en l'inclinant légèrement, ou sur un séchoir *ad hoc*, et on la laisse sécher ; l'épreuve est alors terminée. Une fois sèche, . afin de la préserver, on verse à sa surface une couche de vernis à l'ambre. Ce vernis s'applique de la même manière que le collodion.

Il s'agit maintenant d'obtenir l'épreuve positive sur papier. On se procure du papier salé d'un côté, ou encore, salé-albuminé. Ce dernier papier est plus brillant et donne des épreuves très-vigoureuses. Aujourd'hui on vend de très bon papier salé, aussi personne n'en prépare. Il est très-facile, du reste, de le faire : il suffit de placer, d'un seul côté, une feuille de papier à la surface d'un bain composé de :

Chlorhydrate d'ammo-
    niaque............... 10 grammes.
Eau distillée.......... 200   —

On fait ensuite sécher, en fixant le papier par un angle, sur une ficelle tendue horizontalement. Le papier salé étant bien sec, on le sensibilise dans l'obscurité. Pour cela, il suffit de placer la feuille du côté salé, sur le bain suivant :

Eau distillée.......... 100 grammes.
Azotate d'argent...... 25   —

On soulève de temps à autre les angles pour éviter les bulles d'air, et on laisse en contact trois ou quatre minutes. On enlève ensuite par un angle, on fait égoutter, puis on fait sécher sur une ficelle comme pour le papier salé.

Le papier étant bien sec est déroulé et conservé entre des feuilles de papier buvard, que l'on place dans un étui, de façon que la lumière ne puisse pénétrer, Ce papier s'altère vite : on doit le préparer environ douze heures avant de s'en servir. — Pour faire l'épreuve positive, rien de plus simple. On place sur la glace du châssis de Brébisson le côté non impressionné de la glace qui porte l'épreuve, on applique sur l'épreuve une feuille de papier positif du côté sensible, on ferme le châssis, puis on expose à la lumière. On sait que cet ingénieux châssis de Brébisson permet de suivre les progrès de l'épreuve ; on l'arrête donc au

point désirable, puis on rentre dans l'obscurité. On retire l'épreuve sur papier, on la lave dans de l'eau distillée, puis on la place, pour lui donner un ton sépia
colorée, dans le bain suivant :

>   Chlorure d'or........   1 gramme.
>   Eau distillée.........   500   —

Que l'on fait dissoudre et que l'on ajoute à :

>   Eau distillée...... .   500 grammes.
>   Acétate de soude.   20   —

L'épreuve prend différents tons, on l'examine à un
demi-jour, puis, lorsqu'on la juge convenable, on la
lave parfaitement ; enfin, on la fixe en la plongeant
dans le bain suivant :

>   Eau ordinaire..... ...   100 grammes.
>   Hyposulfite de soude. 15 à 20   —

Au bout d'un quart d'heure, l'épreuve est fixée ; on
la lave ensuite à cinq ou six eaux pendant deux ou
trois heures, on la sèche ensuite entre des feuilles de
papier buvard, il ne reste plus alors qu'à l'encadrer.
Toutes ces opérations qui peuvent sembler longues,
se font avec la plus grande facilité.

Procédé sur collodion sec.

Si l'on désire employer le collodion à sec, on prépare à l'avance des glaces, on les enferme dans des
châssis spéciaux de carton, et on peut les conserver
ainsi pendant quinze jours ou un mois. Rien n'est
plus simple que de préparer des glaces sèches.

On collodionne comme à l'ordinaire, on sensibilise
de même, puis on lave la glace dans cinq à six eaux. On
emploie nécessairement l'eau distillée.

La glace retirée de la cuvette est égouttée et posée sur un support à vis calantes, on verse à sa surface une solution de tannin, que l'on renverse dans un flacon. Au bout de peu d'instants, on couvre la glace d'une solution neuve de tannin, et l'on agit de même. On le voit, il faut avoir deux solutions de tannin au même degré. On fait égoutter, puis on met sécher debout. Le tannin se prépare ainsi :

> Eau distillée.......... 100 grammes.
> Tannin de Pelouze..... 5   —
> Alcool à 40°............ 4 cent. cub.

Pour faire apparaître, après avoir lavé la glace dans une cuvette remplie d'eau distillée, on verse à sa surface de l'acide pyrogallique à 3 grammes 1/2 pour 1000 non acidulée, puis on renforce comme pour le collodion humide. Ce procédé donne des épreuves remarquables par leur puissance, leur finesse, leur modelé. Nous ne saurions trop le recommander. La pose est de trois à cinq minutes au soleil.

Albumine. — Procédé de M. Bacot.

« Le nettoyage des glaces est très-important. Il faut qu'elles soient parfaitement lavées et terminées par un lavage avec de l'alcool à 40 degrés, et un vieux linge de toile qui laisse le moins de duvet possible. Au moyen d'un gros blaireau très-propre, j'enlève le peu de duvet et la poussière qui peuvent se trouver à la surface. La chambre où l'on veut préparer une certaine quantité de glaces, doit être parfaitement nettoyée à l'avance et exempte de tout courant d'air, car chaque poussière forme des taches.

« Je prends 6 blancs d'œufs, dont j'ai eu soin d'ôter le germe.

« Je les mets dans un grand saladier.

« Dans une petite casserole en porcelaine je mets:

Eau distillée............	45 grammes.
Dextrine...............	9 —
Iodure de potassium...	3 —
Bromure de potassium.	8 gr, 5

» Je fais dissoudre (en chauffant sur une lampe à alcool) la dextrine. Lorsque la dissolution est complète, j'éteins la lampe et j'ajoute l'iodure et le bromure. Je laisse un peu refroidir et je filtre cette préparation dans les 6 blancs d'œufs, que je bats ensuite en mousse. Douze heures après, l'albumine, qui est redevenue liquide, est bonne à étendre sur les glaces. J'ai, à cet effet, une planche en bois, plus petite que les glaces, que je mets parfaitement de niveau.

« Ensuite, après avoir épousseté la glace avec le blaireau, je la pose sur cette planche et, avec un vase à bec, je verse l'albumine sur la glace. Il faut en verser assez pour la couvrir; il ne faut pas en verser trop, autrement l'albumine se répand et on en perd beaucoup.

« Un peu de pratique vous met vite au courant de cette opération qui est la plus difficile de toutes. S'il reste sur la glace quelque partie où l'albumine ne se soit pas étendue, en lui donnant un mouvement de va-et-vient, on finit de la couvrir en l'étendant avec un morceau de papier.

« Ensuite on fait égoutter l'excédent d'albumine en ramenant successivement la goutte par les quatre angles et en la faisant revenir définitivement au milieu; je pose ensuite cette glace sur une planche, parfaitement de niveau, pour la faire sécher, à l'abri de la poussière.

Mes glaces, parfaitement séchées, sont ensuite renfermées dans des boîtes à plaques, pour s'en servir au besoin. Au moment de faire des épreuves, je soumets la glace albuminée à la surface d'une boîte à iode, jusqu'à ce qu'elle ait pris une belle teinte jaune d'or. Ensuite, je la plonge (ici il faut être dans une chambre éclairée seulement par un verre jaune) dans l'acéto-nitrate ainsi composé :

Eau distillée	280	grammes.
Nitrate	32	—
Acide acétique cristallisé	80	—

« Après deux minutes d'immersion, la glace est retirée et parfaitement lavée à l'eau distillée. Si on doit l'employer sèche il faut changer l'eau deux ou trois fois.

« L'exposition à la chambre noire ayant eu lieu, je fais chauffer légèrement, à 50 ou 60 degrés, la préparation suivante, en quantité suffisante pour que, étant versée dans une bassine, cette préparation couvre entièrement la glace :

Eau distillée	400	grammes.
Acide gallique	7	—
Acétate de chaux	3	—

« Lorsque ce liquide est versé à chaud dans la bassine, j'y plonge la glace, et lorsqu'il est refroidi, j'y ajoute quelques gouttes d'acéto-nitrate, ainsi composé :

Eau distillée	100	grammes
Nitrate	6	—
Acide acétique	20	—

« Lorsque l'épreuve a paru entièrement, je la lave et je la fixe à l'hyposulfite à 10 pour 100, je la lave et la laisse sécher en la posant sur un angle. »

Le microscope solaire, comme nous l'avons dit, est muni d'un réflecteur de glace étamée, ou mieux, argentée. M. Hartnack, opticien, a remplacé ce réflecteur par un prisme (1); on ne craint pas alors la double image formée par la glace, mais, dans ces expériences, nous n'avons jamais remarqué que la glace produisît de mauvais résultats, et elle est plus facile à employer que le prisme.

Comme chacun le sait, le microscope solaire ne sert pas que pour les reproductions microscopiques, car les immenses images qu'il produit font l'admiration d'un grand nombre de spectateurs. Pour les reproductions microscopiques par la photographie il est meilleur d'employer un microscope spécial; nous nous occupons en ce moment d'un instrument de ce genre, et incessamment nous ferons connaître le résultat de nos recherches dans l'*Étudiant photographe*, traité pratique à l'usage des amateurs (2). Le seul reproche à faire est que la photographie ne reproduit qu'un plan de l'objet, tandis que l'examen par l'organe visuel permet de saisir successivement les différents plans, à l'aide du mouvement imprimé à la vis du miscroscope.

CHAPITRE V.

DES ACCESSOIRES DU MICROSCOPE.

Dans ce chapitre, nous examinerons les divers accessoires qui peuvent s'appliquer au microscope, et qui

(1) Dujardin, dès 1839, avait remplacé le miroir du miscroscope par un prisme.

(2) L'*Étudiant photographe*, traité pratique de photographie, dédié aux amateurs, forme 1 vol. in-18 de 400 pages avec figures. En vente chez le docteur A. Chevalier.

servent à faciliter les observations. Toutefois nous ferons remarquer que l'on n'y trouvera pas la description des accessoires servant à l'éclairage, à la polarisation, à la mesure et au dessin des objets, etc., lesquels seront décrits avec détails dans des chapitres spéciaux, qui donneront aussi la manière succincte de les employer.

Nous ne parlerons donc ici que des accessoires dont l'emploi facilite les recherches microscopiques, soit en les rendant plus précises, soit en permettant de les abréger.

Parlons d'abord de l'endroit que l'on doit choisir pour les observations microscopiques et de l'arrangement du laboratoire qui sert aux expériences.

C'est ordinairement dans le cabinet de travail que les observations se font, car il est inutile d'avoir un laboratoire spécial pour cet usage. L'instrument sera posé sur une table solide, placée devant une fenêtre assez large. La table servant aux expériences devra être assez spacieuse pour que les accessoires puissent y être placés sans encombre.

Quant à la hauteur de la table et du siège, ils doivent être réglés de manière que l'oculaire du microscope vienne se présenter naturellement à l'œil de l'observateur. Le siége devra être dur, et le tabouret devra être préféré aux fauteuils ou chaises, qui gênent ordinairement les mouvements.

Ces considérations peuvent paraître puériles; mais leur importance sera appréciée lorsqu'on les aura mises en pratique.

Quant aux meubles qui doivent faire partie du labotoire, ils sont en petit nombre : en première ligne, nous citerons un globe de verre, ou mieux, une vitrine à cadres de bois, qui servira à protéger l'instrument de la poussière et de l'humidité lorsqu'on suspendra les expériences : ce meuble est indispensable ; il nous suffisait de le citer pour faire comprendre son utilité.

Les accessoires du microscope, les cuves servant aux dissections, les instruments tranchants, seront fermés dans une armoire parfaitement close; certains outils qui sont casés dans la boîte qui sert à transporter le microscope pourront nécessairement y être laissés.

Le nécessaire aux réactifs et aux produits conservateurs devra être éloigné de l'armoire aux accessoires, car les acides, la teinture d'iode, peuvent nuire aux instruments.

Les lames de glace, les instruments servant à la circulation du sang, de la sève. etc., trouveront leur place dans la boîte du microscope ou dans un nécessaire dont je parlerai plus loin. Citons aussi de petits casiers à tiroirs qui seront excessivement utiles, ainsi que des cuvettes plates et carrées, de bois mince ou de carton, qui serviront à placer les préparations faites, que l'on pourra ensuite ranger dans des cartons-volumes qui se mettront à plat dans la bibliothèque.

On peut aussi placer les préparations dans des boîtes munies de rainures.

On voit que l'ameublement du micrographe est peu considérable ; mais, organisé ainsi que je viens de l'indiquer, il donnera toutes facilités à l'homme minutieux de trouver à l'instant même les accessoires dont il aura besoin.

Si vous voulez être bon observateur au microscope, soyez minutieux, précis, soigneux; de cette façon, vos expériences vous seront profitables ; autrement, vous n'atteindrez qu'imparfaitement votre but, et vos recherches ne présenteront pas d'intérêt.

Occupons-nous maintenant de garnir nos vitrines, casiers, etc.; en un mot, parlons des accessoires proprement dits.

Des loupes pour l'éclairage des objets,

Les loupes plano-convexes montées sur pied en cuivre sont fréquemment employées pour projeter de la lumière sur certains objets, soit pour les examiner ou pour en opérer la dissection. On fera donc bien d'avoir à sa disposition un de ces condensateurs. J'ai représenté (fig. 88)

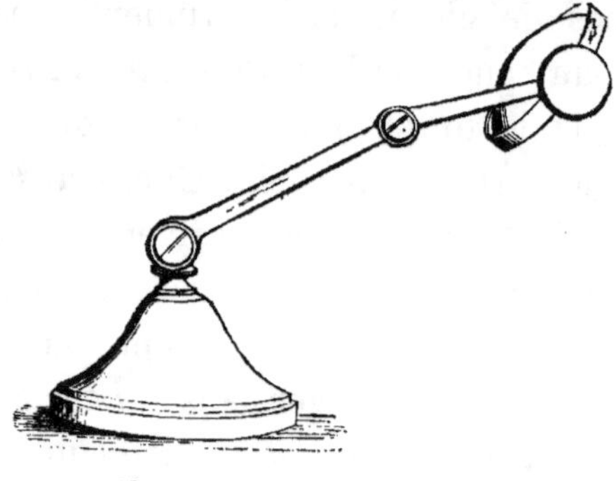

Fig. 88

le modèle le plus en usage; on peut se servir aussi d'un condensateur semblable muni d'un engrenage qui permet de régler la quantité de lumière à l'objet qu'on examine. Ces deux loupes peuvent, à la rigueur, ainsi que je l'ai dit au chapitre *Microscope simple*, servir pour opérer des dissections. Presque tous les microscopes sont munis d'une loupe plano-convexe, qui se fixe sur la platine. Cette loupe est montée à articulations de façon à pouvoir la diriger dans tous les sens. Lorsqu'on fait usage des condensateurs de cette sorte, il faut toujours avoir soin de tourner le côté convexe du côté du foyer lumineux, de façon à avoir la plus grande somme de lumière.

Prisme redresseur de Charles Chevalier

Le prisme redresseur date de 1834 ; c'est un accessoire d'une utilité depuis longtemps appréciée.

« Avec cet instrument on peut à volonté rendre à l'objet sa véritable position, et même le faire tourner dans tous les sens. Pour le microscope horizontal, en quittant l'oculaire, *les rayons sont forcés de traverser le prisme, mais son action, réunie à celle de l'appareil, imprime aux rayons une* RÉFLEXION CROISÉE *qui détruit complètement l'inversion produite par le premier entrecroisement.* Il est quelquefois difficile de suivre les mouvements des animalcules, qui changent de place à tout moment. Avec le prisme redresseur on n'est pas exposé à pousser le porte-objet dans un sens lorsqu'il est nécessaire de lui faire suivre une autre direction pour retrouver l'infusoire. On obtient par ce moyen un excellent microscope pour les recherches et dissections anatomiques.

« Le prisme redresseur est une pièce absolument indispensable à l'anatomiste. Toutes les personnes qui ont l'habitude du microscope savent combien il est difficile de conduire avec exactitude les pointes, scalpels, etc., sur la platine. Les rayons, en se croisant, donnent une image renversée de l'objet que l'on examine, et conséquemment, lorsqu'on fait mouvoir un scalpel sur le côté gauche, il paraît agir sur la partie droite de l'objet ; si on le pousse vers la droite, il semble se diriger du côté gauche, et ainsi de suite. La difficulté augmente encore si l'on dissèque un très petit objet sous un fort grossissement (1). »

Notre appareil est tout simplement un prisme rectangle fixé dans un tube de cuivre qui se place sur l'oculaire du microscope. La figure 89 le représente.

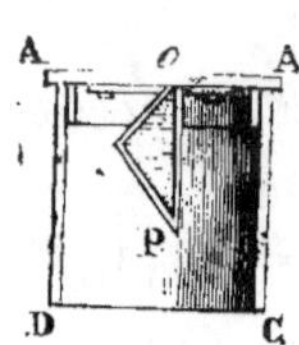

ABCD, tube de cuivre ;

P, prisme redresseur ;

o, ouverture à laquelle on applique l'œil ;

E, le tube vu de face.

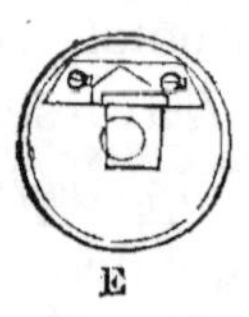

FIG. 89.

Nous venons de décrire le microscope redresseur horizontal. En prenant les mêmes idées, il est facile de comprendre le microscope vertical à prisme redresseur. Plaçons au-dessus des lentilles un prisme analogue à celui du microscope horizontal, puis au-dessus de l'oculaire un second prisme rectangle, et l'on aura le microscope vertical redresseur.

Dans ces derniers temps, M. Amici a construit un prisme qui, placé sur l'oculaire, produit l'effet de deux prismes. Nous avons adopté cet instrument ; mais avec le microscope horizontal l'image est plus pure et mieux définie.

Objectif variable de Charles Chevalier.

Cet instrument a été imaginé en 1834 ; son excellence et les services qu'il peut rendre lorsqu'on s'occupe de dissections microscopiques l'ont fait adopter par un grand nombre d'anatomistes. J'en donne ici la description, extraite du *Manuel du micrographe*.

(1) *Manuel du micrographe* de Charles Chevalier (1839).

« Lorsqu'on s'occupe de dissections microscopiques, l'instrument composé est parfois trop puissant ou plutôt, le champ de vue n'est pas assez étendu et il n'y a pas assez d'espace entre les lentilles objectives et la platine ; les mêmes inconvénients se présentent si l'on fait usage du microscope simple. L'objectif variable devient alors indispensable. Il se compose de deux tubes de cuivre, glissant l'un dans l'autre : à l'extrémité de chaque tube se trouve une lentille achromatique à long foyer. L'appareil s'adapte au microscope à l'aide d'un pas de vis à la place de l'objectif. Au moyen du tube à glissement, on peut éloigner ou rapprocher les deux verres et obtenir un grossissement plus ou moins fort, sans avoir besoin de changer de lentilles; le champ du microscope est vaste et l'espace suffisant pour faire mouvoir des instruments assez volumineux. Depuis plusieurs années, nous avons appliqué cette combinaison aux lunettes achromatiques, et les résultats obtenus nous ont engagé à adopter ce nouveau système. »

La figure 90 représente l'objet :

T, tube extérieur ;

t, tube intérieur glissant dans le premier ;

V, verre supérieur ;

V', verre inférieur.

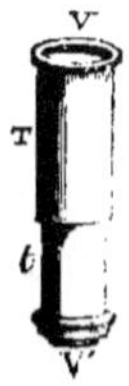

D'après la description que je viens de faire de l'objectif variable, on peut se faire une idée

Fig. 90.

du plus excellent microscope composé pour les dissections, car, employé avec le prisme redresseur, on peut, à l'aide de grossissements très faibles (2 à 6 fois), pratiquer des dissections sans fatigue, ayant un instrument donnant une netteté parfaite avec un vaste champ et des images redressées. On ne peut craindre d'avancer qu'il n'est pas possible de construire un meilleur microscope composé pour les dissections. L'objectif variable s'adapte aussi bien au microscope vertical qu'à celui horizontal, et nous en reparlerons au chapitre *Dissection des objets microscopiques*.

Les diaphragmes placés sous la platine pour régler la lumière, seront décrits au chapitre *Éclairage*, ainsi que les différents miroirs et prismes qui servent à cet usage.

Valets.

Les valets sont de petites pinces fort utiles, qui servent à maintenir sur la platine les lames de glace portant les objets que l'on désire examiner. Presque tous les microscopes sont munis de ces précieux accessoires ; on en construit de simples et d'autres avec ressorts.

Anneau à ressort.

Lorsque l'on veut examiner avec de faibles grossissements de petits insectes ou des parties d'un corps quelconque tenues dans les collections à l'aide d'épingles, on ne peut les détacher sans nécessairement les altérer; il faut donc les examiner avec l'épingle qui sert à les fixer. A cet effet, on se sert d'un anneau de cuivre, sur lequel est fixé un ressort. Entre le ressort et la

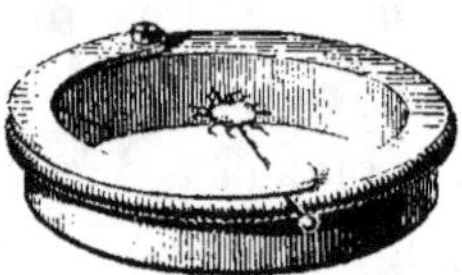

Fig. 91.

rondelle on a pratiqué une rainure qui sert à loger l'épingle qui tient le corps que l'on veut observer; l'épingle peut être avancée ou reculée, et l'on peut voir de suite tout l'avantage que l'on peut retirer de ce petit accessoire représenté figure 91.

M. R. Beck vient d'imaginer, pour l'examen des corps opaques, un petit appareil fort ingénieux, qui permet de placer le corps à observer dans toutes les positions.

Pince articulée.

Un petit accessoire aussi très utile est la petite pince représentée figure 92. Elle est utile toutes les fois que

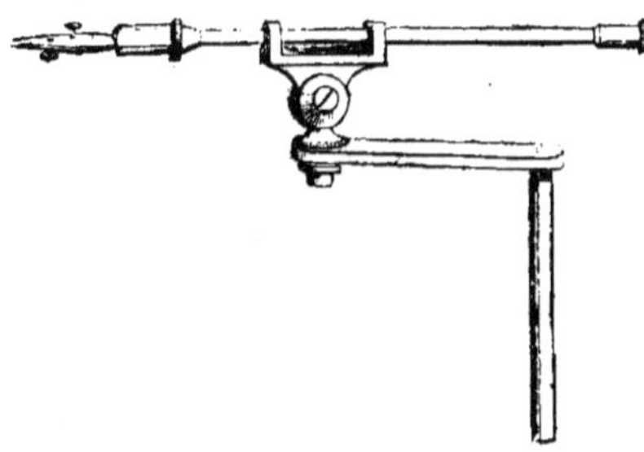

Fig. 92.

l'on veut tenir de petits insectes vivants ou autres corps que l'on peut examiner sous toutes les faces en faisant tourner la petite pince ; cette dernière est aussi munie d'un mouvement d'avant en arrière, *et vice versa*, ce qui facilite beaucoup l'examen des objets. A l'extrémité se trouve une pointe destinée à piquer les corps que l'on voudra examiner de cette façon. Cette petite pince se place sur la platine du microscope à la place d'un des valets.

Vis de rappel.

Lorsque l'on veut mettre exactement au foyer les objets qu'on examine, il faut obtenir un mouvement très lent et précis. A cet effet, il faut adapter au microscope une vis de rappel, dont l'emploi est indispensable avec les forts grossissements. En traitant du choix du microscope je reviendrai sur ce sujet.

Compresseur.

Un des accessoires les plus utiles est, sans contredit, le compresseur. Son emploi facilitera singulièrement un grand nombre de recherches, et l'on peut dire sans crainte qu'il est universellement adopté.

On a construit différents compresseurs, mais le plus parfait de tous est, sans contredit, celui de Schieck, de Berlin. Avant d'en donner la description, indiquons d'abord un compresseur excessivement simple, d'un prix excessivement modique, et qui peut de même, sans être aussi parfait que celui de Schieck, rendre quelques services.

Ce petit instrument se compose d'une plaque de bois percée d'une ouverture circulaire, au fond de laquelle repose sur une rondelle de cuivre un disque de glace ; les parois de la cavité sont garnies d'un tube portant un pas de vis dans lequel vient s'adapter une petite pièce de cuivre portant à sa partie inférieure une plaque de glace taillée en biseau. On comprend maintenant ce compresseur ; l'objet à comprimer étant placé sur la plaque de glace occupant le fond de la cavité, on visse alors la pièce portant l'autre glace, qui arrive près de l'objet que l'on peut comprimer comme on le désire. Inutile d'insister davantage sur ce petit instrument, simple en apparence, mais dont les résultats sont justement appréciés des observateurs.

Examinons maintenant le compresseur de Schieck. Cet appareil se compose des pièces suivantes :

« A B (fig. 93) règle de cuivre percée à son centre d'une ouverture circulaire C.

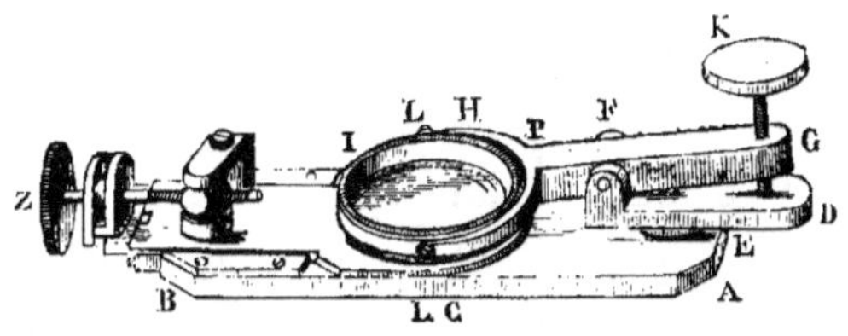

Fig. 93.

« D, pièce mobile dans le sens horizontal sur le pivot E, et terminée à son extrémité par les montants F.

« G, levier mobile sur le pivot qui traverse les montants F.

« H, demi-cercle pivotant en P sur l'extrémité du levier ; ce demi-cercle reçoit le cercle I mobile sur les pivots LL.

« A l'autre bout du levier, est ajustée une vis à tête molletée K, dont l'extrémité porte dans une rainure pratiquée sur la pièce D. Si l'on desserre la vis K, un petit ressort placé entre D et G force le bras G du levier à s'abaisser et soulève le bras opposé qui supporte l'anneau.

« L'ouverture C et l'anneau I sont garnis de verres plans à biseau; celui de l'anneau doit être très mince. »

Quand on veut faire usage de l'instrument, on fait tourner la pièce D sur le pivot E, après avoir eu soin de desserrer la vis K. On place alors un objet sur le verre de l'ouverture C, et, ramenant l'anneau I sur ce verre, on tourne doucement la vis ; lorsque les deux plaques sont presque en contact, on pose l'appareil sur la platine du miscroscope et l'on aperçoit parfaitement les objets qu'on peut alors comprimer au moyen de la vis K. Il faut avoir soin de régler de temps en temps le microscope, car la compression exercée sur les objets, les déprime, les place nécessairement sur un plan de plus en plus bas et les fait sortir du foyer.

Ce *compressorium* l'emporte sur tous les autres ; le mouvement de compression est régulier, la vis est placée sur le côté de l'appareil, et l'on n'est plus obligé comme autrefois de porter la main au centre de la platine pour tourner le chapeau ou la virole ; le contact des deux verres est parfait au moyen des pivots L et P, qui permettent à l'anneau I de s'abaisser en conservant toujours une direction parallèle à la règle AB ; enfin le pivot E, facilite la préparation des objets, puisqu'on peut mettre de côté la partie supérieure de l'appareil pendant qu'on dispose ses préparations sur le verre de l'ouverture C.

Comme on le voit, ce compresseur est parfait, et se complète par la vis de rappel Z qui permet de rouler l'objet comprimé et de tirailler latéralement. M. Quatrefages a apporté un perfectionnement fort utile au compresseur, en plaçant sur les deux faces de petits supports qui permettent d'examiner l'objet des deux côtés, tout en faisant agir la compression.

Pince de Strauss.

J'ai déjà donné la description d'une petite pince fort utile pour l'examen de certains objets : celle due à M. Strauss donne des résultats beaucoup plus précis que celle décrite précédemment en raison du petit chariot à vis de rappel qui y est adapté. La pince de

M. Strauss est un petit instrument de précision fort apprécié des observateurs minutieux.

Appareil galvanique.

Lorsque l'on voudra soumettre à l'action de l'électricité des corps que l'on observe au microscope, il faudra se servir du conducteur électrique de M. Ploessel. Ce petit instrument fort simple peut, dans un grand nombre de cas, rendre de grands services.

Donnons sa description :

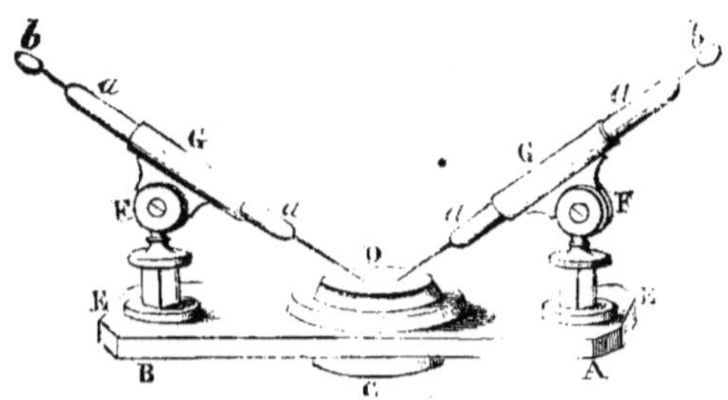

Fig. 94.

A B (fig. 94) règle de cuivre ; C, virole fixée au centre de cette règle est garnie du verre D ; EE, petits tubes qui recouvrent les tiges des pièces FF. Ces deux canons ou tubes sont fendus, pour que la pression exercée sur les tiges soit plus exacte. GG, tubes qui basculent sur les charnières FF et reçoivent les tubes capillaires de verre, *aa*, *bb*, fils de platine introduits dans les petits tubes ; une de leurs extrémités est contournée en anneau, l'autre vient se placer sur la plaque D.

Pour se servir de ce petit instrument, on fixe les fils conducteurs d'une pile (celle de Daniell, par exemple).

aux anneaux *bb* des fils de platine, et on place en face l'un de l'autre l'extrémité desdits fils.

Le courant passe et l'on peut observer l'action galvanique sur les corps que l'on soumet à l'examen.

Rien de plus curieux que cette action sur les infusoires, la circulation du sang, la cristallisation de certains sels. Ces expériences procurent à la fois science et plaisir.

Platine mobile.

Lorsque l'on examine certains objets avec de forts grossissements, il arrive que la main qui promène le porté-objet, imprime des mouvements trop brusques, et l'on est souvent un temps infini avant de trouver l'objet que l'on veut observer.

En employant le chariot ou platine mobile, on remédie entièrement à cet inconvénient.

Plusieurs observateurs ont imaginé de ces instruments. Turrel, par exemple, a imaginé une platine mobile que je vais mentionner ici.

Ce petit appareil se compose de trois platines superposées. La platine inférieure fixée au microscope est immobile, les deux autres glissant dans des coulisseaux suivent deux directions contraires, l'une d'avant en arrière et l'autre latéralement. En faisant mouvoir ensemble ces deux plaques, on obtiendra un mouvement diagonal qui peut être utile dans certaines circonstances. Les plaques percées d'une même ouverture centrale sont mues par une vis et un pignon à têtes molletées placées sur chaque côté de la platine.

Ce chariot est d'un usage très commode ; mais sa construction amène souvent dans les mouvements une

certaine irrégularité, qui n'existe pas dans le chariot
de Charles Chevalier, où les pignons sont remplacés
par des vis de rappel à boule.

La platine mobile de Strauss, composée de plaques
avec ressorts et vis butantes, donne aussi de très bons
effets.

On peut adapter, à sa partie supérieure, un disque à
centre qui permet de faire pivoter l'objet sur lui-même,
mouvement qui peut être employé pour faciliter l'examen précis des objets.

Ce mouvement peut, du reste, être adapté aux platines
déjà citées, ainsi qu'à celles des autres systèmes, lesquelles se rapportent en général aux mêmes moyens,
et l'inspection d'une platine mobile fera de suite comprendre la construction de toutes celles construites, la
base étant la même, sauf quelques modifications dans
les détails.

D'après ce que je viens de dire, on comprendra que
la platine mobile est un accessoire qui doit accompa-
gner tout microscope complet et à forts grossissements.

Nous reviendrons sur la platine tournante en traitant
du choix du microscope.

Porte-objet pneumatique.

Lorsque l'on voudra étudier l'action des pressions
différentes sur des corps organisés vivants, il faudra se
servir du porte-objet pneumatique du docteur Poiseuille.
Cet ingénieux appareil se compose d'une caisse de cuivre, fermée, à la partie supérieure et inférieure, par des
glaces planes épaisses de $3^{mm},5$. Un ajustage permet
d'adapter une pompe, et de mesurer l'augmentation ou

la diminution de la pression, sur les objets introduits dans cet appareil.

Cuve ou aquarium de Charles Chevalier.

Les cuves plates sont des accessoires fort utiles, et je dirai même indispensables. J'ai représenté (fig. 95) cet accessoire. J'extrairai du *Manuel du micrographe* la description qui a été donnée.

« Nous appellerons spécialement l'attention des ob-

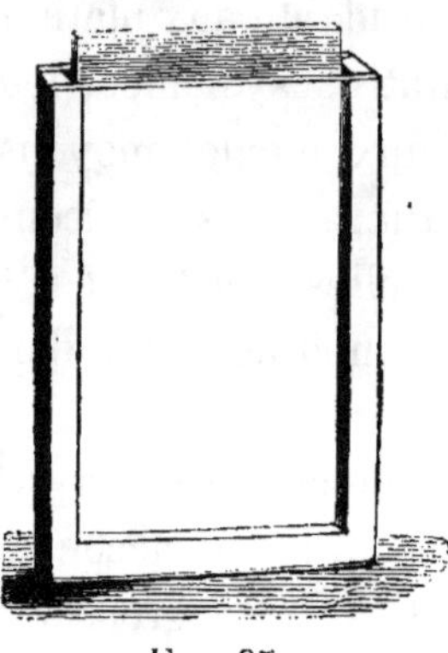

Fig. 95.

servateurs sur nos boîtes translucides à surfaces planes. Longtemps on fit usage de tubes ou fioles pour observer certains corps immergés dans un liquide. Il n'y a pas encore bien longtemps que plusieurs observateurs et opticiens distingués employaient ce procédé en Angleterre, et l'on peut voir la représentation de leurs appareils dans les derniers traités du microscope.

« Cette méthode est mauvaise, car les surfaces courbes du verre plein d'eau ne peuvent se présenter en même temps au foyer des lentilles, et les rayons partis de l'objet éprouveront différentes réfractions qui nuiront à la netteté de l'instrument. S'il devient nécessaire d'exercer une compression sur l'objet, elle ne pourra être égale sur tous les points, à moins toutefois que le compresseur ne présente une courbure semblable à celle des parois du vase, et alors si l'objet est un être animé, il pourra se glisser sur les parties latérales et s'échapper par les intervalles. Nous pourrions ajouter qu'il fallait un appareil spécial pour maintenir les fioles.

« Depuis plusieurs années, nous construisons des boîtes de glace composées de quatre lames réunies au moyen d'un mastic particulier. Toutes les surfaces sont planes, et l'on fixe ces boîtes sur la platine, en les serrant entre les valets (bien entendu quand on a fait pivoter le microscope universel ou autre, de façon à placer verticalement la platine). Elles sont indispensables pour le microscope solaire. Une lame de glace, également plane et dont les bords sont en contact avec les parois extrèmes de la boîte, glisse d'avant en arrière et sert à examiner de jeunes *Chara* qu'on a fait croître dans le même vase où on les examine; on amène très facilement la petite plante contre la paroi de la boîte, on agira de même si l'on veut maintenir ou comprimer des êtres animés. »

Un observateur savant, M. Nicolet, a retiré de très grands avantages de ces cuves pour l'étude des infusoires. En un mot, leur emploi a été généralement adopté, et les services rendus sont incontestables.

On se sert aussi pour l'examen de la circulation du sang dans les nageoires des très petits poissons et dans la queue des têtards de grenouille, de petites cuves à fond de glace et à parois de cuivre. Ces cuves se posent sur la platine du microscope. Charles Chevalier a imaginé une petite pièce qui se place dans les cuves et qui sert à maintenir le têtard dans l'immobilité complète. Une autre pièce a été disposée par lui pour tenir les branches de *Chara*, lors de l'examen de la circulation de la sève. Ces dernières cuves se font aussi verticales pour répéter les mêmes expériences avec le microscope solaire.

La circulation du sang se voit bien dans la patte de
la grenouille, en examinant les vaisseaux qui rampent
dans la membrane interdigitale. Pour cet examen, on
peut se servir du *frog plate* de Goadby. C'est une plaque de cuivre *aa* (fig. 96) ayant sur les côtés une ran-
gée de trous *gg*. La grenouille est maintenue dans un

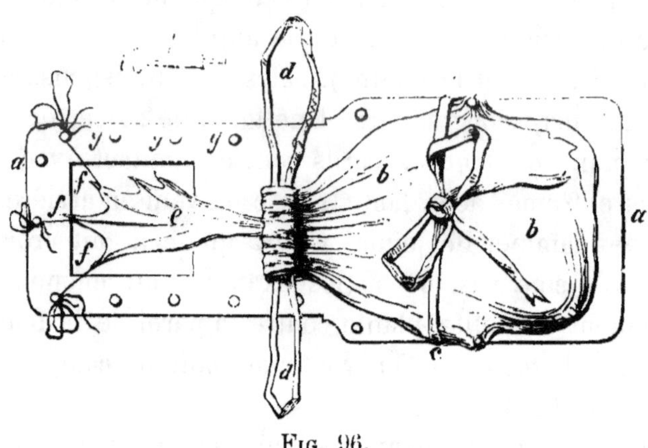

Fig. 96.

sac *bb*, attaché à la plaque de cuivre par un lien *cc*,
la patte de la grenouille est étendue sur un verre *ff*, à
l'aide de fils que l'on enroule dans des chevilles *h*, qui
se placent dans les trous *g*. Ce moyen est fort commode, et facile à employer. Dans le cours de cet ouvrage nous reviendrons sur ces expériences.

Tubes à infusoires.

La cuiller à filet devient nécessaire lorsqu'on veut
choisir un individu dans un vase qui en contient plusieurs. On peut construire soi-même ce petit instrument
avec un morceau de fil métallique dont on contourne
une des extrémités en anneau sur lequel on tend un

petit morceau de gaze. Lorsqu'on veut faire un choix, on glisse doucement la cuiller sous un ou plusieurs individus, et on la retire en ayant bien soin de ne pas trop agiter le liquide.

Pour saisir certains corps flottant dans l'eau, on se sert aussi de petites cuillers de verre. On peut aussi, si la nature de l'objet ne s'y oppose pas, se servir de presselles courbes. Mais si l'on veut saisir des corps qui se trouvent au fond d'un vase un peu profond ou autre récipient, il faudra faire usage de longues presselles ou de petites baguettes de verre plein, arrondies aux extrémités, fort utiles pour prendre les gouttes de liquide que l'on veut observer. On peut en avoir de diverses grosseurs et longueurs.

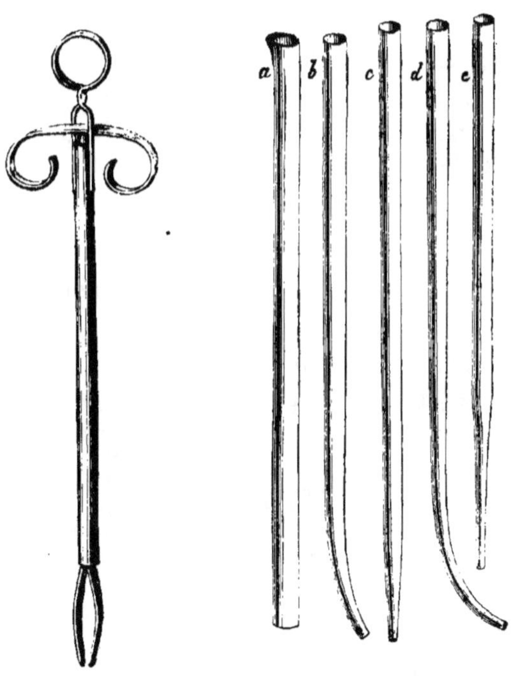

Fig. 97.   Fig. 98.

Une des pinces les mieux comprises pour saisir les objets placés au fond des vases est le *forceps* de M. Edwin Quekett. La figure 97 fera comprendre aisément comment on se sert de cet ingénieux accessoire.

En parlant des infusoires, nous indiquerons les moyens et les outils nécessaires pour leur récolte, mais nous signalerons ici un moyen très employé pour les pêcher dans les vases où on les tient renfermés. Il faut avoir des tubes en verre de différentes formes (fig. 98). Ayant choisi un tube convenable, on ferme l'orifice

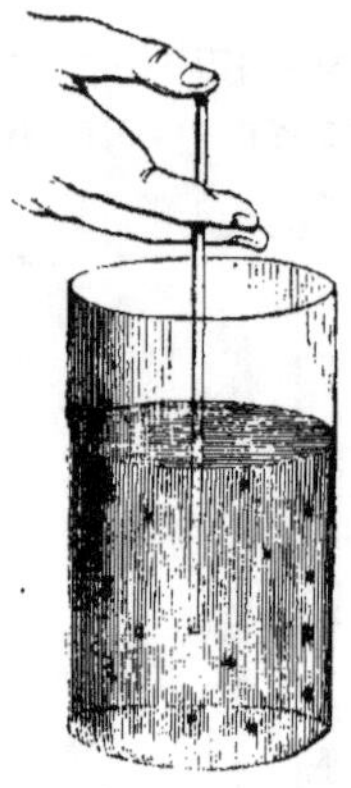

Fig. 99.

supérieur avec le bout du doigt, puis on le plonge dans le liquide, en le dirigeant vers l'endroit où se trouvent les animalcules; cela fait, on retire le doigt, et à l'instant le liquide s'engage dans le tube, entraînant avec lui les infusoires. On replace alors le doigt sur le tube, et l'on porte sur une lame de glace le liquide contenant les individus, que l'on peut alors observer à son aise (fig. 99). Non-seulement on peut pêcher dans les vases, mais de même sur les gouttes de liquide déposées sur les lames de glace ou dans de petits récipients.

Lames de glace.

Les lames de glace qui servent à déposer les objets pour les examiner sont les accessoires les plus employés; on aura soin de se les procurer belles, sans bulles, raies ni fils. Leur surface devra être parfaitement lisse et sans trous; quant à leur épaisseur, elle doit être en général moyenne, cependant quelquefois on peut avoir besoin de lames de glace assez épaisses. Le champ de ces lames doit être usé à l'émeri, et les bords biselés. Nous employons ordinairement des lames de deux grandeurs, soit de 60 millimètres sur 15 et de 75 millimètres sur 25.

Ces deux dimensions suffisent en général. On peut, à l'aide d'une règle et d'un diamant, couper soi-même les lames de glace et les user ensuite sur les côtés en les frottant avec de l'émeri sur plan de fer ou de cuivre, ou même sur un morceau de verre dépoli et épais, mais ces manipulations sont ennuyeuses, et l'on fait toujours mieux de les acheter préparées. Malgré cela, quelques amateurs se servent des moyens indiqués ci-dessus. En Angleterre, on polit le champ des lames de glace, et cette méthode est très bonne.

M. Quekett a décrit dans son ouvrage un petit appareil servant à couper les lames de glace aux dimensions que l'on désire; mais le micrographe peut supprimer cet appareil.

Les lamelles qui servent à recouvrir les préparations doivent être de différentes épaisseurs, suivant la nature et les exigences relatives à l'examen des objets; ces lamelles peuvent être faites excessivement minces. Ch. Chevalier, qui les indiqua et les construisit le premier pour remplacer le mica (substance imparfaite), était arrivé à en faire de si minces, qu'il fallait les plus grandes précautions pour ne pas les briser. En général, on les emploie d'une épaisseur telle qu'on peut les manier commodément, surtout pour les préparations au baume du Canada, dans les fluides, etc., etc. Ces lames ne peuvent être faites par les amateurs, elles réclament les soins de l'opticien. On les coupe avec le diamant, mais il faut une grande habitude. Nous en employons ordinairement de deux grandeurs, en rapport avec les lames indiquées.

Carpenter a décrit dans son savant *Traité du microscope* un compas fort ingénieux pour mesurer l'épaisseur des lamelles. Cet accessoire n'est réellement utile que dans un petit nombre de cas.

Il existe d'autres sortes de lames de glace que l'on emploie pour les préparations, ainsi que d'autres accessoires en verre; nous en parlerons en traitant des divers modes de préparation.

Certains objets se préparent souvent entre des disques en glace de moyenne épaisseur; on doit donc en avoir de différents diamètres. Très souvent, on emploie au lieu de lamelles minces en glace, de petits disques de la même nature, que l'on peut trouver dans le commerce. Mais comme il peut se faire qu'on ait besoin de diamètres particuliers, ce qui arrive fréquemment en raison de la diversité des objets microscopiques, on fera bien d'avoir à sa disposition une petite machine qui permette de découper soi-même de petits disques de glace mince; en un mot, une petite tournette.

S'étant procuré de petites feuilles de glace très mince, on fera usage de la petite machine due à M. Schadbot (fig. 100).

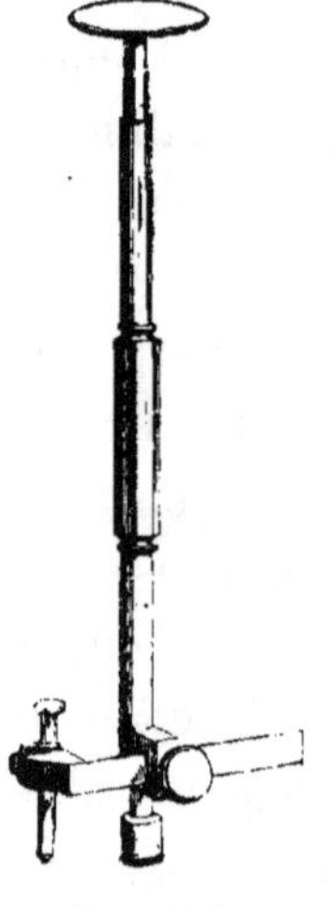

Fig. 100.

L'observateur au microscope devra se munir d'un bon diamant à écrire, pour marquer les préparations. Cet accessoire est indispensable.

Lorsque l'on veut observer de petits animaux aquatiques, on se sert quelquefois de petites lames de glace portant une ou plusieurs concavités, que l'on peut recouvrir d'une lamelle également de glace. Mais les récipients concaves ont une fâcheuse influence pour la parfaite perception ; aussi devra-t-on leur préférer une lame de glace, sur laquelle on aura collé un petit anneau de verre. Ce petit récipient, à fond parallèle, sera tout à fait parfait. Le liquide étant mis dans la cavité, il ne reste plus qu'à placer un petit disque de glace sur l'ouverture, puis à observer.

On peut avoir plusieurs de ces lames portant des anneaux de diverses épaisseurs.

Mensurateur de Le Baillif.

Nous avons déjà cité un compas indiqué par Carpenter et servant à mesurer l'épaisseur des lamelles minces. A ce propos nous décrirons ici le mensurateur de Le Baillif inventé en 1825. Ce petit instrument trop peu connu peut servir pous mesurer l'épaisseur des lamelles, et d'une foule d'objets ; nous ne saurions trop

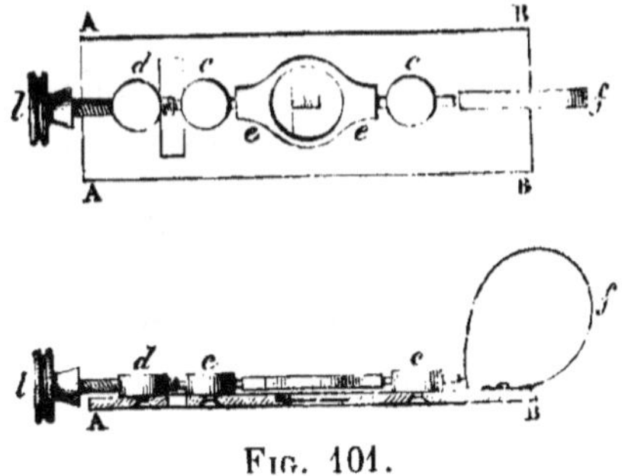

Fig. 101.

le recommander. Dans la figure 101, AB, AB est une petite plaque en cuivre, cc, sont deux petits supports percés dans lesquels glisse la pièce *ee*, qui est repoussée vers la gauche par le ressort de montre *f*. La plaque AB, AB est percée à son centre et garnie d'un verre sur lequel on a gravé au diamant un trait excessivement fin. La pièce *ee* est également percée, et dans son ouverture est fixé un disque de verre divisé en fractions de millimètre, *I* une vis qui avance ou recule au moyen du support taraudé *d* et dont l'extrémité vient appuyer contre un butoir placé à son extrémité.

Pour employer l'instrument, on le fixe solidement sur la platine du microscope. On met au point et l'on aperçoit parfaitement les divisions et le trait indicateur qu'il faut amener sur le premier trait de la plaque supérieure, au moyen de la vis. Si l'on place alors un petit corps, un morceau de papier par exemple, entre l'extrémité de la vis et celle du butoir, ce dernier sera repoussé vers la droite et la marche des divisions sur le trait du disque inférieur indiquera l'épaisseur du corps.

Écran

Quand on observe avec le microscope horizontal ou vertical on fait bien de se munir d'un écran qui empêche la lumière d'arriver sur les yeux de l'observateur, ce qui empêche souvent de faire de parfaites observations, surtout le soir, avec les lumières artificielles. Pour le microscope horizontal, nous plaçons simplement à l'oculaire un disque en carton noirci, assez grand pour empêcher la lumière directe de gêner l'observateur.

On peut aussi employer pour le microscope vertical,

le bonnet indiqué par M. Lister, et que M. Quekett a mentionné dans son *Traité du microscope*.

Oculaire indicateur.

L'oculaire à indicateur de M. Quekett est un ingénieux accessoire qui peut, dans certains cas, être très-utile pour indiquer à une personne l'objet qu'on désire lui faire apercevoir, surtout quand un objet qui vous intéresse se trouve parmi d'autres que l'on ne peut isoler qu'avec un moyen tel que celui que M. Quekett a proposé. Il consiste en une petite tige de cuivre placée au foyer du premier verre de l'oculaire.

Des lampes.

Comme tout le monde le sait, les observations microscopiques peuvent se faire à la lumière naturelle et artificielle. Dans ce dernier cas, le choix d'une bonne lampe est indispensable, car une belle lumière vive et blanche peut seule donner de bons résultats.

Une lampe dite Carcel modérateur sera préférée, et la construction dite à tringle, permettant d'abaisser ou de hausser le foyer de lumière, devra être particulicrement requise. Il ne faut pas entendre par là que l'emploi de cette forme est indispensable, car d'autres lampes peuvent aussi donner de très bons effets; mais comme facilité d'usage, le modèle que j'ai indiqué est, à mon avis, le plus parfait. On peut ajouter à la lampe que l'on emploie un réflecteur parabolique, comme l'a indiqué Ch. Chevalier, afin de diriger sur le miroir toute la lumière émise par le foyer lumineux. Cette addition n'est pas indispensable, mais les effets sont plus réguliers.

Fiches à préparations.

Comme nous le verrons plus loin en traitant des préparations microscopiques, les objets préparés que l'on désire observer au microscope solaire doivent être maintenus dans des fiches en bois. Avec cet instrument, si l'on veut examiner des objets déposés sur des lames de glace, tels que les globules de sang, des cristallisations salines, etc., on maintiendra les lames dans des fiches à tourniquet.

Pour les objets vivants on se sert de la construction suivante : une lame de cuivre mince, percée d'une ou de plusieurs ouvertures, est collée sur une lame de glace, et forme nécessairement une ou plusieurs cavités ; le tout est ensuite placé sur une rainure pratiquée à la partie inférieure d'une fiche de bois.

L'objet étant introduit dans les petites cellules, on recouvre le tout d'une lame de glace, que l'on maintient à l'aide de deux tourniquets placés sur la fiche. Cet accessoire est fort utile.

Divers.

Les accessoires qui servent à faciliter les expériences rendent d'immenses services, et l'on devra soi-même en construire suivant les expériences et les recherches que l'on entreprend.

Un observateur patient et minutieux n'est pas embarrassé, quand il lui manque un de ces riens qui assurent souvent la réussite des expériences, et à l'aide de quelques outils usuels il a bien vite construit le petit appareil qui lui est utile.

Bien que cela soit un peu étranger au sujet, j'ajouterai ici la description de quelques accessoires qui servent à récolter certains objets qui peuvent faire le sujet d'un grand nombre d'études au microscope.

Les expériences que l'on peut faire sur les plantes sont innombrables. Pour les récolter, on se servira de la boite à herboriser. Cette boite, construite en fer-blanc, se fixe au corps à l'aide d'une bretelle que l'on passe sur les épaules. La boite est fermée à l'aide d'un couvercle ; toutes les plantes que l'on récolte sont placées soigneusement l'une sur l'autre, de façon qu'elles s'abiment le moins possible. Il est toujours bon d'avoir avec soi un bon couteau, muni d'une serpette, pour couper les branches dont on aurait besoin, et aussi une pelle de fer, pour déraciner certaines plantes, que l'on abimerait autrement.

A l'une des extrémités des boites à herboriser, on laisse quelquefois un compartiment, qui s'ouvre à charnières sur le côté de la boite, et qui est muni sur son épaisseur d'une ouverture qui se ferme également à l'aide d'un petit couvercle à charnières ; quelques trous sont aussi percés près de ce couvercle.

Cette petite case sert à enfermer les insectes que l'on veut récolter. On les introduit par la petite ouverture pratiquée sur l'épaisseur de la boite, et de retour chez soi, on les obtient en ouvrant entièrement le compartiment ; mais ce moyen est mauvais, et une boite à herboriser, sans case pour les insectes, est préférable. Quant à la manière de faire les herbiers, etc., etc., on en trouvera la description dans les ouvrages spéciaux.

Quand on veut récolter des insectes, si l'on désire en faire des collections, il faudra procéder de la manière suivante : on se procure une boîte de bois léger, de moyenne épaisseur, au fond de laquelle on fixe une lame de liége, ou bien, sur le fond même de la boîte, on colle de petits cylindres de moëlle de sureau. Les insectes récoltés, coléoptères, diptères, lépidoptères, etc., y sont fixés au moyen d'épingles, suivant les règles indiquées dans les ouvrages d'entomologie.

La boîte à insectes se tient au corps à l'aide d'une bretelle, comme la boîte à herboriser.

Si l'on n'a que de petits insectes à récolter (excepté des lépidoptères), on peut les placer dans une bouteille à large col, fermée à l'aide d'un bouchon de liége. De retour chez soi, on peut les disposer comme on le désire. Quand on récolte des coléoptères, on fait bien d'avoir à sa disposition de longues presselles de cuivre, qui servent à saisir ces insectes, et surtout certains carabes, etc.

Lorsque l'on récolte des coléoptères, diptères, hémiptères, qui sont destinés à être disséqués, on les place dans des flacons où l'on a mis des rognures de papier, sur lesquelles on verse une petite quantité d'huile de pétrole : cette huile permet de les conserver encore assez longtemps vivants, tout en les plongeant dans une espèce d'anéantissement.

Les très petits insectes se récoltent de même dans de petits flacons. Nécessairement on se munira de petites presselles de cuivre, pour servir dans l'occasion. Quant aux moyens à employer pour étaler les insectes, les préparer, disposer les collections, on en trouvera la description dans les ouvrages spéciaux, le cadre de cet ouvrage ne nous permettant pas de les indiquer. Je me bornerai seulement à donner un moyen qui me réussit très bien pour conserver tous les insectes en général. Ce moyen consiste à employer le liquide suivant, composé de :

Créosote.. .... 10 parties.
Huile de pétrole ou de naphte.. 10   —

La manière d'employer ce liquide est fort simple : tous les insectes, disposés préalablement, excepté les lépidoptères, y sont plongés et retirés à l'instant ; on les laisse ensuite égoutter en les posant sur des feuilles de papier buvard, et le lendemain de leur préparation ils sont bons à être mis dans les collections.

Au moment où les insectes sont plongés dans la liqueur ils perdent leurs couleurs ; mais aussitôt évaporée, les teintes reparaissent avec le même éclat. J'ai préparé ainsi des insectes très délicats, tels que le hanneton bleu, le carabe bleu, purpurin, le calosome sycophante, etc.; tous les insectes ont conservé leur brillante parure et sont parfaitement inaltérables.

J'insiste donc sur l'emploi de ma liqueur conservatrice, car elle peut rendre de grands services.

Pour les lépidoptères, il suffit de passer sous l'abdomen et le corselet, un pinceau légèrement chargé de la liqueur.

J'ajouterai aussi que je laisse toujours dans les boîtes un petit tampon de coton imbibé de cette substance ; le tampon est maintenu sur un verre de montre placé dans une petite boîte de carton.

Le papier qui est collé sur le liége et qui le maintient au fond des boîtes, est collé à l'aide de colle faite avec de la farine et de la gomme arabique. Il faut ajouter pour 50 grammes de colle, 5 grammes de sublimé corrosif.

A l'aide de ces moyens, les collections se conservent parfaitement, et jamais les acares et autres parasites ne viennent détruire les insectes.

Les insectes doivent être fixés dans les collections à l'aide d'épingles dorées ou vernies, ainsi qu'on les fabrique en Angleterre.

Pour récolter les petites algues terrestres, les champignons, les lichens, on se sert de boîtes de fer-blanc, dans le genre de celles qui servent à contenir les vers que l'on emploie pour la pêche. Les mousses, les hépatiques, etc., peuvent être rapportés dans la boîte à herborisation.

Le filet à papillons dont je fais usage se compose d'une canne dont le bout peut se dévisser. Lorsqu'on veut en faire usage, on adapte soit le filet de gaze, pour chasser les lépidoptères ou autres insectes ailés, ou encore le filet de toile qui sert à pêcher dans les mares et fossés, les algues, petits poissons, têtards de grenouilles, salamandres, hydrophiles, gyrins, dytiques, etc.

On voit que ce filet, ainsi disposé, est fort commode, car il sert de canne; il suffit donc d'emporter sur soi les filets dont j'ai parlé, et qui sont portatifs, car le cercle est à charnières.

CHAPITRE VI.

DU GROSSISSEMENT DU MICROSCOPE.

Du dessin et de la mesure des objets.

Nous extrayons du *Manuel du micrographe* de Ch. Chevalier (1839), de son *Traité de la chambre claire*,

tout ce qui regarde l'importante question de la mesure
et du dessin des objets. Nous ne saurions mieux faire.
Du reste, ces procédés sont suivis maintenant, avec
cette différence que l'image était reportée à 25 centimètres, tandis qu'aujourd'hui on adopte une distance plus
rapprochée, celle où se trouve reportée l'image, distance variable pour chaque personne. A part la distance, les moyens de détermination sont les mêmes.

De la chambre claire appliquée au microscope.

Dans ce chapitre, nous n'aurons à nous occuper que
du dessin, de la reproduction des objets soumis au microscope. Peut-être aurait-on préféré nous voir consacrer un seul article à toutes les applications de la
chambre claire : dessin, mesure des objets et grossissement. Mais la micrométrie exigeait à elle seule de
trop nombreux détails pour qu'il nous fût possible de
la réunir aux autres parties, et d'ailleurs nous devons
décrire plusieurs procédés de mensuration qui rentrent
dans le domaine de la *camera lucida ;* c'est ce qui nous
a décidé à donner en premier lieu la description de ceux
d'entre ces appareils que l'on associe le plus avantageusement au microscope. Cette manière de procéder
nous permettra d'éviter les répétitions, et le lecteur aura
acquis une connaissance assez intime des appareils, qu'il
suffira de lui nommer, pour qu'il sache à l'instant ce
dont il s'agit.

Toutes les chambres claires ne sont pas applicables
aux différents microscopes. Les diverses positions de
ces instruments exigent encore des changements dans
la manière de disposer les *camera.* Occupons-nous d'a-

bord de celles qu'on peut appliquer au microscope horizontal.

Dans cette catégorie, nous placerons les chambres claires de Wollaston, de Sœmmering et d'Amici.

Le premier de ces instruments est assez connu pour qu'il soit inutile d'en donner la description, que l'on trouvera d'ailleurs dans nos *Conseils aux artistes et aux amateurs sur l'application de la chambre claire à l'art du dessin, etc.* (1)

Le même ouvrage contient les premières idées de Wollaston, Bate et Amici, ainsi que nos propres recherches sur l'application de ces instruments au microscope.

Débarrassés de ces détails préliminaires, abordons de suite le procédé opératoire.

La *camera* de Wollaston, montée sur son support ou fixée à un anneau qui entre à frottement sur le tube de l'oculaire, se place de la manière ordinaire, en observant toutefois qu'il faut mettre sa face antérieure presque en contact avec le premier verre du microscope, surtout lorsqu'on emploie de forts grossissements.

Le reste du procédé ne diffère en aucune manière de celui que nous avons recommandé pour la *camera* employée isolément.

Avec cette chambre claire, on obtient facilement les plus beaux résultats; mais les inconvénients que nous avons signalés, en parlant de la position verticale du microscope, se présentent de nouveau, et c'est là une autre preuve des avantages attachés à la position horizontale, car l'exactitude de l'instrument et le peu de

____

(1) Brochure in-8, avec planches, 1838.

difficulté que présente son usage n'ont pu le sauver
d'une espèce d'oubli, surtout depuis que M. Amici a
fait connaître la *camera* que nous nommons horizonto-
verticale. Avant de parler de cette combinaison, disons
quelques mots de celle de Sœmmering.

Elle est composée d'un petit disque d'acier fin et parfaitement poli, dont le diamètre est un peu moins grand
que celui de la pupille. Ce miroir est incliné à 45 degrés et supporté par une tige métallique fort déliée,
fixée à un anneau semblable à celui dont nous avons
déjà parlé. Lorsqu'on veut employer cet instrument,
on glisse l'anneau sur le tube oculaire, et en regardant de haut en bas comme dans la *camera* de Wollaston, on voit en même temps l'image de l'objet réfléchie par le petit miroir, le papier et le crayon, car les
petites dimensions du miroir permettent aux rayons
qui partent du papier de se rendre à la pupille, en
passant sur les bords du petit disque.

Cette *camera lucida* est d'un emploi simple et facile ; mais aux inconvénients de la position verticale,
elle joint celui de renverser les objets. Voyons comment M. Amici a su vaincre ces difficultés.

Sa *camera* est reproduite dans la figure 102 : V, ocu-

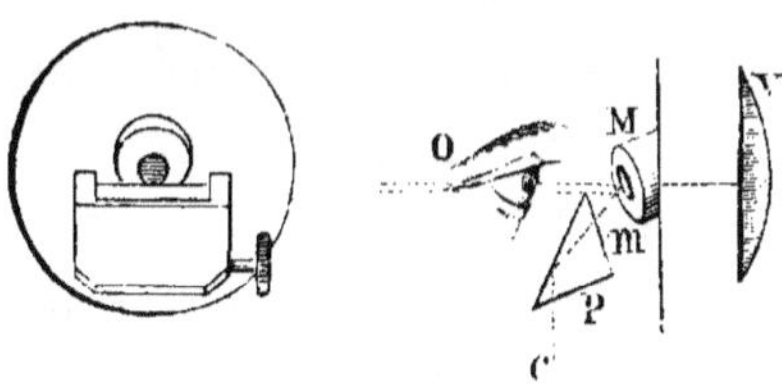

Fig. 102.

laire du microscope ; M, miroir plan métallique percé
d'une petite ouverture centrale qui correspond immédiatement à celle de l'oculaire ; P, prisme rectangulaire

destiné à réfléchir en *cm*, les rayons venus du papier, O, position de l'œil.

Si l'on regarde par l'ouverture du miroir **M**, on distinguera parfaitement l'objet amplifié par le microscope. D'un autre côté, le prisme **P** agira sur les rayons partis du point **C** et les renverra en *m* sur le miroir plan qui les réfléchira suivant la direction *m*O, et conséquemment, on verra tout à la fois l'objet et l'image de la main ou du crayon qui paraîtra venir se porter sur l'objet amplifié pour le reproduire.

La supériorité de cet appareil est incontestable ; parmi tous ses avantages, nous signalerons les principaux.

1° Ce n'est plus l'image de l'objet amplifié qui frappe l'œil, c'est l'objet amplifié lui-même. Il en résulte une plus grande netteté, et l'on n'a pas à craindre de voir cette image subir la moindre altération en passant par un nouveau milieu ou en se réfléchissant sur une nouvelle surface.

2° C'est la main qui paraît se porter sur l'objet pour en suivre les contours, et cette combinaison est préférable, car si l'un des deux a besoin d'être vu bien distinctement, l'objet doit sans contredit avoir la préférence.

Quelques personnes éprouvent, en commençant, une certaine difficulté à se bien servir de cet appareil, mais il en sera de même pour le plus grand nombre d'instruments ; il faut en tout faire son apprentissage. Aussitôt que les premières difficultés sont vaincues, on est amplement dédommagé par les beaux résultats que l'on obtient.

Nous plaçons la chambre claire horizonto-verticale d'Amici au-dessus de toutes les autres combinaisons applicables au microscope horizontal.

Pour le *microscope vertical*, nous avons été obligés de modifier l'appareil, et, de toutes les dispositions, voici celle qui nous a paru la plus avantageuse :

On pose sur l'oculaire le miroir percé d'Amici, fixé sur un disque de cuivre. A quelque distance du microscope et à la même hauteur que le miroir, on ajuste un prisme rectangulaire parallèlement au papier sur lequel on veut dessiner. Alors, si l'on regarde dans le microscope par la petite ouverture du miroir, on verra simultanément l'objet et le crayon (voy. fig. 103). (1)

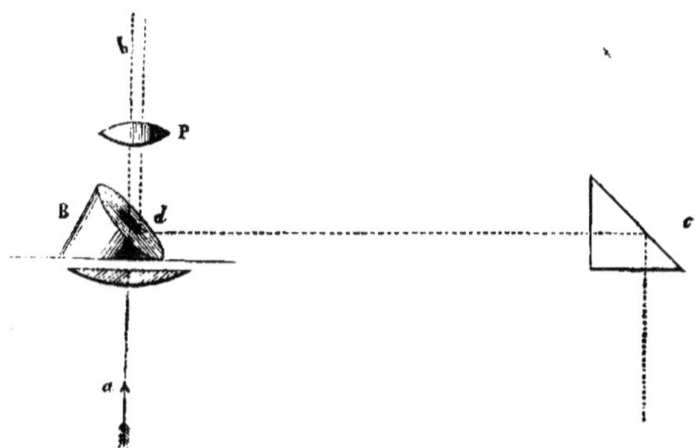

Fig. 103.

On comprend sans peine que l'effet produit est semblable à celui que l'on obtient avec la *camera* du professeur Amici. On a encore proposé plusieurs combinaisons optiques pour dessiner les objets microscopiques; nous avons dû choisir les meilleures.

Il est certainement possible de modifier les appareils, et nous en avons déjà construit plusieurs d'après les indications des personnes avec lesquelles nous sommes

(1) J'ai dernièrement modifié cet arrangement qui était peu commode ; je conserve toujours le miroir percé d'Amici, mais j'ai modifié les angles

en relation, ou suivant nos propres idées, lorsqu'on s'en rapportait à nous. Dans le nombre, nous citerons une *camera* microscope à faibles grossissements, destinée au dessin des préparations anatomiques.

Ainsi que nous l'avons dit dans la notice déjà citée, ce n'est que dans le cas où la lumière est également répartie qu'on peut employer l'appareil avec le plus d'avantage et de facilité. Nous allons donc donner quelques renseignements sur ce point, auquel nous attachons une grande importance.

Si l'objet est très-éclatant, ou plutôt si l'on ne peut le rendre visible qu'à l'aide d'une très-vive lumière, il est possible qu'on ne voie pas la main et le crayon. Il faut placer l'appareil ou la table dans une position telle, que le jour puisse tomber sur le papier, et, lorsqu'on sera parvenu à établir en quelque sorte l'équilibre entre l'éclairage de l'objet et celui du crayon, on apercevra distinctement les deux objets, et l'opération n'offrira plus la moindre difficulté.

Est-il nécessaire d'indiquer le procédé à suivre quand il y a excès de lumière sur le papier ?

du prisme de façon à pouvoir le placer près du miroir. De cette façon, le petit instrument est facile à employer et peu embarrassant. Cette camera

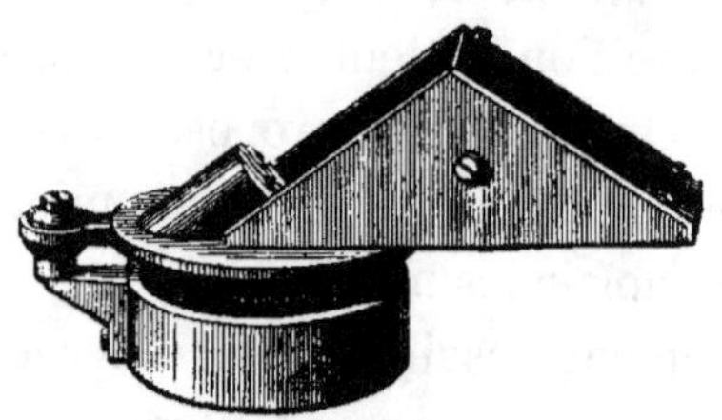

FIG. 104.

permet de voir entièrement le champ, dont le bord vient se peindre à côté du microscope. Dans certaines camera, l'image empiète sur la platine, ce qui est très incommode. La figure 104 fera comprendre ma disposition :   (A. C.)

L'objet qu'on veut dessiner présente fréquemment des parties obscures et d'autres très-brillantes. Après avoir disposé l'appareil comme pour dessiner les points les plus lumineux, et lorsqu'on a obtenu les premiers traits, on place devant le papier la main gauche, qui projette des ombres plus ou moins fortes, suivant le plus ou moins d'éclat des différentes parties du corps soumis au microscope.

Si l'objet est faiblement éclairé, qu'il offre beaucoup de points obscurs, on trouvera de grands avantages à dessiner sur du papier noir avec du crayon blanc. Nous avons aussi obtenu de bons résultats en dessinant avec le crayon ordinaire sur un morceau de papier végétal, dont la transparence permet de voir le fond d'une autre feuille noire placée sous la première. On pourrait, au besoin, avoir des papiers de couleurs variées, et dessiner tantôt sur une feuille bleue, tantôt sur une verte ; en un mot, sur les couleurs qui laissent voir simultanément et avec netteté l'objet et la main du dessinateur.

Pour le microscope horizontal, nous employons toujours la *camera* d'Amici ; mais le lecteur appliquera sans peine nos raisonnements aux autres appareils de ce genre. (1)

---

(1) Nous ne parlerons pas du mégagraphe de MM. Percheron et Leferre, car cet appareil n'est plus employé, mais nous indiquerons ici une disposition due à Charles Chevalier, et dont les anatomistes pourront tirer profit pour les dessins de leurs objets.

Nous extrairons le passage qui va suivre du *Traité de la chambre claire* par Charles Chevalier (1838) : « Souvent on veut reproduire, soit avec la camera seule, soit avec cette dernière et une loupe, des objets contenus dans un vase, ou des pièces anatomiques placées sur une table, et plus ou moins éloignées de l'observateur, vu la nécessité où il se trouve d'avoir devant lui le papier sur lequel il dessine.

« Avec la camera ordinaire seule il était impossible d'y parvenir. J'avais déjà construit plusieurs appareils qui remplissaient plus ou moins bien

Micrométrie.

Mesure de l'amplification des microscopes et de la grandeur réelle des objets.

La micrométrie fit longtemps le désespoir des observateurs : elle semblait exclusivement réservée aux hommes versés dans la connaissance des sciences exactes ; c'était une partie du mystère cachée derrière le voile que ne pouvaient soulever les néophytes. La détermi-

le but que l'on se proposait, lorsque je conçus l'idée de ce dernier instrument :

« PB, PC (fig. 105), sont deux prismes triangulaires, de grandeurs différentes, disposés de la manière indiquée dans la figure, au moyen d'une monture mobile fort simple ; ABCD indiquent la marche des rayons qui viennent se rendre à l'œil en D.

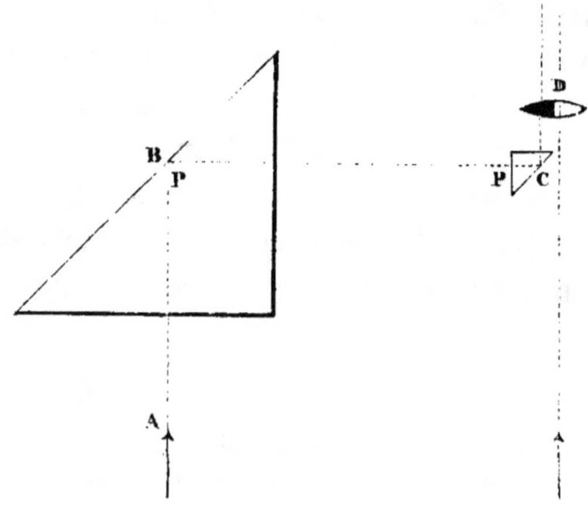

Fig. 105.

« On peut, à volonté, placer des lentilles de divers foyers, soit au-dessus du prisme PC, soit au-dessous du prisme BP, ou bien même dans les deux points, et l'on obtiendra des amplifications de deux à dix fois et plus, avec un vaste champ visuel. »

Cet instrument, qui est le *chalcographe de Charles Chevalier*, est, comme on le voit, un instrument qui peut rendre de grands services aux anatomistes.   (A. C.)

nation du pouvoir amplifiant des microscopes présentait surtout de nombreuses difficultés ; car, pour établir un calcul exact, il fallait connaître parfaitement la théorie des foyers, et se livrer ensuite à une série d'opérations qui exigeaient l'étude préalable des mathématiques.

Le physicien, habitué à résoudre les problèmes les plus difficiles, pouvait se faire un jeu de ces recherches dont la complication et l'aridité paraissaient insurmontables à l'amateur avide de résultats prompts et faciles.

Aujourd'hui encore on considère la micrométrie comme une partie difficile de la science microscopique. Cette opinion est basée principalement sur une idée fausse. On s'imagine que pour mesurer la grandeur réelle d'un objet, il faut connaître le pouvoir amplifiant du microscope.

Disons tout de suite que cette connaissance est absolument inutile. D'ailleurs, quand bien même elle serait nécessaire, nos procédés pour mesurer l'amplification sont tellement simples, que la difficulté n'existerait plus pour les personnes qui les mettraient en usage.

Examinons rapidement les méthodes de nos prédécesseurs.

Le premier moyen qui dut se présenter à l'esprit pour mesurer les corps fut la comparaison d'objets inconnus avec d'autres objets dont la grandeur avait été déterminée à l'avance. Ainsi Leuwenhoeck employait le sable de mer, dont il mesurait les grains en en plaçant un certain nombre dans une étendue d'un pouce ; il posait ensuite quelques-uns de ces grains auprès des objets soumis au microscope, et les comparait ensemble. Le docteur Jurin remplaça les grains de sable par de petits fragments d'un fil metallique. Pour déterminer leur grosseur, il enroulait ce fil sur une épingle, et comptait le nombre d'anneaux compris dans un pouce ; puis il coupait le fil en très-petits morceaux, qu'il mettait sur la platine avec l'objet. Ces deux procédés, et surtout le premier, ne pouvaient fournir que des résultats inexacts.

On doit accorder plus de confiance au procédé dont le docteur Hooke faisait usage pour mesurer le grossissement. Ce physicien célèbre plaçait à la hauteur du porte-objet une règle divisée en fractions du pouce, et, tenant les deux yeux ouverts, il regardait en même temps cette échelle et l'objet amplifié par le microscope; il transportait, pour ainsi dire, ce dernier sur la règle, et comptait le nombre de divisons qu'il occupait.

Mais, quoique bien simple en apparence, ce moyen exigeait une grande habitude, et n'était pas sans difficultés pour quelques observateurs. Il faut, en effet, une certaine pratique pour voir avec les deux yeux, simultanément et d'une manière distincte, deux objets différents ; on ne peut compter sur une grande exactitude, car la moindre circonstance peut faire naître une illusion au moment où l'on s'efforce de transporter l'image de l'objet sur la règle. Cette méthode a été remise en lumière, il n'y a pas longtemps, par M. Raspail.

Les astronomes s'occupaient activement de la recherche d'un bon micromètre applicable à leurs lunettes. En Angleterre, Gascoigne construisit le premier instrument de ce genre antérieurement à 1640, et cette tentative donna naissance à un grand nombre d'inventions nouvelles. Les réseaux métalliques, les cheveux, les fils d'araignée, etc., furent successivement mis en œuvre pour la confection des nouveaux instruments ; ensuite on traça les divisions sur des plaques minces de nacre de perles, de corne et de verre. Tantôt l'indicateur du micromètre était mobile et mû par une vis dont les révolutions étaient indiquées sur un cadran ; tantôt l'appareil était immobile.

Plusieurs de ces mensurateurs astronomiques étaient applicables au microscope, et dans le nombre nous citerons principalement les micromètres à vis. Mais aussitôt que l'on fut parvenu à tracer sur une lame de verre des divisions bien nettes et égales, on put reconnaître que ces derniers instruments l'emporteraient sur tous les autres.

Le moyen le plus simple, et que l'on employa en premier lieu, n'était guère applicable qu'aux objets excessivement minces, bien transparents et non suspendus dans un liquide. On plaçait d'abord la lame divisée sur la platine, et sur cette lame l'objet à mesurer; le nombre de divisions couvertes par ce dernier indiquait exactement ses dimensions. Mais, ainsi que nous l'avons dit, la moindre épaisseur, une goutte de liquide, etc., entravaient l'opération à l'instant, car l'objet et le micromètre n'étaient plus situés sur le même plan et ne pouvaient se trouver placés tous deux au foyer de la lentille. Malgré son imperfection, ce procédé était encore employé par Le Baillif en 1824. Cependant B. Martin, dans son *Système d'optique*, imprimé en 1740, décrivit son micromètre oculaire associé au micromètre objectif. Ce moyen est celui que l'on emploie encore aujourd'hui, et la description que nous en donnons plus loin nous dispense de nous y arrêter davantage. Ce fut encore Martin qui inventa le micromètre à aiguille et à cadran. Cet instrument était composé d'une vis dont on connaissait exactement l'écartement du pas, terminée à l'une de ses extrémités par une aiguille déliée, à l'autre par un indicateur qui parcourait les divisions tracées sur un cadran fixe et donnait la mesure exacte de la progression de la vis. On fixait l'appareil sur l'oculaire en faisant pénétrer l'aiguille déliée qui terminait l'une des extrémités de la vis dans le tube, exactement au point où venait se former l'image de l'objet. En tournant alors la vis, la pointe de l'aiguille traversait l'image, tandis que l'indicateur marquait sur le cadran le point de départ et celui d'arrêt ; un calcul fort simple donnait enfin un résultat assez exact. Cette méthode a été proposée il y a quelque temps pour mesurer les laines. Frauenhofer construisit d'après ce principe un micromètre qui a joui d'une grande réputation. Il plaçait cet instrument sur la platine du microscope, et la vis faisait marcher l'objet ; un fil placé dans l'oculaire servait de point de repère. Au reste le duc de Chaulnes appliquait à son microscope la plupart de ces micromètres. dont on trouvera la description dans son ouvrage.

Il nous paraît inutile de nous occuper plus longtemps de ces différents moyens, presque tous abandonnés aujourd'hui, surtout par les personnes auxquelles nous avons communiqué nos procédés. Nous ne parlerons pas davantage des grains de lycopode, du *Lycoperdon bovista*, du cristallin des poissons, des pelures d'oignon de Dellebare, etc., qui, loin de nous faire faire le moindre progrès, nous ramèneraient infailliblement aux premiers temps de la micrométrie et aux grains de sable de Leuwenhoeck.

Depuis longtemps on faisait des recherches dans le but de simplifier les procédés micrométriques ; mais il fallait en même temps conserver ou plutôt augmenter leur exactitude. M. Amici publia un mémoire (*De' microscopi catadiottrici, memoria presentata ed inscritta*

*nel tomo XVIII della Società italiana delle scienze re-
sidente in Modena*), traduit en français et publié dans
les *Annales de chimie et de physique* (tome XVII, août
1821).

Notre curiosité fut vivement excitée par cette publication, qui contenait de bons renseignements sur l'application de la *camera* à la micrométrie. Nous devons
dire toutefois que pour nous ces instructions manquaient
peut-être de clarté.

Ceux de nos lecteurs qui seront curieux de connaître
la méthode du savant professeur de Modène pourront
consulter les mémoires indiqués plus haut : il nous eût
été impossible de les reproduire ici.

*Des expériences répétées nous mirent bientôt en pos-
session des procédés que nous allons décrire.* Pour
plus de certitude, nous les avons communiqués à un
grand nombre de personnes qui ont bien voulu les vérifier, et les emploient exclusivement aujourd'hui.

Il faut remarquer que M. Amici n'avait pas déterminé d'une manière précise la distance de l'oculaire au
papier sur lequel on dessine. Cette détermination était
cependant importante, et nous devons en dire quelques
mots avant de commencer notre description.

Les physiciens varient dans leurs estimations de la
distance de la vue moyenne. Cette variation amène nécessairement des différences dans les calculs, et, si l'on
n'en tient pas exactement compte, on s'expose à com-
mettre de grossières erreurs. Nous croyons qu'on pourrait faciliter les opérations en admettant un terme
moyen représenté par une mesure décimale. *Ainsi
donc, nous avons depuis longtemps adopté une distance de 25 centimètres, sans prétendre en aucune manière que ce soit la véritable distance, mais parce que*

cette mesure décimale simplifie encore les calculs, déjà fort simples, de nos procédés, et que d'ailleurs elle ne s'éloigne pas trop des différentes évaluations indiquées par les physiciens.

Nous avons déjà parlé plusieurs fois de micromètres divisés sur verre; il devient indispensable d'en donner une courte description.

On est parvenu, à l'aide du diamant et d'une machine, à tracer sur une lame de verre un grand nombre de divisions égales dans un très petit espace : ainsi, nous obtenons aujourd'hui le millimètre divisé en cinq cents parties. Plusieurs artistes et quelques amateurs exécutent ces divisions avec une grande perfection. Parmi ces derniers, nous citerons Le Baillif, qui avait lui-même construit une machine à tracer que nous possédons aujourd'hui. M. le baron Séguier grave des micromètres pour ses expériences, et il serait difficile d'obtenir des instruments exécutés avec plus de netteté et d'exactitude. *Le Baillif eut le premier l'heureuse idée de donner des longueurs différentes aux traits de ses divisions;* on ne saurait s'imaginer combien cette disposition est avantageuse. Ainsi, par exemple, cet habile observateur indiquait distinctement cinq ou six divisions par des traits plus ou moins longs, semblables à ceux que l'on trace sur les échelles métriques ordinaires.

Quoiqu'on soit parvenu à diviser le millimètre en cinq centièmes, on fait rarement usage d'une échelle aussi délicate, et, si l'on comprend bien nos procédés, on reconnaîtra qu'elle est tout à fait inutile, puisqu'on peut à volonté obtenir des fractions aussi petites que l'on veut en reculant la mire à une distance plus ou moins considérable.

Les micromètres objectifs sont ordinairement fixés dans l'ouverture d'une réglette de cuivre. (1)

Il faut distinguer deux choses dans la micrométrie : 1° l'évaluation du pouvoir amplifiant du microscope; 2° la mesure de la grandeur réelle des objets. Commençons par le pouvoir amplifiant, et, pour aller du simple au composé, prenons d'abord le microscope solaire.

Lorsque l'écran sera placé à la distance convenue ($0^m,25$), on introduira dans le porte-objet, ou platine, un micromètre divisé, par exemple, en millimètres, dont l'image ira se peindre sur l'écran. Avec un compas, on mesurera exactement la grandeur de cette image ou d'une de ses parties; ensuite on portera les pointes du compas sur une échelle métrique, et l'on obtiendra tout de suite l'évaluation du pouvoir amplifiant des lentilles.

(1) Les micromètres oculaires, divisés ordinairement en dixièmes de millimètre, quelquefois en millimètres, sont sertis dans une petite bague de cuivre; on dévisse la lentille supérieure de l'oculaire, et l'on place le micromètre sur le diaphragme qui se trouve dans le tube. On remet le tout en place, et l'on voit dans le champ du microscope les divisions du micromètre oculaire.

Mais cette disposition est défectueuse, et, dès l'origine, Charles Chevalier rendit mobile le premier verre de l'oculaire, de façon à permettre de mettre au point les divisions du micromètre. En Angleterre, on imagina de fendre l'oculaire au niveau du diaphragme, et d'introduire par cette ouverture le micromètre placé dans une monture *ad hoc*. Les Anglais emploient même leur micromètre oculaire monté au centre d'une petite plaque munie d'une vis de rappel, pour mouvoir le micromètre et mettre les divisions en contact avec celles du micromètre objectif.

Notre monture de micromètre oculaire consiste simplement dans le tube à frottement pour mettre au point le micromètre. Ce dernier se place dans l'oculaire à l'aide d'une fente spéciale. Le tube du microscope est fendu sur le côté pour laisser passer l'extrémité de la plaque portant le micromètre. Ce dernier retiré, on referme l'ouverture de l'oculaire à l'aide d'une petite portion du tube qu'un mécanisme fort simple fait mouvoir. Cette construction est d'un usage facile et ne nécessite aucune étude.   (A. C.)

Supposons, par exemple, qu'un millimètre du microscope occupe sur l'écran un espace égal à 1 décimètre, nous aurons une amplification de 100 fois, et l'opération sera toujours aussi facile, quelles que soient les quantités.

Nous avons dit qu'on pouvait augmenter la puissance du microscope solaire, soit en changeant les lentilles, soit en éloignant l'écran. Il arrivera donc que, plus on éloignera ce dernier, plus l'image du millimètre paraîtra amplifiée.

On peut employer le même moyen pour estimer la force du microscope simple ordinaire, en fixant la lentille ou le doublet à la place des lentilles achromatiques; cependant nous allons indiquer un procédé tout aussi simple, et qui donne des résultats très exacts.

Notre petit microscope horizontal peut être converti en microscope simple, et par conséquent ce dernier peut prendre la position horizontale. On aurait donc la faculté d'y adapter la chambre claire horizonto-verticale de M. Amici ou le miroir de Sœmmering.

Plaçant alors le papier à 0^m,25 de l'axe de la lentille, et sur la platine un micromètre divisé, par exemple, en centièmes de millimètre, on marquera sur le papier deux points correspondant à une ou plusieurs divisions amplifiées du micromètre, et la comparaison avec les divisions d'une échelle métrique donnera pour résultat la mesure exacte du pouvoir amplifiant.

Exemple. — Soit un micromètre divisé en centièmes de millimètre Si l'image amplifiée de cinq centièmes, ou un vingtième de millimètre, correspond à un centimètre de la règle, le pouvoir amplifiant de la lentille sera égal à 200. Si l'on pose alors la règle métrique à la place du papier, et que l'on fasse concorder ses divi-

sions avec celles du micromètre vu au moyen de la lentille, on pourra faire l'opération avec la plus grande
rapidité.

Mais tous les microscopes simples ne sont pas disposés de manière à pouvoir prendre la position horizontale; il fallait donc modifier le procédé, ou plutôt renverser le système.

Placez à 0^m,25 de l'axe, et à la hauteur de la lentille,
une mire ou tableau sur lequel on aura collé préalablement une feuille de papier blanc. Posez sur la lentille
le miroir percé d'Amici, en dirigeant sa surface réfléchissante vers la mire. Si vous mettez alors le micromètre sur la platine et que vous regardiez par l'ouverture centrale du miroir, vous verrez en même temps la
mire et les divisions amplifiées du micromètre qui sem-
bleront tracées sur le papier. Si vous prenez sur l'écran
la distance d'une ou de plusieurs divisions du micromètre avec un compas, vous n'aurez plus qu'à comparer cette distance aux divisions de l'échelle micrométrique, et vous obtiendrez le résultat par la même
opération que ci-dessus. On conçoit aussi qu'il est
également possible de placer la règle sur la mire,
ou de tracer sur cette dernière des divisions corres-
pondantes.

Nous pensons qu'il est impossible d'employer des
procédés plus simples et plus à la portée de toutes les
intelligences. Ainsi donc, sans nous arrêter davantage
sur ce point, nous passerons tout de suite aux méthodes dont nous faisons usage pour déterminer la grandeur réelle des objets soumis à l'action du microscope
simple.

Et d'abord, nous engageons de nouveau le lecteur à
bien se pénétrer de la vérité de ce fait, qu'*il est abso-*

lument inutile de connaître le pouvoir amplifiant du microscope pour déterminer la grandeur réelle des objets.

Débarrassées de cette complication, les opérations sui vantes seront tout aussi simples et aussi facilement comprises que celles dont nous venons de nous oc- cuper.

Pour le microscope solaire, il faut agir comme pour mesurer son pouvoir amplifiant ; il est évident que si un millimètre du micromètre vient se peindre sur le tableau sous les dimensions d'un décimètre, tout objet mis à la place du micromètre devra se peindre avec des proportions relatives ; donc un corps qui occupera sur l'écran un espace correspondant à $0^m,1$ aura nécessai- rement pour grandeur réelle $0^m,001$, et ainsi de suite. Lorsqu'on a tracé sur l'écran les points correspondants à $0^m,001$ du micromètre, il faut donc retirer ce der- nier, et glisser à sa place l'objet dont on veut trouver la grandeur réelle. Mais il peut arriver que l'objet ne remplisse pas exactement l'intervalle indiqué sur le ta- bleau ; cette difficulté n'arrêtera nullement l'opération, car il suffit d'employer un micromètre divisé en cen- tièmes de millimètre et de tracer sur le tableau toutes ces divisions. Nous verrons tout à l'heure qu'il est un autre moyen d'arriver à connaître la grandeur réelle des plus petits corps.

Emploie-t-on le microscope simple dans la position horizontale, voici la manière de procéder :

On dispose l'appareil comme pour mesurer l'amplifi- cation ; après avoir dessiné sur le papier l'image ampli- fiée du micromètre, que l'on enlève, on met sur la pla- tine l'objet à mesurer, et l'on compare son amplification avec l'échelle obtenue préalablement.

Nous devons parler ici d'une importante modification que nous avons fait subir à ce procédé.

Lorsque les objets sont infiniment petits, dans le cas où l'on veut mesurer des détails d'une grande finesse, alors même qu'ils sont amplifiés, on éprouve le besoin d'avoir une échelle divisée en parties presque insensibles. Mais l'exiguïté de ces divisions les rendrait imperceptibles à l'œil nu, et l'on ne pourrait obtenir une évaluation exacte. Notre procédé fait disparaître tous ces obstacles, et donne à la micrométrie une puissance en quelque sorte illimitée. On nous pardonnera donc des détails et des répétitions indispensables.

L'appareil est disposé de la même manière que dans l'opération précédente ; mais, comme il ne s'agit pas de chercher le pouvoir amplifiant de la lentille, on ne sera point tenu de placer le papier à une distance de 0^m,25. On pourra donc l'éloigner autant qu'on voudra, et cette faculté constitue toute l'importance du procédé micrométrique.

Supposons que le papier soit placé à 0^m,50 de la lentille ; admettons encore que le micromètre objectif soit divisé en centièmes de millimètre, et que la lentille amplifie cent fois (1). Il est évident que si le papier était placé à 0^m,25, un centième de millimètre amplifié correspondrait sur le papier à un millimètre ; donc, si le papier est placé à 0^m,50, ce centième de millimètre correspondra à 2 millimètres. Mais on sait que ces 2 millimètres ne représentent toujours qu'un centième de millimètre. Quand on aura établi cette proportion, on retirera le micromètre pour glisser à sa place l'objet

____

(1) Nous sommes forcés ici de mentionner l'amplification, par la nature même du problème, qui sans cela eût été tout à fait inintelligible.

qu'on veut mesurer, et dès lors il sera facile de connaître la grandeur réelle d'une de ces parties, quand bien
même elle ne serait que d'un cinq-centième de millimètre; car, aussitôt que l'on a obtenu sur le papier une
image du centième de millimètre du micromètre, on
pourra la diviser en cinq ou dix parties, et cela avec
d'autant plus de facilité que cette mesure sera plus étendue. Ainsi donc, 2 millimètres seront plus faciles à diviser en cinq parties que ne le serait un seul, et de plus
ces divisions seront visibles à l'œil nu.

La partie de l'objet mise à la place du micromètre
paraît-elle remplir sur le papier une, deux ou trois de
ces divisions, la grandeur réelle sera de un, deux ou
trois cinq-centièmes de millimètre.

Est-il besoin d'ajouter que, plus l'écran sera éloigné,
plus on obtiendra de subdivisions, et plus il sera facile
de mesurer exactement des objets infiniment petits, ou
même leurs moindres détails.

Si l'on éprouve quelque embarras à tracer les mesures sur un papier placé trop bas, on peut y dessiner
à l'avance une échelle divisée en millimètres, centimètres, etc. On établira sa concordance avec le micromètre, et après avoir remplacé ce dernier par un objet, on
agira comme nous l'avons dit.

Quand on se sert du microscope simple vertical, on
le dispose comme pour la recherche de l'amplification,
et, lorsque le miroir d'Amici est placé sur la lentille et
le micromètre sur la platine, on porte la mire à une certaine distance, à deux mètres par exemple; puis on
opère comme ci-dessus.

Dans le cas où l'on porte la mire trop loin pour pouvoir mesurer l'amplification avec un compas, il est
avantageux d'y tracer préalablement une échelle divi-

sée en centimètres ou en parties égales qu'on pourra toujours faire concorder avec les traits du micromètre, en approchant ou reculant la mire.

Cette dernière manœuvre est nécessaire toutes les fois que les traits du micromètre ne coïncident pas exactement avec ceux de l'échelle. On nous permettra de citer un exemple de cette opération. Soit un micromètre divisé en dixièmes de millimètre. Soit une échelle tracée sur la mire et représentant des centimètres ; si l'on recule cette mire à une distance de deux mètres, les dixièmes de millimètre, vus au moyen du microscope avec un certain grossissement, correspondront exactement aux centimètres, et, par suite, un millimètre à $0^m,10$. Si l'objet qui remplace le micromètre remplit une division de l'échelle, sa grandeur réelle sera égale à un dixième de millimètre. Mais quand on veut mesurer quelque détail de cet objet, comme on peut facilement diviser les centimètres de l'échelle en millimètres, si cet objet correspond à un millimètre, sa grandeur réelle sera égale à un centième de millimètre.

Nous allons maintenant passer au microscope composé ; toutefois nous observerons que ces premières explications aideront beaucoup à l'intelligence de la seconde partie de notre travail.

Mais avant d'aller plus loin, il est important de répéter qu'il n'est nécessaire de placer le papier ou la mire à $0^m,25$, distance que nous avons adoptée pour la vision moyenne, que lorsqu'il s'agit d'obtenir l'évaluation du pouvoir amplifiant du microscope.

Cet instrument est horizontal ou vertical ; il faut donc examiner séparément les procédés applicables aux différentes positions.

Mesure de l'amplification.

1° Microscope horizontal.

On fixe sur l'oculaire la chambre claire horizonto-verticale d'Amici. Sur la platine, on place un micromètre objectif, et sur la table, à $0^m,25$ de l'axe de l'instrument, une feuille de papier. En traçant avec un crayon deux traits correspondant à une ou plusieurs divisions du micromètre, il sera facile ensuite de mesurer l'intervalle avec un compas et de le comparer aux divisions d'une échelle métrique. On peut encore tracer d'avance cette échelle sur le papier ; le rapport de ses divisions avec celles du micromètre indiquera positivement le grossissement du microscope.

Exemple. — Soit un micromètre objectif divisé en centièmes de millimètre ; si une de ses divisions correspond à un millimètre de la règle, le millimètre, le microscope grossira cent fois, et ainsi de suite.

Voici maintenant une autre méthode beaucoup moins simple, car il faut faire trois opérations pour arriver au résultat que nous obtenons avec une si grande facilité.

Il faut : 1° trouver la puissance de l'oculaire ;

2° Celle de l'objectif ;

3° Multiplier l'une par l'autre.

En premier lieu, on met sur le diaphragme, à l'intérieur du tube de l'oculaire, un micromètre divisé, par exemple, en millimètres, et qui doit se trouver exactement au foyer du verre oculaire ; ensuite on replace dans le microscope le tube oculaire armé de la chambre claire d'Amici (1). Au-dessous de la *camera*, et à la

----

(1) On doit faire abstraction de l'objectif et du verre de champ **qui** pourraient être enlevés, mais qu'on laisse en place parce qu'ils dirigent les rayons lumineux sur le micromètre oculaire.

distance convenue, se trouve le papier ou l'échelle. Si un millimètre du micromètre égale un centième de l'échelle, l'oculaire grossira dix fois.

Il s'agit maintenant de connaître la puissance de la seconde partie de l'appareil, c'est-à-dire de l'objectif et du verre de champ réunis.

Enlevez la *camera*, placez sur la platine, un micromètre que nous supposerons divisé en centièmes de millimètre, mettez au point et cherchez, en faisant tourner la pièce de l'oculaire, ou bien, au moyen du support à chariot, à faire concorder les divisions supérieures avec les inférieures, enfin, faites votre calcul proportionnel.

Ex. Si une division ou un centième de millimètre du micromètre objectif correspond à un millimètre du micromètre oculaire, vous aurez pour résultat un grossissement de cent fois.

Il vous reste enfin à faire la troisième, ou, en d'autres termes, à multiplier la deuxième quantité.

Grossissement de l'oculaire = 10 fois.

Grossissement de l'objectif = 100 fois.

Donc 100×10 ou 1000 = la puissance amplifiante du microscope.

Il arrive quelquefois qu'il n'y a pas concordance parfaite entre les divisions des deux micromètres, et que, pour l'obtenir, on est obligé d'allonger plus ou moins le microscope, au moyen du tube oculaire. Nous pensons, en conséquence, que lorsqu'on emploiera le procédé que nous venons de décrire, on devra commencer par établir la concordance des deux micromètres, puis retirer l'inférieur, sans toucher au tube oculaire, et procéder comme nous l'avons indiqué plus haut.

2° Microscope vertical.

Les deux moyens applicables au microscope horizontal le sont également à l'appareil vertical.

Pour le premier, on remplace la chambre claire d'Amici par son miroir percé ; plaçant ensuite un micromètre objectif sur la platine, et une mire ou écran à $0^m,25$, on opère comme avec le microscope horizontal ; il en est de même pour le second procédé.

Mesure de la grandeur réelle des objets.

1° Microscope horizontal.

L'excellence des opérations que nous avons indiquées pour le microscope simple devient surtout évidente lorsqu'on emploie l'instrument composé.

Disposez l'appareil horizontal comme pour mesurer le grossissement, mais éloignez votre papier autant qu'il vous sera possible, et vous aurez une échelle qui représentera l'amplification considérable suivie par le micromètre objectif. La facilité avec laquelle vous pouvez diviser cette échelle en parties plus ou moins petites, vous permettra de mesurer la grandeur réelle des objets les plus déliés.

Si vous n'employez pas la chambre claire, il suffit de remplacer le micromètre objectif par l'objet à mesurer, et son rapport avec le micromètre oculaire donnera la mesure de sa grandeur réelle.

Ex. Soit un micromètre oculaire divisé en millimètres. Si le micromètre objectif est divisé en centièmes et qu'une de ces divisions corresponde à un millimètre de l'oculaire, un objet mis à la place du micromètre objectif, et qui remplira une des divisions du micromètre oculaire, aura une grandeur réelle d'un centième de millimètre.

2° Microscope vertical.

Avec un microscope vertical, on remplace encore la *camera* d'Amici par son miroir ; mais ici, comme pour le microscope simple vertical, on peut reculer la mire aussi loin qu'on le jugera convenable.

Ex. Soit un micromètre objectif divisé en centièmes de millimètre, soit une mire divisée en centimètres et placée à trois mètres de distance. Supposons que le pouvoir amplifiant soit tel que deux divisions du micromètre inférieur correspondent à cinq divisions de l'échelle tracée sur l'écran, il est évident que ces cinq divisions représenteront deux centièmes ou un cinquantième de millimètre. Si je subdivise les cinq parties de la mire en deux parties chacune, j'aurai dix divisions représentant des cinq centièmes de millimètre. On conçoit qu'en augmentant la distance de l'écran au microscope, on obtiendra une échelle représentant des millièmes, etc., de millimètre.

Si l'on a bien conçu toute l'importance de ce procédé, on pardonnera volontiers la répétition de cet exemple, que nous avons déjà donné en parlant du microscope simple, et nos lecteurs conviendront sans doute avec nous que ce moyen donne à la microscopie une puissance presque illimitée.

Nous doutons fort que les personnes qui auront une fois employé notre procédé aient jamais recours à l'emploi du double micromètre ; néanmoins, nous devons en dire deux mots.

L'appareil est le même que pour la mesure de l'amplification du microscope vertical, moins la mire et le miroir d'Amici. On substitue l'objet au micromètre objectif, dont on a préalablement déterminé le rapport avec le micromètre oculaire.

Avec la chambre claire appliquée au microscope on mesure très facilement les angles des cristaux ; il suffit de dessiner l'angle et de mesurer avec un rapporteur. Ce moyen dispense nécessairement de goniomètre. On pourrait encore employer le microscope solaire qui amplifie considérablement ces angles.

Malgré cela, nous donnerons la description du goniomètre. Cet instrument représenté figure 106 est fixé dans un oculaire AB, au foyer du verre supérieur. La

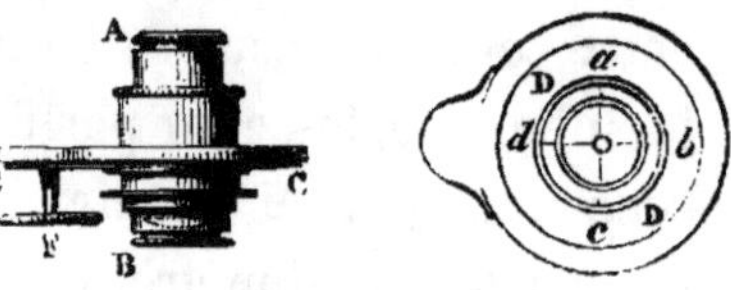

Fig. 106.

pièce CC, est composée d'un cercle de cuivre CC, dans lequel tourne le disque DD, percé à son centre d'une ouverture circulaire qui reçoit un disque de verre, sur lequel on a tracé au diamant le petit trait *ac*. La circonférence extérieure de la pièce DD est dentée et le bouton F terminé par un pignon qui permet d'imprimer un mouvement circulaire à DD. Un second disque de verre sur lequel on a tracé au diamant le trait *bd*, est maintenu immobile sur la pièce CC. Après avoir fait concorder les traits des deux disques, si l'on tourne le bouton F, le mouvement sera communiqué à la pièce DD, et les traits se croiseront en formant des angles plus ou moins ouverts qu'on mesurera sans peine au

moyen des degrés tracés sur le cercle CC. L'idée première de cet appareil appartient à M. Raspail ; la partie
mécanique a été modifiée par Charles Chevalier.

CHAPITRE VII.

DE LA POLARISATION. (1)

Du microscope polarisant.

En découvrant la double réfraction dans la chaux
carbonatée (spath d'Islande), Bartholin ouvrit, en 1669,
une voie nouvelle à la science. Mais pour que cette
découverte prît une place définitive dans le monde
savant, il fallait la soumettre à des règles constantes ;
la pratique avait précédé la théorie. Huygens peut être
considéré comme le législateur de la double réfraction,
car il avait deviné ses lois lorsque Wollaston vint leur
donner la certitude qui résulte de l'expérience.

Les physiciens s'emparèrent avec avidité de ces faits
nouveaux, et, en 1810, Malus fit jaillir une science nouvelle des travaux sur la double réfraction ; il découvrit
la polarisation de la lumière.

La théorie de ce phénomène ne saurait trouver place
dans le cadre de cet ouvrage ; c'est aux traités de physique et aux divers travaux des physiciens distingués
de notre époque, qu'il faut demander les lois qui régis-
sent cette branche importante de la science.

Sommairement, la polarisation est une modification
particulière des rayons lumineux en vertu de laquelle,
une fois réfléchis ou réfractés, ils ne peuvent plus se
réfléchir ou se réfracter suivant certaines directions.

(1) Ce chapitre est pour la plus grande partie extrait du *Manuel du
micrographe* de Charles Chevalier (1839).

M. Henry Fox Talbot eut le premier l'idée d'associer la polarisation au microscope pour étudier la structure des corps.

Le docteur Brewster fit également usage du microscope polarisant dans ses recherches sur la structure des pierres précieuses et de plusieurs substances animales et végétales. Il employait alternativement les microscopes simple et composé.

M. Biot me chargea, il y a quelques années, de lui construire un appareil polarisant qui pût être adapté au microscope. Les effets admirables obtenus par ce moyen m'ont engagé à décrire les différentes dispositions de l'instrument.

Lorsqu'on emploie le microscope simple, il faut d'abord placer une lame de tourmaline sur la lentille. Si l'on peut consacrer une lentille spécialement à ce genre d'expérience, il vaut mieux coller la plaque de tourmaline avec la lentille au moyen du baume du Canada ; on évitera la perte de lumière qui peut résulter de la réflexion opérée par la première surface de la tourmaline. Il arrive aussi parfois que cette pierre n'est pas bien polie, et, dans ce cas, le baume devient un correctif excellent.

Ou pourrait placer la plaque de la tourmaline entre deux verres plano-convexes et la fixer au moyen du baume. Ce procédé, indiqué par le docteur Brewster, lui paraît préférable au précédent et met à l'abri des inconvénients déjà signalés. Ces indications sont applicables aux doublets.

On fixe ensuite sur le porte-objet une seconde lame de tourmaline, et l'on ajuste le miroir comme pour les autres expériences.

Quand l'appareil est ainsi disposé, si l'on tourne doucement la lame supérieure ou plutôt le doublet, on arrivera facilement à croiser les deux pierres de telle sorte, que toute clarté disparaîtra et que le champ sera complètement noir. C'est alors qu'il faut mettre l'objet à examiner sur la plaque polarisante de la platine. La structure particulière du corps dépolisera la lumière qui pourra dès lors traverser la lame supérieure, et l'on apercevra sur un fond noir les objets diaprés des plus brillantes couleurs.

M. Brewster nous apprend que lorsque l'éclairage est puissant et la lentille très petite, on peut construire cette dernière en tourmaline et réunir ainsi l'amplificateur et ce qu'il appelle l'*analyseur* ou plaque supérieure.

Avec le microscope composé, la disposition est la même. Cependant la coloration des tourmalines présente certains inconvénients. Pour les éviter, M. Talbot leur substitue deux prismes de Nicol, ainsi nommés de leur inventeur, Richard Nicol, d'Édimbourg.

Nous avons fait subir une modification à l'appareil de M. Talbot. Ayant remarqué, comme le docteur Brewster, *que le prisme oculaire ou analyseur rétrécissait le champ de vue, nous l'avons placé immédiatement au-dessus des lentilles objectives*, dans le tube qui porte ces dernières. On peut aussi, si l'on veut moins dépenser, placer une tourmaline sur la platine et un prisme dans le corps du microscope.

Tous nos appareils de polarisation sont aujourd'hui disposés de cette manière. Le prisme de Nicol est également applicable au microscope simple, mais seulement comme polarisateur, car si on en plaçait un second au-dessus de la lentille, l'œil de l'observateur serait trop éloigné de cette dernière et le champ de vue trop rétréci.

On ne tarda pas à construire des appareils propres à démontrer les brillants phénomènes de la polarisation dans un cours public, devant de nombreux spectateurs. Cependant on ne pouvait encore étudier des corps d'une certaine dimension, et les tourmalines que l'on employait avaient le défaut d'assombrir les images.

M. Alexandre Brongniart désirait un appareil et voulut bien s'adresser à moi en me laissant liberté entière pour la disposition optique et mécanique. J'eus la vive satisfaction de pouvoir répondre à ce témoignage de confiance en construisant un polariscope (fig. 107) qui fut présenté à l'Académie des sciences.

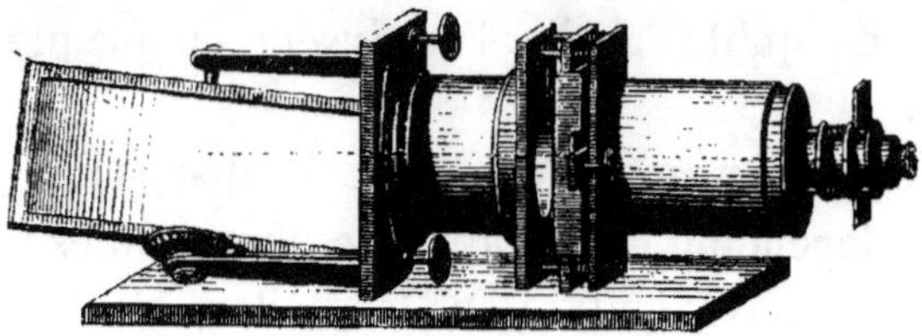

Fig. 107.

J'ai remplacé les tourmalines par un prisme de Nicol et une glace noire, et j'ai fait l'application de deux prismes semblables au microscope solaire et au polariscope. Rien ne peut égaler la richesse des images produites par l'action de la lumière polarisée sur les cristaux microscopiques.

Avec mon nouveau polariscope (1) on peut étudier et former des images énormément agrandies de corps ayant jusqu'à dix centimètres de diamètre, tels que *verres trempés*, ornements en sélénite (sulfate de chaux),

(1) Cet instrument, construit en 1834, donna à Charles Chevalier l'idée du mégascope pour la photographie. Cet appareil, que j'ai perfectionné dans l'ensemble du système optique, m'a servi pour mes grandes **reproductions** anatomiques, les portraits grandeur naturelle, etc.   (A. C.)

lames de mica, etc., etc., tandis que le microscope solaire polarisant dévoile les phénomènes développés au sein des plus petits atomes.

M. Amici avait également construit un microscope composé polarisant, mais il employait des paquets de lames de verre et un rhomboïde à double image. Sa combinaison est peu connue ; néanmoins il était de notre devoir de la mentionner dans cet ouvrage.

Nous désirons que nos efforts soient de quelque utilité pour la propagation d'une science qui s'enrichit chaque jour des belles expériences de nos physiciens, et compte au nombre de ses adeptes des savants tels que Malus, Arago, Biot, Fresnel, Pouillet, Savart, Brewster, Herschel, Talbot, etc.

Une foule d'objet présentent les plus brillantes couleurs vues dans la lumière polarisée. Nous citerons ici quelques substances :

Asparagine,	Iodure de potassium,
Acétate de zinc,	Mannite,
Acétate de soude,	Naphtaline,
Acide borique,	Nitrate d'argent,
Acide gallique,	Nitrate de potasse,
Acide succinique,	Nitrate de soude,
Acide tartrique,	Nitrate d'urée,
Alun,	Oxalate d'urée,
Alizarine,	Phosphate de soude,
Arséniate de soude,	Salicine,
Bicarbonate de potasse,	Sulfate de cuivre,
Bromure de potassium,	Sulfate de fer,
Bromure de cadmium,	Sulfate de potasse,
Borax,	Sulfate de soude,
Chlorate de potasse,	Sulfate de zinc,
Chlorure de mercure,	Gypse,
Emétique,	Agates en général,
Formiate de plomb,	Mésotype, etc.
Chlorhydrate d'ammoniaque,	

Nous ajouterons ici quelques observations publiées par M. Talbot dans le *Philosophical Magazine*.

Cheveu. — Pour le rendre bien transparent et empecher la diffraction de la lumière, on le place dans l'huile ou le vernis. Quand on a rendu le champ bien sombre, on pose l'objet sur la platine, et il paraît alors orné des plus brillantes couleurs. L'œil ne recevant pas d'autre lumière que celle qui traverse le cheveu, il est facile de distinguer les moindres détails de structure.

Parmi les substances végétales et animales, il en est plusieurs qui présentent ce phénomène au même degré et d'autres qui n'ont aucune action sur la lumière polarisée. Ainsi le sel commun paraît constamment noir quand il est pur.

Ces beaux phénomènes sont surtout produits lorsque les substances ont été bien cristallisées.

Le sulfate de cuivre, dissous dans un peu d'éther nitrique, précipite bientôt sous forme de petits cristaux très fins, rhomboïdaux et parfaitement translucides. Mais comme l'épaisseur de ces cristaux varie, chacun d'eux présente une coloration différente, et l'on aperçoit un fond sombre qui paraît semé de rubis, de topazes, d'émeraudes et d'autres pierres précieuses. En faisant evaporer à une douce chaleur, sur une lame de verre, une goutte de sulfate de cuivre, on obtient des cristaux magnifiquement éclairés dont la coloration varie avec l'épaisseur. Quelques échantillons sont taillés obliquement et présentent trois ou quatre bandes, diversement colorées, qui indiquent parfaitement les différents degrés d'épaisseur.

Quelquefois les sels forment des cristaux si fins, qu'ils n'ont pas le pouvoir de dépolariser la lumière et ne deviennent pas visibles sur le champ noir ; dans ce cas, il faut avoir recours au procédé suivant. *On sait que les plaques de mica (ou de gypse), soumises au microscope polarisant, sont plus ou moins colorées suivant leur épaisseur, et qu'elles produisent un champ d'une couleur uniforme.* Si l'on pose les cristaux infiniment petits sur une de ces lames, ils pourront quelquefois altérer la couleur produite par le mica ; par exemple, la couleur bleue se changera en pourpre, et l'on verra des cristaux pourpres sur un fond bleu, etc.

Lorsque l'on examine les cristallisations pendant l'évaporation des liquides, les changements de coloration se succèdent avec une telle rapidité qu'il est presque impossible de les suivre. M. Talbot versa un peu d'alcool dans une solution d'un sel qu'il n'indique pas ; aussitôt que le liquide commença à s'évaporer, il se manifesta des courants qui traversaient le champ du microscope, entraînant les cristaux et les faisant pirouetter sur leurs axes.

Ils avaient l'apparence d'étincelles diversement colorées, car tantôt ils se trouvaient placés de manière à dépolariser la lumière, et tantôt ils devenaient tout à fait invisibles.

Jusqu'ici nous avons placé le prisme polarisant dans la position nécessaire pour assombrir le champ ; si maintenant nous lui faisons parcourir sur son axe un arc de cercle de 70 degrés, nous donnerons naissance à un spectacle nouveau. Dans cette position, l'appareil peut quelquefois imprimer aux cristaux une teinte bien marquée ou les rendre complètement opaques, ce qui arrive le plus souvent aux sels de cuivre, de nickel, et quelques autres. Si l'on tourne le prisme analyseur, le cristal paraîtra lumineux lorsque le champ deviendra obscur, et quand ce dernier deviendra lumineux à son tour, le cristal sera noir et opaque. Souvent les cristaux qui se forment dans le liquide croissent suivant toutes leurs dimensions, en conservant toutefois leurs formes géométriques ; leur coloration change en même temps que leurs dimensions, de sorte qu'au bout d'une minute, le cristal qui était bleu, par exemple, deviendra rouge ou vert.

Lorsque le champ du microscope reste obscur, malgré les divers mouvements imprimés aux prismes ou aux corps soumis à l'examen, c'est une preuve que ce corps n'agit pas sur la lumière polarisée ; son action se manifeste, au contraire, quand il devient visible en tout ou en partie et qu'il se nuance de couleurs variées. Il est certains corps qui présentent simultanément les deux phénomènes. Les grains de fécule ont chacun deux méridiens qui se coupent à angle droit et n'agissent pas sur la lumière polarisée, car ils restent constamment noirs ; mais les segments compris par ces méridiens présentent des couleurs variées qui indiquent leur action, ainsi que l'a constaté M. Biot.

CHAPITRE VIII.

DE L'ÉCLAIRAGE DES OBJETS TRANSPARENTS ET OPAQUES.

Tous les microscopes sont munis d'un miroir concave, destiné à réfléchir la lumière sur l'objet à observer. Dans les instruments complets, il se trouve deux miroirs, l'un plan et l'autre concave. Examinons donc l'emploi de ces miroirs. L'objet étant placé sur la platine, on portera l'œil à l'oculaire ; on inclinera alors le miroir jusqu'à ce qu'on aperçoive le champ du microscope entièrement éclairé ; on ajustera ensuite l'objet au foyer de l'instrument, soit en se servant du tube du microscope, que l'on fera tourner doucement, ou au moyen du bouton à crémaillère ou de la vis de rappel, suivant le genre de construction du microscope.

L'objet étant perçu et éclairé, il ne reste plus qu'à régler convenablement l'éclairage. On sait que sous la platine est fixé un disque de cuivre percé de trous de différentes grandeurs. Cet accessoire, imaginé par le Baillif, a reçu le nom de *diaphragme variable* ; il est disposé de manière qu'en le faisant tourner, chaque trou se présente au centre de la platine, de sorte que, suivant le plus ou moins grand degré de transparence de l'objet, on ne fait arriver sur lui que la quantité de lumière nécessaire à son examen. Si l'objet est très transparent, on peut poser sur le miroir un disque de carton blanc ou en plâtre de mouleur ; ce qui permettra d'obtenir une lumière beaucoup plus douce. Ce n'est que par de petits tâtonnements, et en inclinant le miroir, que l'on peut arriver à obtenir un éclairage convenable, lequel varie pour chaque objet et même pour chaque partie du même objet. En général, lorsque la lumière arrive directement, le réflecteur doit former un angle de 45 degrés.

On ne peut se figurer combien il est important de savoir régler la lumière, de savoir faire jouer son diaphragme et son miroir ; là est un des grands secrets de la parfaite perception. Quiconque ne possède pas le coup de main qui préside à l'éclairage ne peut observer fructueusement ; ceci est bien connu des micrographes. On retire de grands avantages pour l'éclairage, d'un mouvement qui permet de baisser ou d'élever le diaphragme ; c'est un bon moyen de graduer la lumière. Dans les premiers microscopes de Charles Chevalier, on obtenait cet avantage à l'aide d'une boîte glissant sur la colonne, soit à l'aide d'un simple frottement ou à l'aide d'un bouton à pignon et d'un engrenage. L'opticien Oberhäuser adapta ce système au microscope de Strauss et le désigna sous le nom d'*éclairage parallèle;* plus tard, il remplaça l'engrenage par un levier. Mais ce sont là de simples modifications mécaniques, car le principe était, comme on le voit, connu depuis longtemps, et même Le Baillif, qui avait imaginé le diaphragme variable, le plaçait dans une monture capable de s'élever ou de s'abaisser.

Pour remplacer le disque tournant de Le Baillif, on emploie aussi des diaphragmes formés d'un petit tube percé que l'on place dans une pièce spéciale sous la platine. On doit donc avoir une série de ces diaphragmes. Mais nous n'aimons pas ce moyen, car il faut perdre beaucoup de temps pour changer ces petits tubes, et l'emploi du diaphragme Le Baillif nous semble préférable.

Pour distinguer certaines stries, on a souvent besoin d'enlever la lumière centrale ; à cet effet, on se sert de diaphragmes ayant une petite rondelle métallique, maintenue au milieu. On a même retiré de grands avantages de diaphragmes formés d'une plaque mince percée d'un grand nombre de petites ouvertures.

La chambre où l'on observe doit être un peu obscure et éclairée par une seule fenêtre ; de cette manière, on ne reçoit pas de lumière latérale qui empêche souvent de voir nettement l'objet. Le mieux est d'avoir des écrans mobiles et opaques qui servent à masquer les carreaux des fenêtres, de façon à ne réserver qu'un seul carreau.

Lorsque l'on emploie la lumière naturelle, celle fournie par les nuages ou par un mur blanc devra être préférée. La lumière produite par la couleur bleue du ciel n'est pas, à mon avis, favorable aux observations. On regarde ordinairement dans le microscope avec l'œil gauche, et l'on tient l'œil droit fermé. Le mieux est de s'habituer à regarder simultanément avec chaque œil, car, en procédant ainsi, on se fatigue beaucoup moins. Si l'on n'a pas cette habitude, on peut se servir de lunettes dont une des ouvertures est close par un verre noir. On peut aussi se servir du bonnet que j'ai indiqué au chapitre *Accessoires*.

Dans le microscope horizontal, on se sert d'un disque de carton qui se fixe à l'oculaire. De toutes façons, lorsqu'on observe, il faut que l'objet seul soit éclairé, et que les yeux et le dessus de la platine soient dans l'obscurité. A cet effet on se sert d'une lame de carton noirci, de 35 centimètres carrés; sur le côté de cette lame on adapte un tube à vis de pression. Ce tube glisse sur une tige métallique supportée par un pied lourd. Cet écran ainsi disposé est fort commode, car on peut l'élever, l'abaisser ou l'éloigner suivant les circonstances. Il est de toute nécessité d'employer cet appareil pour observer d'une manière parfaite.

Lorsque l'on voudra observer de très petits objets qui présentent des stries, des granulations, comme on en trouve sur les navicules, les écailles de papillon, on inclinera le miroir à droite et à gauche, de manière à envoyer sur l'objet une lumière oblique, qui, en projetant des ombres, facilitera la perception des moindres détails.

Bien que les avantages de la lumière oblique soient connus dès l'origine de l'emploi du microscope, c'est seulement depuis une dizaine d'années que l'on a rendu facile l'emploi de ce genre de lumière. Charles Cheva-

lier adapta à son microscope un anneau qui permet de
faire pivoter le miroir ; qui se trouve fixé à l'extrémité
de deux branches articulées de façon à obtenir les divers degrés d'obliquité. Aujourd'hui on remplace l'anneau par un centre fixé au pied ou au porte-diaphragme
du microscope ; le miroir y est fixé à l'aide de deux
branches articulées, analogues à celles décrites. L'obliquité des rayons peut aussi s'obtenir à l'aide de diverses
dispositions optiques ; la plus ancienne est le prisme
biconvexe indiqué par Euler, et que Vincent et Charles
Chevalier adaptèrent au microscope qu'ils construisirent
pour Sellugue. Amici a employé ce prisme avec ses
combinaisons. On peut le placer sur un pied qui permet
d'avancer ce prisme sous la platine, ou bien on le fixe
sous cette dernière à l'aide d'un petit tube à canon.
Ainsi que nous l'avons dit, ce prisme a deux surfaces
convexes et une plane ; l'une des surfaces convexes
étant illuminée, les rayons sortent obliques et conver-

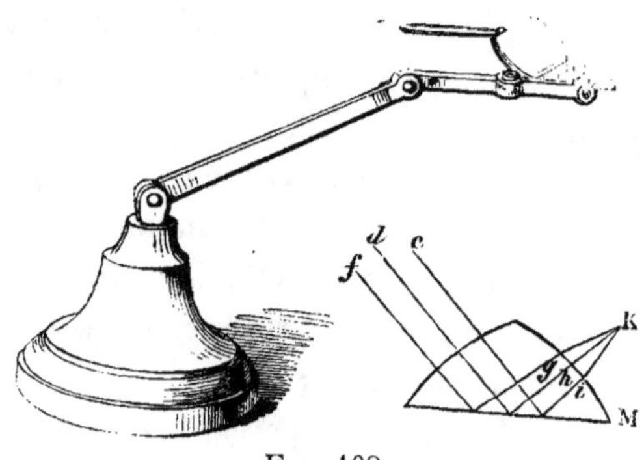

Fig. 108.

gent par l'autre surface. La figure 108 représente cette
disposition. Les rayons f, d, c venant d'un point lumineux sont reportés suivant g, h, i et convergent en K.

En inclinant le prisme on obtient divers degrés d'obliquité.

On a proposé divers moyens analogues. Nous employons pour cet usage un simple prisme, dont l'une
des surfaces porte une lentille plano-convexe fixée avec
le baume du Canada. La figure 109
le représente. Les rayons venant du
miroir A, convergent en B, avec
une obliquité très suffisante pour
l'examen des objets. Du reste, les
prismes obliques sont à peu près
inutiles, si ce n'est avec les microscopes dont le miroir ne peut s'écar-
ter de l'axe, et ces derniers sont
aujourd'hui en petit nombre. Les
stries les plus difficiles sont résolues

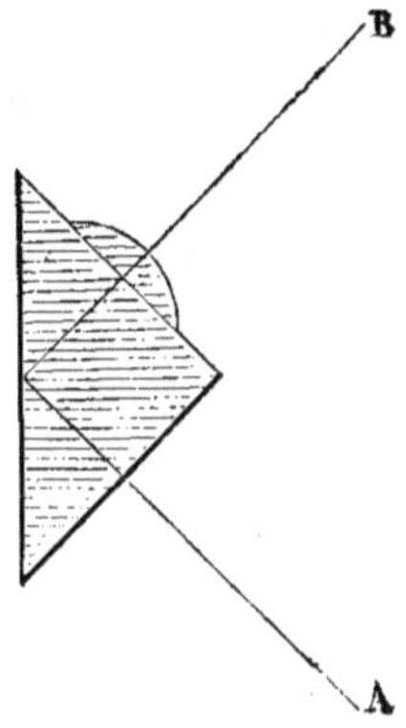

Fig. 109.

par l'emploi du miroir monté avec articulations, et nous
ne conseillons pas l'emploi d'un accessoire dont l'usage
est restreint, et qui fournit au plus haut degré une
lumière beaucoup plus chromatique que celle du miroir.
L'indispensable de la lumière oblique du miroir, c'est la
platine tournante ; à l'aide de ces deux leviers, on peut
obtenir le genre de lumière nécessaire pour résoudre
tous les *test* connus.

Lorsque l'on veut faire des observations le soir, on
se servira de la lumière d'une bonne lampe, telle que
celle que j'ai indiquée au chapitre *Accessoires*, et non
de la lumière produite par le gaz ou une bougie, car le
vacillement de la flamme est pernicieux pour l'organe
visuel. Du reste, en général, les observations que l'on
fait le jour sont bien préférables à celles du soir.

Charles Chevalier a signalé qu'en se servant de la
lumière artificielle il était important d'observer que la

distance de la lampe au miroir devait être égale à celle de ce dernier à l'objet, afin d'obtenir un éclairage plus parfait. Nécessairement on ne peut observer ce précepte quand on fait usage de la lumière naturelle.

J'ai dit en commençant que dans les microscopes complets il se trouvait deux miroirs, l'un plan et l'autre concave. Le premier est utile toutes les fois que la lumière est trop vive. On emploie le miroir concave pour concentrer les rayons lumineux sur l'objet.

Le miroir plan, qui dirige des rayons parallèles ou divergents, envoie une lumière douce très utile surtout pour les faibles grossissements.

La lumière solaire pourra, dans certains cas, être employée surtout avec les forts grossissements.

« Lorsqu'on veut étudier des corps infiniment petits, ou les détails d'un objet dont on connaît l'ensemble, on est forcé d'employer des grossissements plus énergiques. Mais l'intensité de la lumière est toujours en raison inverse de la puissance amplifiante ; la quantité de lumière indispensable pour éclairer les objets sous un grossissement de 200 fois ne sera pas suffisante pour les mêmes objets soumis à un grossissement de 1000 fois ou plus.

« Il est évident que, dans une telle occurrence, on aura souvent besoin de la lumière la plus vive, c'est-à-dire des rayons solaires. Si les auteurs ont repoussé ce genre de lumière, c'est qu'ils n'avaient pas réfléchi qu'il est toujours possible de modérer la lumière la plus intense, de manière à lui conserver cependant une énergie suffisante pour rendre distincts les plus petits corps.

« La lumière solaire pourra remplacer tous les procédés d'éclairage destinés à augmenter la clarté, lorsqu'on fait usage des plus fortes lentilles ; mais ses rayons éclatants fatiguent bientôt l'organe de la vue, et de pareilles observations ne tarderaient pas à en arrêter la puissance. Au moyen d'une pièce garnie de verres colorés, qui se visse à volonté au-dessus des lentilles, nous avons obtenu les plus beaux effets des rayons solaires. L'expérience apprendra combien il était peu rationnel de se priver d'un moyen d'investigation aussi important.

« On peut visser plusieurs de ces verres colorés au-dessus des lentilles, et tempérer ou augmenter l'éclairage en variant leur nombre ou leur coloration. » (Charles Chevalier, *Manuel du micrographe*.)

Dans certaines formes de microscope, et particulièrement avec le microscope universel, on peut employer la lumière directe. Ce moyen, peu employé, peut cependant être utile.

Pour la lumière directe, on dirige vers la croisée l'extrémité objective de l'instrument et la platine ; les rayons lumineux tombent alors directement sur l'objet. Si l'on se sert de la lampe, il faut l'approcher de la platine autant qu'il sera possible. On peut l'employer pour examiner des objets renfermés dans les boîtes en verre et toutes les fois qu'il n'est pas besoin d'une très vive lumière.

Si on voulait augmenter son intensité, il faudrait recourir à l'éclairage par réfraction, et remplacer le miroir concave par une loupe ou un système de lentilles qui réfracterait les rayons et les réuuirait sur l'objet. Les verres colorés dont nous avons déjà parlé peuvent encore trouver ici des applications.

Mais l'éclairage par réflexion est le plus habituellement employé ; c'est surtout à cette méthode que s'appliquent toutes les modifications, toutes les inventions plus ou moins avantageuses qu'on a proposées à différentes époques.

Maintenant que nous connaissons les moyens à employer pour éclairer convenablement les objets microscopiques transparents, citons quelques appareils spéciaux proposés pour l'éclairage des objets transparents. Parmi ces instruments, nous indiquerons : les condensateurs de Wollaston, d'Amici, d'Euler, de Dujardin, de Gillets, de Kingsley, etc. Nous parlerons seulement du condensateur de Dujardin, qui est le plus employé.

Dans les plus anciens microscopes, on se servait d'une loupe placée sous la platine pour concentrer les rayons ; mais on songea bientôt à perfectionner l'appareil. Le savant Dujardin proposa d'employer une combinaison de trois lentilles achromatiques (voy. fig. 110). Cette série, placée sous la platine dans un tube à frottement, permet de concentrer sur l'objet une quantité de lumière propre à son examen. On emploie la lumière réfléchie par le miroir ; Dujardin employait un prisme, mais on peut ne pas employer ce moyen, car le miroir est très suffisant.

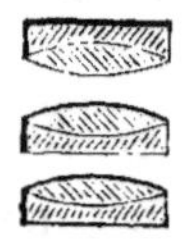

Fig. 110.

De l'éclairage des objets opaques (1).

Les détails précédents nous permettront d'abréger ce second paragraphe. Les corps opaques interceptent les rayons lumineux réfléchis par le miroir et les empêchent d'arriver à l'œil. Cependant ces corps ne

____

(1) Charles Chevalier, *Manuel du micrographe.*

sont pas moins intéressants pour l'observateur que les objets transparents. On a donc cherché les moyens de les rendres visibles au microscope, en leur appliquant un éclairage convenable. Nous avons dit que pour y parvenir, on employait la lumière directe, réfléchie ou réfractée.

La lumière directe fut nécessairement le premier moyen qui dut se présenter à l'esprit; mais de même que la lumière réfractée, elle n'agit que sur un côté de l'objet, et comme, dans le microscope composé, les objets sont vus dans une position renversée, la transposition des ombres et des clairs peut donner naissance à des illusions fâcheuses; d'une autre part, cette lumière latérale est quelquefois nécessaire, par exemple lorsqu'on examine des objets striés ou couverts d'éminences, de poils, etc.

Pour éclairer directement un objet opaque, il suffit de placer l'instrument de telle façon que l'objet soit exposé au jour d'une croisée ou bien à des rayons lumineux admis à travers une ouverture étroite, mais surtout à la lumière d'une lampe placée tout près de l'objet et placée de manière que les rayons lumineux ne frappent pas l'œil de l'observateur. Ce premier procédé peut être utile pour reconnaître, avec de faibles grossissements, la couleur, la forme extérieure de certains corps.

Pour réfracter la lumière et la concentrer en un foyer placé au même point que l'objet, on se sert d'une loupe plano-convexe, en la dirigeant de manière à reproduire sur l'objet une image nette du point lumineux d'où partent les rayons.

En 1740, Lieberkühn parvint à éclairer complètement les objets opaques, au moyen d'un réflecteur concave en argent parfaitement poli (1). La lentille était placée au centre de ce miroir, et le foyer de l'un correspondait au foyer de l'autre.

Aujourd'hui, on suit la même méthode ; seulement les réflecteurs sont en verre, et l'on n'a plus à craindre l'oxydation. Quelquefois on isole la lentille du miroir qui est monté sur une tige et peut se mouvoir à volonté, de manière à donner une lumière plus ou moins intense et à servir avec toutes les lentilles, excepté avec les plus fortes ; toutefois la première disposition est préférable.

Voici, du reste, la manière de procéder :

On enlève la pièce qui porte les diaphragmes pour laisser une large ouverture à la platine ; le réflecteur, garni de sa lentille, est adapté à l'extrémité objective du microscope, et le miroir inférieur incliné de manière à réfléchir les rayons lumineux à travers cette ouverture. Arrivés au réflecteur concave, les rayons sont réfléchis et vont se réunir à son foyer, dans le même plan que l'objet (fig. 111).

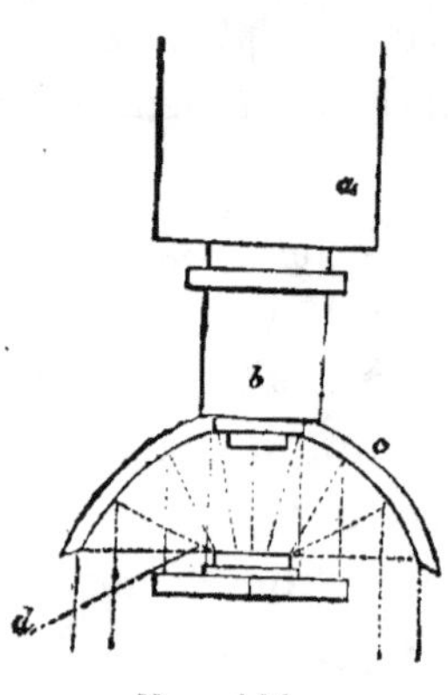

Fig. 111.

Si l'objet présente des parties très brillantes, il faudra ménager l'éclairage, soit en couvrant le miroir inférieur d'un papier huilé ou d'un carton blanc, soit en employant le réflecteur mobile, qui permettra de varier le foyer et de faire tomber sur l'objet une partie plus ou moins

(1) Il faut noter qu'en 1668 Leeuwenhoeck employait un réflecteur semblable de cuivre poli, pour le même usage.

large du cône lumineux formé par les rayons convergents. On peut encore élever ou abaisser le miroir concave inférieur qui se meut à coulisse, ou enfin se servir du miroir plan.

La lumière artificielle est toujours préférable pour les corps opaques. Ce genre d'éclairage n'admet pas l'emploi des plus fortes lentilles, parce qu'avec les forts grossissements la lumière est affaiblie, et qu'il faut toujours ménager un certain espace entre l'objet et l'objectif. Cet intervalle est surtout nécessaire lorsqu'on fait usage de la lumière directe ou réfractée au moyen de la loupe. La lumière artificielle offre encore l'avantage de pouvoir être éloignée ou rapprochée à volonté du miroir inférieur, lorsqu'on veut obtenir plus ou moins de clarté. Dans certaines circonstances, on peut la modifier au moyen de diaphragmes variables placés au-dessus des lentilles.

Enfin l'observateur intelligent et zélé puisera, dans l'usage même du microscope, une habileté que l'expérience seule peut donner.

Dans ces derniers temps, Charles Chevalier a construit des miroirs de Lieberkhün en glace, d'un foyer très court, de façon à pouvoir les employer avec de forts grossissements. On peut aujourd'hui employer le réflecteur concave avec un grossissement de trois cent cinquante fois en diamètre. Ces miroirs de Lieberkühn peuvent aussi s'adapter au microscope simple.

Pour cela, on enlève un des valets, on fixe à sa place une tige coudée portant le miroir, et le doublet tenu dans l'anneau du microscope s'applique à la partie supérieure du réflecteur.

Pour l'observation, on peut employer un petit disque en glace qui peut se fixer dans l'ouverture de la platine.

Ce disque porte, à son centre, une petite tige en cuivre sur laquelle se fixe le corps opaque à observer. On place l'objet sur des disques colorés, dont la nuance varie suivant la teinte des objets. Pour les miroirs à foyer court, ce petit accessoire est très avantageux.

Le miroir de Lieberkühn peut s'adapter à tous les microscopes. Lorsque l'on veut peu dépenser, la loupe plano-convexe à tige articulée doit être employée, ou une loupe sur pied, telle que celle dont j'ai parlé au chapitre *Accessoires*.

Mais rien n'égale le miroir de Lieberkühn pour les objets opaques; on ne peut donc comprendre pourquoi l'usage n'en est pas plus répandu.

CHAPITRE IX.

DE L'ART D'OBSERVER.

Du choix du microscope.

Prêt à commencer des observations, il sera bon de s'assurer de l'état de son microscope, et la première chose à faire sera de regarder si les verres sont propres; dans le cas contraire, on les dévissera et on les essuiera soigneusement à l'aide d'un linge de toile très fine (batiste), et non avec une peau ou de la soie qui ne servent qu'à graisser ou à rayer les verres. On peut aussi, en projetant l'haleine dans le moment où l'on essuie les verres, leur rendre leur limpidité. Mais si les verres étaient ternis par les doigts ou par la présence d'autres corps, on se servira d'un linge humecté d'un peu d'alcool rectifié, et cela fait, on aura soin de revisser exactement les pièces, afin que le centrage des verres soit complet. Lorsqu'on se servira d'alcool, il faudra prendre les plus grandes précautions si l'on essuie des petites lentilles achromatiques, car, étant formées de deux verres réunis par une substance résineuse, l'alcool pourrait agir sur cette substance et décoller les lentilles.

Lorsqu'il n'y a qu'un peu de poussière sur les verres, on peut se servir d'un pinceau doux; mais il faut le préparer pour cet usage en le faisant séjourner quelques heures dans de l'éther, afin de le dégraisser complètement; on le conservera ensuite dans un étui.

On prendra les mêmes précautions pour le miroir.

On devra aussi éviter de respirer sur l'oculaire; dans le cas où cela arriverait, le nuage se dissiperait bientôt, à moins que la vapeur trop abondante ne se condensât en une couche liquide qu'on essuierait avec soin.

Quelques personnes saisissent le corps de l'instrument avec la main pour lui imprimer certains mouvements. En hiver ou dans une pièce froide, la chaleur de la main agit sur l'air contenu dans le tube, et bientôt un léger nuage vient ternir les verres; on a recommandé de tenir l'instrument dans une pièce chaude.

Si les parties métalliques de l'instrument étaient ternies par le contact des doigts, on les essuiera dans le *sens du poli* à l'aide d'un linge de toile fine, soit à sec, soit en y projetant l'haleine. Les parties métalliques de l'instrument étant presque toutes recouvertes d'une couche de vernis ayant pour base l'alcool, cette dernière substance ne pourra être employée pour le nettoyage des pièces.

Dans le cas où le métal serait taché, le vernis attaqué, il faudrait repolir la pièce endommagée, et, pour cela, recourir au constructeur. Si le vernis n'est pas attaqué, un linge légèrement huilé rendra dans beaucoup de cas le brillant aux pièces de métal. Un pinceau doux servira aussi à enlever la poussière sur les parties métalliques.

C'est réellement un art que de savoir observer. Parlons d'abord de l'emploi des divers grossissements.

Il est un fait acquis : c'est qu'il faut commencer la plupart des études avec des grossissements faibles, puis ensuite passer à l'emploi des forts pouvoirs amplifiants. De cette façon, on se rend parfaitement compte de la structure des objets.

Les n°° 1 et 2 sont indispensables pour l'étude des injections, pour les glandes sudoripares, les plumes, les tranches de bois, etc.

Le n° 3 convient aussi dans le même cas, ainsi que les n°° 4, 5 et 6, avec lesquels l'étude de presque tous les tissus devient très facile.

En ajoutant le jeu 7, on a un moyen précieux d'étudier les globules du sang, du pus, du mucus, etc.

Pour l'histologie, on peut dire qu'avec les trois numéros 3, 6, 7, on peut faire le plus grand nombre des études; et en jetant un coup d'œil sur les savants dessins dus à nos maîtres, à MM. Ch. Robin, Sappey Follin, Kœlliker, Luys, on verra que le plus grand nombre est obtenu à l'aide de pouvoirs de 50 à 500 fois.

Pour les gens du monde, les n°° 2 et 3 sont suffisants, car toute l'étude des infusoires, des fleurs, de la circulation du sang, de la sève, peut être faite à l'aide de ces amplifications.

Ceux qui veulent observer les très fines structures, chercher à dévoiler les plus profonds mystères de la nature, pourront alors faire usage des séries 8 et 9.

C'est pour la rétine, les spermatozoïdes, les cellu-

les, etc., que cela pourra être utile; mais chacun ne se
livre pas à ces travaux, et pour la masse du monde,
il est inutile d'employer les dernières limites de l'investigation.

Comme nous l'avons dit, le système à corrections
donne des effets très remarquables, et les jeux montés
de cette manière devront être préférés, bien que les
études les plus complètes puissent être faites sans ce
moyen.

Relativement aux séries très fortes à immersion avec
monture à corrections, on peut dire qu'elles ne sont
réellement utiles que pour constater l'état de progrès
de la fabrication optique; car, bien qu'elles fassent voir
des stries que l'on n'aperçoit pas avec d'autres lentilles,
elles n'ont pas encore servi à faire voir de plus grands
détails dans des objets, tels que les globules du sang,
les spermatozoïdes, etc.

Cependant, par la suite, on doit espérer pouvoir
faire des séries de lentilles qui reculeront les limites de
la science, en faisant voir des choses qui donneront
naissance à des théories nouvelles.

A moins que le microscope ne soit employé comme
passe-temps, et dans ce cas les conséquences que l'on
tire de l'examen n'ont pas d'importance, il ne faut pas
s'imaginer que l'on devient micrographe en possédant
un microscope, et qu'il soit très facile de faire des
études sérieuses. Le microscope demande une étude
approfondie des diverses pièces qui le composent; il
faut avant tout bien connaître son instrument avant de
le faire agir pour les recherches que l'on veut faire.

Si l'on veut faire des études fructueuses, il faut
étudier les éléments avant de passer à l'examen des
tissus. Ainsi celui qui voudrait étudier les produits

morbides avant d'étudier les corps à l'état sain, n'arriverait à rien; en botanique, c'est de même, et c'est pour cela que beaucoup de gens se rebutent et nient l'utilité du microscope. Ils disent ne rien y voir, et effectivement ils n'y voient rien, car, n'ayant fait aucune étude préliminaire, ils n'aperçoivent pas les éléments des structures, que d'autres, qui sont exercés, reconnaissent de suite.

Il est aussi très important de se tenir sur ses gardes à l'égard des corps étrangers qui se trouvent sur les objets, et qui peuvent donner lieu à des erreurs.

Ainsi les bulles d'air contenues dans les liquides, celles contenues dans l'épaisseur ou à la surface des lames sur lesquelles on pose les objets, ces dernières bulles qui sont souvent crevées, apparaissent rouges, car elles sont remplies de *peroxyde de fer*, employé pour le polissage du verre.

Les raies, les taches des doigts, les filaments et corpuscules qui volent dans l'atmosphère, tout cela peut donner lieu à des erreurs d'observation, et certes il faut y prendre garde.

Souvent, parmi les objets que l'on examine, il se trouve des filaments de lin et de chanvre; ces derniers sont cylindriques, avec des cloisons espacées. Si l'on voit des brins aplatis et rubanés, c'est que l'on a affaire à des parcelles de coton.

Quant à la soie, à la laine, ils se présentent sous forme de tubes cylindriques sans cloisons.

Comme l'a si savamment indiqué M. Ch. Robin, on doit, avant l'étude des tissus animaux, procéder à celle des éléments végétaux, car ces derniers éléments existent très souvent dans les mucus, les productions morbides. De plus, l'analogie entre les végétaux et les animaux interdit d'aborder l'étude de l'organisation de ces derniers avant de connaître la structure végétale.

Nous allons maintenant examiner ce qui regarde le choix du microscope, par rapport aux éléments de sa construction, et aux moyens de vérifier la qualité de ses effets.

Du choix du microscope et tests-objets.

Les progrès remarquables, la propagation de la science du microscope, sont les meilleures preuves que l'on puisse fournir en faveur du degré de perfection auquel l'instrument est parvenu dans l'espace de quelques années. Dans les premiers temps, les recherches étaient sans cesse entravées par la mauvaise disposition de la partie mécanique ; et ce n'était vraiment pas un problème très-facile à résoudre que d'associer la mobilité à la solidité, sans surcharger l'appareil et embarrasser l'observateur d'une foule de supports, de vis de pression, etc. Et quand bien même on serait parvenu à vaincre cette première difficulté, l'appareil optique, proprement dit, demeurerait avec toutes ses imperfections.

Enfin, le microscope fut régénéré, les savants l'adoptèrent, et la science s'enrichit de cette nouvelle conquête.

L'appareil mécanique, le système optique, voilà les deux grandes bases ; aussi donnons-nous des renseignements exacts sur les qualités qu'il faut exiger d'un bon microscope sous les rapports optique et mécanique.

Examinons d'abord le mécanisme, la charpente de l'instrument dont il est facile de vérifier les différentes combinaisons.

On n'ignore pas les nombreux changements qu'on a

fait subir aux montures des microscopes ; les uns voulaient une disposition particulière pour chaque genre d'observation, et il n'y a pas encore bien longtemps qu'on a construit des microscopes pour les objets aquatiques, d'autres pour les corps opaques, etc.

Dans un bon microscope :

1° Toutes les parties qui composent la monture doivent être parfaitement ajustées.

Il est facile de s'en assurer, car le moindre défaut d'ajustage occasionnera des mouvements irréguliers, des saccades, des déplacements de l'objet qui se manifesteront à l'œil le moins exercé et ne permettront pas de faire l'observation la plus simple.

2° Pour éviter les frottements trop rudes, on construira les différentes coulisses, boîtes carrées, vis, etc., en métaux différents.

Nous ne pensons pas qu'il soit nécessaire d'expliquer cette deuxième proposition. Au surplus, en faisant glisser les différentes pièces, on appréciera sans peine la précision ou la roideur des mouvements.

3° Le centrage parfait des différentes parties est de la plus haute importance.

En effet, si toutes les parties superposées ne sont pas situées positivement dans le même axe, les différents verres ne se correspondront pas exactement, ou bien les autres parties de l'appareil ne viendront pas se présenter à ces verres d'une manière convenable ; il sera impossible de distinguer les objets et de les placer dans une situation commode pour l'observateur.

Ces préceptes, extraits du *Manuel du micrographe*, de Charles Chevalier, doivent être rigoureusement observés dans la construction du microscope.

En 1823, on ne connaissait que le microscope verti-

cal ; la monture était celle d'Euler, le tube optique
était fixe, et la mise au point s'obtenait à l'aide d'un
bouton à pignon et d'un engrenage entraînant la platine. La vis de rappel n'était pas encore employée, car
ce ne fut que vers 1825 que la première construction
des forts grossissements par Charles Chevalier, lui
suggéra l'idée d'adopter au microscope une vis de
rappel à boule.

En 1830, Amici imagina le microscope horizontal ;
et, à ce moment, les micrographes étaient partagés en
deux camps, les uns préférant l'instrument horizontal,
les autres, celui vertical. Charles Chevalier imagina de
réunir les deux instruments dans un même appareil et
créa ainsi le microscope universel.

Nous avons vu, au chapitre *microscope composé*, que
cet instrument justifiait son titre, et nous n'avons pas
besoin d'y revenir.

Cependant, à l'égard de la construction, nous ferons
remarquer que l'ajustage des lentilles, et des différentes pièces de ce microscope se fait à bayonnette, et
que ce moyen est réellement préférable aux pas-de-
vis, car on va plus vite, et le centrage est plus parfait.

Charles Chevalier employait dans ses microscopes,
soit un mouvement qui faisait mouvoir le tube, soit la
platine. Il préférait la partie optique immobile, mais
spécifiait que pour les recherches anatomiques la platine devait être fixe.

Lorsque le microscope est seulement fait pour l'observation, la platine peut être mobile, et dans le microscope universel, cette pièce a toute la stabilité désirable.

Malgré ces considérations, la monture la plus en
usage aujourd'hui est celle due à Strauss et construite

en premier par l'opticien Oberhaueser. Nous avons déjà décrit ce système, qui consiste dans l'emploi de la platine tournante, et pour la mise au point, de l'usage du tube à frottement et d'une vis de rappel, faisant mouvoir graduellement un tube auquel se trouve attaché le corps du microscope. La régularité est assurée à l'aide d'un ressort à boudin et d'une pièce à coulisseaux.

Cette construction est parfaite; on obtient ainsi une vis de rappel très précise.

Le pied du microscope de Strauss était formé d'un tambour en cuivre fixé à une base circulaire très lourde. Cette dernière partie est remplacée aujourd'hui par deux colonnes montées sur un pied très lourd; entre les colonnes, le microscope de Strauss se trouve fixé ou monté à charnières pour obtenir diverses inclinaisons.

Relativement à cette forme de support, on peut en voir un exemple dans la figure 85 qui représente le microscope de Ross. C'est seulement pour les grands microscopes que l'on emploie ce système. Pour les modèles ordinaires, sur un pied lourd, on fixe une colonne ou un support quelconque auquel on adapte la platine. La vis de rappel de Strauss, le tube à frottement, complètent l'instrument.

Les pieds se font ordinairement creux et en cuivre. La cavité se remplit avec du plomb pour donner de la stabilité.

Nous avons depuis longtemps employé la fonte de fer pour le pied du microscope, et tout en conservant la stabilité, on peut ainsi diminuer le prix de fabrication.

Un bon microscope de recherches doit être très stable; la platine doit être large et très solide. L'instrument doit être peu élevé, et les mouvements doivent s'exécuter avec facilité. Du reste, malgré que le nombre des bons constructeurs de microscopes soit très restreint, on peut pour un prix minime posséder un bon instrument.

Passons maintenant au point capital, sans lequel les meilleures montures, le mécanisme le plus ingénieux, ne seraient que des objets inutiles, un corps inanimé, la matière sans vie.

1° Les différents verres qui entrent dans la composition d'un microscope seront taillés dans une matière bien transparente et d'une grande pureté. Ils doivent être travaillés avec le plus grand soin.

2° Les deux verres de l'oculaire, ou, pour parler plus correctement, l'oculaire et le verre de champ, auront leur convexité tournée vers l'objectif. Les vis de leurs montures doivent être bien filetées, pour qu'on n'éprouve aucune difficulté lorsqu'il s'agit de les remettre en place après les avoir nettoyés.

3° Il est important que les lentilles soient parfaitement centrées et les différents verres qui les composent collés ensemble et sertis dans la monture. Il serait facile de multiplier ces propositions; mais ne vaut-il pas mieux indiquer de suite le moyen de vérifier l'efficacité de l'instrument?

Les qualités que nous venons d'énumérer sont faciles à reconnaître, mais elles ne suffisent pas ; il faut surtout que leur réunion, que leur ensemble soient soumis à un dernier examen. Combien d'instruments, parfaits en apparence, ne peuvent résister à cette redoutable épreuve !

Pour éprouver la qualité du microscope, on se sert d'objets d'épreuve que l'on désigne sous le nom de *test-objets*. Nous allons décrire ceux indiqués par le docteur Goring, car son mémoire est fort intéressant. Depuis ce travail, la science s'étant enrichie, on a ajouté des objets plus difficiles, et dont nous parlerons ensuite ; mais les tests décrits par Goring servent toujours à l'examen des microscopes, et les bons instruments peuvent seuls montrer les détails qu'il indique. Charles Chevalier, qui a le premier publié ce travail en France, s'exprime ainsi dans le *Manuel du micrographe* :

Le docteur Goring passe généralement pour avoir le premier introduit les test-objets dans la science ; nous devons dire, tout en repoussant l'accusation de partialité, que longtemps avant la publication du mémoire du docteur anglais, M. Le Baillif (en 1823) éprouvait les microscopes en examinant les stries des plumules de divers papillons, les appendices flagelliformes des animalcules spermatiques, les divisions micrométriques, etc. Nous possédons même des dessins coloriés représentant plusieurs de ces objets dessinés par Le Baillif.

Comme il ne serait pas impossible qu'on nous accusât de chercher à diminuer le mérite des travaux du docteur Goring, nous répondrons à l'avance, en rappelant nos relations amicales avec le savant docteur, une correspondance suivie pendant plusieurs années et les emprunts fréquents que nous avons faits à ses œuvres. Nous pourrions ajouter que, loin de nuire en rien aux recherches de M. Goring, les expériences de M. Le Baillif prouveraient plutôt l'excellence du procédé, puisque la même pensée surgit presque simultanément dans l'esprit de deux hommes aussi remarquables par leur talent d'observation et la justesse de leurs conceptions.

Il paraît que M. Goring fut conduit à la découverte des test-objets par un passage de Leuwenhoeck relatif au pavillon du ver à soie. En étudiant les tests, le docteur anglais reconnut deux propriétés distinctes dans le microscope : l'une, qu'il nomme *pouvoir pénétrant*, *dépend de l'ouverture des lentilles ; l'autre, ou pouvoir définissant, est en raison inverse des aberrations chromatiques et de sphéricité.* Il nous semble qu'on pourrait donner une idée assez exacte de ces deux propriétés en disant que le pouvoir pénétrant dévoile la structure intime des corps, tandis que la connaissance de leur forme, de leur apparence superficielle, dépend du pouvoir définissant. Le premier sera donc principalement applicable aux objets transparents et le second aux corps opaques. Un microscope peut posséder au plus haut degré l'une des puissances, la pénétration, par exemple, tandis que son pouvoir définissant sera faiblement prononcé, *et vice versâ* ; l'instrument parfait réunit les deux propriétés.

Le docteur Goring établit deux grandes divisions par les tests.

1° *Test-objets transparents* pour éprouver le pouvoir pénétrant.

2° *Test-objets opaques* pour le pouvoir définissant.

Nous allons extraire du *Microscopic Cabinet* un passage qu'il nous paraît important de citer avant de poursuivre notre travail.

« On trouve fréquemment des écailles et des plumules très faciles parmi les objets les plus difficiles ; ..... j'observerai qu'on distingue bien plus facilement les échantillons dont la couleur est foncée et que les noirs ne prouvent rien, tandis que, plus le tissu est transparent, plus il est difficile de distinguer sa structure. J'insisterai aussi sur les dimensions, la longueur et la largeur de l'objet, car, dans certains cas, les échantillons longs et étroits sont très difficiles, et les gros et courts très faciles..... »

Ainsi donc, on ne doit pas employer indistinctement toutes les plumules, et il importe de connaître les caractères de celles qu'il faut préférer. Nous allons donner la liste des tests-objets proposés par le docteur Goring ; puis nous décrirons leurs caractères distinctifs en nous conformant au travail du docteur, et enfin nous exposerons nos propres idées sur ce sujet délicat.

LISTE DE TEST-OBJETS (Dr GORING).

Pénétration.

1re SECTION. — *Faciles.*

Écailles de.....................	Petrobius maritimus.
—	Lepisma saccharina.

2e SECTION. — *Étalons.*

Plumules de....................	Morpho Menelaus.
—	Alucita pentadactyla.
—	Alucita hexadactyla.
—	Lycenæ Argus.
—	Tinea vestianella.

3e SECTION. — *Difficiles.*

Plumules de....................	Pieris brassicœ.
Écailles de....................	Podura plumbea.

Définition.

Poils de......................	Souris.
—	Chauve-souris.
Feuille d'une espèce inconnue de mousse appartenant au genre *Hypnum.*	
Écaille mouchetée....	Lycenæ Argus.

Caractères.

1° *Lepisma saccharina.* — On emploiera les écailles fraîches ; lorsque l'insecte est mort depuis longtemps, on risque de les altérer en les détachant.

Les stries longitudinales divergent légèrement en quittant leur point d'origine ; elles paraissent plates ou carrées comme les dentelures de quelques coquilles bivalves. Il existe d'autres stries qui suivent plusieurs directions. On doit surtout s'en rapporter à la netteté des espaces qui les séparent.

2° *Petrobius maritimus.* — Se trouve sous les pierres au bord de la mer. La forme des écailles est à peu près semblable à celle des précédentes, mais elles sont plus longues et les stries transversales très prononcées.

3° *Morpho Menelaus* (Amérique). — Les plumules imbriquées placées au centre de la face supérieure de l'aile sont d'un bleu pâle et quelques-unes presque noires. Les premières sont plus larges et doivent seules être employées comme tests. Elle présentent des stries longitudinales et transversales qui simulent les lignes d'une muraille en briques.

Ces stries et leurs intervalles doivent paraître bien distincts ; il est rare qu'on puisse voir toutes les stries transversales en même temps. Il faut détacher ces plumules avec beaucoup de soin, car elles s'altèrent facile-ment, et les stries transversales disparaissent aussitôt.

4° et 5° *Alucita pentadactyla* et *hexadactyla*. — On emploie les plumes prises sur le corps et non sur les ailes. Elles sont transparentes, ordinairement plus larges que longues et non symétriques. Souvent elles sont cou-vertes d'une trame délicate, inégale et membraneuse qui cache les lignes. Les stries longitudinales ne sont pas difficiles à distinguer, mais elles sont tellement rapprochées qu'il faut un grossissement considérable et un éclairage convenable pour les isoler. (Rares.)

6° *Lycœnœ Argus*. — Plumules de la face inférieure de l'aile d'un jaune brillant, intervalles très transparents. Nous reviendrons sur les plumules ponctuées.

7° *Tinea vestianella*. — Petites plumules de la face inférieure de l'aile. Ce *test* n'est pas très difficile, mais il faut un excellent microscope pour montrer les stries avec netteté.

8° *Pieris brassicæ*. — Il faut préférer les plumules pâles, minces, cordiformes, dont la racine est terminée par une houppe chevelue, et qui se rencontrent sur quelques parties de l'aile. Elles sont très transparentes, jaunâtres, et leur surface est rarement lisse. On distingue fort bien les stries longitudinales en employant l'éclairage oblique.

Indépendamment des stries longitudinales et transversales, il existe encore deux ordres de lignes obliques toujours plus pâles que les autres, et qui ne sont jamais réunies. Il est difficile de bien les voir ; il faut encore que la lumière arrive obliquement et que l'éclairage ne soit pas trop vif.

9° *Podura plumbea*. — On les trouve dans le bois humide, la sciure de bois et les caves. Il n'est pas facile de prendre ces insectes ; nous allons indiquer le procédé à suivre. Saupoudrez de farine un morceau de papier noir, que vous placerez près de l'endroit où se trouvent les podures ; quelques heures après, mettez le papier dans un grand vase verni que vous transporterez dans un lieu éclairé ; aussitôt les podures sauteront de la farine dans le vase où l'on peut les conserver. Le corps et les pattes de ces insectes sont recouverts d'écailles très délicates, qu'il faut recueillir avec précaution. L'insecte est très mou et s'écrase facilement ; le liquide qui s'écoule adhère aux écailles et fait disparaître les stries.

Je n'ai jamais pu distinguer ces lignes avec un grossissement au-dessous de 350 fois. On peut aussi les voir avec un bon doublet et l'éclairage de Wollaston. Leur transparence est en raison inverse de leurs dimensions. Leurs formes sont variées, mais elles ne présentent jamais d'angles aigus. Avec un bon microscope et un éclairage convenable, on aperçoit une série de lignes ou saillies disposées de différentes manières. Tantôt elles sont droites et traversées par deux ordres de lignes obliques ; les autres sont ondulées. Il en est même dont on n'a pu jusqu'à ce jour reconnaître la disposition.

Règle générale : plus les écailles sont petites, plus le test est difficile.

Quant aux *tests opaques* ou destinés à prouver le pouvoir définissant du microscope, on ne trouve dans le *Microscopic Cabinet* aucun détail sur leurs caractères. L'auteur renvoie aux planches de cet ouvrage ; nous citerons seulement les plumules du *Lycænæ Argus*, dont nous avons déjà parlé.

Ces plumules, prises sur la face inférieure de l'aile, ressemblent par leur forme à une raquette couverte de taches. Elles paraissent composées de deux couches délicates, dont la supérieure présente des rangées régulières d'épines coniques qui doivent se montrer très distinctement. Lorsque la lumière arrive obliquement, elles se mêlent et ressemblent à une ligne tremblée.

On peut encore augmenter le nombre déjà considérable des tests-objets ; ainsi les globules de sang des différents animaux, les prolongements flagelliformes des animalcules spermatiques et des infusoires, les cils vibratoires de ces derniers, etc., sont également de fort bons objets d'épreuve. Mais pourquoi multiplier les exemples ? Ne vaut-il pas mieux faire un choix rigoureux parmi les plus difficiles et s'en tenir aux résultats qu'ils fournissent? Un bon microscope sortira vainqueur de toutes les épreuves ; lorsqu'une fois il aura fait voir bien nettement un ou deux objets très-difficiles, il ne sera pas nécessaire de répéter l'expérience sur un autre *test*, à moins toutefois qu'on n'ait du temps à perdre, et le contraire arrive ordinairement à qui sait bien l'employer. Nous avons cependant choisi plusieurs tests-objets, parce que tous les microscopes n'ont pas une puissance suffisante pour faire voir les plus difficiles, et que d'ailleurs il en est qu'on se procure plus facilement que d'autres.

Voici notre division et les caractères des différents corps :

1re DIVISION. — *Faciles*.

Stries longitudinales et apparence de lignes obliques sur les écailles de la *forbicine*.

Stries des plumules du *petit papillon du chou*.

2e DIVISION. — *Difficiles*.

La granulation des stries des mêmes plumules.

3e DIVISION. — *Plus difficiles*.

Stries longitudinales des plumules du **grand papillon du chou**.

4e DIVISION. — *Très difficiles*.

Lignes interrompues des petites et moyennes écailles de *podure*.

Granulation des stries des plumules du **grand papillon du chou**.

1º FORBICINE (*Lepisma saccharina*). — Vulgairement connu sous le nom de *poisson argenté*, *demoiselle d'argent*, cet insecte doit sa couleur argentée à un grand nombre d'écailles luisantes qui le couvrent entièrement. Lorsqu'on veut employer les écailles, il faut prendre l'insecte avec une plume et le poser délicatement sur une lame de verre, que l'on recouvre aussitôt d'une seconde ; soumis à une pression modérée, l'animal s'agite et laisse une partie de ses écailles attachées aux bandes de verre.

Ces écailles présentent des stries longitudinales qui se courbent vers le point d'insertion et forment à l'extrémité opposée des dentelures prononcées. Ces stries se distinguent facilement, même avec un microscope de moyenne force; elles doivent paraître nettes et bien tranchées.

Avec une amplification de 100 à 150 fois, on reconnaît deux sortes de lignes obliques qui sont probablement formées par la coïncidence des stries longitudinales.

2º PETIT PAPILLON DU CHOU (*Pieris rapæ*, piéride de la rave). — Les ailes de ce papillon fort commun sont revêtues de trois ou quatre espèces d'écailles différentes. C'est à M. Le Baillif que nous devons la découverte des petites écailles qu'il nomma *plumules* et qu'il faut employer de préférence à toutes les autres. On les recueille sur les ailes du papillon mâle. Une de leurs extrémités est cordiforme et les deux lobes sont arrondis ou carrés ; l'autre est terminée par des filaments chevelus. Entre les deux lobes du cœur et à l'extrémité d'un pédicule délié, on observe une petite boule qui, d'après les observations intéressantes de M. Bernard Deschamps, est la partie qui s'implante sur la membrane de l'aile.

Avec un bon microscope et une puissance ordinaire,

on aperçoit des stries qui s'épanouissent en quittant la partie étroite de la plumule. Rapprochées vers le centre, elles s'écartent en avançant vers les bords et s'infléchissent en suivant à peu près les contours de la plumule. Avec une amplification de 300 fois, on distingue la disposition granulée qui leur donne l'apparence d'un chapelet dont les grains laisseraient entre eux un certain intervalle. *On reconnaît la bonté de l'instrument à la netteté des granulations, qui parfois permet d'en compter un certain nombre.*

3° GRAND PAPILLON DU CHOU (*Pieris brassicæ*, piéride du chou). — Il faut employer exclusivement les plumules du mâle, dont les deux extrémités ont quelque ressemblance avec celles dont nous venons de parler; mais les contours des lobes sont parfaitement arrondis, les plumules sont très allongées et leur coloration est d'un jaune pâle. Les stries sont longitudinales, très rapprochées dans la partie aiguë de la plumule, et s'avancent en divergeant vers l'extrémité cordiforme, dont elles suivent faiblement les contours.

L'excellence de l'instrument pourra se mesurer sur la netteté plus ou moins grande de ces stries; mais *les granulations qui les composent doivent être considérées comme un test-objet très difficile.* Un excellent microscope a seul le pouvoir de faire distinguer ces granulations fines et rapprochées.

M. Goring décrit deux espèces de lignes, les unes longitudinales et les autres obliques; à son avis, ces dernières l'emportent en difficulté sur les autres tests.

Nous différons d'opinion avec le docteur anglais. Pour nous, il n'existe qu'une seule espèce de stries longitudinales dont l'apparence est granulée. M. Goring lui-même revient sur ses premières idées et dit, en parlant des stries : « Elles cachent un mystère inexplicable, car si elles sont produites d'après le même principe que les lignes des micromètres, pourquoi ne les voit-on pas aussi facilement ? » Le docteur Brewster étudia ces stries avec le plus grand soin, et reconnut enfin que les lignes mystérieuses des test-objets n'existent qu'en apparence et qu'elles sont formées par une série de dentelures qui, avec les fibres auxquelles elles s'attachent, constituent la trame délicate des plumules. Relativement aux lignes obliques, le docteur Brewster les considère comme résultant d'une illusion d'optique produite par l'alignenent accidentel des différentes séries de dentelures également éclairées par une lumière oblique, etc.

4° Podure (*Podura plumbea*, podure plombée. Nous avons indiqué plus haut la manière de se procurer cet insecte). — Les écailles de la podure ont généralement une forme oblongue, mais leur grandeur varie. Avec un microscope médiocre, leur surface paraît unie ; mais avec un instrument parfait, on découvre une multitude infinie de points oblongs qui simulent des lignes droites, croisées, obliques ou onduleuses, suivant les variations que l'on fait subir à l'éclairage.

Il n'est pas très difficile de découvrir ces points sur les plus grandes écailles ; aussi faut-il choisir les plus petites, et nous les considérons comme l'un des meilleurs objets d'épreuve pour démontrer le pouvoir pénétrant du microscope.

Nous n'abuserons pas plus longtemps de la patience du lecteur, déjà fatigué sans doute de la longueur et de l'aridité de ces détails. Cet aperçu suffira pour lui donner une idée exacte des tests-objets ; néanmoins, nous ajouterons quelques mots sur les difficultés qu'on éprouve à distinguer les caractères que nous venons de décrire, même avec le meilleur microscope.

Dans aucune circonstance, la disposition convenable de l'éclairage n'est plus importante. Citons un seul exemple.

Les stries des plumules sont tellement délicates qu'elles seraient complètement noyées dans une lumière trop vive; la délicatesse des saillies qu'elles forment à la surface de la plumule exige *une lumière oblique, et ces lignes ne deviennent apparentes qu'au moyen des ombres que l'on parvient à leur faire projeter*. Il est évident qu'il faudra suivre une marche analogue pour les autres *tests*, en les plaçant toujours dans les conditions les plus favorables.

Au surplus, il serait trop long et fastidieux de décrire minutieusement toutes les précautions nécessaires; aussitôt que l'on aura acquis une certaine habitude du microscope, on devinera sans peine la meilleure méthode à suivre. Avec l'expérience et les renseignements que nous avons donnés dans le cours de cet ouvrage, les observateurs auront bientôt découvert tous les secrets de la science microscopique. Nous nous empresserons toujours de guider leurs premiers pas et de leur signaler les qualités de leurs instruments. Espérons que, devenus maîtres à leur tour, ils voudront bien nous indiquer les défauts qu'ils auront pu rencontrer dans les nôtres ; ce sera notre meilleure récompense.

Nos différents tests (voyez la planche à la fin du volume) ont été dessinés avec le plus grand soin à la chambre claire adaptée au microscope par un excellent artiste, M Vaillant, dont le talent est bien connu de nos professeurs. Malheureusement, nous craignons que la gravure n'ait pu reproduire toute la délicatesse du dessin. Le lecteur pourra toutefois se régler sur les figures pour apprécier la netteté avec laquelle il distinguera les objets d'épreuve; c'est ainsi que nous les avons vus avec nos meilleurs microscopes, c'est ainsi qu'il faudra les voir avec un bon instrument.

Nous ne saurions mieux terminer cet article qu'en traduisant le code promulgué par le docteur Goring dans sa *Micrographia*.

Code.

Article premier. — Le meilleur instrument est celui qui fait voir avec le plus de pureté et bien nettement les différents détails des objets ; peu importe qu'il soit construit de telle ou telle manière, chromatique ou achromatique, *planatic* ou *aplanatic*, bien ou mal ajusté, que les lentilles soient bien ou mal travaillées, polies ou centrées. Si je pouvais voir dans un microscope fait avec le cristallin d'un merlan pourri *quelque objet qui ne fût pas visible dans un autre instrument*, je dirais que le premier est le meilleur et reste maître du champ de bataille. (1)

Art. 2. — Lorsqu'on veut comparer un microscope à un engiscope, il faut employer le même objet ; s'agit-il d'écailles d'insectes, on doit les dessiner pour être toujours sûr de choisir le même spécimen.

Art. 3. — *Cæteris paribus*, je dois dire que *le meilleur instrument est celui qui fait parfaitement voir un objet avec le pouvoir le moins fort*. Soit un instrument A, qui permet de bien voir un objet avec un

____

(1) Nous traduisons littéralement; à part les embellissements tant soit peu britanniques dont l'auteur a orné sa pensée, nous sommes convaincu qu'elle ne rencontrera pas d'opposition.

pouvoir de 200, tandis qu'un autre, B, dévoile également bien tous ses détails *sur une petite échelle*, **avec un pouvoir de 100, je dirai que** B est le meilleur ; dans ce cas, je suppose que lorsque la puissance des deux appareils est fixée à 100, leur effet n'est pas égal, et que B a tout l'avantage. Mais si leur puissance était portée à 200 et qu'alors A eût l'avantage, je dirais encore que B est le meilleur. Dans mes écrits, j'ai souvent insisté sur ce point et signalé ce que je considère comme des raisons suffisantes de mes assertions.

Art. 4. — Si deux instruments, C et D, font voir également bien les stries et les taches d'un objet, mais qu'avec C on aperçoive le bord de l'écaille ou de la plumule (l'appareil demeurant fixé au point nécessaire pour voir les stries), de telle sorte que les stries et le périmètre soient visibles en même temps ; si D ne donne pas le même résultat, C sera le meilleur.

Art. 5. — Si, avec un instrument, les lignes d'un *test* paraissent formées par une agrégation de points ou globules, ou brisées, interrompues, déchirées, tandis qu'un autre microscope les montre distinctement, comme de véritables lignes tracées à la plume, ce dernier l'emportera, etc. (1)

Art. 6. — Si, avec deux instruments, on voit également bien certains corps striés étndiés comme objets transparents, mais que l'un des deux les montre plus ou moins nettement comme objets opaques, ce dernier aura l'avantage.

Art. 7. — Si deux instruments sont également bons

____

(1) Nous n'admettons pas cette proposition. Les stries doivent, au contraire, paraître granulées ; comment admettre que les dentelures découvertes par le docteur Brewster puissent avoir l'apparence d'une ligne non interrompue et parfaitement droite ?

sous tous les rapports, mais que l'un d'eux soit achromatique, il devra être préféré, car les images seront exemptes de coloration, etc.

Ainsi que nous l'avons dit au commencement de ce chapitre, on a ajouté aux tests que je viens de décrire différents objets difficiles pris parmi les infusoires fossiles, bien que le grand papillon du chou constitue un test fort difficile.

Les navicules sont aujourd'hui les tests en usage; aussi l'on se sert généralement du *Navicula angulata ;* puis viennent le *Grammatophora subtilissima*, etc. Ces navicules présentent différents ordres de stries ; il importe de les voir parfaitement avec un bon instrument.

J'insiste sur ces mots *voir parfaitement*, car un microscope médiocre peut montrer les stries, et c'est cela dont il faut se défier. Avec la lumière oblique, on peut voir tant de choses qu'il est important de spécifier qu'il y a voir et voir, et c'est voir parfaitement que nous entendons exprimer.

Il va sans dire que l'on ne peut exiger que le possible, et que les stries seront d'autant mieux perçues si la série est à correction et à immersion. Cependant les jeux ordinaires, à partir du n° 5, montrent l'*angulata ;* le n° 9 ordinaire peut aussi faire percevoir la *subtilissima*.

Nous avons déjà parlé de *l'angle d'ouverture* ou angle formé par les rayons qui se croisent derrière la lentille. Plus cet angle est grand, plus les fins détails apparaissent. Plus il entre de lumière dans la lentille, plus l'angle sera considérable, tout en tenant compte du grossissement qu'il ne faut pas négliger. Il faut donc, pour un grossissement donné, qu'il pénètre le plus de lumière possible dans l'objectif, et l'on aura un angle d'ouverture capable d'analyser les plus fins tests-objets. Pour mesurer cet angle, on se sert d'un demi-cercle en métal ou en bois, divisé vers sa circonférence. Le tube du microscope avec un oculaire et la série à analyser sont fixés sur une alidade qui parcourt les divisions. On dirige le tube vers la flamme d'une lampe placée à 2 ou 3 mètres, on fait parcourir de façon à atteindre les deux extrémités de la flamme et on lit l'angle formé qui est l'*angle d'ouverture*. L'étude de l'angle d'ouverture a été faite par MM. Pritchard et Lister, et c'est à Andrew Ross que l'on doit l'appareil que nous venons de décrire. Les séries faibles ont des angles d'ouverture de 16, 20, 25 degrés ; les séries moyennes, de 60 à 90, et les fortes, de 120 à 150. Dans les très forts jeux à immersion, on est arrivé à obtenir 175 degrés d'ouverture.

Nous présentons ici un petit travail sur les *tests-objets*. Il est dû au désintéressement de M. Henri Van Heurck, micrographe des plus distingués et savant professeur de botanique en Belgique. Les micrographes doivent donc lui savoir gré de son obligeance. Du reste, dans le cours de cet ouvrage, j'ai publié un travail complet de M. Van Heurck sur l'application du microscope à la botanique. Ce mémoire on ne peut plus curieux est appelé à rendre des services réels. L'auteur, non-seulement savant physiologiste, possède à un haut degré la science de l'optique du microscope, ce qui lui permet de tirer le plus grand parti d'un instrument auquel la science doit tant.

Sous le nom de *tests*, on désigne certains objets qui servent à éprouver la puissance optique du microscope.

Il existe un assez grand nombre de tests ; nous ferons un choix des plus importants. Ce seront : *Lepisma saccharina, Pieris brassicæ, Hipparchia Janira, Pleurosigma angulata, Grammatophora subtilissima, Surirella gemma, Navicula affinis.*

Lepisma saccharina. — Ces écailles sont fournies par un insecte de l'ordre des Thysanoures, connu sous le nom vulgaire de *petit poisson d'argent,* et qui habite les fentes des planchers, armoires, etc. Les écailles présentent deux sortes de stries, les unes longitudinales et les autres obliques par rapport aux premières. On distingue deux formes dans les écailles du *Lepisma.* Dans les unes, qui sont plus ou moins rondes, les stries ne se distinguent qu'avec un bon instrument amplifiant de 100 à 150 diamètres ; dans les autres, dont la forme est conique, les stries se montrent à un grossissement de 30 à 40 fois.

Pieris brassicæ. — Les écailles du *papillon du chou* ont donné lieu pendant quelque temps à beaucoup de discussions. Charles Chevalier les décrit comme présentant des stries longitudinales granulées et simulant des rangées de perles : V. Mohl contesta ceci et prétendit en tirer un jugement défavorable pour les microscopes du constructeur précité. Divers observateurs, Goring, Brewster, etc., émirent diverses opinions qui n'élucidèrent point la question, dont la solution était réservée à l'illustre Harting, qui trouva le premier que tout dépendait de la façon d'éclairer l'objet. Il y a deux séries de lignes, les unes transversales et les autres longitudinales. On distingue très bien ces deux séries de lignes en employant de la lumière oblique ou convergente ; mais en employant de la lumière divergente, on ne voit que des lignes granulées.

Ce test est très difficile et exige un excellent instrument et un grossissement de 3 à 400 diamètres.

Hipparchia Janira. — Les écailles de ce papillon, prises sur un individu femelle, ont d'abord été recommandées et ensuite fort vantées par V. Mohl et par Schacht.

C'est un fort bon test pour essayer dans la lumière oblique des objectifs de moyen grossissement. On y voit des lignes longitudinales et transversales ; ces dernières sont éloignées les unes des autres de 1/1200ᵉ de millimètre (fig. 112). Les lignes doivent se montrer bien nettes dans la lumière centrique lorsqu'on emploie des objectifs forts. Schacht recommanda comme étant les plus difficiles les écailles longues et transparentes. Depuis quelques années, le microscope s'étant perfectionné d'une façon extraordinaire, il a fallu chercher sans cesse de nouveaux tests de plus en plus difficiles. Les Diatomées, qui présentent sur leur carapace des lignes très fines, ont fourni ce que l'on cherchait. Nous allons examiner les tests de ce genre le plus employés.

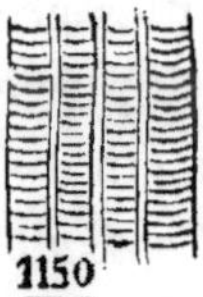

Fig. 112.

Pleurosigma angulata. — Étudié avec des objectifs médiocres ou dans la lumière directe, avec des objectifs non à immersion, le *Pleurosigma*, tel qu'il est livré ordinairement par Bourgogne, c'est-à-dire à sec, se présente, comme dans la figure 113, sans la moindre apparence de stries. Mais que l'on emploie la lumière oblique et un excellent objectif, et l'on verra successivement trois

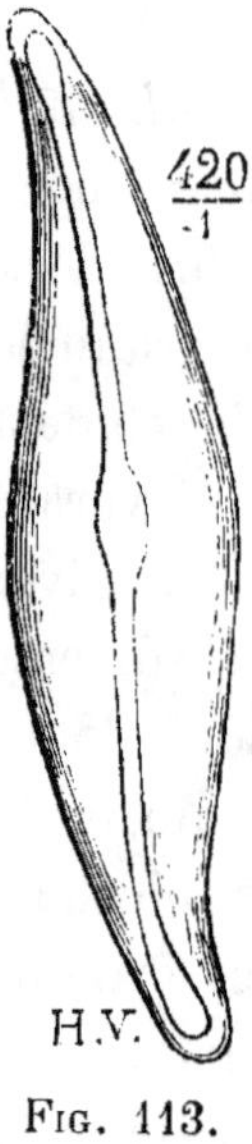

Fig. 113.

séries de lignes se croisant sous un angle de 60 degrés, comme on le voit dans la figure 114, où nous avons dessiné, du côté droit, les lignes transversales, et, à gauche, les deux autres croisées.

Les objectifs à immersion montrent fort bien à la fois les trois systèmes de lignes, et toute la carapace paraît couverte de petits hexagones. Ces petits hexagones forment-ils relief ou sont-ils creusés dans la substance de la carapace? C'est là une question qui est loin d'être résolue, et les deux opinions sont soutenues par des micrographes également éminents.

Grammatophora subtilissima. — Les carapaces de cette Diatomée présentent au bord des lignes longitudinales et transversales. Ce sont ces dernières qui sont très difficiles à voir, car elles exigent un objectif parfait.

Surirella gemma. — La *Surirella gemma* est un des tests les plus difficiles qu'il y ait. Il faut, pour le voir, employer les meilleurs objectifs à immersion et en outre la lumière oblique. L'emploi d'un microscope à platine tournante est d'un grand secours.

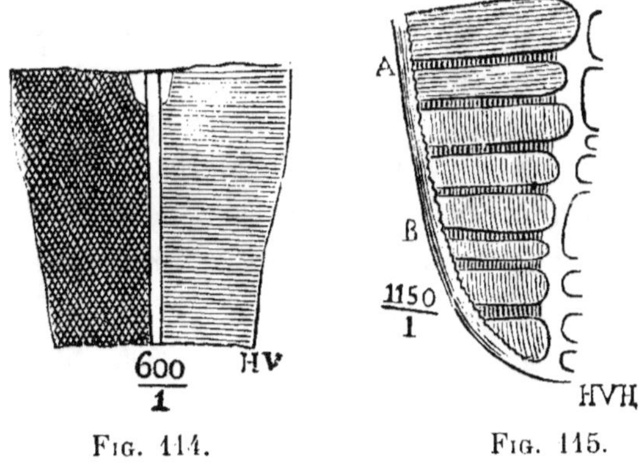

Fig. 114.   Fig. 115.

Ce *Surirella* présente, comme on le voit dans la figure 115 qui en représente à peu près un quart, de grosses lignes bien marquées entre lesquelles se montrent des lignes transversales plus fines, comme il est dessiné dans la partie A. Ce ne sont point ces dernières qui donnent au *Surirella gemma* sa haute valeur comme test, mais en dirigeant convenablement le miroir ou en faisant tourner la platine, on apercevra des lignes longitudinales délicates plus fortement marquées sur les grosses lignes transversales. Ce sont ces lignes fines marquées en B dans la figure, qui forment un des tests les plus difficiles connus.

Navicula affinis. — Le *Navicula affinis* a été employé à l'Exposition de Londres de 1862, pour juger les microscopes. Il est d'une difficulté extrême et surpasse même le *Surirella gemma*. Cette Diatomée, comme on le voit dans la figure 116 qui en montre l'extrémité, présente, sur la ligne médiane, une raie large et profonde interrompue au centre de la carapace. Parallèlement à la raie médiane se montrent des lignes longitudinales fortement marquées et visibles même à l'éclairage centrique. Mais transversalement aux premières se montrent des lignes très serrées et d'une ténuité extrême : ce sont ces dernières qui donnent au *Navicula affinis* sa valeur de test de premier rang. Elles exigent la lumière oblique et un éclairage modéré d'une façon convenable.

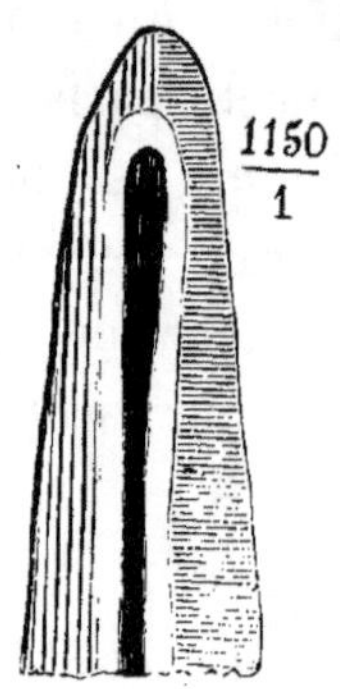

FIG. 116

LIVRE DEUXIÈME

DE LA PRÉPARATION DES OBJETS

CHAPITRE X.

DISSECTION DES OBJETS MICROSCOPIQUES.

La dissection des objets microscopiques peut s'effectuer de différentes manières, suivant le volume du corps sur lequel on opère. Les cas qui peuvent se présenter à cet égard peuvent se rapporter à deux principaux que nous allons examiner séparément.

Dans le premier, nous indiquerons la marche à suivre pour disséquer un objet d'un volume un peu considérable, et dans le second, celle nécessaire pour un objet petit ou plus ou moins microscopique.

Les procédés que l'on doit employer dans le premier cas, se rapportent en général à ceux dont on fait usage ordinairement dans la dissection des corps volumineux; cependant il y a quelques restrictions à faire, car, dans le langage des micrographistes, on entend par corps volumineux ceux dont l'aspect général peut être connu sans l'emploi du microscope, et dont l'inspection détaillée réclame l'emploi de cet instrument.

Il me sera facile, en citant un fait, de rendre palpable ce que je viens d'énoncer. Je suppose que l'on veuille connaître l'organisation d'un insecte un peu gros, telle, par exemple, celle du carabe doré (*Carabus auratus*). L'aspect général en est facilement saisi à première vue ; mais si l'on veut arriver à isoler les organes intérieurs, tels que ceux qui servent à la digestion, à la respiration, etc., ou même que l'on veuille étudier les parties de la bouche, isoler les tarses, etc., on sera forcé de recourir à l'emploi du microscope, lequel, dans ce cas, doit être disposé de la manière la plus simple possible. On emploiera donc pour cet usage une simple loupe grossissant quatre ou six fois, que l'on fixera sur le porte-loupe.

Au chapitre *Microscope simple*, j'ai déjà traité de cet instrument, et j'ai conseillé l'emploi de la loupe achromatique, comme devant être d'un usage exclusif. Je n'insisterai donc pas sur sa bonté, les détails que j'ai donnés suffisent pour faire pressentir tout l'avantage que l'on peut en retirer, car cette disposition fait voir les objets avec une grande netteté et absence complète de couleurs, en permettant de continuer les dissections pendant des heures entières, sans éprouver de fatigue.

La loupe achromatique à faible grossissement sert donc toutes les fois que l'on veut isoler d'un objet un peu gros des parties plus ou moins ténues que l'on désire soumettre à de nouvelles dissections ; souvent ces parties n'ont plus besoin d'une nouvelle dissection, et il suffit de les observer après leur avoir fait subir une préparation préalable.

Citons encore quelques faits qui serviront à bien faire comprendre ce que je me propose d'expliquer.

Ayant, à l'aide de la loupe simple et par les procédés ordinaires de dissection, mis à nu et isolé chez un insecte l'appareil digestif, les trachées ou autres organes du même genre, si l'on désire connaître l'organisation intime de ces appareils, il faudra nécessairement pratiquer les dissections à l'aide d'un instrument d'un pouvoir amplificatif plus grand, en suivant quelques précautions que j'indiquerai plus loin. Il en est de même d'un tissu végétal, si, après avoir isolé les vaisseaux, trachées et fibres, on veut les examiner séparément, etc., etc. Dans ce cas, on se servira du microscope simple proprement dit ou loupe montée, ainsi que nous allons l'indiquer dans un instant.

Si je désire isoler les parties de la bouche, les ailes, les tarses d'un insecte, les organes de reproduction d'une plante de moyenne grosseur, afin de les soumettre à la préparation conservatrice, je me servirai encore de la loupe simple à faible grossissement. Mais si ces mêmes objets sont trop petits pour que je puisse opérer ces manipulations, nécessairement je les amplifierai davantage et me servirai donc de la loupe montée ou du microscope composé redesseur, avec des amplifications moyennes, ou encore avec l'objectif variable, dont la netteté est plus parfaite que celle de toute autre combinaison.

Voyons maintenant comment on opère la dissection des corps volumineux avec la loupe achromatique, et la dissection des corps microscopiques avec la loupe montée ou avec le microscope composé.

La dissection s'opère plus facilement, lorsque les objets sont plongés dans l'eau, suivant la méthode de l'immortel Cuvier. A cet effet, l'objet, suivant sa nature, sera maintenu à l'aide d'épingles sur de petites plaques de liège, recouvertes de feuilles d'étain, ou de petites plaques de liège fixées sur une lame de plomb ; afin d'empêcher le liège de s'imbiber d'eau, l'étain pourra être collé avec de la colle de poisson, ou même encore on vernira le liège avec du vernis copal qui le rendra complètement imperméable. De petites plaques de cire ou autres substances molles et de même nature pourront aussi servir au même usage. On peut aussi, si l'objet est très mou, employer le moyen indiqué par M. Strauss, et qui consiste à engager les corps à disséquer dans du plâtre de mouleur gâché à l'instant, lequel, en durcissant, maintient l'objet dans la position que l'on désire.

L'objet étant fixé, on place la plaque dans une petite cuve en porcelaine ou en verre, ou encore en bois verni au copal et avec fond de verre ; on maintient la petite plaque au fond de la cuve avec la cire à modeler, et on ajoute de l'eau en quantité suffisante. Ayant ajusté le porte-loupe, muni de sa loupe, au-dessus de l'objet, il ne reste plus qu'à disséquer.

Si l'objet est très-opaque, on peut l'éclairer avec une loupe plano-convexe, que l'on place sur un petit support, à côté de l'objet. Mais, dans la majorité des cas, il est bien plus commode de disposer la petite cuve comme l'a indiqué M. Quekett, dans sont excellent *Traité du microscope*. On dépose la petite cuve sur un support de bois, et on s'appuie les bras sur deux plans inclinés que l'on approche près de la petite cuve, ainsi que le

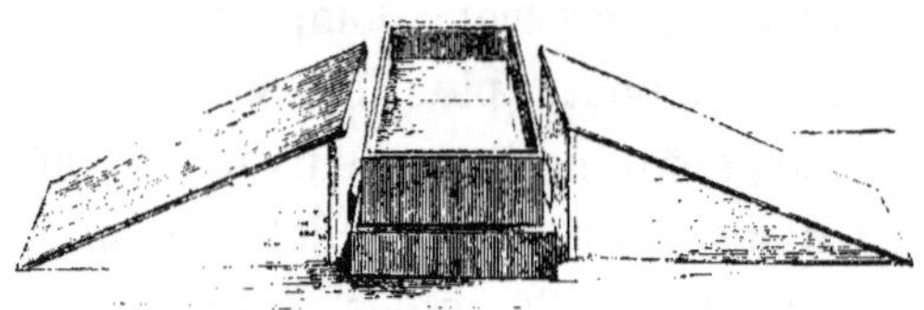

Fig. 117.

représente la figure 117. Cette disposition est très commode et peut rendre d'immenses services.

Si l'on n'a que quelques parties résistantes à séparer, on place simplement l'objet sur une plaque de marbre dépoli, et, en le maintenant à l'aide de presselles, on sépare, à l'aide des ciseaux ou du scalpel, les parties que l'on veut isoler.

Mais avant d'indiquer la marche à suivre dans les dissections microscopiques, arrêtons-nous un moment pour examiner les instruments dont on fait usage ; je veux parler des instruments tranchants et accessoires.

Commençons d'abord par le scalpel. On doit en avoir de quatre formes differentes, comme ceux représentés dans la figure 118. Le rasoir emmanché (fig. 119, tran-

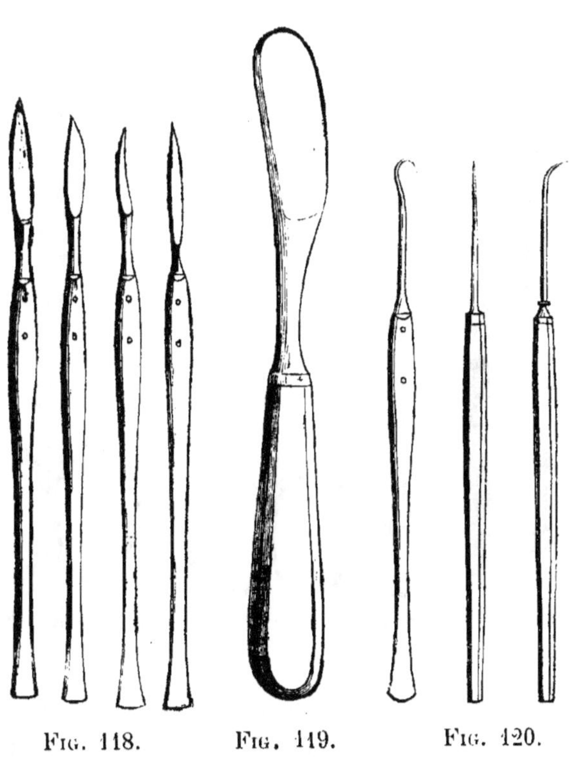

Fig. 118.   Fig. 119.   Fig. 120.

choir de Strauss) est un des outils les plus utiles ; pour faire des coupes, rien ne saurait l'égaler.

On doit aussi avoir à sa disposition une aiguille droite emmanchée et une aiguille courbe, une érigne à manche (fig. 120), et surtout des porte-aiguilles, tels que ceux imaginés par Charles Chevalier (fig 121). Ces porte-aiguilles, en forme de porte-crayons, permettent de placer des aguilles de toutes dimensions.

Des ciseaux droits et courbes (fig. 122 et 123) sont indispensables, ainsi que de petits ciseaux à ressorts (fig. 124).

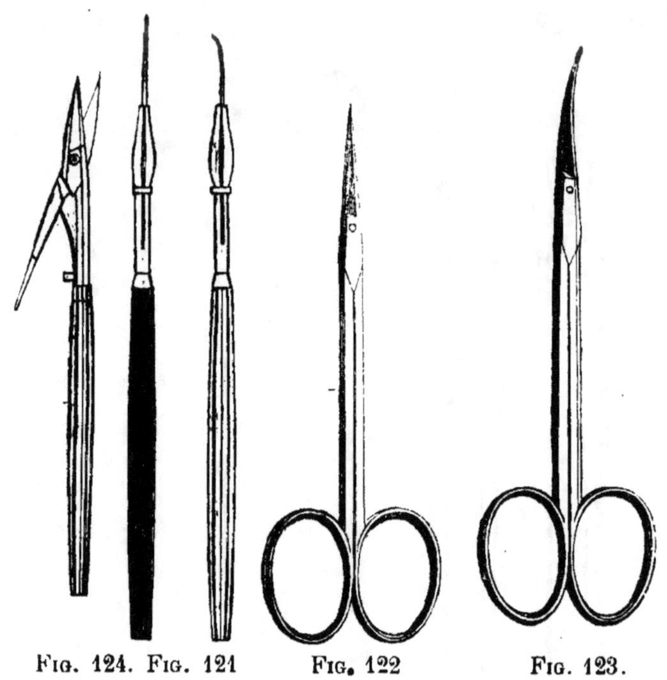

Fig. 124. Fig. 121   Fig. 122   Fig. 123.

Les aiguilles à cataracte (fig. 125) sont de la plus haute utilité. Joignons à cela des presselles fines et bien ajustées, droites et courbes (fig. 126 et 127), des presselles plus fortes, et nous aurons la série des instruments nécessaires pour les dissections microscopiques.

On devra aussi joindre à son arsenal, de petits pinceaux doux pour laver les objets, et de petites seringues de verre à canule effilée, pour diriger un jet de liquide, afin de mettre en évidence certaines structures très délices.

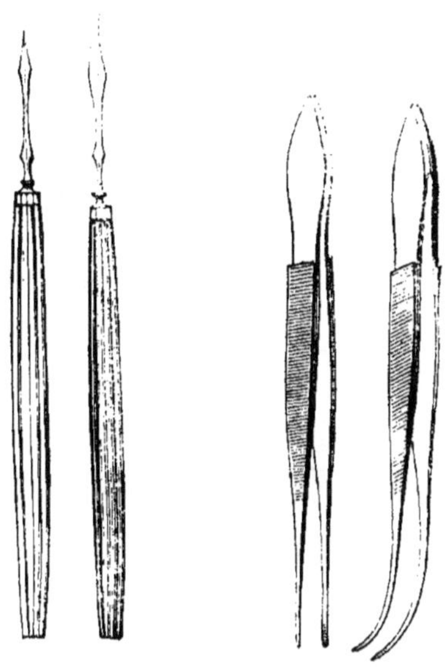

Fig. 125.   Fig. 126. Fig. 127.

Pour couper des tranches de bois ou autres matières analogues, on se servira du rasoir, ou encore de la machine de M. Mopping. Cet instrument, représenté figure 128, est fort commode : on introduit la branche dans une place *ad hoc ;* on règle la hauteur à l'aide d'une vis, puis à l'aide du rasoir on obtient des tranches égales et aussi minces qu'on le désire. Une vis de pression maintient les objets en place.

Charles Chevalier a imaginé pour cet usage une machine très précise, permettant de faire des sections à toutes les inclinaisons et d'en mesurer l'épaisseur.

Maintenant que nous connaissons les instruments que l'on emploie pour la dissection, donnons à ce sujet quelques directions générales, car il est impossible de préciser et de donner des règles exactes.

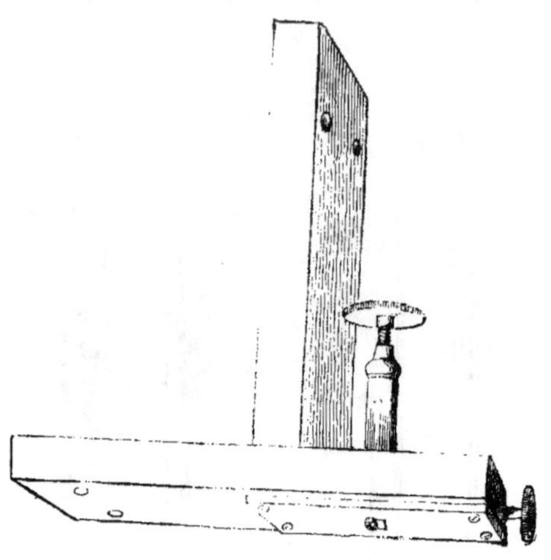

Fig. 128.

Si l'on a affaire à des objets un peu volumineux, desquels on veut mettre en évidence certaines parties, soit dans la dissection des tissus animaux ou végétaux, c'est par l'usage alternatif du scalpel et des ciseaux, ou du tranchoir de Strauss, en pratiquant des incisions ou des sections, que l'on commencera les dissections. On emploiera nécessairement des scalpels et des ciseaux d'une forme appropriée suivant l'objet que l'on dissèque. Il ne restera plus qu'à séparer les parties incisées, à les fixer à l'aide d'épingles ou autres moyens.

Si l'on veut ensuite extraire de petits objets pour les soumettre à d'autres dissections, à l'aide des aiguilles emmanchées on les mettra en évidence, puis les saisissant avec des presselles fines, on les séparera à l'aide

des ciseaux à ressort ou de petits scalpels. Si l'objet est
mou, s'il s'agit d'une larve d'insecte, ou autre corps de
même nature, c'est par déchirements et à l'aide des
aiguilles droites et courbes que l'on opérera les dissections, car la nature du corps permet, par sa consistance,
d'isoler tous les organes que l'on veut étudier. Certains
corps compactes, tels que la graisse, le cerveau ;
d'autres encore, tels que les glandes, seront examinés
en pratiquant des coupes, à l'aide d'un bon rasoir
imbibé d'eau, ainsi que l'objet sur lequel on opère.
D'autres fois, les coupes se font à sec, mais les corps
ont besoin d'être plongés préalablement dans une solution d'acide chromique, puis desséchés ensuite à l'air.
Les tissus et corps végétaux sont généralement plus
faciles à disséquer que les autres. Dans ces opérations,
on retire de grands avantages en laissant macérer quelque temps les objets que l'on veut disséquer. C'est, en
grande partie, par déchirements, que l'on obtient les
meilleurs effets, et que l'on met en évidence dans les
tissus végétaux les objets qui présentent de l'intérêt. Les
coupes en tranches minces des différents bois devront
être aussi nécessairement consultées. Comme nous
l'avons déjà dit, on obtient ces coupes à l'aide des
machines dont nous avons parlé. Un excellent moyen
de faire des coupes consiste à placer l'objet entre deux

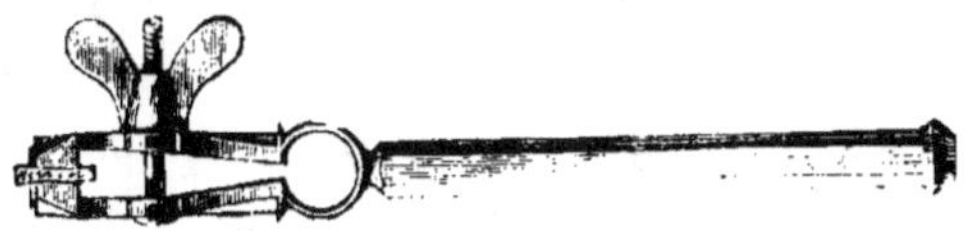

Fig. 129.

lames de moelle de sureau. Le tout est maintenu dans
un étau à main (fig. 129). Il ne reste plus qu'à se servir

du rasoir, pour obtenir des tranches parfaites. Pour les coupes d'os, de dents, il faut les scier, les user et les polir ; on fait mieux pour cela d'acheter des préparations faites.

Pour examiner les poils des animaux, il faut suivre le procédé indiqué par M. Dujardin, qui consiste à fixer sur une baguette de bois sur laquelle on a pratiqué une rainure longitudinale, un faisceau de poils à observer, et à couper le tout en tranches minces, à l'aide du rasoir; on délaye ensuite les tranches dans l'eau, et l'on obtient des coupes parmi lesquelles on cherche celles qui paraissent les plus parfaites.

Si l'on veut étudier des bois fossiles, des coquilles, des pétrifications, il faudra en extraire des lames minces, qui, une fois polies, seront fixées sur des lames de glace à l'aide du baume du Canada, et seront alors prêtes à être observées.

Ces lames ne peuvent être extraites que par un ouvrier habile, et les amateurs feront bien de ne pas se livrer à ces manipulations, qui rentrent dans les attributions du lapidaire et de l'opticien.

Examinons maintenant les précautions à prendre pour la dissection des petits objets; il nous suffira de peu de mots pour les indiquer, car elles se pratiquent sur la platine du microscope simple, sur un disque de glace que l'on y adapte à cet effet. On se sert des doublets de Charles Chevalier, avec des grossissements variables depuis dix fois jusqu'à soixante et plus ; mais, dans ce cas, il faut une certaine habileté, qu'on n'acquiert qu'après de nombreuses manipulations. On peut aussi, sur la platine du microscope simple, avec de faibles pouvoirs, disséquer d'assez gros objets ; mais lorsqu'ils sont trop volumineux, l'emploi du porte-loupe et de la loupe achromatique est bien préférable.

Les instruments qui servent à disséquer les petits objets sur la platine du microscope se résument en général par l'emploi des aiguilles droites et courbes, soit emmanchées dans du bois, ou mieux dans les petits manches à coulisse dont j'ai parlé. Les petits scalpels et les presselles fines seront aussi employés. C'est par leurs belles dissections et observations à l'aide du microscope simple, que les Swammerdam, les Lyonnet, les Leuwenhoeck, ont immortalisé leur nom. C'est dans leurs ouvrages que l'on trouvera les conseils les plus précieux, dictés par le savoir et la persévérance. Voici, du reste, comment Swammerdam procédait.

Swammerdam disséquait les petits insectes sur une table de cuivre construite par Musschenbroek. Sur cette table, deux bras mobiles étaient destinés l'un à maintenir l'objet, l'autre à porter la lentille ou le microscope construits avec le plus grand soin. Leurs foyers ainsi que leurs dimensions étaient variables. Swammerdam commençait ses observations avec les plus faibles amplifications dont il augmentait progressivement la puissance.

Il paraît avoir excellé surtout à construire de très petits ciseaux et à leur donner un tranchant parfait ; il en faisait usage pour les objets très déliés, préférant leur manière nette de trancher les corps, à l'action des scalpels et des lancettes qui, bien qu'exessivement fins, altèrent souvent les substances délicates et tiraillent les organes. Ces scalpels, lancettes, aiguilles, etc., étaient si déliés, qu'il ne pouvait leur donner le tranchant nécessaire qu'en les examinant à travers une loupe; mais aussi faisait-il avec ces instruments l'anatomie d'une àbeille aussi nettement qu'auraient pu le faire les plus fameux anatomistes sur de grands animaux. Il maniait avec une adresse infinie des petits tubes de verre effilés, aussi minces que des soies de porc. Ils lui servaient à insuffler les plus petits vaisseaux pour la démonstration, à les isoler dans leur marche ou à les injecter avec des liquides de différentes couleurs ; il faisait périr ses insectes en les plongeant dans de l'alcool, de l'eau ou de l'essence de térébenthine qui empêchaient la putréfaction, augmentaient la solidité des parties molles et facilitaient leur dissection.

Quand il avait divisé le petit individu avec les ciseaux et noté attentivement tout ce qu'il remarquait d'abord, il enlevait avec soin et patience les divers organes après les avoir préalablement isolés avec des pinceaux fins, de la graisse abondante qu'on rencontre chez les insectes et dont la dissection entraîne souvent l'altération des parties voisines. Cette manœuvre est plus facile lorsqu'on la pratique sur les insectes à l'état de nymphe.

Parfois il plongeait les viscères dans l'eau et les agitait doucement pour mettre en évidence les conduits aérifères qu'il parvenait, par ce moyen, à isoler des parties environnantes sans les altérer. Il nettoyait souvent les viscères en dirigeant sur eux le jet d'une seringue, puis il insufflait les trachées et les faisait sécher pour de nouvelles observations. Plusieurs fois il fit les recherches et les découvertes les plus importantes, sur des insectes conservés dans du baume pendant des années. Il lui arrivait aussi de les ponctionner avec une aiguille très fine et après avoir chassé tous les fluides par une légère pression, il insufflait avec des tubes très fins, faisait sécher les individus à l'ombre et les enduisait d'une couche d'huile d'aspic tenant en dissolution une petite quantité de résine ; ces préparations retenaient long-temps leurs formes naturelles. Swammerdam connaissait un moyen secret de conserver aux nerfs leurs formes et leur souplesse.

Il reconnut que l'essence de térébenthine dissolvait entièrement le tissu graisseux des insectes, et dès lors il put découvrir nettement les organes : après cette dissolution il soumettait les pièces à des lavages répétés dans l'eau. Souvent il passa des journées entières à nettoyer ainsi les chenilles, pour découvrir la structure du cœur.

Nous devons mentionner son procédé ingénieux pour enlever l'enveloppe extérieure des chenilles au moment où elles se disposaient à filer. Il les suspendait par leur fil et les plongeait subitement dans l'eau bouillante, d'où il les retirait aussitôt. L'épiderme se détachait alors avec la plus grande facilité et il enlevait sans peine les débris de l'enveloppe, en plaçant la chenille dans un mélange à parties égales d'esprit-de-vin et de vinaigre distillé, qui augmentait la solidité des parties. Au moyen de ce procédé, il démontrait évidemment l'emboîtement du papillon dans la nymphe et de cette dernière dans la chenille.

Lyonet avait toujours coutume de noyer les insectes qu'il voulait étudier ; il leur conservait ainsi la transparence et la souplesse. Ce naturaliste disséquait de préférence avec deux aiguilles fines fixées dans de petits manches.

Le docteur Hooke avait reconnu combien il est difficile de dessiner certains insectes doués d'une grande mobilité, et notamment la fourmi. Il imagina de les plonger dans de l'esprit-de-vin rectifié où ils trouvent une mort instantanée. Lorsqu'on les en retire, l'alcool s'évapore et le petit individu reste parfaitement sec et dans une position naturelle

On pourra, pour les dissections, se servir de la table anatomique de Le Baillif, car c'est le microscope simple, supporté d'une manière différente.

Pour le même usage, on pourra employer le microscope composé redresseur, fort utile pour les dissections d'une extrême finesse, telles que celles relatives à la rétine, et autres objets délicats ; mais dans le plus grand nombre de cas, la loupe montée suffit.

Notre intention était de donner une liste d'objets microscopiques les plus curieux, mais nous y avons renoncé, car M. le docteur Robin a publié une notice fort intéressante sur ce sujet (1). Nous ajouterons aussi que pour se procurer de beaux spécimens d'objets préparés, il faudra recourir à M. Bourgogne, dont l'habileté est connue de tous les micrographes.

CHAPITRE XI.

PRÉPARATION ET CONSERVATION. — DIRECTIONS GÉNÉRALES.

Emploi des réactifs

Les objets que l'on désire soumettre à l'examen microscopique ont tous besoin, suivant leur nature, d'une préparation plus ou moins compliquée, de laquelle dépend en grande partie le succès des observations microscopiques. Les micrographistes, même les plus célèbres, n'ont pas assez insisté sur ce point, et les détails sur la

(1) *Mémoire sur les objets qui peuvent être conservés en préparations microscopiques transparentes et opaques*, par le docteur Ch. Robin. Paris, J.-B. Baillière (1856).

préparation des objets leur ont paru si puérils, qu'un grand nombre se sont bornés à écrire à ce sujet quelques lignes, qui ne font qu'embarrasser la personne qui, pour la première fois, veut se livrer aux études microscopiques.

Dans le chapitre précédent, nous avons indiqué la manière d'obtenir et de disposer les objets ; voyons maintenant comment nous devons les préparer au moment de les observer.

En général, les objets microscopiques, soit qu'ils se présentent tout disposés pour l'observation, soit qu'ils aient été isolés d'un corps par la dissection ou par tout autre moyen, n'ont besoin pour être biens vus que d'une préparation simple qui se fait au moment même d'observer ; et quelques directions générales données dans le cours de ce chapitre mettront l'amateur à même d'opérer ces petites manipulations. Mais il arrive aussi qu'un grand nombre de ces objets seront beaucoup mieux vus si on les prépare d'une manière particulière et suivant les règles que j'indiquerai plus loin. Cette dernière manière de préparer les objets a aussi pour but d'assurer leur conservation, car il serait souvent malheureux de ne pouvoir garder un objet rare et souvent unique, et qui, faute des moyens que j'indiquerai, se trouverait perdu.

Le micrographiste doit donc employer isolément ou alternativement ces deux modes de préparation, soit qu'il prépare *l'objet pour l'observation*, soit qu'il le *prépare complètement*, ou soit qu'il ne se serve de ce dernier moyen qu'après avoir fait intervenir le premier.

Développons ce que nous venons d'énoncer en indiquant les cas où l'on emploie le plus généralement ces différents genres de préparations.

Parmi les corps que l'on veut observer au microscope, il s'en trouve un certain nombre dont la nature exclut tout agent conservateur, et qui ne réclament pour leur parfaite perception qu'une simple préparation immédiate : c'est ce qui arrive le plus souvent pour les tissus végétaux et animaux, ainsi que pour les liquides qui les accompagnent. Dans ce cas, l'agent conservateur est la reproduction par le dessin ou par la photographie.

Il arrive souvent que, dans les recherches que l'on entreprend, on est obligé de faire successivement un grand nombre de préparations, et qu'on ne prend pas le temps de préparer complètement un objet intéressant que l'on ne retrouve quelquefois jamais, et que l'on doit parfois au hasard. On regrette alors de n'avoir pas gardé un spécimen utile, à joindre ses observations aux notes que l'on a pu prendre. Il est donc important de spécifier que l'on doit préparer complètement tout objet intéressant que l'on rencontre dans le cours de ses recherches.

La préparation complète n'a pas l'unique avantage de conserver les objets ; pour certains, elle est indispensable, car elle les fait mieux connaître. J'insiste particulièrement sur ce point, sur lequel on a toujours passé légèrement.

D'après ce que je viens de dire, il est facile de déduire que la préparation pour l'observation est d'un emploi général, soit que l'objet ne puisse s'examiner que de cette manière, ou que l'on n'ait pas le temps de préparer complètement un objet qui réclame ce soin, ou enfin, si l'on juge que l'objet à examiner n'offre pas un intérêt assez grand pour employer la préparation conservatrice.

Quand les recherches que l'on fait sont générales et

s'appliquent à un plus ou moins grand nombre d'objets divers, comme cela arrive lorsque le microscope est employé comme instrument récréatif, on choisit alors parmi ces objets ceux qui offrent le plus d'intérêt, et là alors on emploie la préparation conservatrice.

La nature, si prodigue en merveilles, nous fournit des richesses sans nombre dont nous pouvons former d'innombrables collections, et dont chaque spécimen est un tableau qui nous montre la puissance infinie du Créateur de toutes choses.

Souvent, ayant disposé un objet, et avant de le préparer complètement, il arrive que l'on est obligé de le préparer pour l'observation, afin de se rendre compte de l'effet qu'il produira étant entièrement préparé ; mais il arrive que pour beaucoup d'objets on juge facilement d'après leur nature de l'effet qu'ils produiront, et, étant disposés, on peut les soumettre à la préparation complète, sans autre préparation préalable.

En traitant successivement des différents modes de préparation, j'examinerai nécessairement d'une manière générale les objets qui conviennent pour les différents genres. On aura donc déjà un guide que quelques études perfectionneront. Ainsi, pour fournir un exemple, si je veux examiner une aile de mouche, en traitant des préparations avec le baume du Canada et les vernis, j'indiquerai que les objets de ce genre peuvent être parfaitement vus et conservés avec ces substances ; on pourra donc de prime abord préparer l'objet après l'avoir disposé. Cette préparation nous fera donc connaître que la préparation au baume du Canada convient, en général, pour toutes les ailes des insectes, ainsi que pour tous les corps d'une nature semblable, et une seule préparation nous apprendra à préparer des milliers d'objets.

Quand, par la connaissance de la nature de l'objet, on sait lui appliquer immédiatement la préparation qui lui convient, on a un double avantage, car on gagne du temps, et, de plus, on obtient une plus belle préparation, car l'extrème délicatesse de presque tous les corps microscopiques réclame le moins d'opérations possibles.

Lorsqu'un objet est préparé et conservé, il reçoit le nom spécial de *préparation microscopique*.

En résumant ce que nous venons de dire, nous avons maintenant à nous occuper de la *préparation des objets pour l'observation* et de la *préparation et conservation proprement dite des objets,* laquelle peut s'effectuer de plusieurs manières différentes, soit qu'on les conserve à *l'état sec* ou en les *entourant d'une substance résineuse* telle que la térébentine de Venise ou le baume du Canada, ou enfin en les plaçant *dans un liquide conservateur*. Ces différentes méthodes formeront donc l'objet des chapitres qui vont suivre.

Préparation des objets microscopiques pour l'observation.

Emploi des réactifs chimiques.

Avant d'indiquer les méthodes de préparation que l'on doit mettre en usage pour l'examen des objets microscopiques, disons d'abord que les objets que l'on veut regarder doivent être aussi divisés que possible. Cette recommandation s'applique particulièrement aux personnes qui, pour la premières fois, veulent regarder des objets microscopiques, qui, ne réfléchissant pas qu'elles regardent par un instrument qui est destiné à amplifier des objets d'une façon plus ou moins considé-

rable, et qui conséquemment réclame pour cela de petites parties des objets ou des corps d'une nature telle,
n'ont pas crainte de vouloir placer sous l'instrument des
objets d'un volume énorme. Chaque jour, on nous adresse
les mêmes questions. Avec un microscope d'un pouvoir
de cent fois et plus, on voudrait placer sur le porte-
objet, une mouche, un hanneton, et apercevoir l'insecte
grossi dans des proportions en rapport avec le grossissement de l'instrument, choses théoriquement et pratiquement impossibles. Aussi il faut bien se rappeler que
plus le grossissement de l'instrument est considérable, plus les objets à observer doivent être petits, car
c'est là le but du microscope, d'analyser les petits objets.

Du reste, si, avec le microscope ordinaire, on pouvait
ainsi amplifier de gros objets, qu'est-ce que cela ap-
prendrait? Aurait-on l'idée de la structure de l'organisation? On ne peut craindre d'avancer que non. C'est
ce qui arrive avec le microscope solaire, avec lequel on
peut reproduire sur un tableau une mouche de 10 pieds
de hauteur. Pour cela connaîtra-t-on l'organisation de
cet insecte? Pour saisir les détails d'un objet, il faut
le diviser, soumettre chaque partie à l'examen microscopique, les regarder, les réunir par la pensée, et de
cette manière se former l'idée exacte de l'objet que l'on
étudie.

J'avais tout à l'heure parlé de la mouche. Prenons
cet insecte pour exemple. Si on veut l'étudier, il faut
isoler toutes les parties : les ailes, la trompe, les yeux,
les balanciers, les stigmates, les antennes, puis, outre
les organes extérieurs, les viscères, etc., etc. Alors,
cela fait, on peut connaître l'organisation de cet
insecte.

Il en est de cela comme de tous les autres objets. C'est par la dissection, l'isolement des parties, que l'on peut étudier l'organisation.

Parmi les corps que l'on veut examiner, il s'en trouve de transparents et d'opaques. Nous avons indiqué les moyens d'éclairer ces deux sortes d'objets.

Les objets que l'on regarde par transparence doivent toujours être rendus aussi diaphanes que possible, et cela en les préparant.

Revenons maintenant au sujet qui doit faire l'objet de ce chapitre.

Parmi les objets que l'on veut examiner, il s'en trouve un assez grand nombre qui n'ont besoin d'autre préparation que d'être déposés sur une lame de glace, bien nettoyée à l'avance de la manière que j'ai indiquée. Telles sont, par exemple, les écailles qui recouvrent les ailes des papillons, les pollens, les petites graines, etc. En pressant légèrement l'aile d'un papillon sur une lame de glace, un grand nombre d'écailles y adhèrent à l'instant ; en y posant l'anthère d'un végétal, les grains de pollen s'y déposent de même. D'autres objets, obtenus par la dissection ou de quelque manière que ce soit, et ceux-ci sont en grande quantité, réclament l'intervention d'un liquide dans lequel on les tient plongés. Nécessairement ce liquide doit être en rapport avec la nature de l'objet. Quel que soit ce liquide, voilà la manière d'opérer en ce cas la préparation de l'objet :

Sur une lame de glace bien nettoyée, à l'aide d'une petite baguette de verre on dépose une goutte du liquide que l'on désire employer ; on place alors l'objet sur cette goutte, puis on recouvre le tout d'une lamelle de glace mince, qui doit d'autant plus l'être que le grossissement du microscope est plus fort.

Cette lamelle a le double but d'empêcher l'évaporation du liquide et de faire présenter à l'objet une surface plane, conditions indispensables pour un parfait examen.

Le liquide employé a l'immense avantage de rendre les corps plus transparents en les pénétrant intimement, et de détruire les phénomènes de diffraction qui se produisent autour de ces corps, lorsqu'ils ne sont pas plongés dans un liquide.

On emploie généralement l'eau pure ou distillée pour un grand nombre d'objets, par exemple pour beaucoup de tissus végétaux et animaux, pour des tranches d'os, pour l'examen de la soie, de la laine, du coton, et pour une foule d'autres objets ; mais il en est aussi un grand nombre que l'eau attaque, soit en les dissolvant, soit en les dénaturant d'une manière plus ou moins marquée. Ainsi l'eau altère les grains de pollen, dissout les globules du sang, gonfle les globules blancs, ceux du pus, et respecte au contraire ceux du mucus, que l'on peut observer dans ce liquide.

Dans le cas contraire, on emploie soit l'albumine ou blanc d'œuf, dont on recueille la partie la plus fluide, ou bien le sérum des liquides que l'on veut examiner, ou encore le liquide que l'on obtient du corps vitré de l'œil, ainsi que l'a indiqué M. le docteur Ch. Robin dans son *Traité du microscope et des injections*.

Si l'objet est un peu épais, on interposera entre la lame de glace et le carré mince de petits morceaux de papier, de façon que le liquide puisse s'étendre d'une manière uniforme. Parmi les liquides que l'on emploie, on évitera de faire usage de la salive, qui, étant acide, attaquerait et dénaturerait les objets.

Si l'on a affaire à des tissus végétaux, ou prendra de préférence, comme l'a dit M. Dujardin, l'un de nos plus célèbres micrographistes, ou de l'eau sucrée, ou une dissolution de gomme ou de dextrine, ou mieux encore du sirop de fécule. La glycérine donne aussi de très bons effets, ainsi que l'essence de citron qui doit être employée pour l'examen des pollens.

Pour les poils des animaux, les ailes, les parties extérieures du corps des insectes, ainsi que pour un grand nombre de corps que l'eau ne peut rendre assez transparents, on se servira avec grand avantage d'huile de naphte rectifiée. On peut aussi se servir d'huile de houille, de pétrole, de schiste, d'essence de térébenthine, de glycérine; l'huile de naphte rectifiée rend de grands services pour ce genre d'observations : son extrême limpidité permet de pénétrer intimement les corps et de les rendre d'une transparence parfaite.

Dans certains cas, l'alcool peut aussi être employé; mais, en résumé, quelques expériences apprendront bientôt à distinguer les liquides qui conviennent à chaque sorte d'objet, et l'attrait de ces expériences fera bien vite progresser l'amateur zélé des recherches microscopiques.

Un grand nombre de corps ne peuvent être parfaitement connus que par l'aspect qu'ils présentent sous l'influence des réactifs chimiques. Nous allons donc donner à ce sujet quelques directions générales. Voici la liste des réactifs les plus employés :

> L'eau,
> L'acide acétique,
> L'acide nitrique,

L'acide chlorhydrique,
La benzine, les huiles de houille, etc..
L'acide sulfurique,
L'acide chromique,
L'ammoniaque liquide,
La potasse caustique,
La solution aqueuse d'iode,
La solution de carmin,
L'éther sulfurique,
Le chloroforme,
Le nitrate d'argent.

L'eau froide ou chaude sera fréquemment employée pour augmenter la transparence et pour désagréger certains corps ; la macération dans le même liquide produit souvent aussi de très bons effets. Nous avons déjà signalé l'action de l'eau sur le sang, dont elle dissout les globules rouges, gonfle les globules blancs, etc.

Les essences seront employées pour dissoudre la graisse ; l'éther, le chloroforme, serviront aussi au même usage ; l'huile de naphte rectifiée, la benzine, les huiles de schiste, de pétrole, seront aussi employées pour désagréger certains corps des parties bitumineuses ; l'alcool rectifié, employé à chaud ou à froid, servira pour détruire les substances résineuses et augmenter la transparence des corps. Les acides purs ou étendus nous donnent aussi de précieux réactifs. L'action de l'acide acétique, ainsi que nous l'apprend M. le docteur Ch. Robin, est très importante à connaître. En effet, cet acide dissout les globules du sang, ceux du pus, moins leurs noyaux, les fibres des tissus musculaires, et laisse intactes les fibres dartoïques. Ce réactif s'emploie continuellement en histologie, car il donne beaucoup de transparence aux objets.

Comme tout le monde le sait, l'acide chlorhydrique détruit les substances calcaires ; son action peut donc être très utile dans un grand nombre de cas. On doit l'employer étendu de quatre fois son poids d'eau. M. le docteur Robin a trouvé qu'il avait une action particulière sur les globules du sang, dont il rend les bords foncés et nets, ainsi que sur la fibrine, qu'il gonfle d'abord et qu'il dissout ensuite.

L'acide nitrique a la propriété de jaunir d'une manière spéciale les matières animales. M. Dujardin l'indique comme rendant plus consistante la substance nerveuse. Il dissout ou gonfle la soie, ce qui peut servir à la distinguer du coton.

L'acide sulfurique agit fortement sur les tissus végétaux. M. le docteur Ch. Robin indique qu'il modifie la cellulose de manière à la faire venir bleue au contact de l'iode.

M. le docteur Hannover (de Copenhague) nous indique, dans son savant *Traité du microscope*, que l'on peut employer, pour durcir certaines parties molles, la créosote, l'acide chromique très étendu, ou encore une solution de carbonate de potasse. L'acide chromique s'emploie mélangé d'eau, jusqu'à la couleur du vin de Madère ; il ne faut pas employer de solution trop concentrée. C'est un réactif indispensable, car il durcit le tissu nerveux sans en altérer les éléments. Il permet de durcir les tissus sans les dénaturer, ce qui permet de faire des coupes afin d'étudier les structures délicates.

La potasse, la soude, l'ammoniaque, dissolvent les corps gras et peuvent aussi servir à dissoudre certains épithéliums.

L'iode en teinture est un réactif précieux, qui peut

être employé pour les substances végétales et animales. L'iode, en contact avec l'amidon, lui donne de suite une teinte bleue caractéristique. Son action sur les matières animales est très marquée : elle les rend jaunâtres et sert à les distinguer d'une manière spéciale. M. le docteur Ch. Robin nous indique aussi qu'il jaunit les cils vibratiles des spermatozoïdes des algues et des animaux, les cellules d'épithéliums vibratiles, etc.

M. Dujardin nous apprend aussi que les sels d'or, d'argent, de mercure, peuvent servir dans certains cas à rendre l'étude des tissus animaux et végétaux plus facile, en les colorant d'une manière particulière. M. Millon a indiqué que le nitrate de mercure donnait une teinte rouge vineux aux corps azotés, mais il faut quelque temps pour que la teinte arrive à son maximum d'intensité.

L'indigo, le carmin en suspension dans l'eau, peuvent aussi être employés pour déterminer le mouvement de certains corps. En plaçant certains infusoires dans de l'eau chargée de ces produits, on ne tarde pas à apercevoir distinctement leurs appareils digestifs colorés par les substances employées. En histologie, la solution de carmin s'emploie pour rendre plus apparent l'élément cellulaire. Pour les préparations du système nerveux, ce liquide est excellent. M. Morel, professeur à la Faculté de médecine de Strasbourg, dans son savant *Traité d'histologie,* si bien illustré par M. le docteur Villemain, a indiqué le procédé suivant pour les préparations du système nerveux avec le carmin. Des coupes fraîches des parties grises, des centres nerveux, ou bien des lamelles de ce tissu durci par l'acide chromique ou l'alcool, plongées dans la solution de carmin pendant six, douze, vingt-quatre heures, s'imprégnent de la matière colorante et deviennent uniformément rouges. Si on les traite par l'acide acétique, la matière colorante se fixe principalement dans les cellules et les cylindres d'axe des fibres nerveuses.

Les fibres musculaires lisses, les cellules plasmatiques et les cellules épithéliales en général offrent, sous ce rapport, la même réaction que les cellules nerveuses. On a avancé à tort que les noyaux seuls ont la propriété de fixer la couleur à l'exclusion des cellules; si les noyaux paraissent plus rouges, c'est que naturellement ils sont plus foncés ; on observe dans ce cas le même effet produit par la peinture en teinte plate sur un dessin lithographique.

Le nitrate d'argent a été employé dans ces derniers temps pour quelques recherches de structure. Il a l'avantage de respecter les cellules, en colorant en brun les tissus. L'emploi de ce réactif présente donc des avantages.

Une foule d'autres réactifs peuvent être employés ; ils seront choisis par l'observateur suivant le genre de recherches auxquelles il se livre.

Dans les fraudes de certains produits commerciaux, l'action des réactifs peut rendre de très grands services.

Le Baillif nous a appris à reconnaître la falsification du chocolat par la fécule. Une parcelle de chocolat douteux délayée dans de l'eau sur une lame de glace, et portée sous le microscope, vous montre de suite les grains de fécule, que vous rendez tout à fait apparents par l'addition d'une gouttelette de teinture d'iode, qui les colore en bleu.

M. Payen, dans sa *Chimie industrielle*, nous apprend
à reconnaître certaines fraudes.

Ainsi les substances d'origine animale se dissolvant
dans une lessive alcaline bouillante, et celles végétales
étant peu attaquées, on peut apprécier la nature de
certains tissus : car une étoffe de laine contenant du
coton, traitée comme ci-dessus, serait bientôt dénatu-
rée, la laine étant détruite. Il en serait de même pour
un tissu contenant laine, soie et chanvre. Les filaments
de laine et de soie seront dissous, tandis que le coton
et le chanvre resteront intacts.

On s'assurera ensuite de la qualité, en pesant
avant ou après ou en se servant du compte-fils. La différence entre la soie et la laine est facile à établir : la
laine prend une coloration brune dans le plombate de
soude, en raison du soufre qu'elle contient, tandis que
la soie reste intacte.

A l'égard des tissus, voici encore un autre procédé.
Supposons qu'on ait à distinguer quatre tissus, l'un de
laine, de soie, de coton, de lin du chanvre. En employant un mélange d'oxyde de cuivre ammoniacal, nous
verrons qu'il dissout la cellulose du lin, coton, chanvre,
et n'attaque point les autres tissus. Le chlorure de zinc
à 60 degrés, avec excès de zinc à chaud, dissout la soie
et respecte les autres substances. La soude caustique,
la potasse, à 5 et 10 0/0, dissolvent la laine et point
les autres tissus. J'ai, du reste, composé un nécessaire
d'un prix minime, dont je parlerai plus loin, et qui
renferme tous les objets utiles aux expériences et à la
préparation des objets ; on peut donc avoir facilement
sous la main tous les réactifs que je viens de décrire.

L'observation des cristallisations salines nous offre
un spectacle vraiment merveilleux. Pour les obtenir, il

suffit de faire une solution saturée du sel que l'on veut observer ; cette solution se fait suivant la nature du composé, dans l'alcool, l'éther ou l'eau ; si l'on se sert d'une solution aqueuse, à l'aide d'une baguette de verre, on en déposera une goutte sur une lame de glace, on étalera le liquide avec la baguette, puis on attendra que l'évaporation se produise, ou bien on facilitera cette production en présentant la lame de glace au-dessus de la flamme d'une lampe à alcool. Avec le microscope solaire, ces expériences sont merveilleuses : l'eau, s'évaporant sous l'influence de la chaleur solaire, on voit les cristaux se former sous les yeux même du spectateur, et avec une rapidité qui tient du prodige.

Lorsque nous décrirons quelques-unes des expériences que l'on peut faire au microscope, nous indiquerons les sels qui fournissent les cristallisations les plus remarquables.

Rien n'est plus facile que de se procurer des infusoires microscopiques : il suffit pour cela de laisser séjourner dans l'eau des matières végétales ou animales, du pain, du foin, des graines, etc., etc. Au bout de quelque temps, il se forme à la surface du liquide une pellicule qui, étant examinée, nous montre un assemblage de corps organisés qui s'agitent en tous sens.

La production des infusoires est bien plus rapide l'été par les grandes chaleurs que dans tout autre moment ; c'est dans ce temps surtout qu'il faut examiner l'eau des mares, des marais, des fossés ; on y trouve alors, parmi les petites plantes qui y existent, des milliers d'espèces différentes d'infusoires de formes variées, et leur examen est, sans contredit, un des spectacles les plus attrayants, et qui nous montre encore la puissance infinie du Créateur.

La circulation du sang, de la sève, offre le plus merveilleux spectacle. Nous nous réservons de décrire ces expériences d'une manière complète au chapitre *Applications du microscope*, où nous indiquerons aussi la manière d'examiner un grand nombre de corps dont la description n'entre pas dans l'objet de ce chapitre.

CHAPITRE XII.

PRÉPARATION DES OBJETS A L'ÉTAT SEC.

Dans le chapitre précédent, nous nous sommes borné à décrire d'une manière générale les procédés qu'il fallait employer pour observer les corps microscopiques. Il nous reste maintenant à nous occuper de leur préparation et de leur conservation proprement dite, en suivant l'ordre que nous avons indiqué.

Les procédés qui vont suivre réclament plutôt du soin et de la patience qu'une grande habileté, et toute personne qui voudra s'en occuper avec un peu d'assiduité parviendra aisément à de bons résultats. On sera amplement récompensé des soins que l'on aura pu prendre, lorsque l'on aura produit de belles préparations microscopiques ; le spectacle qu'elles offriront à l'observateur le rempliront de satisfaction et d'admiration pour la puissance suprême.

Les objets qui peuvent se trouver altérés par la présence des liquides devront être conservés à l'état sec, et les micrographistes ont proposé à cet effet différents procédés. La première méthode employée consistait à maintenir l'objet dans une fiche d'ivoire ou autre substance entre deux petites rondelles de mica ; mais ce moyen ne mettant pas les objets complètement à l'abri de l'air, a dû être rejeté; du reste, l'emploi du mica présentait de grands inconvénients, car non-seulement cette substance est très fragile, mais encore plus ou moins couverte de raies qui s'augmentent au moindre contact.

Pour les objets d'une certaine épaisseur, il suffit de coller sur la lame de glace, à l'aide de la colle dont j'ai parlé au chapitre *Accessoires* (1), une bande de papier ou d'étain plus ou moins épaisse, au centre de laquelle on a ménagé une ouverture appropriée. Cette ouverture se pratique aisément à l'aide d'un emporte-pièce ; on doit donc en avoir de différents diamètres. En général, deux ou trois suffisent.

La petite cavité formée par l'épaisseur du papier en contact avec la lame de glace est destinée à recevoir l'objet. Pour clore ce réservoir, il suffit d'y placer une lamelle de glace, que l'on maintient, soit en la collant avec la substance dont j'ai parlé, ou encore à l'aide de petites bandes de papier. On peut aussi appliquer sur les bords de la lamelle, à l'aide d'un petit pinceau, une ou deux couches de vernis preparé en dissolvant de la cire à cacheter dans de l'alcool. Ce vernis se prépare

---

(1) Pour le même usage, M. le docteur Goring emploie une colle faite avec de la colle de poisson et de la gomme arabique. Une solution de gomme arabique avec un peu d'alcool camphré pourrait aussi être employée, ainsi que la solution de M. Jackson, indiquée par M. Quekett et qui est composée de :

Gomme adragant, en poudre.............	1 once.
— arabique......................	2 —
Sucre blanc.........................	2 —

Le tout dissous dans une quantité suffisante d'eau.

Une colle liquide, à la glu marine, préparée par madame veuve Audoin, est excellente pour l'usage précité. On doit la laisser s'épaissir à l'air avant de l'employer.

plus ou moins épais, et est très utile pour clore hermétiquement et fixer les lamelles de glace, même lorsque les lamelles ont déjà été fixées par d'autres moyens. (1)

La mixtion des doreurs, *le bitume ou asphalte en dissolution dans l'essence de térébenthine,* le vernis copal à l'essence de spic, la solution de gutta-percha dans le sulfure de carbone (suivant l'idée du docteur Lequoy), peuvent aussi être employés pour remplacer le vernis de cire à cacheter (2). Mais un moyen préférable et qui peut être pratiqué avec facilité, consiste à coller la lamelle de glace sur la lame même où se trouve l'objet.

Ainsi, après avoir déposé l'objet sur la lame, on dépose autour, dans un petit espace en rapport avec la lamelle à recouvrir, quelques petits fragments de baume du Canada, préalablement épaissi ou presque desséché au bain-marie ; on recouvre le tout de la lamelle et l'on chauffe légèrement avec la lampe à alcool ; le baume se liquéfie, et, en appuyant légèrement, on fait adhérer les lames ensemble ; il se forme de la sorte un petit cadre résineux qui sèche promptement et qui préserve pour toujours l'objet du contact de l'air.

Pour les écailles des lépidoptères, des podures, des lépismes, des poissons, et pour un grand nombre d'infusoires fossiles, etc., etc., ce moyen est le meilleur.

On peut encore, pour préparer les objets à sec, placer l'objet au centre d'une cellule faite au pinceau, et dont

(1) On pourrait aussi remplacer le papier par une bande de gutta-percha ou de caoutchouc, que l'on pourrait coller sur la glace au moyen de la chaleur ou d'essence de térébenthine.

(2) Bien d'autres vernis peuvent aussi être employés. Il nous suffisait d'indiquer les meilleurs.

l'épaisseur vraie suivant l'objet à conserver. Ces cellules, qui peuvent se faire avec différentes substances, seront décrites au chapitre *Préparation dans les fluides*. La cellule étant faite, il suffit de placer l'objet dans la cavité et de coller eusuite sur les bords de ladite cavité la lamelle destinée à clore le petit réservoir.

Les cellules au pinceau peuvent rendre de grands services, et, ainsi que je l'ai dit, je les décrirai avec détails.

Pour conserver les cristallisations, on peut se servir des moyens indiqués ci-dessus ; mais celui de M. Darker est préférable.

Son procédé consiste à prendre deux lames de glace taillées en biseau, de manière à produire par leur rapprochement une gouttière que l'on peut combler pour maintenir les lames (fig. 130). Ayant mis une goutte de solution saline entre les deux lames, on laisse cristalliser ou l'on active la cristallisation à l'aide de la chaleur ; cela fait, il ne reste plus qu'à couler de la cire à cacheter dans la gouttière ou encore un vernis très-épais de la même substance ; on pourrait aussi employer pour cet usage différents mastics composés de poix, de gomme laque, de cire.

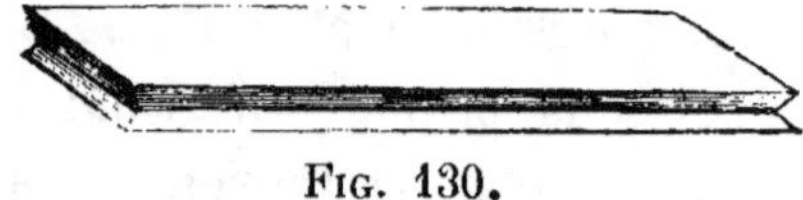

FIG. 130.

La méthode de M. Darker est très bonne aussi pour conserver à l'état sec des tranches minces de bois, d'os, etc., et les collections que l'on peut former par ce procédé sont parfaites de régularité et de fini.

Un grand nombre d'objets opaques se conservent à sec ; tels sont les élytres de certains coléoptères, les écorces, certaines parties cornées, de petits échantillons du règne minéral, etc. Si l'on veut conserver à sec des parties animales, il faudra préalablement les faire séjourner dans une solution de chlorure de zinc.

Un très bon moyen m'a été indiqué par M. le docteur Lequoy, pour conserver comme objets opaques les tissus animaux. Voici comment on procède : on plonge l'objet trois ou quatre jours dans le liquide suivant :

Glycérine.................... 30 grammes,
Sublimé corrosif........... 50 centigrammes.

On fait égoutter, on laisse sécher à l'abri de l'air, puis on passe sur la pièce une ou deux couches de vernis blanc des frères Schnoë. On doit faire tiédir le vernis au bain-marie avant de l'employer.

La plupart des objets opaques doivent être tenus à l'abri de la poussière et de l'humidité. Pour ceux qui présentent peu d'épaisseur, les cellules au pinceau et les moyens déjà indiqués devront être employés. Mais si les corps opaques offrent un certain volume, il faudra, tout en suivant la même direction, recourir à d'autres moyens.

A cet effet, on se servira de cellules d'une contenance plus considérable; par exemple, de celles formées de petites sections de tubes collés ensuite sur

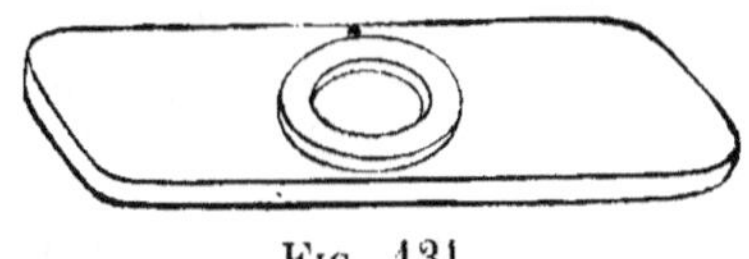

Fig. 131.

des lames de glace (fig. 131). L'objet, maintenu au fond de la cavité, sera ensuite soustrait à l'action de l'air au moyen de la lamelle destinée à clore la cellule.

Les procédés à employer pour faire ces cellules, les fixer, etc., seront décrits au chapitre *Préparation dans les fluides*. Il me suffira donc ici d'indiquer la manière de les employer.

Suivant la couleur de l'objet, on enduira l'intérieur de la cellule d'une couche de vernis de cire à cacheter, d'une teinte faisant contraste avec celle de l'objet. Ce dernier sera ensuite maintenu au fond de la cellule à l'aide du même vernis ou d'un autre de semblable nature.

Tous les petits procédés que je viens d'indiquer sont faciles à mettre en pratique, seulement ils exigent des soins ; ils sont en outre modifiables sous le rapport des agents employés, tels que vernis, gommes, etc., et laissent un large champ aux chercheurs, qui, en employant telle ou telle autre substance, pourront rendre de grands services à la science micrographique.

Lorsque l'on veut préparer à sec de très petits objets, tels que des navicules, etc., la lame de glace est pour ainsi dire en contact avec la lamelle ; afin d'assurer la clôture hermétique, on pourrait se servir du moyen suivant, que j'ai imaginé : Afin de régulariser la quantité de substance résineuse qui sert à maintenir les lames et de donner aussi peu d'épaisseur que possible, j'emploie des lames de glace sur lesquelles je pratique une rainure de grandeur convenable (fig. 132). Je place alors l'objet dans l'espace circonscrit par la rainure, puis j'introduis dans cette dernière, soit à l'aide d'un pinceau très petit ou d'une petite pointe, la substance résineuse destinée à clore l'espace que j'ai limité. Ainsi que je l'ai indiqué, le baume du Canada épaissi, le vernis copal à l'essence de spic et surtout le vernis au bitume, peuvent donner de bons résultats.

Cela fait, je place la petite lamelle, en appuyant légèrement, si cela est nécessaire, ou en la chauffant préalablement si j'emploie le baume du Canada.

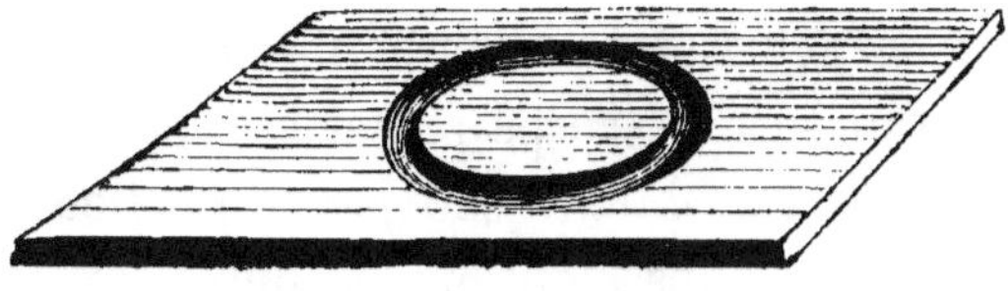

Fig. 132.

Ce moyen peut, dans beaucoup de cas, rendre service,
et je n'ai pas cru devoir le passer sous silence.

CHAPITRE XIII.

PRÉPARATION AVEC LE BAUME DU CANADA, DANS LES VERNIS, ETC.

La préparation des objets au moyen du baume du
Canada réclame de la part de l'opérateur un peu plus
d'attention que celle à l'état sec. Cependant on doit la
considérer comme facile, et dès les premiers essais on
verra le succès répondre aux efforts que l'on aura pu
faire.

Disons d'abord que ce mode de préparation n'est
pas applicable à tous les objets, et qu'en général il ne
réussit bien que pour ceux qui ne sont pas imbibés de
liquides.

C'est ainsi qu'il est impropre à la conservation d'un
grand nombre de tissus et organes végétaux ou animaux, tandis qu'il convient parfaitement pour les parties cornées écailleuses ou membraneuses des organes
extérieurs des insectes, pour les poils des animaux,

la peau, les tranches de bois sec, d'os, certaines injections, les enveloppes siliceuses des infusoires, etc., etc.,
et enfin pour tous les corps dont l'organisation n'est
pas accompagnée de liquides ou de substances dont
la nature ne pourrait être compatible avec la substance
résineuse qui sert de corps protecteur.

Malgré cela on obtient souvent de belles préparations dans les résines, pour un certain nombre de tissus animaux, que l'on n'oserait de prime abord préparer de cette manière. Ainsi les coupes des nerfs, de la
moelle, les glandes, les cellules pulmonaires, etc.,
peuvent très bien se conserver dans les vernis. Nous
avons vu de fort belles collections de ce genre faites
par le docteur J. Luys.

L'objet à préparer, obtenu par la dissection ou par
tout autre moyen, doit d'abord être rendu parfaitement
net, exempt de corps étrangers, de parties grasses, etc.
A cet effet, l'objet sera lavé dans de l'eau pure, en
l'agitant dans le liquide ou en y passant légèrement
des pinceaux doux d'un volume approprié à la grosseur
de l'objet. Ce procédé doit être mis en pratique, si l'on
a seulement à enlever des impuretés, des grains de
poussière, etc., qui pourraient nuire à la beauté de
l'objet ; mais si l'on a affaire à des objets chargés de
substances graisseuses ou résineuses, on emploiera
alors de l'alcool rectifié, de l'éther sulfurique ou de
l'essence de térébenthine pure, et l'on agira comme
pour l'eau.

L'objet, parfaitement propre, devra ensuite être rendu
entièrement sec, en un mot, exempt des moindres
traces d'humidité. (Ces considérations s'appliquent nécessairement à des objets d'un certain volume. Pour
les objets infiniment petits, la plupart des manipula-

tions seront retranchées, ainsi que nous l'indiquerons plus loin). Je ne saurais trop insister sur ce point, duquel dépend en grande partie la beauté et la propreté de la préparation.

Voyons maintenant quels sont les meilleurs moyens à employer pour sécher les objets destinés à être préparés.

Pour rendre les objets parfaitement secs, différentes méthodes peuvent être employées. La plus simple et la meilleure de toutes consiste à placer l'objet bien nettoyé entre deux lames de glace bien propres, que l'on maintient réunies en les entourant d'un fil mince que l'on noue sur l'un des côtés des lames. De cette façon, l'objet s'aplatit, et sèche d'une manière régulière. Suivant la nature de l'objet, on peut serrer plus ou moins les lames l'une contre l'autre, mais en général une moyenne pression suffit.

Cette méthode est fort simple et donne de bons résultats. Pour les ailes des insectes, et en général pour toutes les parties extérieures du corps de ces animaux, les tranches de bois, etc., ce moyen peut être employé. On peut aussi se servir de ces petites pinces de bois qui servent de serre-notes, et qui se trouvent partout.

J'avais à cet effet imaginé de petites pinces de cuivre destinées à tenir les lames de glace réunies ; mais le nouet me semble préférable.

Pour de grands objets, tels que les ailes de certains papillons, etc., on peut encore les tenir en presse entre des feuilles de papier sur lesquelles on place un corps lourd quelconque d'un poids en rapport avec la pression à produire.

Un petit appareil qui peut être employé avec avantage est ma petite presse représentée figure 138. Elle se compose de deux plaques de métal que l'on peut réunir au moyen d'une vis afin d'obtenir la pression que l'on désire.

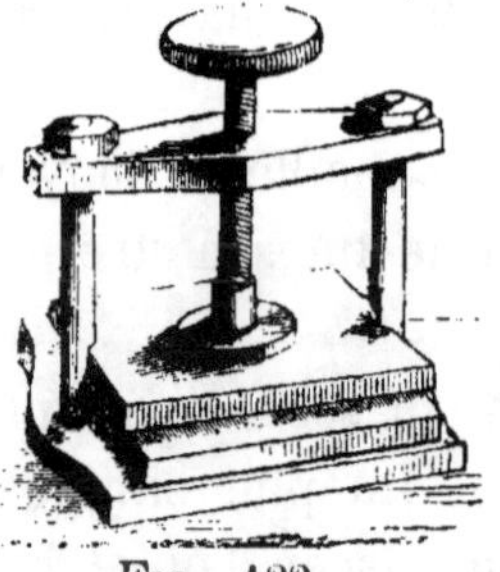

Fig. 133.

L'objet à comprimer et dessécher peut être placé en presse entre deux feuilles de papier ou entre deux lames de glace ; dans ce cas on ajouterait sur les lames deux petites feuilles de drap ou autre substance moelleuse. Ce moyen est bon, et nous ne saurions trop le recommander.

Quant au temps pendant lequel il faut soumettre les objets à sécher, il est variable, suivant leur volume et leur nature, mais ordinairement quelques jours suffisent pour rendre les objets parfaitement secs et en état d'être préparés.

Lorsque l'on séparera les lames de glace entre lesquelles on a mis l'objet, il arrivera souvent que ce dernier restera adhérent à l'une des lames. Dans ce cas il faudra mouiller l'objet avec un des liquides dont nous parlerons plus loin. On pourra aussi le détacher à l'aide d'une aiguille. On risquerait de briser le corps à préparer, si l'on n'employait les moyens précités. On peut même attendre quelques instants que l'objet s'imbibe, afin qu'il suffise de le toucher légèrement pour le détacher et le faire tomber dans la vase contenant le liquide où il devra séjourner. On peut aussi plonger les lames dans le liquide pour faciliter leur séparation. On a dû remarquer que la préparation du séchage et de l'aplatissement de l'objet est fort utile, car le liquide que nous allons employer va maintenant pénétrer d'une manière intime toutes les parties de l'objet, et de plus ce dernier présentera une épaisseur telle, qu'il pourra être compris entre deux lames de glace dans la résine conservatrice.

Avant d'indiquer les moyens à employer pour fixer les objets dans le baume du Canada, il est indispensable de signaler l'opération suivante préliminaire à ladite préparation. Cette opération consiste à immerger l'objet pendant un certain temps dans une substance de nature à s'allier avec la substance résineuse qui sera mise en usage.

Avant d'indiquer les liquides que l'on devra employer, il faut indiquer les récipients qui servent à les contenir.

Les substances qui servent à contenir les objets avant de les préparer étant volatiles, et devant être tenues à l'abri de la poussière, seront placées dans de petits récipients de porcelaine ou de verre, tels que ceux représentés figure 134. On doit en avoir de petits et de grands ; les petits ont ordinairement de 2 à 3 centimètres de diamètre sur 1 de hauteur. Quant aux grands, on peut les choisir de 6 à 8 centimètres sur 3 ou 4 de haut. J'emploie généralement ces dimensions, mais elles sont variables.

Le petit récipient est muni d'un couvercle de glace rodée, qui s'applique sur les bords du vase et le clôt hermétiquement. Afin de l'y faire adhérer parfaitement, on peut y projeter l'haleine et le poser en glissant légèrement sur les bords du récipient.

On doit toujours avoir un certain nombre, soit une douzaine de ces petits vases ; car il est préférable de ne mettre ensemble que des objets de même nature, ou tout au moins presque semblables.

On pourra aussi se servir de récipients hémisphériques et à fond plat. Je recommande aussi le moyen suivant, qui consiste à placer les récipients sous une petite cloche de verre (fig. 135), dont les bords sont rodés sur une plaque de glace qui permet d'obtenir une clôture hermétique.

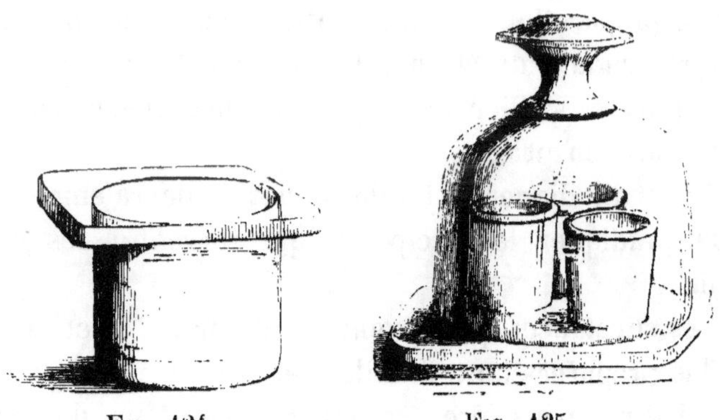

FIG. 134.   FIG. 135.

Une foule de vases de verre ou de porcelaine, que l'on a souvent sous la main, pourront être mis en usage, soit en y faisant appliquer un couvercle rodé, soit en les plaçant sous la cloche dont j'ai parlé.

Quant au temps que l'on doit laisser séjourner les objets dans la liqueur, il varie suivant la grandeur des objets et la plus ou moins grande facilité qu'ils ont de s'imbiber ; c'est donc à l'observateur de le déterminer lui-même, en se rappelant que je laisse les objets facilement perméables au moins deux ou trois jours en contact avec la substance qui doit les pénétrer.

Il m'arrive quelquefois de laisser des objets séjourner dans la liqueur pendant un mois ; mais rarement, car pour les objets très-compactes, huit à quinze jours suffisent ordinairement.

Nous connaissons maintenant la manière d'employer

les liquides préliminaires ; indiquons quelle doit être leur nature.

Les substances que l'on peut employer pour laisser séjourner les objets sont les suivantes :

L'essence de térébenthine,
Le vernis à tableaux,
La benzine,
L'huile de houille,
L'huile de schiste,
L'huile de pétrole,
L'huile de naphte,
Le sulfure de carbone.

Il ne faut se servir, bien entendu, que de substances parfaitement pures. Je n'insisterai pas davantage sur ce point, dont on doit comprendre l'importance.

Les substances que je viens d'indiquer sont toutes bonnes à employer ; mais une infinité d'autres de même nature donneraient, sans nul doute, d'excellents résultats. Les essences, les huiles diverses, et en général tous les carbures d'hydrogène peuvent être usités. Cependant certaines substances devront être préférées, et un vaste champ reste aux chercheurs qui pourront en indiquant de nouveaux produits, rendre de grands services et faire avancer la micrographie. Leurs indications faciliteront les moyens de préparation des objets, une des conditions indispensables pour la parfaite perception.

Ces recherches procureront science et plaisir. Aussi je ne doute pas de leur succès près de ceux qui ont compris que l'étude de la nature est la plus sublime des récréations.

Outre les produits dont j'ai parlé, j'ai aussi employé les essences de betterave, de lavande, de citron, de mirbane, etc. Ces divers produits sont tous bons ; mais, afin de ne pas s'embarrasser d'un trop grand nombre de substances, j'ai pensé qu'il était meilleur d'en avoir une à sa disposition dont l'usage soit général et en même temps parfait. J'ai donc essayé scrupuleusement les effet des différents liquides que je viens de citer, et, après de nombreux essais, je me suis arrêté à l'*huile de naphte* parfaitement pure ; les résultats que j'ai obtenus ont toujours été très satisfaisants. Cette huile, parfaitement fluide, pénètre intimement les corps à préparer, dissout les moindres parties grasses et dispose l'objet d'une manière parfaite à la préparation que nous décrirons dans un instant.

C'est donc dans l'huile de naphte que je laisse séjourner les objets que je veux préparer. Depuis environ une dizaine d'années, j'emploie cette substance que je remplace quelquefois par une nouvelle essence que j'ai extraite dans ces derniers temps ; les résultats qu'elle m'a fournis ont été en rapport avec l'expérience rationnelle à laquelle je dois ce nouveau produit.

En cherchant quelle pouvait être la substance la plus compatible avec le baume du Canada, il m'est venu à l'idée de le distiller et d'en extraire l'essence ou huile essentielle. L'expérience suivit l'idée, et j'obtins, à ma satisfaction, une essence incolore, assez fluide et d'une odeur nécessairement identique avec celle de la substance dont je venais de l'extraire.

Je n'ai vu nulle part que cette essence ait été extraite ; je crois donc être le premier à l'avoir fait, et je l'ai nommée *essence balsique*.

Les objets plongés dans mon essence sont devenus parfaitement aptes à être préparés dans le baume du Canada : cela se comprend facilement, car ils ont été préalablement plongés dans la substance la plus en rapport avec la résine, qui n'est qu'une dissolution de cette dernière dans l'huile essentielle que j'ai employée.

En résumant ce que je viens de dire, il sera facile de voir que j'emploie, soit l'huile de naphte soit l'essence dont les résultats sont toujours parfaits et constants.

Maintenant que nous connaissons les préparations que l'on doit faire subir à l'objet avant de l'immerger dans le baume de Canada, voyons comment se pratique cette opération.

Le baume du Canada est une substance résineuse extraite de l'*Abies balsamea*. Sa couleur est légèrement jaunâtre et sa consistance demi-fluide quand il est frais et tenu à l'abri du contact de l'air. M. Quekett nous apprend que c'est M. J.-T. Cooper qui l'obtint le premier, et que c'est en 1832 que MM. New et Bond, préparateurs de mérite, l'employèrent pour les objets microscopiques.

A ce sujet, il faut dire que longtemps avant, le savant Le Baillif, dès l'année 1825, se servait pour le même usage, d'une substance analogue, la térébenthine de Venise.

La térébenthine est demi fluide, comme le baume du Canada ; mais elle possède une teinte verdâtre qui doit faire préférer le baume du Canada, beaucoup plus limpide.

Ainsi donc, celui qui eut le premier l'idée de conserver les objets dans une substance résineuse est sans contredit Le Baillif, qui se servit de la térébenthine de Venise. Cette découverte fut annoncée par Charles Chevalier au docteur Goring en l'année 1826.

Malgré que nous recommandions le baume du Canada, on pourra très bien se servir de la térébenthine, que l'on a l'avantage de trouver partout, et si l'on manque d'huile de naphte, on pourra laisser séjourner les objets dans de l'essence de térébenthine rectifiée.

Pour les préparations microscopiques je n'emploie pas le baume très fluide ; je préfère qu'il soit un peu épais, en un mot qu'il contienne moins d'huile essentielle que lorsqu'il est frais.

Si l'on avait à sa disposition du baume très fluide, il serait facile de l'épaissir un peu en le faisant chauffer légèrement au bain-marie jusqu'à consistance désirable. Cette remarque est très importante, et je ne saurais trop y insister.

C'est avec le baume du Canada ou la térébenthine que l'on réunit les *flint* et les *crown* des lentilles achromatiques. Suivant l'usage des verres, on emploie l'une ou l'autre substance.

Le baume du Canada ou la térébenthine peuvent être tenus à l'abri de l'air dans un vase de verre ou de porcelaine, munis d'un couvercle de glace rodée. Ce moyen est assez bon ; mais, en voyage, il est préférable d'avoir un récipient tel que celui représenté figure 136, et qui se compose d'une fiole de cristal fermée par un bouchon rodé.

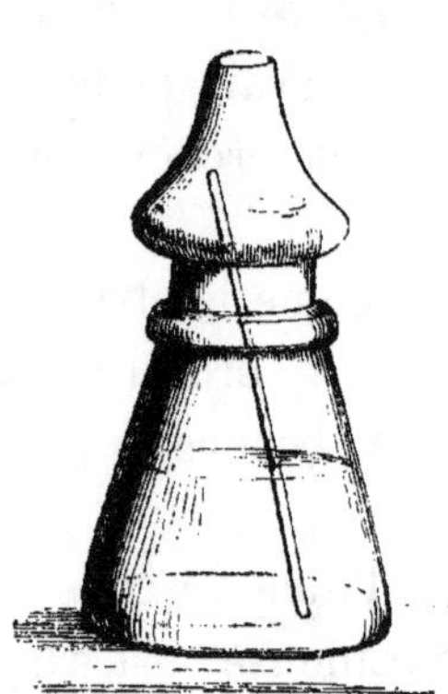

Fig. 136.

On laisse à l'intérieur une petite baguette de verre destinée à prendre le baume. Ce flacon n'est autre chose qu'un flacon de lampe à alcool, mais de dimension en rapport avec l'usage auquel on le destine.

J'employais depuis longtemps un flacon de lampe à alcool ; mais je me promettais d'en faire construire un dont le goulot fût plus large et de plus grandes dimensions. J'ai vu dans l'ouvrage de Quekett que cette idée était déjà mise en pratique, ce qui me prouve encore l'utilité du flacon rodé pour conserver le baume du Canada.

Abordons maintenant la manipulation, et pour cela prenons pour exemple un objet quelconque, soit une aile de mouche.

A l'aide de la petite baguette de verre dont j'ai parlé, on prend une petite quantité de baume du Canada, que l'on dépose sur une lame de glace parfaitement nettoyée à l'avance. (Le nettoyage se fait à l'aide d'un linge fin et d'alcool.) Ayant allumé une lampe à alcool (1), on chauffe, à l'aide d'une flamme moyenne, la lame de glace en la tenant (2) environ à un centimètre de la flamme et l'on a soin, au moment où le baume commence à se liquéfier, d'incliner légèrement en tous sens, afin que la résine puisse s'étaler convenablement.

A ce moment, on voit ordinairement quelques bulles se former ; ces bulles se réunissent le plus souvent en un petit amas, que l'on fait disparaître en enlevant le fragment de baume qui les contient. C'est à l'aide d'une forte aiguille emmanchée que l'on pratique l'opération que je viens d'indiquer. Au moment où les bulles se forment et se réunissent, il faut attendre un instant avant de les enlever ; car au moment où l'on vient de

(1) Les lampes de cristal sont parfaites. On peut aussi employer la lampe régulateur, car elle permet de régler la flamme sans toucher à la mèche.

(2) Dans le plus grand nombre des cas, je tiens la lame de glace entre les doigts par l'une des extrémités ; mais, comme il faut avoir une certaine habitude pour ne pas se brûler les doigts, on peut employer

chauffer, le baume est encore trop fluide pour permettre l'enlèvement parfait des bulles.

Les bulles enlevées, on recommence à chauffer, et au bout de quelques instants, si l'on regarde le baume du Canada en inclinant légèrement la lame, on voit qu'il s'y forme des marbrures ; on retire la lampe à alcool, on pose la lame de glace sur la table, et on attend le refroidissement.

La lame de glace étant refroidie, le baume du Canada doit être sec, ce dont on s'assure en le touchant avec l'aiguille dont j'ai déjà parlé ; dans ce moment l'aiguille doit s'y enfoncer avec résistance, sans pourtant enlever la résine par éclats, ce qui prouverait que le baume a été trop chauffé, ce qu'il faut éviter.

Le point où l'on doit cesser de chauffer le baume est fort important à saisir, et l'on ne saurait trop y prendre garde.

En s'arrêtant au moment que j'ai indiqué, on est sûr d'obtenir de bons résultats, car, un instant après que

avec succès la petite pince de M. Jules Page, que Quekett a décrite (fig. 137). Elle se compose de deux lames de bois séparées et maintenues à leur extrémité par une pièce de cuivre faisant ressort. Deux goupilles permettent l'écartement de la pince.

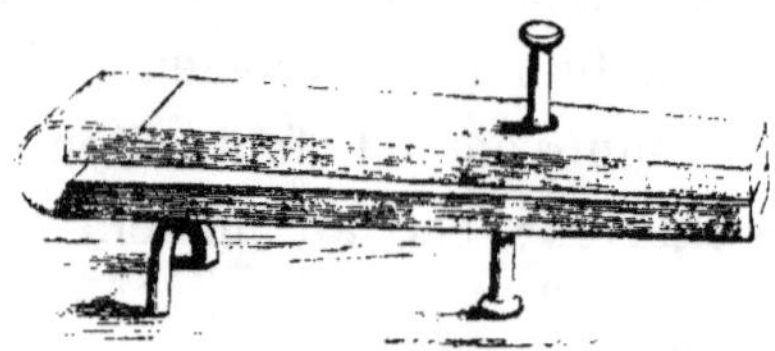

Fig. 137.

Le petit appareil est en outre muni d'un support qui permet de le tenir horizontal, ce qui est très utile pour laisser refroidir la résine. Je n'insisterai pas davantage sur ce petit appareil, qui, en réalité est excellent.

les marbrures se sont formées, le baume répand des vapeurs, et si l'on continue, il passe à l'ébullition. Dans ces circonstances, l'huile essentielle étant totalement évaporée, il ne resterait en séchant que la résine proprement dite plus ou moins altérée, qui ne pourrait servir à préparer les objets.

Il faut donc que le baume du Canada soit chauffé jusqu'au point où il conserve encore assez d'huile essentielle pour qu'il ne soit pas dénaturé et qu'il permette la préparation des objets.

Quelques essais apprendront de suite à discerner le moment que l'on doit saisir pour soustraire le baume à la chaleur, et, en suivant les instructions que j'ai données, il sera facile d'arriver à de bons résultats dès les premières expériences.

En chauffant le baume comme je l'ai indiqué, on a l'avantage d'expulser une partie de l'huile essentielle, et de plus de solidifier le baume de manière à permettre à la préparation le séchage immédiat, ce qui est très important.

Si l'on n'a pas soin de tenir la lame à une distance convenable de la flamme, il arrive quelquefois que la substance résineuse s'enflamme; le baume a alors perdu ses qualités, et l'on doit recommencer l'opération avec d'autre baume.

On peut encore déposer la lame contenant le baume sur une plaque de métal ou sur une brique chauffée; de la sorte, on évite les accidents qui pourraient résulter lorsque le baume s'enflamme.

Mais reprenons nos manipulations. Le baume étant convenablement sec, on procède de la manière suivante :

L'objet dont nous avons parlé, et que nous avons dit

être une aile de mouche, étant retiré de la liqueur, est placé sur un morceau de papier buvard, afin d'éponger la superfluité du liquide ; et dans ce cas, si cela est nécessaire, on renouvelle le papier dont je viens de parler. Cela fait, on dispose l'objet sur la surface du baume, et l'on recouvre le tout d'une lamelle mince, soit carrée, soit ronde. C'est avec des presselles fines que l'on place l'objet sur le baume, et pour l'ajuster et le disposer on peut se servir d'une aiguille emmanchée ; ayant alors allumé la lampe, on place au-dessus de la flamme la lame de glace tenant le baume, l'objet et la lamelle. Au bout d'un moment, la résine se liquéfie ; on retire alors la lampe et on pose la lame sur la table. On s'entoure alors le doigt indicateur d'un linge, et l'on appuie sur la lamelle de façon à expulser l'excès de résine.

On peut aussi serrer la lame et la lamelle avec la pince de bois dont j'ai déjà parlé ; la figure 138 représente cet accessoire.

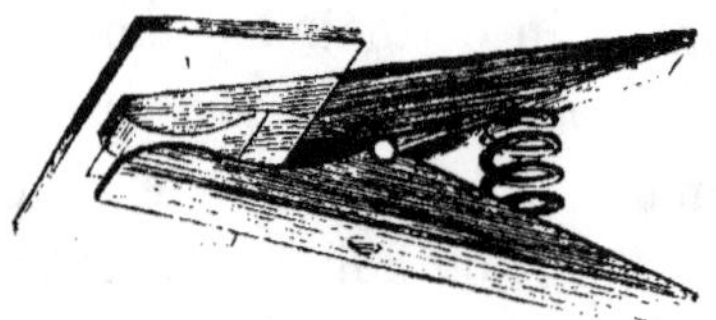

Fig. 138.

La pince de M. James Smith, représentée figure 139, sert aussi au même usage ; mais ici la pression peut être graduée. Ce petit instrument peut servir à la fois de support pour chauffer la lame, en même temps qu'il sert à presser le couvercle sur la préparation. Comme on le voit dans la figure, c'est une petite boule que l'on fait en ivoire, qui appuie sur le couvercle de la préparation.

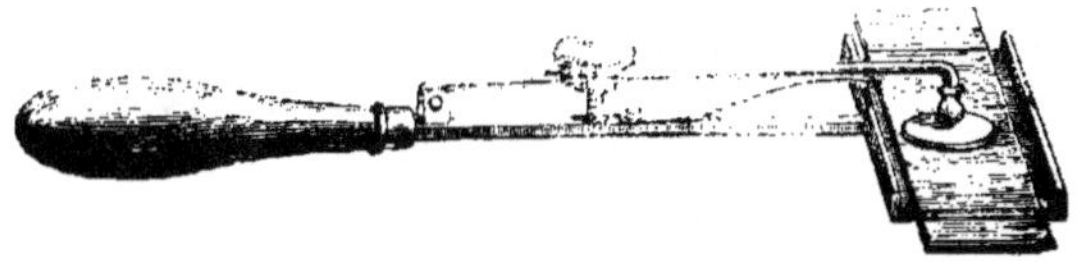

Fig. 139.

Une autre méthode peut aussi être employée avec succès : l'objet étant placé sur une brique modérément chaude, et on laisse ainsi la préparation pendant une heure ou deux ; de cette façon, le baume pénétrera intimement toutes les parties de l'objet ; le temps écoulé, on appuie sur la lamelle comme je l'ai indiqué.

On peut remplacer la brique chaude par une plaque métallique chauffée au bain-marie à l'aide d'une lampe à alcool, ou encore chauffée directement. Dans les deux cas, l'appareil doit être placé sur un support, tel que celui représenté figure 140.

A ce moment, la préparation est terminée ; on la laisse refroidir et on l'examine. Cet essai décide du sort de la préparation, qui doit être parfaitement nette, sans bulles ni impuretés. Avec un peu d'habitude, on réussit aisément.

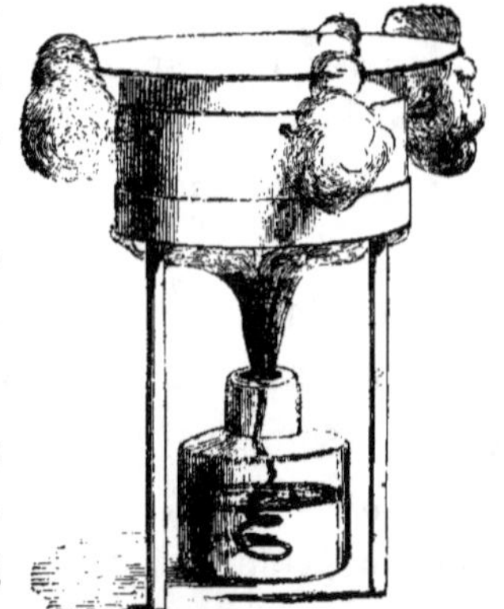

Fig. 140.

Dans le cas où la préparation serait mauvaise, ou contiendrait quelques bulles d'air, il faudrait chauffer les lames, détacher soigneusement la lamelle, et, tandis que le baume est liquide, saisir l'objet avec la pointe d'une aiguille et le plonger dans la liqueur pour le préparer de nouveau.

Si l'objet était trop délicat, on se contenterait de plonger la préparation dans l'essence de térébenthine, qui finirait par dissoudre la résine, séparer les lames et mettre l'objet à nu. On pourrait ensuite le placer dans la liqueur et faire une nouvelle préparation.

Mais il arrive quelquefois que l'on conserve une préparation imparfaite, soit que l'objet préparé soit rare, ou soit que les imperfections soient peu nombreuses ou presque nulles, car il peut se faire que l'objet soit parfaitement net, tandis que près de lui quelques bulles se soient formées. On comprend aisément que dans ce cas la préparation doit être conservée.

Ainsi que je l'ai dit, l'objet peut être recouvert d'une lame carrée, ronde, etc. Au chapitre *Accessoires,* j'ai donné les moyens d'obtenir ces différentes sortes de lames de glace ; je n'insisterai donc pas sur ce point.

Les objets que l'on prépare pour le microscope solaire sont fixés entre deux petites rondelles de glace, que l'on maintient dans une fiche de bois à l'aide d'un petit anneau de cuivre. La préparation entre ces petits disques est la même que celle déjà indiquée.

On peut aussi préparer l'objet entre des disques de glace de grande dimension et entre des plaques de glace de diverses formes. A ce sujet, la préparation est toujours identique avec celle décrite.

Ma méthode pour préparer les objets peut servir pour des corps d'assez grande dimension, tels que les ailes de papillon de la grandeur de celles du vulcain, etc. Si les objets devaient être plus grands ou que l'on voulût en réunir plusieurs sur la même lame, il faudrait alors recourir à des moyens particuliers tendant à extraire les bulles d'air, et se servir de la machine pneumatique.

La préparation terminée, il est indispensable de la nettoyer, afin d'enlever l'excès du baume qui a été expulsé par la pression que l'on a fait subir aux glaces. Le nettoyage des préparations se fait à l'aide d'un linge imbibé d'alcool ; on peut aussi, à l'aide d'un vieux canif, gratter légèrement les bords des lames, afin de faciliter le nettoyage, qui s'opère comme je viens de l'indiquer.

Cela fait, on peut entourer la préparation de bandelettes de papier, au centre desquelles on a ménagé une ouverture, laissant à jour la partie des glaces entre lesquelles se trouve l'objet. Cette ouverture se fait à l'aide des emporte-pièce dont j'ai parlé.

On écrit ensuite les désignations relatives à l'objet, et il ne reste plus qu'à placer ce dernier dans la collection.

Un autre moyen, et qui me semble parfait, consiste à laisser la préparation telle quelle, et à écrire sur la lame même, à l'aide d'un diamant, les désignations que l'on juge convenables.

On aura soin d'ajouter au nom des objets les circonstances et l'endroit où ils auront été recueillis, car souvent bien des souvenirs agréables s'y rattachent, et un souvenir agréable procure souvent plus de jouissances que la réalité.

Quant aux boîtes pour serrer les préparations, j'en ai donné la description au chapitre *Accessoires*.

Les moyens que j'ai indiqués dans le courant de ce chapitre peuvent être facilement employés et donnent à coup sûr de bons résultats. Mais il existe aussi d'autres procédés, dont je vais donner un aperçu.

Une excellente méthode est celle que je vais décrire. Par ce moyen, on obtient des préparations d'une transparence et d'un fini merveilleux. L'objet, parfaitement nettoyé, est placé entre deux lames de verre avec une quantité suffisante de térébenthine de Venise; on laisse ensuite reposer cinq à six jours ou davantage. On plonge alors les lames dans un vase contenant de l'essence de térébenthine qui dissout la résine et met l'objet à nu. Les objets retirés de l'essence sont égouttés au moment de les préparer.

On met alors une gouttelette de baume sur une lame de glace, on place cette lame sur le bain-marie, on laisse un peu chauffer, on dépose l'objet, puis, après avoir mouillé d'essence le côté de la lamelle qui doit être en contact avec l'objet, on applique cette lamelle, on appuie pour chasser l'excès de baume, on retire, puis on laisse sécher.

Pour mouiller la lamelle, on la saisit par les côtés à l'aide d'une pince et on l'applique sur la surface de l'essence de térébenthine. On peut aussi ne pas retirer de suite la préparation du bain-marie et la laisser quelque temps, de façon que le baume se solidifie bien par le refroidissement. Du reste, ainsi que je l'ai déjà dit, on ne doit employer que du baume demi-fluide.

Cette méthode est employée généralement par les préparateurs; elle fournit de très belles préparations et permet d'en faire un grand nombre en peu de temps. Pour ceux qui ne veulent pas se donner la peine de préparer, ils peuvent se procurer de fort jolis spécimens chez M. Bourgogne, qui possède des collections variées relatives à l'entomologie, à la botanique, etc.

Pour les coupes d'os, de dents, etc., nous ne saurions

trop recommander aux amateurs les préparations de M. Marchand.

Les belles préparations d'histologie ne se trouvent pas dans le commerce ; c'est seulement dans les collections de nos célèbres docteurs qu'on peut les admirer ; cependant, en Angleterre, on trouve de fort beaux échantillons, et les injections de M. Hett n'ont certes pas de rivales.

M. le professeur Belleroche (d'Anvers), qui excelle dans l'art de préparer, a bien voulu nous communiquer sa méthode de préparer les objets au baume. Nous nous empressons de la publier.

On tient la lame de verre quelques secondes au-dessus de la flamme d'une lampe à alcool, on retire la lame, puis, prenant une goutte de baume à l'aide d'un tuyau de plume taillé en bec, on dépose cette goutte sur la lame, elle se liquéfie à l'instant et forme un disque uni et sans globules d'air ; on y dépose l'objet, on ajoute une très-petite quantité de baume, puis, avant que ce dernier ne soit refroidi, on applique le couvercle légèrement chauffé, on presse légèrement, puis on laisse sécher.

Ce mode de préparation est parfait ; les lames nettoyées, on inscrit autour de la lamelle, et à l'aide d'un pinceau, un petit filet de vernis noir du Japon. Ce procédé est meilleur que d'envelopper l'objet avec du papier, ce qui présente bon nombre d'inconvénients.

M. Quckett nous apprend, dans son *Traité du microscope*, que quelques personnes tiennent leur baume du Canada dans un vase qui peut être chauffé au moment de faire usage du baume.

L'objet étant placé sur la lame de glace, une gouttelette de baume liquéfié y est alors appliquée, puis le couvercle, préalablement chauffé, posé sur l'objet ; et, si cela devient nécessaire, on peut chauffer un peu les lames lorsqu'elles sont réunies par la substance résineuse.

M. Assier de Pompignan, micrographe distingué et des plus zélés, a bien voulu nous communiquer les procédés qu'il emploie pour préparer les objets. Sa collection, que nous avons été à même de voir, comprend un grand nombre d'objets préparés avec un fini merveilleux. Nous transcrivons ici la note qui nous a été donnée :

J'ai expérimenté pendant plusieurs mois, pour la préparation des insectes microscopiques, cinquante ou soixante mélanges de sels, d'acides végétaux, de sirops, d'huiles fines et volatiles et de carbure d'hydrogène.

Les trois liquides qui m'ont donné de bons résultats sont :

1° Eau......................... 10 parties.
   Chlorure de sodium............ 1 —
   Acide acétique................. quelques gouttes.

2° Eau......................... 1 partie.
   Glycérine..................... 1 —

3° Sirop de glucose légèrement additionné d'alcool.

Mais je n'ai pas tardé à me convaincre de la grande supériorité des préparations au baume ou à la térébenthine que je crois applicables à tous les cas, quand il s'agit d'entomologie.

Pour conserver des insectes entiers et d'une certaine taille, si intéressants à examiner avec les faibles grossissements du microscope simple ou composé et, surtout, avec le binoculaire, voici un moyen que j'ai toujours employé avec succès :

1° Se procurer des lames de verre et les faire percer d'un trou circulaire central. L'épaisseur de la lame sera la hauteur de la cellule ou cuvette cylindrique destinée à contenir les insectes. (1)

2° Coller à chaud avec de la glu marine une lamelle circulaire sur le bord de la cavité, qu'elle devra dépasser de 2 millimètres environ.

3° Déposer les insectes dans la cellule ainsi préparée, y verser le baume ou la térébenthine à l'état demivisqueux, en ayant soin que son niveau dépasse de quelque peu celui de la lame et recouvrir proprement le tout d'une seconde lamelle circulaire qu'il faut assujettir provisoirement, soit avec la presse à ressort, soit avec des lingots de plomb cylindriques.

4° Au bout d'un jour ou deux, l'excès de la térébenthine qui a débordé autour de la lamelle supérieure est assez sec pour permettre de clore définitivement la cellule. Je me sers à cet effet de la tournette, du pinceau et d'une solution de glu marine à froid dans l'alcool, ou mieux encore de la colle forte liquide ordinaire, additionnée de sirop de glucose, pour l'empêcher de se fendiller en séchant.

Les préparations ainsi faites offrent beaucoup de propreté et de transparence, et peuvent servir pour des insectes relativement gros, en choisissant convenablement l'épaisseur des lames.

Pour les insectes plus petits, on peut former avec le pinceau une cellule ordinaire et sertir également sa

(1) On peut aussi se servir de cellules en forme de tronçons de prisme ou de cylindre que l'on colle directement sur la lame, mais ils ne sont malheureusement guère répandus dans le commerce français. Leur usage d'ailleurs rend la préparation un peu moins transparente, par suite de la différence relative d'épaissenr entre la lame et la lamelle.

lamelle avec une des deux substances indiquées plus haut.

Le seul liquide préliminaire à l'adoption duquel je me sois déterminé pour ce genre de préparation est l'essence de térébenthine rectifiée. J'y plonge les insectes aussitôt pris, et un jour ou deux, souvent même quelques heures suffisent pour distraire leurs déjections et dissoudre l'excès des substances grasses, de manière à pouvoir les clore définitivement dans leurs sépulcres embaumés. Je n'ai jamais vu de cette manière se produire les vides qui me désespéraient, lorsque je laissais se dessécher préalablement pendant plusieurs jours l'insecte ou la partie d'insecte que je voulais préparer.

Enfin, quand il s'agit de sujets encore plus petits la cellule devient inutile, et il faut laisser sécher la préparation entre la lame et la lamelle par la méthode ordinaire. Comme elle est soumise dans ce cas à une assez forte pression, le séjour préalable dans l'essence de térébenthine ou l'alcool doit être plus prolongé de manière à dissoudre plus complètement les parties grasses.

Il faut avoir soin aussi de ne pas trop dessécher la térébenthine ou le baume. Une préparation qui se dessèche d'elle-même et lentement, sous une pression modérée, est toujours plus aisée à faire et plus belle que celle où il faut saisir sur une lampe à alcool le point exact et très fugitif de liquéfaction convenable.

La famille nombreuse et fantastique des acariens se prépare très facilement par cette dernière méthode. Il faut les plonger quelques heures dans l'essence de térébenthine ou l'alcool, les placer sur la lame dans une gouttelette suffisamment visqueuse de baume du Canada ou de térébenthine de Venise, ou même de vernis copal à l'essence de spic, apposer la lamelle, presser et laisser sécher.

Si on veut les vider préalablement pour donner à leurs téguments une netteté plus grande, la préparation définitive est encore plus prompte. L'opération du vidage se fait sur la platine du microscope de dissection, en pressant adroitement le sujet entre deux lames de verre dans une goutte d'essence de térébenthine, jusqu'à ce que tous les viscères soient sortis par le conduit anal, la bouche ou les articulations des pattes. Le séjour préalable de quelques heures dans la terébenthine ou l'alcool devient dans ce cas évidemment inutile.

Plusieurs autres méthodes d'employer le baume ont été indiquées par plusieurs micrographistes ; j'ai cru devoir les passer sous silence. Du reste, on pourra soi-même imaginer d'autres procédés ; mais, ayant décrit plusieurs méthodes dont les résultats sont très satis-faisants, je n'ai pas cru devoir entrer dans la description d'autres procédés qui ne me semblent pas du reste par-faits, et qui auraient pu embarrasser l'observateur débutant dans la science microscopique.

J'ai dit, en commençant ce chapitre, que les moyens que j'indiquais s'appliquaient à des objets d'un certain volume, tels que celui des tarses des petits insectes, des tranches de bois d'un diamètre de 10 à 15 milli-mètres et de divers autres objets de même dimension. J'ai dit aussi que pour les infiniment petits je me réser-vais la description d'un moyen particulier. A ce sujet, j'ajouterai quelques lignes qui me semblent fort utiles. Si l'on veut préparer des objets tels que des enveloppes siliceuses des infusoires, des farines ou autres corps aussi ténus, il faudra employer le procédé qui va suivre.

Le baume du Canada ayant été chauffé et refroidi,

comme je l'ai indiqué, on prend la lamelle de glace et
l'on y dépose l'objet du côté qui doit être placé sur le
baume. Cela fait, on ajoute sur l'objet une petite quantité
de la liqueur préliminaire, pour l'imbiber complètement;
on attend ensuite un instant, de façon à permettre l'évaporation presque complète de la substance, puis on place
la lamelle tenant l'objet en contact avec le baume, et
l'on se comporte comme je l'ai déjà indiqué.

On voit que ce moyen revient au même que celui
que j'emploie pour les gros objets, mais qu'il était important de modifier la manipulation, ne pouvant, pour
les infiniment petits, les laisser séjourner comme les
autres corps.

**Vernis à tableau. — Vernis copal à l'essence de spic. — Vernis
à l'essence de romarin. — Vernis au chloroforme. — Gélatine.**

Le vernis à tableaux, dont j'ai parlé au commencement
pour laisser séjourner les objets, peut aussi être employé pour les maintenir entre les plaques de glace. Ce
moyen, employé par Ch. Chevalier, il y a près de trente-
cinq ans, peut aussi fournir de belles préparations. Pour
rendre le vernis à tableaux susceptible d'être employé
pour l'usage que je viens d'indiquer, il faut en prendre
une certaine quantité que l'on fait épaissir au bain-
marie, jusqu'à consistance convenable; cela fait, un
objet ayant séjourné quelque temps dans du vernis
fluide, et étant ensuite épongé, comme je l'ai indiqué
pour le baume du Canada, il ne reste plus qu'à le placer
entre deux glaces, dans une gouttelette de vernis épaissi.
Ce moyen peut donner de belles préparations, mais
le vernis étant long à sécher, les préparations ont le
désavantage de n'être maniables qu'après un certain
temps. Pour des objets très délicats, faciles à imbiber,

ce moyen est très bon, ainsi que le suivant, qui est encore plus simple, et que j'emploie de préférence pour les acares et autres objets aussi petits.

Ce moyen consiste à se servir du vernis copal à l'essence de spic. Ce vernis a la propriété de s'épaissir promptement à l'air. Lorsque l'on veut s'en servir, on en verse une petite quantité dans un vase, et l'on attend que le vernis soit arrivé à une consistance convenable ; on en prend alors une gouttelette que l'on dépose sur une lame de glace à l'aide d'un petit bâton de verre ; on ajoute ensuite l'objet, puis la lamelle, sur laquelle on appuie légèrement, de façon à expulser l'excès de substance conservatrice.

Au bout de quelques jours les préparations sont sèches et peuvent être nettoyées avec le plus grand soin, à l'aide d'un linge imbibé d'alcool.

Ce moyen est fort simple et procure la facilité d'obtenir de belles préparations.

Suivant leur nature, on peut laisser les objets séjourner quelque temps dans l'essence de spic (essence de lavande); mais, en général, ce moyen n'étant employé que pour des infiniment petits, le séjour dont je viens de parler les altérerait, ce qu'il faut éviter.

Pour les objets assez gros et difficiles à imbiber, tels que les parties de la bouche des insectes coléoptères et autres analogues, ce moyen peut être employé ; mais le baume du Canada, est meilleur ; sa nature et les moyens que l'on emploie pour préparer les objets facilitent la complète imbibition et augmentent la transparence des objets dont je viens de parler.

Lorsque par la pression on ne peut arriver à maintenir des objets entre deux plaques de glace, avec le baume du Canada, c'est qu'ils sont trop épais, et conséquemment trop opaques pour être conservés de cette sorte. On peut bien, à la rigueur, ajouter quelques petits morceaux de papier, de carton, sur les côtés de la lame, afin de faciliter l'opération ; mais ce procédé, difficile à mettre en pratique, ne procure pas de bons résultats; je ne conseillerai donc pas son emploi.

Un autre vernis du même genre nous a été indiqué par M. le docteur Lequoy, savant observateur et habile micrographe. Voici la manière de composer cet excellent vernis : on prend des morceaux de copal tendre, on choisit les plus clairs, et ceux qui se laissent dissoudre à leur surface par une petite quantité d'essence de romarin ; les morceaux choisis sont mis en poudre, mêlés avec moitié de verre pilé, puis le tout est mis dans un matras, avec quantité suffisante d'essence de romarin ou de spic ; l'essence doit surnager d'un doigt ou deux la poudre. On fait fondre au bain-marie, dont la chaleur ne doit pas dépasser celle de l'alcool bouillant; la même température doit être continuée jusqu'à ce que la résine soit dissoute en totalité ou à peu près, sans la pousser trop loin, car alors il se dissout une partie de gomme végétale qui trouble le vernis.

On laisse reposer quelques jours et l'on décante ; mais, comme tous les vernis faits avec les gommes-résines seules, il n'a pas assez de corps; il faut y ajouter une petite portion de térébenthine ou de baume du Canada. Ce vernis conserve parfaitement les objets de nature animale sans se fendiller ou se résinifier; il ne laisse pas de globules.

M. le docteur Lequoy emploie aussi le vernis suivant avec grand succès pour la préparation des objets transparents. Il se compose de :

Vernis blanc de Schnoë ..... 100 grammes.
Baume de Canada........... quantité suffisante.

On comprend que l'on ajoute du baume jusqu'à consistance convenable. Ce vernis a l'immense avantage de sécher très vite.

Un autre vernis excellent a été composé par M. le docteur H. Frémineau, savant micrographe. Pour faire ce vernis, on fait digérer au bain-marie, dans un flacon à digestion :

Baume du Canada........... 30 grammes.
Mastic en larmes pulvérisé... 10   —
Chloroforme.............. quantité suffisante.

Ce produit donne d'excellent résultats, et nous ne saurions trop le recommander.

Un excellent mélange a été indiqué par M. Deane pour la préparation des petits objets. Il consiste à mêler :

Glycérine................. 120 grammes.
Gélatine................. 30   —

dissoute à chaud dans 120 grammes d'eau distillée.

Pour les végétaux, la gélatine acidulée donne d'excellents résultats. On la prépare ainsi : on prend de la gélatine claire que l'on fait fondre au bain-marie, et l'on ajoute un quart d'acide pyroligneux, et quelquefois une petite quantité d'alcool. Relativement à la gélatine, on doit se rappeler que la colle de poisson fournit celle la plus pure. Pour les objets végétaux très délicats, M. Lawrence recommande le produit suivant : on laisse digérer de la belle gélatine dans de l'eau. Pour chaque once de solution, on ajoute une drachme d'alcool et une drachme de blanc d'œuf; on chauffe pour faire coaguler l'albumine, puis on filtre au linge.

Pour chaque once de gélatine ainsi préparée, on ajoute :

> Glycérine...................... 6 drachmes.

Ou bien :

> Glycérine...................... 2 drachmes.
> Eau camphrée.................. 4   —

Les objets doivent d'abord être plongés dans :

> Glycérine...................... 1 partie.
> Eau alcoolisée,................ 1   —

Je signalerai ici la méthode que l'on doit employer pour obtenir et préparer les sections d'os et de dents.

Pour les os, on les scie avec une scie très fine; on use ensuite la coupe sur un morceau de grès, puis on les passe sur une pierre du Levant afin de les amener à l'épaisseur désirable; pour tenir la section d'os, on se sert d'un liège de dimensions convenables. Cette plaque de liège sert à poser les doigts, et l'os se trouve entre la pierre et le liège. On polit à sec sur une pierre d'Amérique. Les sections d'os se préparent au baume du Canada; mais il y a une précaution à prendre, car le baume rend l'os trop transparent. Pour obvier à cet inconvénient, on se sert d'une dissolution de colle forte faite à froid. A l'aide d'un pinceau, on en passe une très faible couche sur les surfaces de la coupe d'os, on laisse sécher deux heures, ensuite on prépare. Pour les tranches de dents, on les obtient en sciant à l'aide d'une scie fine, ou mieux à l'aide d'un fil de fer fin tendu sur un arc en fer. On se sert de l'émeri et on fait une coupe que l'on amincit ensuite sur un plan en verre avec du grès. L'épaisseur désirable étant obtenue, on use la coupe en la maintenant avec un liège, sur un plan en cuivre ou en verre, en se servant des émeris, 10, 20, 30. On polit sur du drap enduit de rouge anglais mouillé d'un peu d'eau. Le drap doit être collé sur une surface plane.

Les coupes de dents ainsi obtenues se préparent dans la glycérine ou autres liquides.

Ici se termine ce que j'avais à dire relativement à la préparation des objets dans les substances résineuses, vernis, etc. Les préparations obtenues par les moyens que j'ai indiqués présentent le plus bel aspect, et sont, de plus, complètement inaltérables. Les collections que l'on peut faire sont innombrables, variées, et procurent un plaisir infini. J'espère que les conseils que j'ai donnés feront de nouveaux adeptes ; car, en les suivant, ils posséderont un nombre infini de merveilles, dont la plus petite excite à jamais l'admiration la plus grande pour le Créateur du monde.

CHAPITRE XIV.

PRÉPARATION DES OBJETS DANS LES FLUIDES.

Dans ce chapitre, nous décrirons les différentes méthodes que l'on doit employer pour conserver les objets dans les fluides.

Ce mode de préparation s'emploie généralement pour les corps dont l'organisation est accompagnée de liquides, et aussi pour certains objets dont la nature réclame l'intervention d'un liquide, aussi bien pour leur parfaite perception que pour leur conservation.

La préparation des objets dans les liquides devra

donc être employée pour conserver la plupart des tissus animaux et végétaux, pour les fibres musculaires, nerveuses, les glandes, les ganglions, etc., et aussi pour toutes les parties obtenues par la dissection des organes de la respiration, digestion, circulation, etc.; en un mot, pour tous les objets habituellement baignés de substances fluides liées à leur nature.

Les petites algues, ainsi que toutes les parties anatomiques des végétaux, telles que les fibres, les vaisseaux, les trachées, les stomates, les tissus, etc., etc., seront aussi conservés dans les liquides.

L'anatomie végétale et animale utilise généralement ce mode de préparation, dont les résultats fournissent souvent de précieux et rares spécimens.

Dans les opérations chirurgicales, certaines organisations morbides connues à l'aide du microscope peuvent être parfaitement conservées et servir ainsi à la démonstration.

La préparation dans les fluides est peu compliquée: elle peut être considérée comme plus simple que celle dans les milieux résineux. Quelques essais pourront convaincre de suite de la simplicité des procédés que nous allons décrire.

Pour préparer les objets dans les fluides, il est indispensable d'avoir un petit récipient pour contenir l'objet et le liquide conservateur. Ce réservoir s'adapte sur une lame de glace d'une grandeur appropriée à celle de l'objet. En général, celles que nous avons décrites peuvent être employées, mais il arrive aussi que l'on est forcé de s'en procurer de plus grandes.

Le petit réservoir dont nous venons de parler a reçu le nom de *cellule*. Les cellules que l'on emploie peuvent être de différentes épaisseurs, suivant les objets qu'on désire préparer.

L'objet et le liquide étant placés dans le réservoir, il ne reste plus qu'à clore ce dernier à l'aide d'un couvercle de glace mince, que l'on maintient à l'aide de différentes substances ; l'objet est alors emprisonné dans un milieu liquide destiné à le conserver.

D'après ce résumé de la préparation dans les liquides, il nous reste à décrire minutieusement les moyens à employer pour faire les cellules destinées à contenir les objets de peu d'épaisseur ; celles pour les objets plus épais, à décrire les différents liquides conservateurs et leurs propriétés, et enfin les précautions à prendre pour placer les objets et clore les cellules.

Nous examinerons ces différents procédés dans l'ordre où nous les avons énoncés.

Pour préparer dans les fluides des objets excessivement petits, il suffit, après les avoir placés sur une lame de glace dans le liquide conservateur, de fixer la lamelle mince sur l'objet. Ce dernier étant recouvert, il suffit de passer légèrement sur les bords de la lamelle mince, à l'aide d'un pinceau, une petite quantité de vernis composé de cire à cacheter dissoute dans l'alcool ; on laisse ensuite sécher la préparation, et de la sorte l'objet ne peut s'altérer.

On doit avoir à sa disposition des pinceaux de diverses grosseurs, suivant la quantité de vernis que l'on veut appliquer ; mais en général de très petits pinceaux suffisent ; ceux à monture métallique sont très solides et commodes.

Le liquide conservateur doit être déposé sur la lame de glace à l'aide d'une petite baguette de verre à bout mince et arrondi ou effilé. On doit également en avoir de divers diamètres.

Le mode de préparation que je viens d'indiquer s'emploie pour des objets excessivement minces, et ceux-là ne sont pas rares ; aussi ce moyen est-il fréquemment employé.

Pour fixer les lamelles sur les lames de glace, on peut employer, outre le vernis de cire à cacheter, diverses autres substances. Ainsi la mixtion dont se servent les doreurs (*gold size* des Anglais) est très bonne pour cet usage. Le vernis noir français (dit du Japon) peut aussi être employé (1), mais on doit préférer à tout, un mélange à parties égales de mixtion des doreurs et de bitume dissous dans l'essence de térébenthine.

Du reste, les cellules que l'on emploie pour les objets de peu d'épaisseur se font avec des substances analogues ou semblables, et qui, conséquemment, peuvent servir pour l'usage dont je viens de parler.

Les cellules destinées à contenir les objets de peu d'épaisseur se font avec un pinceau, au moyen des différentes substances que je vais indiquer.

Suivant la forme des objets, la cellule sera faite car-

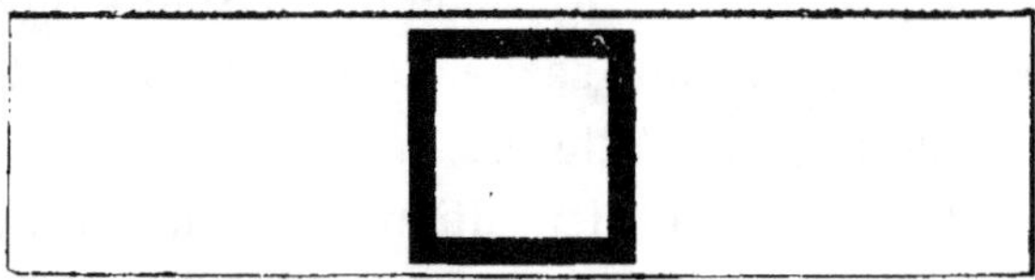

FIG. 141.

rée (fig. 141), carré long, ovale, circulaire, etc. Dans les trois premiers cas, il suffit d'inscrire légèrement, à

(1) Ce vernis est celui employé par les carrossiers.

l'aide d'un pinceau, aussi correctement que possible, les bords de la cellule. Il faut avoir soin d'employer un pinceau assez chargé de substance, et d'appliquer plusieurs couches pour obtenir l'épaisseur que l'on désire, autrement les cellules ne sont pas régulières et deviennent impropres à l'usage auquel on les destine.

La cellule formée, on la laisse sécher à l'abri de la poussière ; avec les substances que l'on emploie, la dessiccation s'opère en quelques heures, et quelquefois moins, surtout si l'on agit en été.

Les cellules faites au pinceau doivent toujours avoir peu d'épaisseur, et servir pour des objets très minces. Du reste, il serait difficile de faire, à l'aide du pinceau, des cellules d'une certaine épaisseur, qui, au reste, n'auraient aucun avantage.

Pour faire des cellules circulaires (fig. 142) il faut

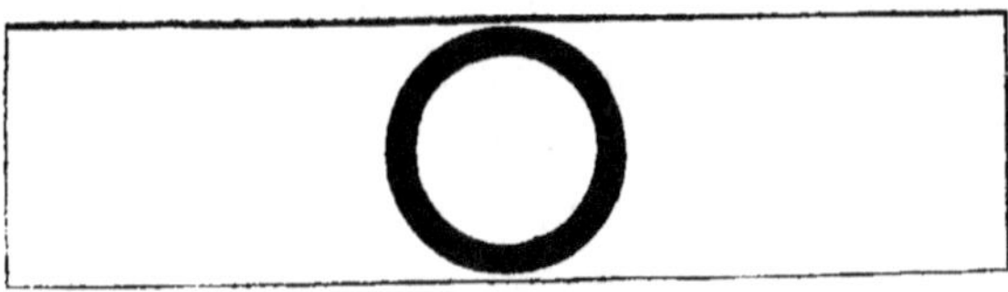

Fig. 142.

nécessairement employer un moyen mécanique, afin d'avoir des cellules régulières. A cet effet, on se ser-

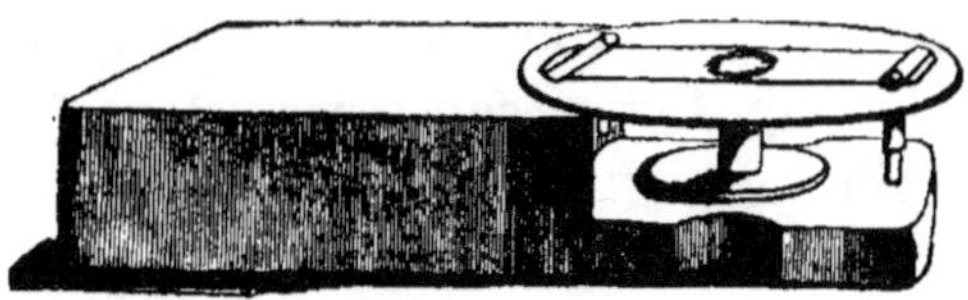

Fig. 143.

vira de la tournette imaginée par M. Hett (fig. 143). La lame est fixée sur un disque de cuivre, qui se meut sur un pivot ; on place le pinceau sur la lame, suivant le diamètre désiré pour la cellule ; on fait mouvoir le disque et l'on obtient une cellule circulaire. Si elle doit être épaisse, on laisse un peu sécher et l'on donne une autre couche.

On pourrait aussi construire une petite machine destinée à faire des cellules ovales ; mais comme la régularité complète n'est pas nécessaire, on arrivera, dans la plupart des cas, à de bons résultats, sans s'aider d'un appareil mécanique.

Voyons maintenant quelles sont les substances que l'on doit employer pour faire les cellules.

En première ligne, nous placerons la mixtion des doreurs, unie à une dissolution de bitume de Judée dans l'essence de térébenthine. Cette dernière solution se fait de la manière suivante : Dans un flacon à large col et d'une contenance deux fois plus grande que la substance à préparer, on introduit du bitume de Judée réduit en poudre ; on ajoute ensuite de l'essence de térébenthine. On remue le mélange, puis on laisse digérer deux ou trois jours en ayant soin de remuer de temps en temps avec une baguette de verre. On doit obtenir un vernis très épais, de consistance très sirupeuse et d'une grande homogénéité.

On ajoute du bitume ou de l'essence pour arriver à ce résultat ; car les proportions dépendent de la qualité du bitume. Cette substance est parfois si mauvaise qu'elle ne peut se dissoudre dans l'essence. Le choix du bitume est donc de la plus haute importance. Les mélanges suivants devront être employés pour faire les cellules :

Mixtion des doreurs......... 1 partie.
Bitume en dissolution .... 1 —

Ou bien :

Mixtion des doreurs......... 2 parties.
Bitume .... 1 —

Au moment de faire des cellules, on mêle les deux substances dans un petit vase à l'aide d'un bâton de verre. On peut conserver de la substance prête dans un flacon, mais il vaut mieux n'en faire le mélange qu'au moment de s'en servir.

Le vernis copal à l'essence de spic peut aussi être employé pour faire des cellules, après l'avoir laissé évaporer pendant quelque temps, afin de lui donner la consistance désirable pour l'usage auquel on le destine.

Le bitume ou asphalte seul en dissolution dans l'essence de térébenthine peut aussi être employé, ainsi que différentes autres solutions de la même substance que j'ai faites, et qui m'ont donné des résultats très satisfaisants.

Ainsi, outre la térébenthine, on peut employer, pour dissoudre le bitume :

L'essence de mirbane,
L'huile de naphte,
L'huile de pétrole,
L'huile de schiste,
L'huile de houille,
L'essence de lavande,
Le sulfure de carbone,

L'asphalte en dissolution donne de bons résultats, mais il a l'inconvénient d'être un peu trop sec et de faire des cellules quelquefois trop fragiles. *En le mélant à la mixtion des doreurs, il devient beaucoup plus facile à employer.*

Les diverses solutions de bitume que je viens d'indiquer fournissent aussi de bons résultats en les mélangeant à parties égales avec la mixtion.

Parmi les meilleurs dissolvants de l'asphalte, je citerai l'huile de houille, de naphte, et l'essence de mirbane.

Quant à la térébenthine, j'ai déjà indiqué qu'elle donnait de parfaits résultats.

J'ai fait de nombreux essais, afin d'arriver à des résultats satisfaisants, et je puis affirmer que les formules que j'ai indiquées donnent de bons effets.

Différents autres mélanges et substances peuvent aussi servir pour faire les cellules. Ainsi le vernis gras, mélangé à parties égales avec la dissolution de bitume, fournit de bonnes cellules.

Le vernis français (dit du Japon), dont j'ai déjà parlé, est parfait employé seul pour les cellules minces.

Mêlé avec la mixtion et le bitume, il donne aussi de bons effets dans la proportion suivante :

Vernis français .... 2 parties.
Bitume....... .... 1 —
Mixtion .... 1 —

On peut aussi employer, suivant l'idée du docteur Lequoy, une solution de gutta-percha dans le sulfure de carbone.

Le vernis à la glu marine, de madame Audouin, est aussi un produit précieux pour le micrographe. Ce vernis, que l'on doit laisser épaissir à l'air avant de l'employer, peut servir à faire des cellules, à clore les couvercles. Il a l'immense avantage d'être inaltérable aux divers produits employés.

La gomme laque dissoute dans le naphte fournit aussi un très bon vernis. On vend ce produit en Angleterre, sous le nom de *liquid glue*.

Le blanc de plomb ou de zinc, préparés à l'huile, peuvent aussi servir à faire de bonnes cellules. La marche à suivre est la même que pour les autres substances. Seulement, ces cellules ont l'inconvénient d'être longues à sécher. En mêlant au blanc de plomb ou de zinc une petite quantité de litharge et de minium, on remédie à cet inconvénient; malgré cela, beaucoup de micrographistes emploient la substance seule.

Ordinairement on emploie la cellule aussitôt faite, et on la clôt à l'aide d'un petit couvercle de glace mince, en appuyant légèrement ; on passe ensuite sur les bords de la lamelle et de la cellule une petite quantité d'huile d'amandes douces, afin de boucher les moindres interstices. Si l'on emploie des cellules sèches, on aura soin, avant de s'en servir, de passer sur les bords une petite quantité de blanc de plomb frais, afin de permettre l'adhérence du couvercle. Les cellules doivent être assez grandes pour que l'objet ne vienne pas y toucher ; il faut, au contraire, laisser une certaine marge entre les parois de la cellule et l'objet. Cette recommandation s'applique à tous les genres de cellules.

En terminant ces indications, je dirai que les solutions salines ou autres, ne contenant que de faibles proportions d'alcools ou essences, peuvent être contenues dans les cellules faites avec la mixtion des doreurs et ses mélanges.

Pour les solutions plus fortement alcoolisées, on peut employer le blanc de plomb ou de zinc, et même le bitume dans la térébenthine.

C'est à M. Twaites, célèbre naturaliste, que l'on doit l'idée de l'emploi de la mixtion des doreurs. Il l'a d'a-

bord indiquée comme devant être employée seule ;
mais plus tard ayant reconnu qne cette substance sé-
chait trop difficilement, il a spécifié qu'il fallait prendre
parties égales en volume de noir de fumée et de litharge,
que l'on délaye ensuite dans mixtion et vernis dit du
Japon, jusqu'à consistance convenable.

Les procédés que je viens d'indiquer s'emploient pour
les cellules de peu d'épaisseur. Pour les cellules épaisses, on coule à chaud de la glu marine sur une lame
de glace, puis, à l'aide d'un canif, on enlève la substance en excès et l'on pratique dans son épaisseur des
cavités destinées à recevoir l'objet et le liquide. Le couvercle se clôt en passant sur les bords de la cellule une
petite quantité de mixtion.

C'est à M. Berkley, célèbre naturaliste, que l'on doit
la communication de ce procédé.

Pour les objets plus épais, on emploie des cellules
en verre de différentes formes, ainsi que nous allons
l'indiquer. Nous décrirons ensuite les moyens à employer
pour les fixer sur les lames de glace.

Les cellules (figures 144 et 145) sont formées d'une

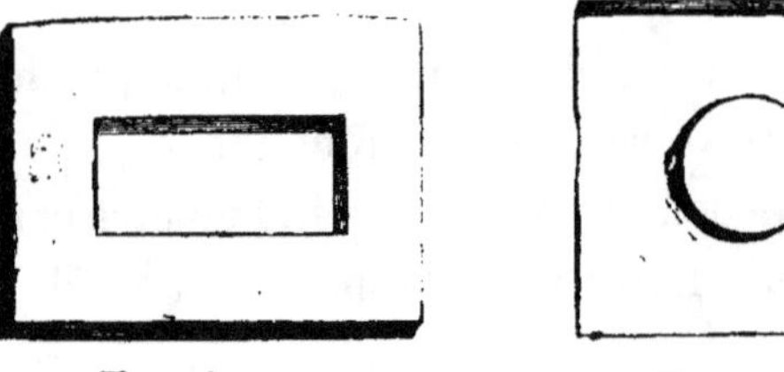

Fig. 144.   Fig. 145.

lame de glace percée au centre d'une ouverture destinée à recevoir l'objet et le liquide. Ces cellules se
font de différentes épaisseurs, grandeurs et ouvertures ;

mais en général celles représentées sont les plus employées.

Souvent aussi on les fait très minces, et dans ce cas, elles sont très avantageuses pour la préparation d'un grand nombre de tissus et autres objets de même nature qui réclament l'emploi de grossissements assez considérables.

Les figures 146, 147, 148, 149 représentent d'autres

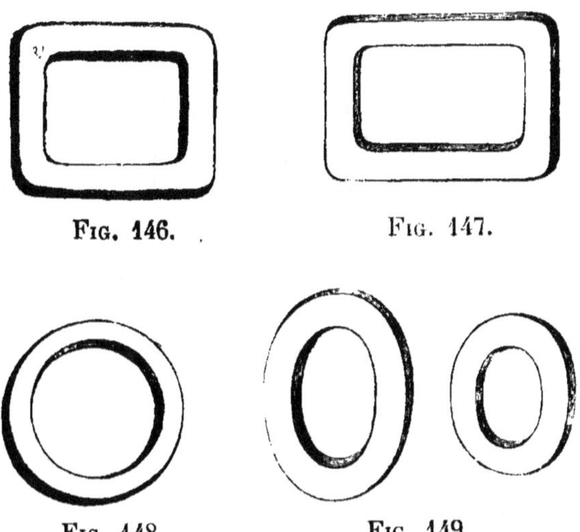

FIG. 146.   FIG. 147.

FIG. 148.   FIG. 149.

cellules obtenues au moyen de sections faites dans des tubes de différentes formes. Ces cellules se font ordinairement plus épaisses et s'emploient pour les objets opaques, les injections, etc.

Ces tubes-cellules sont représentés de grandeur naturelle par les figures ; mais, suivant l'emploi, ces dimensions peuvent varier. Leur usage est très répandu, et ils rendent de grands services.

C'est le savant Le Baillif qui employa le premier des tubes-cellules.

On peut encore employer des cellules faites au moyen de lames de glace épaisses percées de trous de différentes ouvertures.

D'après Quekett, c'est à M. Goadby, que l'on doit l'idée de ces cellules. Il les emploie en glace polie, de sorte que, lorsqu'elles sont collées sur une lame de glace avec le baume du Canada ou autres substances transparentes, on peut en faire usage avec le miroir de Lieberkühn.

Si l'on veut préparer des objets d'assez grandes dimensions, on se servira de cellules formées de plaques de glace collées et réunies ensemble sur une lame de la même substance et de grandeur appropriée. Cette construction permet d'obtenir des cellules de toutes les épaisseurs et dimensions.

Les lames de glace portant une ou plusieurs concavités faisant cellule sont impropres à la préparation des objets, la forme concave, ainsi que je l'ai déjà indiqué, nuisant à l'effet du microscope.

Maintenant que nous connaissons les différentes formes de cellules, voyons comment on les fixe sur les lames de glace.

Les cellules minces pourront être collées sur les lames par l'emploi des substances que j'ai indiquées pour faire les cellules au pinceau. Ainsi la mixtion des doreurs et ses mélanges, les dissolutions d'asphalte, le vernis français, celui de copal à l'essence de spic, la mixtion additionnée de litharge, de minium, le vernis à l'essence de spic, etc., l'asphalte à parties égales, etc., peuvent parfaitement servir à cet usage. On peut aussi employer un excellent vernis à la glu marine qui se trouve dans le commerce et dont j'ai déjà parlé.

Dans ce cas, une quantité convenable de substance

étant appliquée au pinceau sur une des faces de la cellule, il ne reste plus qu'à la fixer sur la lame de glace en pressant légèrement ; on laisse ensuite sécher, puis on nettoie avec précaution la cellule avec de l'essence de térébenthine et on termine avec de l'alcool.

Les cellules épaisses, telles que les tubes-cellules, et même celles minces, peuvent aussi être fixées au moyen de la chaleur avec le baume du Canada ou la glu marine. Ce moyen de collage des cellules est le plus parfait, car il donne une entière solidité. J'indiquerai d'ailleurs comment on doit employer la glu marine.

Cette substance, composée de naphte, laque et caoutchouc, fond à une température peu élevée lorsqu'elle est bien préparée. Son usage est parfait, et je ne saurais trop insister sur son emploi.

On prend une plaque de cuivre peu épaisse, sur laquelle on pose la cellule et la lame de glace. Sur cette dernière on place un fragment de glu marine. Tenant alors la plaque de cuivre au moyen d'une pince plate, on chauffe à l'aide d'une lampe à alcool, et l'on ne tarde pas à voir la substance se liquéfier ; on prend alors la cellule avec des pinces et on la place sur la lame de glace. Cela fait, ayant retiré cette dernière de la plaque de cuivre, on la pose sur une table et on appuie sur la cellule de façon à faire adhérer complètement ; on peut se servir d'une petite plaque de bois ou autre moyen pour presser sur la cellule. La lame de glace étant refroidie, la glu marine est solidifiée et la cellule fixée, il ne reste plus qu'à la nettoyer ; pour cela, on enlève d'abord avec un vieux canif ou un instrument *ad hoc* l'excès de glu marine, puis on termine le nettoyage à l'aide d'une solution de potasse, et aussi avec de l'alcool.

Pour coller les cellules au moyen du baume du Canada, on opère comme pour la glu marine, seulement on chauffe le baume comme si l'on devait faire une préparation. (Voyez *préparation au baume du Canada.*) A ce moment, on y applique la cellule et on continue l'opération comme avec la glu marine.

Le nettoyage se fait à l'aide d'un canif, et se termine à l'aide d'alcool.

Les linges que l'on emploie pour terminer le nettoyage des lames et des cellules doivent être, autant que possible, de fine batiste de fil.

On peut remplacer avantageusement la plaque de cuivre qui sert à chauffer les lames de verre par le bain-marie que j'ai décrit en parlant des préparations au baume du Canada. Dans ces appareils, on peut supprimer le bain-marie et avoir une table de cuivre à trépied, fort utile pour l'emploi désigné précédemment.

Inutile de le dire, en terminant, que *l'on doit toujours avoir un certain nombre de cellules de tous genres préparées d'avance*, afin de ne pas se trouver embarrassé lorsqu'on veut préparer un objet intéressant. Mais un objet peut, étant obtenu, être préparé de suite en le circonscrivant par une cellule, et le préparant comme nous l'avons dit.

Les cellules collées au moyen de la glu marine peuvent contenir l'essence de térébenthine, l'huile de naphte, etc., substances précieuses pour la conservation de certains objets. Quant à celles collées au moyen du baume du Canada, elles servent à contenir les solutions salines. Pour celles fixées au moyen des vernis, j'ai déjà indiqué les substances qui peuvent s'employer suivant l'espèce de vernis dont on se sert.

La figure 150 représente une cellule de verre avec fond ; on s'en sert pour préparer les objet opaques. Ces cellules, moulées d'une seule pièce, présentent un espace destiné à recevoir la lamelle-couvercle.

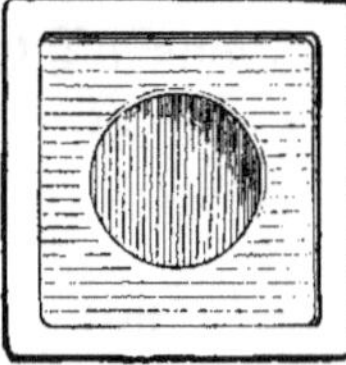

Fig. 150.

D'après l'ordre énoncé au commencement de ce chapitre, il nous reste maintenant à indiquer les différents liquides conservateurs et leurs propriétés. Les liquides que nous allons indiquer sont généralement employés par les micrographistes.

Solution aqueuse de chlorure de sodium.

Cette solution peut s'employer dans les proportions suivantes :

Chlorure de sodium ...... 1 gramme.
Eau distillée .... 10 —

Beaucoup de substances animales et végétales se conservent dans cette solution ; on peut y ajouter une petite quantité de solution aquéuse de camphre. M. Quekett nous apprend que M. Cooper ajoute une petite quantité d'acide acétique à cette solution ; de la sorte, elle peut, suivant lui, conserver la couleur des tissus.

Dans le but d'empêcher la formation des conferves, M. Quekett ajoute à la solution aqueuse de chlorure de sodium quelques gouttes de créosote. M. Strauss emploie la solution suivante :

Eau .... 5 grammes.
Chlorure de sodium ...... 1 —

M. Quekett :

> Eau................ .... . 1 once.
> Chlorure de sodium...... 5 grains.

La solution de chlorure de sodium peut donner de très bons effets dans un grand nombre de cas.

Eau camphrée.

Ce liquide peut conserver la plupart des tissus végétaux et animaux.

Eau et alcool.

L'alcool est le préservatif par excellence, mais il a l'inconvénient de décolorer un grand nombre de corps et de contracter les parties molles ; cependant, dans certains cas, il peut rendre de grands services. M. Strauss indique l'alcool à 22 degrés comme pouvant être employé. M. Quekett emploie un mélange de 1 partie d'alcool dans 5 parties d'eau distillée.

Acétate d'alumine.

Ce sel, proposé par M. Gannal, pour prévenir la décomposition, peut être employé à la dose de 1 gramme sur 10 d'eau distillée. Il peut conserver les chairs et quelquefois la couleur, mais, ainsi que l'a remarqué M. Strauss, il détruit les substances calcaires.

Sulfate d'alumine et de potasse (alun du commerce).

M. Strauss a indiqué que ce liquide détruisait les substances calcaires, mais qu'il avait l'avantage de conserver la mollesse des chairs, ainsi que les couleurs, surtout celles des muscles, et aussi les tendons, les aponévroses, les membranes séreuses, la graisse, le tissu cellulaire. Ce sel peut donc être employé avec avantage.

Les proportions indiquées par M. Strauss sont les suivantes :

    Alun........................ 1 gramme.
    Eau distillée............... 16   —

Solution aqueuse de sulfate de peroxyde de fer.

Ce sel a la propriété de conserver les parties molles ; il s'emploie à la dose de 1 gramme sur 100 d'eau distillée.

Solution aqueuse de deuto-chlorure de mercure (sublimé corrosif).

Le sublimé corrosif peut s'employer à la dose de 1 gramme sur 50 d'eau distillée ; il peut conserver toutes les parties ne contenant pas d'albumine, cette dernière substance neutralisant le deuto-chlorure de mercure. En résumé, on peut retirer de grands avantages par l'emploi de ce sel.

Solution aqueuse de sulfate de zinc.

Les proportions indiquées par M. Strauss sont les suivantes :

    Sulfate de zinc..................... 14
    Eau distillée....................... 10

Suivant lui, il conserve très bien la fibre musculaire, les téguments, la substance cérébrale, etc.

Dans les proportions de 1 dixième du poids de l'eau, il peut aussi très bien conserver les mêmes objets.

Une propriété remarquable de cette solution a été indiquée par M. Strauss. Il a remarqué que tous les organes des larves d'insectes (chenilles), à l'exception des téguments, se détruisent en quelques jours dans cette substance, tandis que les organes des insectes parfaits se conservent très bien. En effet, les muscles des insectes parfaits conservent leur souplesse naturelle, les trachées deviennent d'un blanc crayeux, ce qui les rend faciles à distinguer des autres organes ; les viscères se conservent très bien, etc.

Solution aqueuse d'hydrochlorate d'ammoniaque.

Ce sel s'emploie dans la proportion de :

> Hydrochlorate .... 1 gramme.
> Eau distillée............. 10 —

Il peut conserver très bien la chair des mammifères, mais il détruit celle des insectes parfaits. On peut ajouter un peu de camphre à la solution du chlorhydrate d'ammoniaque.

Chlorure de calcium, sulfate de soude, chlorure de zinc.

Le chlorure de calcium desséché à la dose de 1 gramme sur 3 d'eau distillée (Schacht) ou de 1 gramme sur 5 d'eau distillée (Strauss) peut aussi servir à conserver la chair des mammifères. Ce produit est parfait pour les tissus végétaux, et nous ne saurions trop le recommander.

Nitrate de chaux.

Un gramme de ce sel, dissous dans 5 grammes d'eau distillée, donne une solution qui conserve fort bien la fibre musculaire. Dans toutes les solutions, on doit, autant que possible, remplacer l'eau simple par l'eau camphrée.

Chlorure de zinc, sulfate de soude.

Ces sels s'emploient comme le précédent.

Carbonate de potasse.

Un gramme de ce sel dans 50 grammes d'eau donne une solution excellente pour conserver les cellules nerveuses.

Arséniate de potasse.

Eau............... ... ... 250 grammes.
Arséniate de potasse.... 1 —

Cette solution s'emploie comme la précédente.

Liquide de M. Goadby.

M. Goadby a indiqué dans le *Microscopic Journal* la solution suivante :

Sel marin... .... 4 onces.
Alun .... 2 —
Sublimé corrosif ..... 4 grains.
Eau............. ... ... 2 pintes (quart).

Suivant M. Thwaites, cette solution est parfaite pour la conservation des algues marines. Cette solution peut aussi servir pour les préparations animales.

M. Quekett, dans son *Traité du microscope*, indique aussi différentes solutions, qui peuvent être employées pour la conservation des préparations animales et végétales. Ces liqueurs sont les suivantes :

Eau .... 6 quarts.
Sel marin. .... 3 pounds.
Sublimé....... .... 7 grains.

Ou bien :

Acide arsénieux .... 2 drachmes.
Sel .... 3 pounds.
Eau .... 6 quarts.

Pour dissoudre l'arsenic, il doit être chauffé dans une partie de l'eau employée.

Créosote.

M. Thwaites a indiqué la composition d'un liquide qui peut conserver parfaitement les algues, en laissant intact l'endochrome. Ce liquide peut aussi être employé pour les autres préparations végétales et pour une foule d'objets provenant des tissus animaux.

Je recommanderai d'une manière toute particulière le liquide de M. Thwaites, car il est parfait et peut rendre d'immenses services.

Sa composition est la suivante :

On prend 14 grammes d'eau distillée, à laquelle on ajoute 1 gramme d'alcool, et l'on sature ensuite ce liquide de créosote. On agite et on laisse reposer quelques jours.

La solution terminée, on filtre au papier, ou, comme l'indique M. Thwaites, à travers de la craie lévigée.

J'ai obtenu de bons effets en filtrant seulement au papier, ou en déposant sur le filtre une petite quantité de kaolin épuré.

La liqueur obtenue est incolore et doit être conservée dans des flacons parfaitement bouchés.

M. Quekett ajoute que l'on peut mélanger le liquide de M. Thwaites avec de l'eau saturée de camphre. Ce mélange se fait à parties égales.

Je n'ai pas essayé cette dernière solution, qui doit, du reste, donner de bons effets.

Glycérine.

C'est à M. Warington que l'on doit l'idée de l'emploi de cette substance. Suivant lui, elle conserve très bien la couleur verte des infusoires, et aussi les tissus végétaux et animaux.

On l'emploie dans les proportions suivantes :

      Glycérine.................... 1 partie.
      Eau distillée......., ... 2 —

Pour les coupes d'os , de dents , etc., on peut employer :

      Glycérine.................... 1 partie.
      Solution aqueuse de chlorure
        ou nitrate de calcium à 10
        p. 100 .... 2 —

Un excellent mélange est celui de gomme et de glycérine. Il s'emploie pour les tissus animaux et végétaux. Voici les meilleures proportions :

      Solution épaisse de gomme . 4 parties.
      Eau........................ 4 —
      Glycérine.................. 2 —

La glycérine pure doit se dissoudre complètement dans l'alcool acidulé par l'acide sulfurique.

La meilleure glycérine est celle anglaise de Conor.

La glycérine est précieuse en raison de son peu de réfringence.

Huile de ricin, essence de citron, huile fine.

M. Warington a aussi indiqué que l'on pouvait employer pour les crustacés, les petits champignons, les insectes parasites, l'*huile de ricin (castor oil)* rectifiée. Pour les pollens, l'essence de citron réussit bien, mais l'huile blanche non figeable des horlogers est le liquide le plus parfait pour cet usage.

Naphte.

M. Quekett a remarqué que le naphte, employé dans les proportions de 1 gramme de naphte sur 8 d'eau distillée, conservait parfaitement les substances animales. Cette remarque est fort juste, et ce liquide donne d'excellents résultats. J'ai toujours considéré le naphte comme une excellente substance, et je ne doute pas que, substitué à la créosote, dans le liquide de M. Thwaites, il ne produise des résultats égaux, sinon meilleurs.

Silicate de potasse.

Le vernis au silicate de potasse est un excellent milieu pour préparer les objets. On met la pièce humectée d'eau sur le porte-objet ; on y laisse tomber une goutte de silicate, puis on applique la lamelle. Au bout d'une demi-heure, le produit est solidifié. Le pouvoir réfringent du verre soluble est aussi faible que celui de l'eau ; les objets préparés ont donc le plus bel aspect. Les parties cornées, les nerfs, muscles, le tissu de la rétine, se conservent dans cette substance.

Hydrochlorate de soude, acide arsénieux, sublimé corrosif. — Protochlorure de mercure.

Je dois à l'obligeance de M. le docteur Lequoy les formules qui vont suivre. Celle du docteur Pacini surtout donne des résultats parfaits. Ce liquide doit donc être employé exclusivement.

Pour les parties molles en général :

Hydrochlorate de soude .	1 gramme.
Alun.....................	40 centigr.
Sublimé corrosif........	2 —
Eau distillée...........	20 grammes.

Pour les parties très molles :

Alun.....................	2 grammes.
Acide arsénieux	1 centigr.
Eau distillée...........	10 grammes.

Pour les parties nerveuses :

Hydrochlorate de soude .	1 gramme.
Sublimé corrosif........	1 centigr.
Acide arsénieux	1 —
Eau.....................	10 grammes.

Liqueur du docteur Pacini pour les globules sanguins, nerfs, ganglions, rétine, etc.

Protochlorure de mercure	1 gramme.
Chlorure de sodium.....	2 —
Glycérine blanche, 25°...	13 —
Eau distillée...........	113 —

Liquide de M. Arthur Éloffe pour les mollusques.

Sel de Bayonne........	10 grammes.
Alun ammoniacal	5 —
Eau filtrée	115 —

Filtrez et ajoutez :

Iodure de potassium ...	1 centigr.
Bichlorure de mercure .	5 milligr.
Eau..................	5 grammes.

Liquide du docteur Follin pour la rétine préalablement durcie.

Bichromate de potasse .	10 grammes.
Sulfate de soude.......	2 —
Eau........	380 —

Solution aqueuse d'acide chromique.

L'acide chromique, dissous dans l'eau jusqu'à la teinte jaune paille, peut être employé pour conserver les objets délicats, et peut aussi servir pour l'étude et la conservation des liquides vitreux de l'œil. C'est M. Warington qui a indiqué l'emploi de l'acide chromique pour l'usage que nous venons d'indiquer.

Procédé de conservation du docteur Morel (de Strasbourg).

M. le docteur Morel, dans son savant *Traité d'histologie*, indique l'eau sucrée de consistance sirupeuse pour conserver les éléments anatomiques. On en fait avec l'eau distillée, et l'on a soin d'ajouter quelques gouttes d'alcool pour éviter la formation des sporules. Ce liquide conserve indéfiniment les glandes, la cornée, l'ovaire, la peau, etc. C'est donc un précieux moyen, facile à employer. Nous pensons que pour les tissus végétaux, ce liquide donnerait d'excellents résultats.

Formules diverses du docteur Ordoñez.

M. le docteur Ordoñez, savant histologiste qui excelle dans l'art de préparer les objets, a bien voulu nous communiquer les formules suivantes. C'est une bonne fortune pour les micrographes :

Glycérine blanche...... 25 grammes.
Eau distillée........... 10 —
Tannin............. .... 50 centigr.

Filtrez.

Ce liquide est très utile pour les préparations de peau ou de glandes. Au bout d'un certain temps, les éléments anatomiques prennent une coloration marron plus ou moins foncée; mais cette circonstance, loin d'être un inconvénient, facilite l'étude des détails.

Glycérine pure .... 5 grammes.
Eau distillée. .... 15 —
Eau camphrée.......... 5 —
Acide acétique.......... 5 gouttes.

Filtrez et conservez dans des flacons bien bouchés.

Ce liquide est très bon pour les préparations de cartilages, de peau, de nerfs, d'entozoaires, etc.

Eau distillée.... ...... 15 grammes.
Alcool rectifié créosoté .. 1 —
Eau de chaux... ...... 1 —
Glycérine pure... ...... 5 —
Eau camphrée .. .. 15 —

Filtrez.

Avec ce liquide, on peut préparer le tissu fibreux, les muscles, les capillaires.

Eau distillée........... 25 grammes.
Glycérine.... .... 1 —
Alcool rectifié.......... 1 —
Sol^{on} de sublimé (bichlo-
    rure de mercure) au 10ᵉ 10 gouttes

Filtrez.

Avec ce liquide, on peut préparer la plupart des tissus, des glandes, nerfs, etc. Il sert aussi pour les produits pathologiques.

> Eau distillée............ 20 grammes.
> Acétate d'alumine....... 1 —

Filtrez.

Pour le montage des tissus, précédemment colorés par la solution de carmin et pour les algues colorées.

> Eau distillée............ 20 grammes.
> Acide arsénieux .... 5 centigr.

Faites bouillir et filtrez. Ajoutez :

> Eau distillée légèrement
> camphrée .... 50 grammes.

Pour la préparation de la plupart des tissus.

> Eau distillée............ 25 grammes.
> Alcool créosoté .... 1 —

Filtrez.

Pour les préparations du tissu musculaire, pour les tendons, les cartilages.

> Eau distillée .... 20 grammes.
> Chlorure de sodium . ... 5 centigr.
> Eau camphrée... ..... . 1 gramme.

Filtrez.

Pour la préparation des épithéliums, des cellules nerveuses.

> Eau distillée............ 25 grammes.
> Glycérine blanche....... 1 —
> Solution aqueuse d'acide
> chromique .... 1 —
> Eau camphrée.......... 5 —

Filtrez.

Ce liquide sert indifféremment pour la préparation de la plupart des tissus.

Liquide de Hantzch, publié par J. Rade (de Dresde).

Esprit (à 90 p. 100 et très-clair) 3 parties.
Eau distillée . . . . 2 —
Glycérine . . . . 1 —

Les parties s'entendent au poids. Ce liquide conserve parfaitement les algues vertes, et est employé généralement en Allemagne.

Toutes les solutions que nous venons d'indiquer seront soigneusement filtrées et conservées dans des flacons parfaitement bouchés. On comprend aisément l'importance de la parfaite pureté de ces solutions.

Il y a encore bien des recherches à faire, bien des essais pour trouver des liquides conservateurs parfaits; les micrographes peuvent donc se mettre à l'œuvre. Parmi les sels, les huiles, etc., il y a bien des substances qui n'ont pas encore été essayées et qui peuvent donner de bons résultats. Nous pensons que les essences aromatiques, telles que celles de girofle, de cannelle, etc., etc., pourraient être utilement employées.

J'ai essayé aussi deux sirops incristallisables, qui conservent très bien les substances végétales.

Ces sirops sont ceux de blé et de fécule; on les dissout dans l'eau distillée, et ils font deux bons liquides pouvant servir dans un grand nombre de cas.

Je terminerai ici la nomenclature des liquides conservateurs. Nous allons maintenant indiquer les moyens de les placer dans les cellules avec les objets.

Les moyens que l'on doit employer pour clore les cellules sont les suivants :

Après avoir parfaitement nettoyé la cellule, à l'aide d'un linge de toile fine et d'un peu d'alcool, on y dépose une quantité de liquide conservateur en rapport avec la capacité de la cellule. Le liquide est déposé à l'aide d'un petit bâton de verre, ou encore avec un petit tube semblable à ceux dont on se sert pour les infusoires.

L'objet, que l'on a laissé quelques instants séjourner dans le liquide conservateur analogue à celui qui est dans la cellule, est déposé dans cette dernière, puis étalé soigneusement, à l'aide d'aiguilles emmanchées ou autres instruments.

Cela fait, il ne reste plus qu'à clore la cellule.

Pour cette opération, on passe légèrement, à l'aide d'un petit pinceau, sur les bords de ladite, une petite quantité de mixtion des doreurs mélangée à parties égales avec la dissolution de bitume dans l'essence (pour les cellules au pinceau ou en verre, on agit de même), en ayant soin de ne pas déposer de cette substance dans le liquide conservateur qui se troublerait et rendrait la préparation impure.

On doit prendre les plus grandes précautions en faisant l'opération que je viens d'indiquer.

La mixtion des doreurs peut être remplacée avec avantage par le vernis français, ou par un mélange à parties égales de ces deux substances.

Le petit couvercle en glace mince, rond ou carré, suivant la préparation, est alors posé sur la cellule par un de ces côtés, puis abattu ensuite. On appuie alors très légèrement, et si l'on a bien agi, on n'enferme pas de bulles d'air dans le liquide.

Si quelques gouttes de liquide sortent par les bords de la lamelle, on les enlève avec un peu de papier buvard, puis on laisse sécher la préparation pendant un jour ou deux.

La préparation sèche, on passe sur les bords de la lamelle, et avec précaution, une petite quantité des substances déjà indiquées, soit mixtion, vernis, etc., puis on laisse complètement sécher. On nettoie ensuite l'espace transparent du couvercle, et la préparation est terminée.

Ce mode de préparation est plutôt minutieux que difficile. Ainsi, il faut prendre garde de ne pas mettre trop de liquide dans la cellule, et, dans ce cas, l'enlever avec de petits morceaux de papier buvard ; ensuite on devra prendre les plus grandes précautions lorsque l'on appliquera le couvercle. Le reste des manipulations est aussi simple que facile.

Les préparations dans les fluides offrent le plus bel aspect, et l'on est grandement récompensé de ses petites peines, quand on a fait une préparation d'un objet curieux, que l'on peut considérer à loisir, sans craindre qu'il ne s'altère. C'est un vif plaisir pour un micrographiste de pouvoir, à tous moments, lire un mot de la grande page de la nature !

Addition.

Je signalerai ici un nouveau composé qui donne d'assez bons résultats pour la préparation des navicules et autres objets très délicats. Voici la formule de ce composé :

Dans 30 grammes de chloroforme on fait dissoudre 1 gramme de caoutchouc naturel. Lorsque la dissolution est opérée, on ajoute du mastic en larmes jusqu'à consistance sirupeuse ou demi-sirupeuse.

On peut avoir deux solutions dans les conditions que je viens d'énoncer, pour les employer suivant la nature des objets.

Pour faire usage de cette substance, on en dépose une gouttelette sur une lame de glace, puis on place l'objet, que l'on recouvrira d'une lamelle mince, sur laquelle on appuiera légèrement. On laisse sécher un jour, puis on passe sur les bords de la lame une petite couche des vernis que j'ai déjà indiqués pour cet usage.

Le mélange de chloroforme, mastic et caoutchouc, avait été indiqué dans d'autres proportions par M. Lender (de Philadelphie).

Les préparations faites avec la solution que je viens d'indiquer sont inaltérables et d'une transparence parfaite.

J'indiquerai ici un nécessaire pour les préparations et expériences microscropiques, dont le prix minime peut en populariser l'usage. Une boîte de bois, fermant à clef, contient : une cuve de porcelaine, douze lames, douze lamelles, douze pinceaux, un flacon rodé contenant du baume, une lampe à alcool, un bain-marie, quatre pots de porcelaine, une cloche de verre à support rodé, quatre baguettes, une pince de bois, deux entonnoirs, deux tubes de verre, une mesure graduée, deux verres de montre, dix-huit flacons contenant : huile de naphte, alcool, copal, mixtion, bitume, créosote, sulfate de zinc, glycérine, acide chromique, acide acétique, soude caustique, éther, acides nitrique, chlorhydrique, sulfurique, teinture d'iode, potasse, ammoniaque.

Afin de rendre tout à fait complet ce nécessaire, on peut y ajouter une tournette, une presse à dessécher, de la glu marine, des tubes-cellules.

Ce nécessaire est le complément indispensable du microscope et le *vade-mecum* du micrographe.

Je terminerai ce chapitre en transcrivant les ingénieux procédés dont se sert M. Belleroche (d'Anvers), pour la préparation des objets.

Pour la solution de chlorure de calcium, je crois que le mélange qne vous indiquez est trop faible, soit :

Calcium................. 1 gramme.
Eau distillée.......... .... 5 —

La solution indiquée par le professeur Schacht se compose de :

Calcium................. 1 partie.
Eau distillée............ ... 3 —

et c'est celle dont je me sers avec succès, sans altérer la couleur des coupes végétales, les diatomées vivantes, les mousses, les algues, les jungermanniées et autres hépatiques, etc., etc. Il est vrai que les clostéries et les desmidiées changent leur couleur vert intense ou olive tendre, mais j'ai pu remarquer que les autres liquides produisent le même effet sur ces objets microscopiques.

Je crois que le mélange ci-dessus mentionné offre aussi la densité nécessaire pour empêcher le développement inattendu et fort contrariant de certaines mucédinées. Et encore, malgré la proportion astringente de 1 à 3, j'ai découvert que le *Penicillium glaucum* s'y développe parfaitement, quoique privé d'air et de lumière. C'est le cas de rappeler qu'il faut éloigner de la table à préparation toute matière moisissante. Au moment de préparer un cyclope au chlorure de calcium, j'avais oublié, à ma portée, une tranche de citron moisie, et je me suis aperçu, plusieurs semaines plus tard, que mon cyclope portait sur la nuque une superbe houppe de *Penicillium*, trop belle en vérité pour être dérangée. Il y a plus, au fond même de la fiole contenant le liquide, il se forma une foule de touffes de *Penicillium* aux filaments droits, ramifiés et argentés, et je me vis forcé de jeter contenant et contenu pour me débarrasser de cette lèpre.

Avec la méthode dont je me sers pour faire mes préparations liquides (toujours avec le couvre-objet carré), je n'emploie d'autres outils qu'une pince en métal, pour ne pas toucher au couvre-objet avec les doigts après l'avoir essuyé, un scalpel excessivement mince au bout pour soulever s'il y a lieu le couvre-objet, un pinceau assez fin pour l'emploi du vernis, et du papier buvard pour enlever du porte-objet l'excès de liquide.

Je trace sur le porte-objet, avec du vernis noir, deux bandes parallèles dans le sens de la longueur, et un peu plus longues que le couvre-objet, ayant égard aussi à sa largeur, comme dans la figure 151.

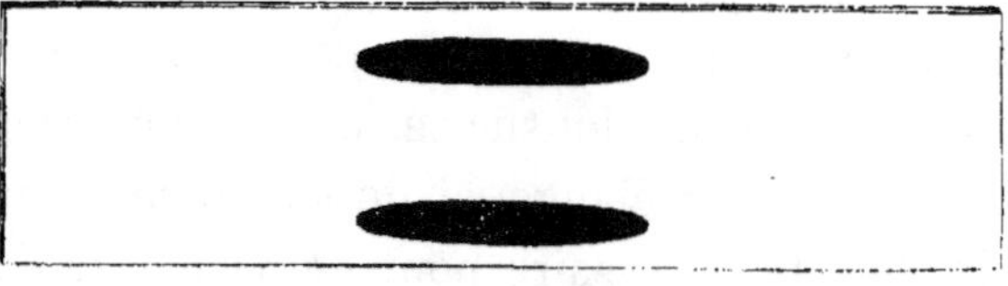

Fig. 151.

Vous remarquerez, monsieur, que je laisse ouverts les deux bouts ; l'épaisseur de l'objet à préparer détermine le nombre de couches de vernis à superposer pour arriver à l'élévation requise, il est rare que cela dépasse trois couches (qui m'ont suffi pour la plupart des mousses, hépatiques et algues des charmants fascicules de *Wagner*). Une plus forte épaisseur exclurait l'usage de certains objectifs nécessaires cependant pour divers détails dans des objets qui n'exigent dans leur ensemble qu'un faible grossissement. Enfin, cette épaisseur n'empêche jamais de fermer les deux bouts après la pose du couvre-objet.

Avant d'employer le porte-objet, je rafraîchis la surface du vernis par une dernière et très mince couche de même substance ; pour assurer l'adhésion, je dépose entre les deux bandes une assez grosse goutte de liquide, ensuite l'objet à préparer, donnant à ce dernier le temps de s'imbiber, puis je laisse tomber le couvre-objet à plat sur le liquide, ayant reconnu que c'est le meilleur moyen pour chasser l'air, qui pourrait s'arrêter sans cela dans la préparation. Le couvre-objet étant fixé par la pression nécessaire, j'ajoute du liquide (s'il en manque), par capillarité, et si le liquide *déborde* par l'un des deux bouts, ou par tous les deux, j'enlève l'excédent au moyen du papier buvard. Le liquide étant parfaitement concentré entre les deux verres, et le pourtour convenablement séché, je ferme les deux bouts au pinceau, et achève le premier encadrement au vernis, et le lendemain, lorsque cet encadrement est sec, j'en applique un second pour terminer la préparation, en donnant au vernis une épaisseur suffisante pour l'égaliser partout, et achever nettement les contours.

Si le travail a été bien fait il n'y aura pas d'air, mais si, par trop de précipitation on a mal opéré, et s'il reste un peu d'air on soulève lentement le couvre-objet à l'aide du scalpel par le bout le plus rapproché du globule, et après avoir dégagé l'air on ajoute autant de liquide qu'on peut en faire absorber, mais *par le bout opposé*, pour ne pas risquer d'avoir d'autres globules par engorgement. On comprend qu'il faut exercer dans ce cas une nouvelle pression, et recourir à l'usage du papier buvard.

La glycérine, traitée de la même manière, offre cependant un peu plus de difficultés, car, ce qui déborde sur le porte-objet ne s'enlève pas si facilement que la solution de calcium, et si la siccité n'est pas parfaite, le vernis n'adhère pas au verre.

Le vernis noir dont je vous ai parlé, et dont je me sers pour mes préparations, est celui qui est particulièrement recommandé par le professeur Schacht pour son inaltérable durabilité, ce vernis se nomme en allemand *Schwarzer maskenlack*, n° 3, et se fabrique par Beseler, à Berlin ; mais on en fabrique, je crois, partout, et celui d'Anvers ne laisse rien à désirer.

Les Hollandais l'appellent *vuur lak* (littéralement, vernis au feu), parce qu'il s'emploie par les poêliers pour vernir la tole à chaud. Il a l'avantage de ne jamais se fendiller, de ne pas devenir collant ou mou en été, et surtout de sécher promptement sans contractions ; je possède une fiole de *bitume de Judée*, mais je n'ose assurer que son emploi soit aussi satisfaisant. On doit laisser sécher les préparations au vernis dans une position horizontale pendant une huitaine de jours, avant de les poser sur champ dans les boîtes.

Schacht recommande d'avoir deux pots de vernis, l'un contenant du vernis assez liquide pour former à une très faible épaisseur d'abord, les deux premières raies parallèles sur le porte-objet, l'autre avec du vernis plus ou moins évaporé et d'une consistance plus convenable par son épaisseur, pour la fermeture des deux bouts du couvre-objet, comme aussi pour achever l'encadrement extérieur.

Quand j'ai dit que je laisse tomber le verre mince à

plat sur le porte-objet, je ne me suis peut-être pas assez expliqué. Pour ne pas toucher à la surface du verre mince, je le saisis avec les ongles de l'index et du pouce et ne le laisse échapper qu'après l'avoir rapproché le plus possible du liquide sans toucher au vernis. Dans les préparations à la glycérine, il faut très peu de ce liquide avant de poser le verre carré, il suffit que l'objet soit seulement bien couvert et entouré de liquide, pour qu'il n'y ait aucun débordement, parce qu'il est facile ensuite d'introduire entre les deux verres la quantité de glycérine nécessaire pour former le plein, et que ce qui déborde s'enlève moins facilement que le calcium. Dans les préparations au calcium, il peut y avoir une plus grande quantité de liquide, bien entendu quand l'objet ne forme qu'une seule pièce, telle qu'une tranchée végétale ; car si la préparation se compose de plusieurs particules susceptibles de se diviser et de s'éparpiller, comme le pollen des fleurs, etc., trop de liquide occasionnerait la dispersion. Donc, dans ce dernier cas, il faut en agir comme avec la glycérine.

Ce n'est pas toujours chose facile que de *compléter* la quantité de liquide entre les deux verres, par capillarité ; si, par suite du travail préliminaire, il n'est plus à craindre que l'objet, déjà noyé dans le liquide, soit en contact immédiat avec des globules d'air, il n'est pas moins possible que pendant l'infiltration il se forme des lacunes à l'entour de l'objet, contrariété qui oblige de soulever un bout du couvercle, ce qu'on doit toujours tâcher d'éviter ; on y parvient en faisant attention à ce que le liquide juxtaposé pour l'absorption soit en très petite quantité en une fois, et par une fréquente répétition ; ensuite à ce que la juxtaposition se fasse à un

point quelconque des deux extémités où le liquide touche
au bord du verre carré. Mon dessin (fig. 152) en don-

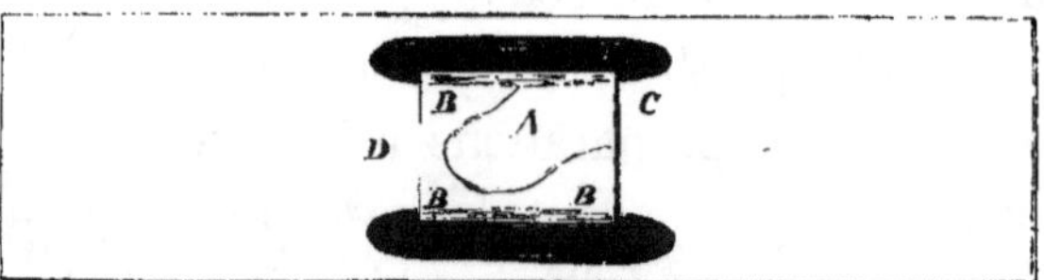

FIG. 152.

nera une idée exacte. On vient de poser le couvre-
objet et d'exercer la pression nécessaire pour assurer
l'adhésion, les bouts C et D sont encore ouverts, B représente le vide qui reste à remplir, A est le liquide dont
l'objet est parfaitement entouré, il touche au bord en C.
C'est donc là qu'il faut déposer successivement et jusqu'à satiété, des gouttes de liquide pour l'absorption.

La réussite est bien plus certaine si, avant d'appliquer le couvre-objet, on a eu soin d'étendre le liquide
au milieu entre les deux bandes de vernis, pour qu'il
touche à ces bandes ; alors les lacunes ne peuvent plus
se présenter qu'à la droite et à la gauche, et par
l'application du liquide supplémentaire à l'un des deux
bouts, on effectue l'expulsion directe de l'air au bout
opposé et son remplacement par la glycérine ou le calcium, tandis que le plein s'opère également du côté
du dépôt, et il n'y a plus qu'à sécher au moyen du
papier brouillard.

C'est un point très important de donner autant de
liquide que les verres peuvent en absorber, et en accordant le temps nécessaire pour la parfaite absorption,
jusqu'à *satiété*, comme je l'ai déjà dit, parce que, si on
négligeait cette précaution, le vernis appliqué ensuite

aux deux bouts passerait en partie entre les deux verres et gâterait l'aspect de la préparation.

Le vernis reste forcément en dehors, surtout s'il est assez consistant, quand aucun vide n'existe entre les deux verres.

L'étendue de ces remarques peut vous sembler puérile ; mais si l'étudiant n'y a pas égard, il peut éprouver assez de contrariétés pour douter de la méthode, si facile cependant après un peu de pratique, à part la seule difficulté de quelque importance dont j'ai eu l'honneur de vous parler. D'ailleurs, j'explique ici une méthode préconisée par le docteur Schacht déjà assez longtemps avant la publication de son traité, qui a paru en 1863, et dont j'ai eu connaissance par M. Henri Van Heurck, à la suite de son voyage à Bonn.

Vous savez déjà, monsieur, quel en a été l'heureux résultat pour moi : une collection d'excellentes préparations au nombre de 1700, en moins de trois années ! Certes, ce fait doit être encourageant pour l'étudiant qui désire conserver un souvenir indestructible de ses observations microscopiques, comme pour ceux qui hésitent à faire l'acquisition d'un instrument qui procure tant de vives jouissances.

Qu'on ne s'imagine pas que cette facilité à se faire en peu de temps une riche collection, soit aux dépens des commandes que l'on pourrait passer aux préparateurs en renom ; j'ai la preuve du contraire, car plus on avance, plus on éprouve le désir de posséder aussi une foule d'autres objets que nous ne savons où aller prendre, ou bien que, les ayant obtenus, nous ne savons pas préparer avec cette exquise perfection qui est le secret de l'artiste. C'est ainsi que j'ajoute annuellement à ma collection 50 à 100 préparations de MM. Bourgogne, dont les tests surtout sont inimitables.

Une des récréations microscopiques les plus attrayantes, à mon avis, est la recherche des algues, des diatomées, etc., qui abondent dans les eaux de presque tous les fossés un peu profonds. La conservation de ces objets aux innombrables formes est d'un attrait irrésistible ; elle procure le moyen de les revoir et de les étudier plus à loisir, de les montrer à des amis capables de nous en indiquer les noms, ou de les chercher nous-mêmes dans les excellents ouvrages qui existent aujourd'hui et qui, pour la plupart, sont à la portée de toutes les fortunes. Mais il faut convenir que pour la conservation des diatomées, peu de personnes auront la patience de s'y prendre comme il faut pour les avoir d'une propreté irréprochable. En effet, quelle patience ne faut-il pas pour les extraire de la goutte d'eau plus ou moins trouble, pour les laver dans de l'eau distillée, les reprendre une à une après les avoir fait sécher, tout cela à l'aide du microscope simple et d'un pinceau très fin.

J'ai fait environ 150 préparations de diatomées, de closteries, de desmidiées, etc., etc., par un procédé beaucoup plus simple et satisfaisant, c'est-à-dire en faisant abnégation de l'élégance.

Parmi ces objets, il y en a d'une telle petitesse que je les aurais infailliblement perdus si j'avais eu la prétention de suivre la route ordinaire, en passant par toutes les manipulations. Tels sont les *Pediastrum Napoleonis*, les *Syncrypta volvox*, et d'autres volvociens à tous les degrés du développement, les clostéries qui se déforment au premier contact, les monades, et enfin les diatomées proprement dites, d'une telle ténuité que l'estomac d'un *Stentor Mulleri* en contient souvent une quantité incroyable.

Après avoir laissé reposer pendant huit ou dix jours, dans un bocal à large goulot, une quantité d'eau prise dans un fossé, avec un peu de la vase qui en forme le lit, je puise dans ce bocal, à l'aide d'un tuyau de plume, la quantité d'eau et de vase qui peut remplir au tiers un verre de montre de grandeur moyenne ; je laisse encore reposer cette eau pendant une heure, exposée à une vive lumière ; pendant ce temps, les diatomées vivantes, les desmidiées, les clostéries et une légion d'infusoires se dégagent de la vase qui se concentre au fond du verre, pour se mouvoir dans l'eau plus ou moins claire vers le bord. On peut, d'ailleurs, hâter la concentration des corps étrangers et inertes en imprimant à l'eau un léger mouvement de rotation.

A l'aide d'un tuyau de plume taillé en pelle, je prends dans la partie claire, et en grattant un peu le bord (où se collent les diatomées), une goutte d'eau que je dépose sur le porte-objet, entre les deux raies au vernis (pour ne plus devoir changer de verre). Cette goutte d'eau, examinée au microscope composé avec un objectif de force moyenne, combiné avec un oculaire assez fort pour donner le grossissement de 250 à 300 diamètres, me fait découvrir une infinité d'objets propres à l'étude, toujours sans couvre-objet, parce que, en levant celui-ci, on déplacerait l'objet qui doit rester fixe, quand il est bien en place, à tel point que, parmi mes préparations provenant d'une seule goutte d'eau, il s'en trouve avec environ 80 à 100 diatomées, etc., représentant 15 à 20 différentes espèces parfaitement caractérisées.

Je n'ai pas à craindre les grains de sable tant que

je ne touche pas au centre du verre de montre, parce
que la rotation les a tous réunis sur un seul point. S'il
se présente sur le porte-objet une conferve ou un corps
quelconque qui peut nuire à la préparation, je l'enlève
sans faire attention à quelques flocosités qui ne sau-
raient empêcher la pose du couvre-objet.

Ayant choisi dans la goutte d'eau l'objet que je tiens
à conserver isolément pour former collection, il m'importe fort peu que tout le reste ne vaille rien, qu'il s'y
trouve quelques impuretés, etc., l'essentiel pour moi
est que l'objet choisi se trouve bien placé, c'est-à-dire
qu'il soit entouré d'une marge d'eau claire (condition
facile à satisfaire sous le microscope); cela étant, je
mets le porte-objet de côté jusqu'à ce que l'eau soit
évaporée, l'objet s'attache alors au verre, je couvre cet
objet d'une goutte de calcium, et avant que l'objet ait
pu se détacher, c'est-à-dire en moins de dix secondes,
j'applique le couvre-objet et j'achève la préparation ;
mais, au lieu de faire un encadrement comme pour
les autres préparations, je couvre de vernis toute la
surface du verre même, à l'exception seulement d'un
cercle d'une grandeur exactement suffisante pour pouvoir examiner l'objet par le système à immersion
(fig. 153), ce qui me donne une foule de formes d'enca-

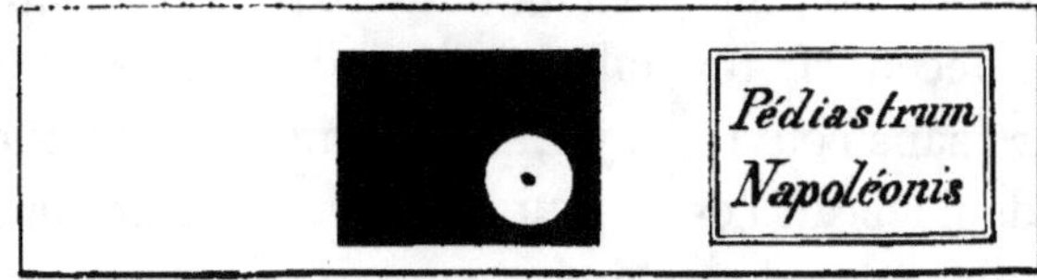

Fig. 153.

drements, mais toujours d'un fini parfait dans leur
genre. Ainsi, par exemple, j'ai obtenu par ce procédé,

des préparations d'une admirable netteté, non-seulement des objets prémentionnés, mais de cyclopes, de *Satyrus* (de Pritchard), d'anguillules, de larves de cousin, d'araignées d'eau, de lépadelles et d'autres systolides, mais naturellement, pas de vorticelles, de rotifères ou d'autres infusoires sans carapace ou à carapace non résistante, parce que, à l'instant de leur mort, ils perdent leur forme pour ne devenir qu'une masse méconnaissable.

Je crois que si on enfermait simplement la goutte d'eau sous verre, le résultat serait le même, quant à la conservation de tout ce qui est revêtu d'une carapace ; mais l'objet ne resterait jamais en place ; tantôt il se logerait contre le bord en contact avec le vernis ; tantôt, au lieu de rester à l'endroit dégagé de toute impureté, il irait se confondre avec d'autres objets ou se perdre dans un corps étranger.

On pourrait m'objecter que les diatomées préparées ainsi dans un liquide ne montrent plus bien les stries; ceci ne serait pas exact pour toutes les diatomées ; d'ailleurs, je le répète, j'obtiens des tests chez M. Bourgogne et ne fais collection que pour avoir les *formes, un classement intelligible ;* car pour ce qui regarde les espèces, je n'ai qu'à ouvrir le bel ouvrage de Smith.

CHAPITRE XV

DES INJECTIONS (1).

Les moyens d'exploration dont se sert l'anatomie générale sont, les uns mécaniques et physiques, les autres chimiques.

(1) Les meilleurs procédés relatifs aux injections sont dus au savant professeur Ch. Robin.

Dans les premiers se rangent l'art de disséquer à l'œil nu, à la loupe, au microscope. Les injections appartiennent à ce premier groupe.

L'exploration des vaisseaux et des conduits ne peut se faire qu'à l'aide des injections de diverse nature et par divers procédés. Ce sont ces procédés, les produits et les instruments nécessaires dont nous allons donner la connaissance.

On a trop de tendances à croire au secret que possède tel ou tel anatomiste : tous emploient a peu près les mêmes procédés ; le véritable secret consiste dans l'adresse, les précautions nécessaires, et les commerçants ne devront pas se rebuter en faisant de nombreuses écoles : chacun a passé ou passera par là.

CONDITIONS RELATIVES AUX INSTRUMENTS ET AUX MATIERES A INJECTIONS.

§ 1er. — **Instruments**.

Pour les injections à faire de suite, les seringues sont les meilleurs. Ce sont les seringues à main (Charrière) n° 1, 2 et 3, c'est-à-dire de 30 à 200 grammes d'eau. Elles se composent des pièces suivantes, figure 154 :

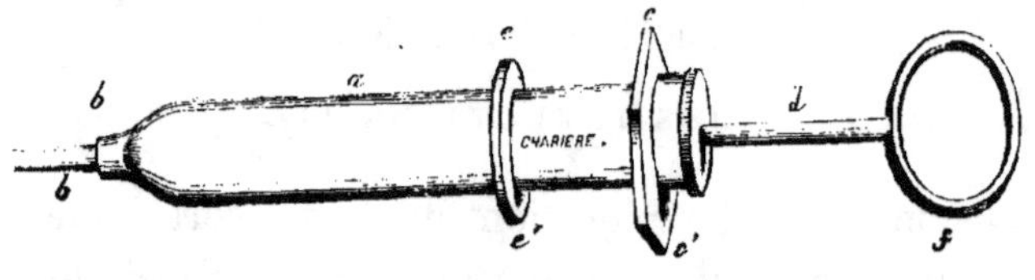

FIG. 154.

a, corps.

b, b, porte-canule lisse.

c, virole-oreille à huit pans.

d, piston.

ee. oreille circulaire pour retenir la seringue en sens inverse, quand on la remplit d'une main.

d, manchon du piston.

f, anneau du piston pour recevoir le pouce.

Fig. 155. Piston séparé pour montrer les deux pièces du parachute de cuir qu'on relève à volonté pour maintenir l'occlusion hermétique du corps de la seringue.

Fig. 156. Canule fine sans oreille, forme conique, destinée à s'adapter au porte-canule *b* par frottement; l'extrémité est terminée par un tube cylindrique destiné à être introduit dans les vaisseaux.

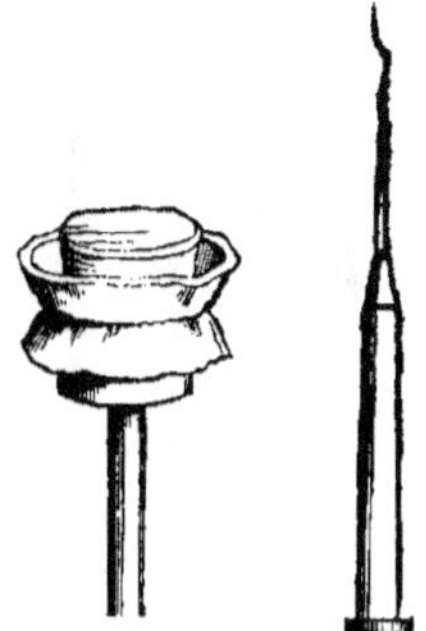

FIG. 155.   FIG. 156.

Quand l'injection devra être lente, durer longtemps et se faire avec de l'essence colorée, on se servira d'un flacon à deux tubulures (fig. 157), à l'une desquelles est luté avec soin un tube en verre coudé *a*, qui enfonce peu dans le flacon, et porte un robinet de cuivre fixé à l'aide d'un tube de caoutchouc *b*. Ce robinet reçoit la canule *c* par frottement,

L'autre tubulure reçoit un tube *dd* d'une longueur proportionnée à la pression sous laquelle on veut faire l'injection, et pouvant se dévisser en deux. Il descend au fond du vase, et, le flacon étant plein de matière à injection, on remplit le tube de mercure jusqu'à la hauteur voulue ; le métal s'accumule en *n*, à mesure que l'injection sort, et la soulève en même temps qu'il la presse plus ou moins, suivant la hauteur de la colonne mercurielle du tube, qui rarement dépassera 76 centimètres.

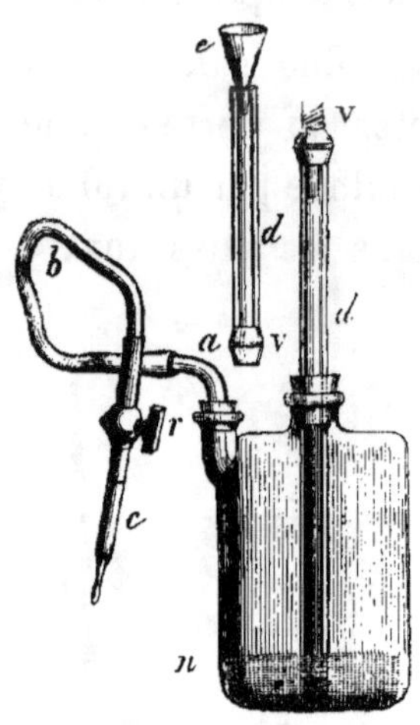

Fig. 157.

Tel est le second des moyens indispensables pour pousser longtemps et lentement une injection sous une pression constante ou rendue constante par l'addition graduelle du mercure.

§ 2. Des instruments accessoires.

Les plus utiles sont des aiguilles d'acier destinées à déboucher les canules.

Des aiguilles à sutures courbes pour passer la ligature autour du vaisseau qu'on injecte.

S'il survient des fuites pendant l'injection, il faut
avoir des pinces à pression continue, telles que la
pince (fig. 158), pour fermer l'ouverture, et
de petits cautères à pois pour brûler l'ouverture des capillaires qui s'ouvrent.

Je passe rapidement sur ces détails secon-
daires, la vue du dessin indiquant suffisamment l'emploi et les usages de l'instrument
représenté, pour arriver au paragraphe important.

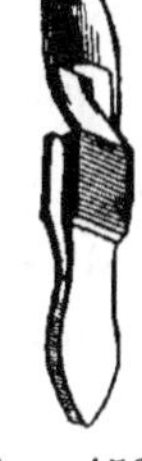

Fig. 158

§ 3. Des matières à injection.

Pour les grosses injections, le mélange de suif, deux
tiers térébenthine, un tiers rouge ou bleu de Prusse
bien mélangé, employé à chaud, voilà la meilleure
injection.

Pour les injections fines, il n'en est plus de même : il
faut employer des matières liquides à la température
ordinaire, et le meilleur mélange consiste à employer
des couleurs fines (celles des peintres) broyées à l'huile
délayées ensuite dans l'essence de térébenthine.

Le second mélange est la cire d'Espagne dissoute
dans l'alcool jusqu'à saturation.

On conserve les substances dans des flacons bouchés
à l'émeri et à large tubulure.

Ces matières, au moment de l'injection, doivent avoir
la consistance de la crème.

Au bout de quelque temps, l'alcool et l'essence s'évaporent, et la matière est retenue dans les capillaires.

Les couleurs que l'on doit avoir toutes prêtes sont :

1° Le vermillon;

2° Le bleu de Prusse;

3° Le jaune de chrome ;

4° Le blanc d'argent, qui sert à affaiblir les teintes trop prononcées en le mélangeant aux autres couleurs.

Le bleu sert pour les artères.

Le jaune pour les veines.

Le rouge pour les veines-portes hépatiques ou rénales et pour les conduits excréteurs.

Le blanc pour les conduits hépatiques et urinifères.

Ce changement dans les habitudes prises pour les grosses injections est nécessaire, car ce mélange de jaune et de bleu donne aux capillaires une belle teinte verte qui réfléchit bien la lumière et les fait distinguer des autres vaisseaux, ce que ne fait point le mélange inverse rouge et blanc, sous la loupe montée ou le microscope.

Enfin, si l'on injectait le bleu dans les veines, le réseau étant plus large, plus considérable et se laissant plus facilement dilater, assombrit la pièce, tandis que la teinte plus claire du jaune donne de la lumière.

Pour injecter de petits animaux, tels que les insectes, les vers intestinaux, comme les canules très fines s'engorgent facilement, il est préférable d'employer comme matière à injection les couleurs à l'aquarelle délayées dans l'eau en quantité suffisante.

Nous n'indiquerons que ces matières à injections, toutes les autres ayant des inconvénients plus ou moins grands.

§ 4. — De l'injection.

Pour faire une bonne injection, il faut pousser l'injection, la pièce étant dans l'eau tiède, pour que la solidification se fasse lentement, le sujet étant quarante-huit heures après la mort, époque à laquelle les vaisseaux ont perdu la propriété de revenir trop sur eux-mêmes, et cependant ne sont pas altérés cadavériquement.

Pour les petits animaux, le temps variera en moins, suivant le volume, la facilité à se putréfier, la température.

Les précautions à prendre sont les suivantes :

Le vaisseau à injecter une fois mis à nu, on affleure bien le liquide pour ne pas injecter d'air, et le porte-canule est adapté dans la canule, également remplie à l'avance du liquide à injecter. Deux fils sont passés sous le vaisseau, l'un pour le fixer à la canule introduite, l'autre pour fermer l'artère une fois l'injection faite.

L'injection doit être poussée avec lenteur, d'une manière égale ; l'injection d'un organe, quel qu'il soit, durera environ une heure et demie à deux heures, pour bien la réussir et ne pas avoir de rupture dans les injections où le liquide a passé des artères dans les veines, et réciproquement. Le microscope fait parfaitement distinguer les deux systèmes, malgré l'uniformité de couleur.

Une injection, même mal réussie, ne doit pas être rejetée : elle peut toujours être utilisée pour l'étude des capillaires de second et de troisième ordre.

Quand une injection est bien réussie, c'est sous l'eau qu'il faut étudier à l'aide des doublets à dissection ; on peut alors distinguer les différents plans vasculaires, la forme des mailles, leur disposition autour des organes, des glandes, des muqueuses.

Les instruments qui servent à ce genre de dissection sont les petits ciseaux à ressort, les aiguilles enmanchées et le microtome de Strauss.

Les injections une fois disséquées, pour être conservées, doivent être étalées sur des plaques de verre noir, couvertes de térébenthine de Venise, et le tout recouvert d'une autre plaque de verre transparent. Ce sont surtout celles qui sont relatives aux muscles, au placenta et aux glandes qui peuvent être ainsi conservées.

La peau, la plèvre, le péritoine, seront seulement desséchés et vernis. Pour les villosités des muqueuses, on les prépare au baume entre deux plaques de verre. On peut aussi les placer dans des cellules cimentées remplies, soit d'eau, soit de glycérine ou d'alcool ; le tout fermé par une rondelle mince et cimentée. Du reste, nous avons déjà indiqué les procédés en usage.

LIVRE TROISIÈME.

DE L'APPLICATION DU MICROSCOPE.

CHAPITRE XVI.

DU MICROSCOPE APPLIQUÉ A L'HISTOLOGIE.

Éléments anatomiques.

Les études microscopiques modernes ont montré que le corps humain était formé à peu près tout entier d'un nombre inouï de corps extrêmement petits offrant des variétés de structure considérables, que l'on a appelés *éléments anatomiques.*

Il y a bien dans le corps, outre ces éléments, un certain nombre de liquides ou de substances demi-solides ; mais par cela même que ces liquides et ces substances plus ou moins molles n'ont pas de structure spéciale, elles ne tombent pas sous l'observation microscopique et rentrent dans le domaine de la chimie. Nous n'en parlerons pas.

Notre intention n'est pas même de passer la revue entière des éléments anatomiques, de les énumérer et de les décrire tous. Nous renvoyons les personnes qui voudraient étudier sérieusement l'histologie aux traités spéciaux (1). Ce que nous avons voulu, c'est plutôt

(1) *Précis d'histologie humaine d'après les travaux de l'école fran-*çaise, par Georges Pouchet. 1 vol. in-8. Paris, 1864.

mettre tout étudiant s'occupant de micrographie à même de voir les principales parties constituantes de notre organisation, c'est de l'initier simplement, par une suite d'observations faciles, à l'étude du *moi corporel* qui doit faire l'objet spécial de son attention, mais qui aussi présente un vif intérêt à toute personne curieuse de voir et de savoir.

Les éléments anatomiques sont très variables dans leurs formes, ainsi que dans leurs rapports mutuels. Les uns nagent dans certains liquides comme les globules du sang, les zoospermes; les autres sont aussi régulièrement agencés que les carreaux d'un parquet ou les fils d'une toile. Les masses demi-solides qui résultent de l'arrangement réciproque d'un certain nombre d'éléments anatomiques constituent ce qu'on appelle les *tissus* organiques, dont l'étude, toujours difficile, ne nous occupera pas immédiatement.

Nous venons de dire que les éléments anatomiques étaient de différentes sortes. Ils peuvent être rapportés aux trois divisions que voici :

Des fibres ;
Des tubes ;
Des cellules.

Il faut s'entendre sur ce mot *cellule*. D'une manière générale, on appelle cellule en histologie des éléments arrondis, larges d'une vingtaine de millièmes de millimètre, creusés ou non d'une cavité intérieure et présentant ordinairement un *noyau*. Celui-ci est un petit corps, mesurant sept à huit millièmes de millimètre environ, rond ou ovoïde, plus foncé que le reste de l'élément et offrant parfois des réactions chimiques tout à fait distinctes, en sorte qu'on peut, dans certains cas, dissoudre la cellule sans que le noyau soit autrement affecté. Le noyau présente parfois un point brillant qui prend le nom de *nucléole*.

On trouve encore dans le corps humain des cristaux et des granulations de différentes sortes.

Enfin, signalons certaines substances homogènes telles que l'os, le cartilage, l'ivoire des dents, qui sont creusées de cavités à forme déterminée, et qui ne seront pas les objets les moins intéressants de l'étude dans laquelle nous entrons.

Manuel opératoire.

Nous devons tout d'abord indiquer quelques principes généraux pour l'étude des éléments anatomiques et même des tissus qu'ils forment par leur agencement régulier. Il importe de se rappeler que les uns et les autres se laissent facilement attaquer par l'eau, qui modifie plus ou moins la forme de certains éléments. En général, ces modifications sont trop peu importantes pour gêner une observation superficielle. Il est bon toutefois de savoir comment s'en préserver. Il faudra, autant que possible, observer les éléments anatomiques dans des liquides provenant de l'économie elle-même. Le blanc d'œuf délayé dans une certaine quantité d'eau est une ressource facile. Le mieux, quand on peut, est d'employer du liquide amniotique que l'on se procure facilement dans les maisons d'accouchement. On préviendra pour longtemps la putréfaction de ces liquides organiques en y ajoutant un petit morceau de camphre.

Quant à la préparation des éléments eux-mêmes, il faut tout attendre des hasards heureux. Si le tissu que forment ces éléments est dense, il faudra procéder sous la loupe à une dissection préalable et dilacérer le tissu avec des aiguilles montées (1). C'est en opérant sur les moindres parcelles, des fractions plus ou moins heureusement ménagées, qu'on parvient à isoler ou à laisser voir nettement quelques-uns des éléments qui composent ce tissu. Si le tissu est friable, comme la moelle des os, par exemple, il suffira de l'écraser doucement entre deux verres et de l'examiner ensuite. *L'important est de ne se lasser jamais et de recommencer avec persévérance* ces préparations plus délicates et plus difficiles que ne le sont les autres recherches microscopiques.

Le tissu lui-même, c'est-à-dire l'arrangement réciproque des éléments, sera examiné soit sur des parties extrèmement minces, dilacérées avec un soin particulier, soit sur des coupes. La première condition pour pratiquer celles-ci avec avantage est de faire durcir le tissu à observer, en le laissant macérer quelques jours dans un liquide tel que l'alcool ou l'acide chromique étendu de 30 parties d'eau environ. Cette solution, très usitée dans ce but, doit avoir à peu près la couleur du cognac vieux. C'est un moyen aussi pratique que rapide d'apprécier le degré de dilution où il faut s'arrêter.

Quand le tissu est durci, on procède à la coupe de tranches extrêmement minces à l'aide d'un rasoir emmanché ou même d'un rasoir ordinaire. Celui-ci doit être affilé avec soin sur la pierre chaque fois que l'on

---

(1) Les aiguilles plus ou moins fines que l'on monte soi-même dans de petits bouts de bois, sont infiniment préférables. Voyez, pour tout ce qui concerne la dissection des objets microscopiques, ci-dessus page 237.

va s'en servir, et, de plus, la lame doit être trempée et mouillée d'alcool à 36 degrés afin de mieux mordre. Pour l'étude, les sections incomplètes peuvent parfaitement suffire; elles ont même cet avantage d'atteindre sur leurs bords un degré de minceur qu'il serait impossible de réaliser dans une certaine étendue. C'est à l'esprit à assembler les données que lui a fournies l'observation d'un nombre plus ou moins grand de préparations, toutes incomplètes, et dont lui sait faire un tout homogène, par l'abstraction.

Une coupe très belle, très régulière et totale d'un organe est plutôt en réalité un objet de luxe qu'un objet précieux d'étude.

Tous les éléments anatomiques ne montrent pas les mêmes réactions avec les agents chimiques, c'est-à-dire que tel acide, telle base qui dissout un élément, est sans action aucune sur un autre. On a su mettre à profit cette particularité et en tirer le plus grand parti dans l'étude des éléments qui concourent ensemble à former un seul et même tissu par leur enchevêtrement réciproque. Par exemple, que certains de ces éléments unis, groupés dans une trame commune, soient solubles dans un réactif donné, il est évident que l'action de ce réactif sur la préparation sera favorable à l'observation des autres éléments constitutifs de ce tissu. Par les réactifs on peut donc agir individuellement sur un élément donné au milieu de plusieurs autres, soit qu'on veuille le faire disparaître pour rendre ceux-ci plus visibles, soit qu'on veuille opérer précisément le contraire.

Certains réactifs sont d'un emploi journalier dans les recherches histologiques, parce qu'ils jouissent de la propriété de rendre la plupart des tissus plus transparents. Ce sont la soude et l'acide acétique très dilués tous deux, la glycérine et l'eau sucrée. Ces deux derniers agents ont de plus l'avantage de conserver quelque temps les préparations en raison de leur fixité.

Il peut être parfois intéressant de suivre sous le microscope même l'action d'un réactif ; pour cela on en dépose doucement une goutte avec un agitateur sur le porte-objet près des bords du verre mince. Le liquide ainsi ajouté pénètre par capillarité entre les deux lames, et l'on peut suivre son action qui se communique de proche en proche et souvent avec assez de lenteur, dans le champ du microscope. Pour activer sa marche aussi bien que pour remplacer le véhicule de la préparation par un autre, sans la déplacer, on met simplement de l'autre côté du verre mince, au contact du liquide, un fragment de papier buvard qui pompe instantanément le premier véhicule et laisse la pièce s'imbiber du nouveau liquide sans que les parcelles organiques maintenues entre les deux verres aient été en rien dérangées.

Il faudra se servir ordinairement, pour étudier les éléments anatomiques du corps humain, d'un grossissement de 250 à 300 diamètres ; ce sera le plus souvent suffisant. Il n'est jamais mauvais toutefois de soumettre la préparation observée, sans la changer de place si cela est possible, à des grossissements de plus en plus forts jusqu'au maximum. Pour les tissus, les trames organiques, il est nécessaire de toujours commencer par les plus faibles grossissements pour arriver à celui de 250 à 300 diamètres que nous appellerons *grossissement moyen*. Il ne faut pas oublier non plus de varier pour chaque préparation l'intensité de l'éclairage afin de s'arrêter au plus favorable, qui n'est pas toujours le plus intense.

Granulations.

Nous ne signalerons ici que trois sortes de granulations qu'il importe de connaître et qu'on rencontre à chaque instant dans les observations histologiques. Ce sont les granulations grises, les granulations graisseuses et les granulations pigmentaires.

Granulations grises. — La plupart des éléments anatomiques que l'on porte sous le microscope, laissent voir dans leurs intérieurs un nombre infini de points pâles dont les dimensions sont à peu près inaccessibles à nos moyens de mensuration.

Ce *pointillé* est plutôt favorable à l'observation que nuisible; il permet de *voir*, en impressionnant les rayons lumineux qui traversent le corps observé. Si, en effet, ces rayons arrivaient à l'œil sans être modifiés, il ne pourrait nous donner la notion d'aucun corps interposé. Ceci est le cas pour certaines membranes et en particulier pour les cristalloïdes que nous étudierons plus loin.

Granulations graisseuses. — Si les granulations grises aident à l'observation, il n'en est pas de même d'autres granulations plus grosses que les précédentes, mesurant parfois jusqu'à 0^{mm}, 002 de diamètre, à bords foncés, noirs, et que l'on désigne d'une manière générale sous le nom de *granulations graisseuses*, quoiqu'elles ne soient pas toujours solubles dans l'alcool et l'éther.

Ces granulations, quand elles sont quelque peu abondantes dans un tissu, gênent considérablement l'observation microscopique. On essaye alors de les dissoudre en portant successivement sur la préparation débarrassée du verre mince un certain nombre de gouttes d'éther, avec l'extrémité d'un agitateur, à mesure qu'elles s'évaporent. On peut aussi plonger la préparation, quand elle est cohérente, dans un tube contenant de l'éther et mettre celui-ci à son tour dans de l'eau qu'on aura fait un peu chauffer et qu'on aura ensuite éloignée du feu. L'éther entre en ébullition et nettoie l'objet de toute la graisse qu'il peut contenir.

La présence de granulations graisseuses à l'intérieur des éléments anatomiques annonce en général que ceux-ci avancent en âge. Aussi faut-il toujours avoir soin de choisir pour les études histologiques, des tissus provenant de sujets le plus jeunes possible, parce qu'ils sont plus transparents.

Granulations pigmentaires. — On sait que le fond de l'œil est tapissé par une membrane noire, appelée choroïde, qui le met dans les conditions d'une chambre obscure.

Quand on porte sous le microscope une parcelle de cette membrane noire, on voit qu'elle doit sa couleur à une infinité de granulations extrêmement foncées : ce sont des granulations pigmentaires. Elles peuvent même se déposer sous forme de poudre noire dans l'eau où l'on a agité une membrane choroïde, et se prêter encore mieux à l'observation.

Mouvement brownien.

Quand on examine au microscope des granulations en suspension dans un liquide peu dense, tel que l'eau, et qu'on les regarde avec soin, on ne tarde pas à voir qu'elles sont animées d'un mouvement particulier et continu : elles semblent *danser sur place.* On a donné à ce phénomène le nom de *mouvement brownien* de l'observateur Brown qui le premier l'a décrit. Le mouvement brownien n'appartient pas en propre aux granulations organiques : on l'observe également très bien sur des parcelles minérales en suspension dans l'eau, pourvu qu'elles soient assez fines. Comme il peut se trouver en même temps sous le microscope des animalcules, tels que certaines monades qui soient elles-mêmes aussi petites que des granulations organiques, il importe de savoir les distinguer.

Pour. cela, on choisit à observer un groupe de deux ou trois de ces particules microscopiques dont il reste à déterminer la nature. Si elles n'obéissent qu'au mouvement brownien, on verra bien ces points s'agiter, se rapprocher, s'éloigner pour se rapprocher encore ; mais le cercle d'action de leurs mouvements restera toujours éminemment restreint, et les particules constituant le groupe que nous avons sous les yeux, conserveront toujours, en définitive, leur position réciproque.

Si ce sont des animaux, ils pourront bien, pendant quelque temps, demeurer dans le voisinage l'un de l'autre, mais il y a toutes chances pour que l'on voie le groupe se diviser, et un au moins des individus qui le composaient, s'éloigner peu à peu dans une direction propre. On a alors affaire à un acte de volonté qui indique la vie dans ces points animés.

Cristaux.

On trouve dans l'économie, à l'état normal, deux espèces de cristaux, ceux de l'oreille et ceux de la bile. On peut aussi en rencontrer une troisième espèce extrêmement remarquable par sa couleur et qui provient du sang. Il faut joindre à cette nomenclature les cristaux de l'urine qui sont ordinairement remarquables par leur volume et la netteté de leurs formes.

Cristaux de l'oreille. — Pour bien voir ces cristaux, on se procurera l'os temporal encore frais de quelque enfant nouveau-né.

Dans ce qu'on appelle le vestibule de l'oreille interne et dans les canaux demi-circulaires flotte une membrane délicate qui reproduit à peu près la forme de ces anfractuosités. En portant sous le microscope une parcelle de cette membrane, on y découvre de petits cristaux ; leur volume varie de $0^{mm},010$ à $0^{mm},060$ de long. Les plus gros ont $0^{mm},040$ de large. Ils sont pâles, jaunâtres, un peu allongés ; leurs angles sont émoussés, en sorte qu'ils ont plutôt l'aspect de petits cylindres ; pendant qu'à chaque extrémité ils sont terminés par deux ou trois facettes à arêtes vives et nettement taillées. Si l'on ajoute une goutte d'acide, ils se dissolvent en produisant des bulles de gaz, réaction qui montre que l'on a affaire à un carbonate.

Cristaux de la bile. — Les cristaux de la bile sont tout différents et formés par une substance grasse, la cholestérine. Ils sont très abondants. Il suffit de porter sous le microscope une goutte de bile pour les voir en grand nombre. Ils ont la forme de lamelles rhomboïdales ou rectangulaires. Ces *tables*, comme on les appelle, sont extrêmement minces ; leurs arêtes sont pâles, très fines, déliées, régulières. Elles sont de grandeur très variable, souvent imbriquées de manière à former des amas un peu confus, mais qui deviennent, en raison de leur volume, visibles à l'œil nu, et qui alors scintillent comme des paillettes dans le liquide où elles nagent.

Parfois ces cristaux s'imprègnent de la substance colorante de la bile et prennent une couleur jaune.

Cristaux du sang. — Nous ne mentionnons ces cristaux que pour mémoire. Ils ne se présentent que très rarement à l'observation dans le champ du microscope. Mais quoique toujours très petits, ils fixent immédiatement l'attention par leur belle couleur. Celle-ci est éclatante ; elle varie du rouge-orange au ponceau et au carmin.

Cristaux de l'urine. — Les urines sont tantôt acides et tantôt alcalines. Les dépôts des urines acides sont ordinairement colorés en jaune rougeâtre ou en rose plus ou moins foncé. Ils sont cristallisés ou pulvérulents. Les premiers, composés d'*acide urique*, se présentent sous la forme de lames rhomboïdales parfaitement transparentes, parfois groupées et souvent de couleur jaune ; ces cristaux, qui ont depuis $0^{mm},010$ jusqu'à $0^{mm},100$ de diamètre et plus, sont solubles avec effervescence dans l'acide nitrique concentré et insolubles dans l'acide hydrochlorique.

Les sédiments pulvérulents sont ordinairement formés par l'*urate d'ammoniaque*, auquel peut quelquefois se mêler du *phosphate calcaire*, très soluble sans effervescence dans les acides et précipité par l'ammoniaque sous l'apparence d'une matière blanche et amorphe ; l'*urate d'ammoniaque*, soluble avec effervescence dans les acides concentrés, se transforme en acide urique par l'action des acides étendus, et une dissolution de ce sel traitée par l'ammoniaque donne des lames rhomboïdales transparentes, ou de petits cristaux grenus.

L'*oxalate de chaux* se présente aussi, mais raremennt sous la forme de cristaux grenus ; on le distingue du phosphate en ce qu'il est insoluble dans l'acide acétique et que l'ammoniaque le précipite de sa dissolution dans les acides minéraux, sous cette même forme grenue.

On reconnaît le *chlorure de sodium* ou sel marin à des cristaux en octaèdre dont les faces présentent des degrés. Pour les obtenir, il faut faire évaporer une partie de l'urine en observation.

Les urines alcalines ont également des sédiments tantôt cristallisés, et tantôt pulvérulents ; nous ne citerons que deux espèces de ces cristaux :

Le *phosphate ammoniaco-magnésien* est en cristaux de formes variées, mais dérivant, en général, du prisme droit rhomboïdal. La solution de ce sel dans un acide étendu donne par l'ammoniaque une multitude de petits cristaux diversement groupés.

Le *phosphate de soude et d'ammoniaque*, que l'on ne rencontre qu'après l'évaporation de l'urine, forme de beaux cristaux en larges pyramides à quatre faces et à sommet tronqué.

Corps amyloïdes.

On a décrit depuis ces derniers temps dans l'économie certaines concrétions organiques qui se rapprochent un peu par leur apparence de l'amidon végétal ; on les a même appelées *corps amyloïdes*. Le moyen le plus facile de les observer est de porter sous le microscope une goutte du liquide laiteux qu'on fait suinter à la surface d'une prostate en le comprimant latéralement. Dans ce liquide on distinguera immédiatement un certain nombre de corps amyloïdes. Les plus petits sont pâles et souvent tout à fait transparents. Les plus gros, qui peuvent atteindre jusqu'à $0^{mm},100$ de diamètre, laissent ordinairement voir des couches concentriques très nettement marquées et qui justifient dans une certaine mesure l'analogie que l'on a cru remarquer entre ces corps et les grains de fécule. Ces couches sont parfois diversement colorées en jaune ou en brun; elles sont faibles et se brisant en éclats quand on les soumet à la moindre compression.

Sang.

Quand on porte sous le microscope une goutte de sang humain, on s'aperçoit tout d'abord que celui-ci est constitué par un nombre considérable de petits corps jaunâtres plutôt que rouges à la lumière transmise, nageant dans un liquide transparent. On a donné à ces corps le nom de *globules du sang*. Nous verrons bienôt qu'il y a dans le liquide ou *sérum* du sang d'autres éléments anatomiques, mais la proportion des globules rouges est telle qu'ils fixent seuls d'abord l'attention.

Quand le sang tiré d'une piqûre faite à la peau est mis entre deux lames de verre, c'est un phénomène d'altération que le micrographe voit en premier lieu se produire sous ses yeux. Nous y reviendrons dans un instant. Pour le moment contentons-nous d'étudier les globules du sang tels qu'on les voit quand ils sont à l'état normal. On peut, au reste, les préserver de cette altération rapide et les observer plus à l'aise, en mêlant à la goutte de sang qui est sur le porte-objet, une goutte d'urine fraîche. Celle-ci les conserve, pendant que l'eau active au contraire leur décomposition.

La forme réelle des globules de sang n'est pas sphérique comme pourrait le faire croire le nom qu'on leur a donné. C'est celle d'un disque à bords arrondis et à faces excavées.

Ceci se voit très bien quand un de ces courants qui se produisent toujours entre le porte-objet et le verre mince, vient entraîner un globule rouge et le faire rouler sur lui-même ; il offre de profil un aspect tout particulier ; il ressemble à une sorte de bissac ou de biscuit avec deux renflements extrêmes séparés par un étranglement. Cette image est à peu près celle que donnerait, en la regardant par le travers, une lentille biconcave.

Cet exemple montre bien que c'est seulement en combinant par la pensée, en analysant les différents aspects offerts par les objets microscopiques, qu'on peut en déduire leur forme véritable. En général, l'image perçue au microscope doit toujours être analysée avant que l'esprit conçoive la forme de l'objet qui a produit cette image. Avec l'instrument il ne suffit pas de regarder et de voir : il faut savoir voir, c'est-à-dire analyser la sensation reçue.

Le grand diamètre des globules du sang excède un peu $0^{mm},007$, leur épaisseur vers les bords est de $0^{mm},002$ environ. De face, leur bord est un peu plus clair et leur centre est plus foncé, quoique ce soit, comme nous venons de le voir, la partie la plus mince. Leur couleur à la lumière transmise n'a rien de cette richesse de ton qu'ils ont mis à la lumière réfléchie, et qu'ils donnent au sang.

La substance des globules est aussi d'une grande élasticité, en sorte qu'ils se déforment sous la moindre pression, mais pour reprendre aussitôt leur première apparence.

L'eau, avons-nous dit, fait très rapidement perdre aux globules du sang leur forme normale, elle les rend vraiment sphériques et les pâlit considérablement. On obtiendra, au contraire, un curieux résulat en agitant quelques gouttes de sang frais au contact du gaz oxyde de carbone. Les globules du sang deviendront plus brillants, plus visibles, et pourront même se conserver un certain temps sans rien perdre de leur forme. On dirait que l'oxyde de carbone a pour effet immédiat de les momifier (1).

Mais en dehors de l'action de l'eau, dans le sérum lui-même on voit la forme des globules du sang, comme nous l'avons dit, s'altérer rapidement, en même temps qu'ils présentent un curieux phénomène de groupement dont aucun autre élément anatomique n'offre d'exemple. A peine a-t-on mis sous le microscope une goutte de sang pur, qu'on voit des globules se disposer en séries régulières, que l'on a comparées à des piles de monnaies dressées, ou renversées sur une table de telle sorte que chaque pièce ne soit en contact avec ses voisines que par une portion de sa surface.

Globules blancs. — En cherchant attentivement dans le champ du microscope où des globules du sang viennent de se disposer en piles, on découvre çà et là, au milieu d'elles, d'autres globules plus petits, granuleux, tout à fait incolores et qui ont reçu le nom de *globules blancs*, par opposition aux premiers.

Ces éléments anatomiques, au lieu d'être discoïdes, comme les globules rouges, sont régulièrement sphériques. Leur diamètre dans le sang n'excède pas en général $0^{mm},006$; mais on peut en trouver de beaucoup plus gros dans le pus frais par exemple. Celui-ci est

____

(1) C'est le même phénomène qui se passe dans l'économie dans l'empoisonnement par le charbon, et dont la conséquence fatale est la mort.

uniquement formé de globules blancs en suspension dans un sérum spécial.

Les globules blancs offrent avec l'eau une réaction toute particulière et qu'il est important de connaître. Au bout de quelques instants, on s'aperçoit que l'élément a un peu grossi, qu'il est devenu beaucoup moins granuleux, et que, enfin, il présente à son intérieur un, deux ou trois petits noyaux excentriques qu'il ne montrait pas quelques instants auparavant. Cette réaction est encore plus rapide au contact de l'acide acétique étendu.

Fibrine. — Le sang sorti de l'économie et recueilli dans un vase subit un travail particulier qui a reçu le nom de *coagulation*. Il se forme un caillot qui nage ordinairement dans une proportion plus ou moins grande de sérum. Ce caillot est formé par tous les éléments du sang emprisonnés dans la fibrine qui a pris consistance au milieu du liquide épanché. Quand on soumet une parcelle de ce caillot à l'examen microscopique, on découvre la fibrine sous l'aspect de très minces fibrilles généralement flexueuses, entrecroisées, plus ou moins adhérentes l'une à l'autre et parsemées dans leurs interstices de fines granulations. Ces fibrilles enlacent dans une sorte de réseau les globules rouges et les globules blancs. C'est même un spectacle assez curieux que de suivre sous le microscope la formation de ce réseau dans une goutte de sang qui se coagule entre les deux lames de glace.

Vaisseaux capillaires.

Les vaisseaux dans lesquels circule le sang ont des parois d'une structure très complexe, au moins pour ce qui est des gros. Nous ne nous y arrêterons pas. Les plus fins, au contraire, sont très-nettement visibles au microscope, quand on les a convenablement préparés. Le moyen le plus simple d'arriver à ce but est d'enlever une portion de la membrane mince ou pie-mère qui enveloppe le cerveau. On la laisse macérer pendant trois jours ou quatre au plus, dans de l'eau à laquelle on a ajouté un dixième d'acide nitrique du commerce. Au bout de ce temps tous les capillaires sont comme disséqués et forment un chevelu délicat autour des vaisseaux un peu plus gros. En suivant sous le microscope quelqu'un de ces troncs que l'on distingue à l'œil nu, on arrive à ses branches les plus fines, totalement invisibles sans l'aide d'un fort pouvoir amplifiant.

Ce sont les véritables vaisseaux capillaires bien autrement déliés que ne sont les cheveux les plus fins, comme le montre la mesure de leur diamètre. Celui-ci est ordinairement de $0^{mm},007$, y compris la paroi. Cette paroi est formée d'une substance homogène, et contient, de place en place dans son épaisseur, des noyaux ovoïdes dont le grand diamètre est dirigé dans le sens même du vaisseau.

Injections.

Nous ne saurions trop recommander aux personnes qui jouissent d'un microscope l'examen de pièces anatomiques injectées. (1)

Presque tous les tissus offrent une disposition spé-

---

(1) Voy., pour la manière de pratiquer les injections, page 339 et suivantes.

ciale de leurs capillaires. Tantôt les mailles qu'ils forment, sont étroites et tantôt très larges, tantôt elles sont arrondies et tantôt anguleuses. Dans d'autres régions, les artérioles se divisant tout à coup en un nombre plus au moins grand de capillaires, forment d'élégants bouquets ; ailleurs, ce sont des festons. Que l'on joigne à cela l'éclat de l'injection ordinairement faite en rouge, et l'on imaginera facilement que ce spectacle des injections capillaires du corps humain intéresse par ses variétés toujours élégantes les personnes les plus étrangères à l'anatomie.

Circulation du sang.

Un autre spectacle encore plus intéressant auquel on peut assister avec le microscope, est celui de la circulation du sang.

Nous avons déjà parlé, au chapitre *Accessoires* (1), de l'étude microscopique de la circulation chez le têtard, chez les très petits poissons, et enfin chez la grenouille, de tous les animaux peut-être celui qui se prête le mieux à ces expériences. En effet, chez cet animal on peut voir la circulation dans la membrane interdigitale, et encore mieux dans la langue. M. Donné a tracé ainsi la marche à suivre pour y arriver :

Une plaque de liège, large de 5 à 6 centimètres et longue de 16, est percée, à l'union de son quart supérieur avec ses trois quarts inférieurs, d'un trou de 15 millimètres de diamètre. Dans cette partie, la plaque de liège est doublée d'épaisseur au moyen d'un morceau de liège plus petit, collé sur le premier ; sur cette plaque

____

(1) Voyez page 150.

est couchée une grenouille, préalablement emmaillottée dans une bande de linge, ou mieux encore fixée et comme crucifiée au moyen d'épingles enfoncées dans les quatres membres, de manière que l'animal ne puisse pas faire de grands mouvements avec son corps ou avec ses pattes ; il est placé sur le dos, le bout du museau venant affleurer le bord du trou.

On commence alors à lui tirer la langue hors de la bouche ; pour cela, on passe les lames d'une paire de ciseaux mousses sous la langue, et l'on va saisir avec une pince la pointe de cet organe qui chez la grenouille est, comme on sait, dirigée en arrière ; la langue se trouve ainsi renversée et l'animal étant couché sur le dos, c'est la face supérieure de l'organe que l'on voit en dessus ; sans quitter le point saisi avec la pince, on tire doucement la langue, qui se prête et s'allonge, jusqu'à ce qu'on ait dépassé le bord supérieur du trou; on fixe ce point sur la plaque au moyen d'une épingle qui perce la langue et qui s'enfonce dans le liège.

Un autre point de l'extrémité de la langue est également saisi avec la pince et fixé de même par une épingle ; puis on étend cet organe au devant du trou, en le tirant des deux côtés par ses bords, dans lesquels on implante deux épingles, une de chaque côté, ce qui fait en tout quatre épingles. Dans cet état la langue présente l'aspect d'une membrane demi-transparente, qui permet de voir à travers sa substance au moyen d'une lumière un peu intense.

Si la grenouille est par trop vive et quelle tire énergiquement sa langue, au risque de la déchirer par des contorsions et de brusques mouvements de la tête, on rend cette partie immobile par une cinquième épingle qui s'enfonce dans le liège en traversant le museau, dans un point mince aux environs de l'œil ; il est, au reste, des grenouilles qui se prêtent beaucoup mieux les unes que les autres à cette expérience, soit parce que leur langue est plus extensible, soit parce qu'elles n'exécutent pas de tiraillements violents capables de la déchirer.

Les choses étant ainsi disposées, il ne s'agit plus que de fixer la plaque de liège, munie de la grenouille, sur la platine du microscope, la partie la plus transparente de la langue correspondant à l'objectif; les moyens à employer dans ce cas dépendent de la conformation de l'instrument; les *valets* adaptés sur la platine des microscopes sont très commodes pour cet objet : ils retiennent suffisamment la plaque de liège, tout en permettant les mouvements nécessaires pour examiner la langue dans toutes ses parties et faire passer ses différents points sous l'œil de l'observateur.

On observera la langue ainsi préparée, d'abord au microscope simple, avec un grossissement de quinze à vingt fois, afin de bien saisir l'ensemble des vaisseaux et du mouvement circulatoire; on sera frappé de la magnificence de ce spectacle, surtout si l'objet est bien éclairé : qu'on se représente, en effet, une carte de géographie, dont tous les fleuves, les rivières et tous les ruisseaux viendraient à s'animer et à circuler à la fois, et l'on aura une imparfaite image de ce qu'offre le réseau vasculaire de l'organe dont nous parlons; la lumière du jour suffit bien pour cette observation, mais M. Donné préfère beaucoup le foyer d'une bonne lampe. Si on ne possédait pas de loupe montée en forme de microscope simple, on réussirait de même, quoique moins facilement, avec une loupe ordinaire à la main, en plaçant l'objet entre l'œil et la lumière du ciel ou celle de la flamme d'une lampe.

Entrons maintenant dans le détail de ce qui est à remarquer dans cette observation. On apercevra du premier coup d'œil les gros troncs artériels et veineux, que l'on pourrait d'abord confondre ensemble, mais que l'on distinguera sûrement à l'aide des caractères suivants : 1° dans les troncs artériels, le cours du sang est beaucoup plus rapide que dans les veines ; 2° les artères se divisent dans le sens du cours du sang, tandis que dans les veines la division et la ramification des branches marchent en sens contraire du mouvement ; en d'autres termes, les troncs artériels se divisent pour former des branches, tandis que dans les veines ce sont les rameaux qui se réunissent pour donner naissance aux branches, et celles-ci aux troncs. Ce caractère ne permet pas de se tromper un instant.

On remarquera que les artères sont moins nombreuses et d'un plus petit calibre que les veines ; les artères d'un certain volume sont en outre accompagnées d'un cordon flexueux, grisâtre, peu distinct au premier abord, mais que l'on finit par apercevoir, avec un peu d'attention, sur le côté du vaisseau ; ce cordon n'est autre chose qu'un nerf. Les troncs artériels se divisent en branches, puis en rameaux, en artérioles de plus en plus fines, jusqu'au point où elles ont à peu près le diamètre nécessaire pour admettre les globules sanguins un à un, à la suite les uns des autres ; les petits vaisseaux artériels ne paraissent plus alors diminuer de calibre. C'est là que commence, si l'on veut, ce que l'on nomme le réseau capillaire, qui ne se distingue en rien des dernières ramifications des artères ni des premières radicules veineuses. On y voit des globules se suivre à une certaine distance, en laissant entre eux un intervalle appréciable, lorsque le cours du sang n'est pas trop précipité.

Si l'on a eu soin de laisser le bord de la langue libre dans un point compris dans l'ouverture de la plaque de liège, on peut suivre le cours du sang jusqu'aux dernières extrémités artérielles, et le voir revenir par les veinules, pour se réunir dans les veines et retourner au cœur.

Il n'est pourtant pas toujours facile de suivre ainsi, dans toute son étendue, le cercle circulatoire, ou du moins de ne pas perdre de vue une même portion du fluide sanguin, un globule (ce dernier point est absolument impossible), depuis le moment où il arrive par une artère jusqu'au moment où il revient par une veine, après avoir accompli son circuit. Le mouvement du sang est, d'une part, trop rapide, et de l'autre la division et la subdivision du système vasculaire ne permettent pas de suivre ainsi les globules pas à pas : ils subissent souvent dans leur marche de nombreux détours, tantôt passant directement d'une artère principale dans un gros tronc veineux, au moyen d'une petite artériole qui va de l'une à l'autre, tantôt pénétrant dans des organes sécréteurs au centre desquels le sang tourne si rapidement dans des vaisseaux repliés sur eux-mêmes qu'on ne peut distinguer que l'entrée et la sortie du fluide sanguin dans cette espèce de tourbillon.

Mais au moyen d'un simple pouvoir amplifiant on embrasse parfaitement l'ensemble de ce mouvement circulatoire, que l'on ne se lasse pas de considérer et d'admirer, et dont aucune description ne peut donner une idée juste ; c'est pourquoi on doit commencer par l'observer au microscope simple, à l'aide d'un faible

grossissement, insuffisant, il est vrai, pour voir distinctement les globules circulant dans l'intérieur des vaisseaux, mais qui comprend une certaine étendue de
l'organe dans le champ de la vision.

Aujourd'hui que la pisciculture est pratiquée à peu
près partout, on peut encore observer mieux ce phénomène en prenant une jeune truite, par exemple, ou un
jeune saumon dont la vésicule ombilicale fait encore
saillie au dehors de l'abdomen. On met l'animal dans
un verre de montre avec un peu d'eau et l'on observe
directement la vésicule ombilicale, où l'on découvre aussitôt les globules rouges courant à travers les
capillaires.

Tissu cellulaire.

Les anatomistes ont longtemps appelé ainsi ce tissu
humide, un peu gluant, ordinairement plus ou moins
chargé de graisse, qui sépare les muscles et en général
tous les organes du corps humain. Ce tissu est constitué
par l'agencement d'un certain nombre d'éléments anatomiques qui se présentent ensemble dans le champ du
microscope, mais qu'il est très aisé de distinguer et
d'isoler par les moyens chimiques que nous avons
indiqués, c'est-à-dire en mettant à profit les réactions
spéciales de ces éléments.

Fibres lamineuses. — Quand on étend sur une plaque
de verre une parcelle de ce tissu cellulaire ou muqueux,
comme on l'a parfois appelé, on découvre au premier
abord une sorte de trame formée de fibres extrêmement
déliées, mesurant moins de $0^{mm},001$ de diamètre, très
longues et onduleuses. Ce sont des *fibres lamineuses.*

La plupart sont réunies en faisceaux élégants qu'on ne saurait comparer à rien mieux qu'à des écheveaux de la soie la plus fine.

Fibres élastiques. — Si maintenant on ajoute à la préparation quelques gouttes de soude ou d'acide acétique, toutes ces élégances disparaissent, les fibres lamineuses sont dissoutes et on se trouve en présence de deux autres éléments que l'on ne peut voir jusque-là parce qu'ils étaient masqués par les stries délicates des faisceaux de fibres lamineuses.

Ces deux éléments qu'on découvre ainsi après avoir fait agir la soude ou l'acide acétique sur le tissu cellulaire, sont les *fibres élastiques* et les *noyaux embryoplastiques.*

Les fibres élastiques offrent un tout autre aspect que les fibres lamineuses, elles sont plus foncées, plus larges, elles ne sont pas réunies en faisceaux, et elles sont en général plutôt contournées sur elles-mêmes qu'ondulées. Elles décrivent mille arabesques capricieuses qui constituent un des spectacles les plus élégants que présente l'étude microscopique du corps humain.

Si l'on désire observer à la fois une certaine quantité de fibres élastiques, on peut faire bouillir dans la soude un fragment de peau. Il sera seulement nécessaire de suivre l'opération de près, parce que le tissu de la peau disparaîtra presque entièrement dans cette opération, ne laissant de lui-même qu'un très léger flocon qui s'agite dans le liquide en ébullition. Ce flocon est uniquement constitué de fibres élastiques, comme on peut le voir en le portant sous le microscope. Elles sont contournées, enlacées, et offrent tout à fait l'aspect d'un tissu feutré.

Noyaux embryoplastiques. — Le second élément que l'on aperçoit à la place des fibres lamineuses traitées par la soude ou par l'acide acétique, est une espèce spéciale de noyaux allongés et ovoïdes. Ce sont les *noyaux embryoplastiques.* Leur longueur varie de $0^{mm},007$ à $0^{mm},010$; et leur largeur de $0^{mm}005$ à $0^{mm},006$. Il faut pour les découvrir une certaine attention, parce qu'ils sont assez pâles.

Ces noyaux jouent dans l'économie un rôle extrèmement important, leur naissance dans le fœtus précédant celle des autres éléments anatomiques.

Graisse.

Si l'on porte sous le microscope une parcelle de graisse, on aperçoit un réseau très compliqué, à mailles polyédriques pouvant mesurer $0^{mm},030$ à $0^{mm},100$ et même plus de diamètre. L'apparence qu'on a sous les yeux, se rapproche un peu de ces masses de bulles d'air que font les enfants quand ils soufflent avec un pipeau dans de l'eau de savon. Ces bulles, aplaties de même les unes par les autres, sont des *cellules adipeuses.* Quand elles se trouvent isolées, elles reprennent leur forme arrondie qu'elles n'avaient perdue que par la pression de leurs voisines.

Les cellules adipeuses sont remarquables en ce qu'elles constituent, à proprement parler, de petites vessies remplies de graisse. Il y a une paroi propre et un contenu. L'une est toujours difficile à voir, l'autre frappe immédiatement les yeux en raison de ses propriétés dioptriques. En effet, chaque fois que l'on observe au microscope une sphère formée d'un liquide ou d'un gaz dont l'indice de réfraction est très différent de celui du liquide ambiant, cette sphère revêt un contour noir très épais et très marqué. Ceci a lieu aussi bien pour les bulles d'air qui nagent entre les deux glaces, que pour les cellules adipeuses, par la même raison que l'indice de réfraction des corps gras aussi bien que celui de l'air atmosphérique est très grand, comparé à celui de l'eau. Le centre des cellules adipeuses, au contraire, est jaune et brillant.

Ces éléments sont donc très faciles à observer, mais à la condition qu'ils ne soient pas en trop grand nombre dans la préparation, parce que les manœuvres que l'on fait pour les isoler, ont toujours pour résultat d'en détruire quelques-unes ; alors leur contenu se répand dans le véhicule et l'on est exposé à confondre les gouttes d'huile échappées des cellules adipeuses dont l'enveloppe a été déchirée, avec les éléments eux-mêmes. Il faut, dans les commencements, une certaine attention pour éviter de s'y tromper.

Une des opérations les plus ingénieuses qu'aient inventées les histologistes, est assurément celle qui consiste à vider les cellules adipeuses de toute la graisse qu'elles contiennent, sans intéresser leur paroi. Il suffit pour cela de traiter une parcelle de graisse par l'alcool et par l'éther à 25 degrés. On fait bouillir quelque temps la préparation dans ces liquides qu'on ajoute goutte à goutte, en plaçant la plaque de verre sur du sable chaud, et l'on ne trouve plus alors que les parois des cellules adipeuses plissées sur elles-mêmes et comme recoquillées.

Le liquide contenu dans leur intérieur est un simple mélange d'oléine, de stéarine et de margarine. Après la mort, quand la température du corps s'abaisse, la margarine qui cesse d'être soluble à la température de

15 degrés environ, se sépare de la stéarine et de l'oléine, et se précipite dans chaque cellule en très fines aiguilles qui se disposent en petites houppes sphériques. Si l'on chauffe un instant la préparation à la flamme d'une lampe à alcool, ces houppes disparaissent et les cellules reprennent leur limpidité. Quand un certain nombre de celles-ci se sont détruites, leur contenu se répand entre les deux lames de verre, et les houppes de margarine se déposent sur la grande plaque et sur le verre mince.

Ces houppes mesurent environ $0^{mm},020$ de diamètre; l'épaisseur des aiguilles qui les forment n'est guère appréciable.

Moelle des os.

La moelle des os présente, quand on l'observe au microscope, des cellules adipeuses (ce sont elles qui lui donnent sa couleur jaune), et une autre espèce d'éléments anatomiques très abondants. Ce sont les *noyaux de la moelle des os*. Ils ont à peu près le diamètre des globules du sang, c'est-à-dire $0^{mm},006$ à $0^{mm},008$. Ils sont sphériques, finement granuleux, à bords foncés, surtout quand le sujet est mort depuis quelque temps.

Un caractère important de ces petits corps est leur résistance à l'acide acétique ; l'eau ne les modifie en rien non plus. Ces réactions négatives semblent rapprocher un peu ces noyaux des corps gras, en même temps qu'elles ne permettent pas de les confondre avec les globules blancs du sang et du pus, qui laissent voir immédiatement, comme nous l'avons dit, un ou plusieurs noyaux sous l'influence des mêmes agents.

Cartilage.

Le cartilage présente, ainsi que les os et l'ivoire des dents, cette particularité, dont nous avons déjà parlé, d'être constitué par une substance solide, homogène, creusée de cavités à forme spéciale et définie ; en sorte que la forme de ces cavités suffit à caractériser chacune de ces substances.

Rien n'est plus simple à faire en général qu'une préparation microscopique de cartilage. Il suffit d'en couper avec un scalpel une très mince lamelle et de la porter sous le microscope sans autre préparation que de la plonger dans de l'eau entre les deux lames de verre. Alors le champ de la vision est rempli tout entier par la matière amorphe du cartilage et l'on voit se dessiner, çà et là, des cavités plus ou moins nombreuses et plus ou moins régulières. Ces cavités ne sont pas vides : dans la plupart on distingue un noyau très apparent qui en occupe le centre. D'autres fois ce noyau est remplacé par un amas de granulations qui elles-mêmes peuvent ne pas exister.

Les cavités offrent un volume et une forme différente, suivant qu'on les observe sur les cartilages de l'adulte ou sur les cartilages des os en formation.

Cartilage fœtal. — Dans le cartilage des os en formation chez le fœtus ou chez le jeune enfant, les cavités sont serrées les unes contre les autres. L'œil en découvre à la fois un grand nombre. La matière amorphe où elles sont creusées, est claire, hyaline, à peine granuleuse ; elles-mêmes sont étroites, longues, fusiformes ou triangulaires à angles très aigus, et mesurent

0^{mm},010 à 0^{mm},080 de large, selon le diamètre que l'on considère.

Cartilage permanent. — L'au tre variété de cartilages comprend ceux qui persistent toute la vie comme ceux des côtes, du larynx, de la trachée-artère et de toutes les articulations. Ce sont les cartilages de la trachée-artère ou du larynx pris chez de jeunes sujets qui se prêtent le mieux à l'étude, parce que la matière amorphe qui les constitue est moins granuleuse que dans les autres régions, où elle revét même parfois un aspect fibroïde qui gêne considérablement l'observation.

Les cavités de cette espèce de cartilage sont arrondies et ovoïdes au lieu d'être anguleuses comme chez le fœtus. Elles sont aussi beaucoup plus grandes, et mesurent de 0^{mm},020 à 0^{mm},080 de diamètre. A leur intérieur existent ordinairement plusieurs cellules que l'on distingue très nettement et qui ont chacune un noyau arrondi, souvent brillant. Ces cellules sont simplement en contact avec les parois de la cavité ; elles peuvent en sortir par des accidents de préparation qui deviennent ainsi très favorables à leur étude. On peut trouver de ces cellules à moitié engagées dans une cavité et faisant saillie au-delà des limites de la substance propre ; on en retrouve aussi parfois qui nagent libres dans l'eau où plonge la préparation.

Os.

Quel que soit le point du squelette que l'on observe, on trouve partout la substance des os d'une homogénéité parfaite. Comme le cartilage, elle est partout creusée de petites cavités de forme spéciale, mais celles-ci offrent en plus cette particularité de communiquer toutes les unes avec les autres par de petits canaux. Les cavités elles-mêmes sont en général ovoïdes, un peu aplaties, comme lenticulaires. Elles mesurent en moyenne $0^{mm},020$ à $0^{mm},030$ de long, quoiqu'elles puissent atteindre, principalement dans les os du crâne, jusqu'à $0^{mm},050$. Leur largeur varie entre $0^{mm},006$ et $0^{mm},016$.

La périphérie des cavités osseuses, observée convenablement, apparaît comme dentelée. Au fond de ces dentelures viennent s'aboucher des *canalicules* extrêmement fins, qui rayonnent en tous sens autour de la cavité ; ces canalicules sont souvent flexueux et partout d'un diamètre à peu près égal. Celui-ci est en général inférieur à $0^{mm},001$. Ils se ramifient souvent à quelque distance de la cavité et s'anastomosent avec les canalicules des cavités environnantes, en sorte que toutes ces cavités et leurs canalicules forment à travers l'os un système lacunaire continu.

Malgré la finesse extrême des canalicules, rien n'est plus facile que de les observer au microscope. On peut pour cela se servir indifféremment d'os secs ou d'os frais. Si l'on a un os sec, il suffit de le gratter légèrement à sa surface ou sur une coupe polie pratiquée à l'avance. On obtient ainsi de petits copeaux ou de petites papillotes de substance osseuse qui se redresseront aussitôt qu'elles seront plongées dans le véhicule que l'on doit employer. Celui-ci, pour les parcelles d'os sec, devra être de l'huile ; les cavités osseuses apparaîtront comme autant de points foncés et les canalicules qui s'y abouchent en rayonnant, comme autant de lignes noires. Cet aspect est dû à ce que toutes ces cavités infiniment petites ne se laissent pas remplir par l'huile et restent pleines d'air.

Sur les os frais, tous ces vides contiennent un liquide aqueux qui en rendrait l'observation très difficile, si le hasard n'avait indiqué un réactif spécial ayant cette propriété singulière de développer instantanément, par son simple contact, un gaz dans toutes les cavités microscopiques de l'os. Ce réactif d'un genre tout particulier est la glycérine, dont l'action sur les lamelles d'os frais est une des plus curieuses que l'on connaisse. Les cavités et tous les canalicules, difficiles à voir dans leur état normal, passent à celui de parties noires faciles à suivre dans tous leurs détails. Il est important toutefois, pour provoquer cette précieuse réaction, d'agir sur des os très frais, et il ne faut pas oublier non plus que ce gaz, instantanément développé au contact de la glycérine, se retire avec le temps, et qu'après deux ou trois jours, il a partout fait place au véhicule qui l'avait fait naître. Le séjour de la lamelle osseuse pendant quelques minutes dans l'eau, avant qu'on remplace celle-ci par la glycérine, ajoute encore à l'intensité du phénomène. La réaction devient presque instantanée.

On peut facilement se procurer dans le commerce des tranches pratiquées sur toute la largeur d'un os, comme par exemple une coupe horizontale extrêmement mince d'une phalange ou même d'un os plus gros. Ces préparations, outre qu'elles se prêtent à l'étude des cavités osseuses et de leurs canalicules, peuvent servir de plus à montrer la disposition réciproque de toutes ces cavités; mais pour cela, il ne faut pas avoir recours à des grossissements plus forts que 70 à 80 diamètres, qui permettront de saisir l'ensemble de la préparation.

Supposons que nous ayons sous les yeux une tranche

coupée en travers dans le milieu d'un os long, voici ce que nous verrons : d'abord un certain nombre d'orifices très grands régulièrement taillés, ronds ou un peu ovales, puis entre eux, des zones de substance osseuse, mesurant en général $0^{mm},007$ à $0^{mm},009$ d'épaisseur, disposées parallèlement les unes aux autres et séparées par des lignes de démarcation qui peuvent être d'une grande netteté. Ces orifices appartiennent aux canaux sanguins de l'os appelés du nom de *canaux de Havers*. On peut fort bien se rendre compte que leur direction est à peu près parallèle à l'axe de l'os.

Les zones sont de deux ordres : les unes sont concentriques à ces canaux de Havers, les autres, surtout vers les faces internes et externes de l'os, sont parallèles à ces faces.

On verra de plus sur ces coupes que les cavités microscopiques des os sont précisément disposées autour des canaux de Havers et au voisinage de la surface de l'os absolument comme les zones de substance osseuse elles-mêmes.

Cellules nerveuses.

Les éléments qui forment le système nerveux, s'altérant très vite après la mort, il est très difficile de les étudier au microscope. Cependant, nous ne saurions trop engager les étudiants micrographes à rechercher sur les cervelles d'animaux, qu'ils pourront se procurer fraîches (1), ces éléments anatomiques, les premiers entre tous, auxquels appartiennent la volonté et la pensée.

1. La souris est particulièrement favorable à cette recherche.

Ce sont les cellules nerveuses.

Celles-ci n'existent que dans la substance grise du cerveau et de la moelle. Si on écrase doucement une parcelle de ce tissu très frais entre deux lames de verre on peut arriver à découvrir sans trop de difficulté ces éléments d'où découle la vie et qui se ressemblent beaucoup chez l'homme et chez les animaux, parce que chez l'un et chez les autres ils remplissent les mêmes fonctions.

Ce sont de petits corps, tantôt assez régulièrement sphériques ou ovoïdes, tantôt irréguliers, comme polyédriques ou étoilés. Leur diamètre n'est guère plus constant que leur figure : ils mesurent en général de $0^{mm},020$ à $0^{mm},050$. La substance qui les compose est uniformément granuleuse, quelquefois elle contient des amas de granulations foncées. Ordinairement ces éléments ont un noyau sphérique ou légèrement ovoïde de $0^{mm},012$ à $0^{mm},020$ de diamètre, avec un nucléole jaunâtre, brillant, que l'action de la glycérine semble encore faire ressortir et rendre plus transparent.

De la périphérie des cellules nerveuses sphériques ou ovoïdes, des angles de celles qui sont polyédriques, partent des expansions en nombre variable ; rarement moins de deux, rarement plus de cinq. Ces expansions paraissent en général aplaties, rubanées, plutôt que cylindriques. Leur nombre pour une seule cellule nerveuse est ordinairement proportionnel au volume de celle-ci. Il en est de même de leur diamètre qui peut varier de $0^{mm},002$ à $0^{mm},008$. Quant à la longueur de ces *cylindres-axes*, — c'est le nom qu'on leur donne, — il faut se souvenir que certains d'entre eux s'étendent jusqu'aux limites de l'économie pour porter le mouvement ou rapporter la sensation.

L'étude des cellules nerveuses n'a d'intérêt réellement que quand on étudie celles-ci en place afin de juger de leurs rapports et de leurs dispositions mutuelles. Cette étude ne peut être faite que sur des coupes transparentes habilement pratiquées. Nous ne saurions mieux faire que d'emprunter au grand ouvrage de M. Luys sur le système nerveux, la description du procédé qu'il emploie pour arriver à obtenir ces coupes dans le baume du Canada et par conséquent à les conserver indéfiniment.

Le premier soin doit être de faire durcir les fragments de substance cérébrale. On y arrive en les plongeant dans une solution d'acide chromique. Les proportions qu'emploie M. Luys sont les suivantes :

Acide chromique cristallisé......   4 grammes.
Eau 100   —

On laisse les fragments de cerveau ou de moelle épinière macérer dans cette solution pendant deux ou trois jours. Au bout de ce temps on les visite et on enlève avec un instrument les parties qui ont été trop *saisies* par l'acide et qui ne donneraient que des coupes défectueuses. La portion sous-jacente qui a été imprégnée plus lentement, doit être seule réservée.

On replonge de nouveau les fragments dans le même bain, et l'on attend encore deux ou trois jours. Au bout de ce temps ils sont en général dans un état de solidification convenable; on les met dégorger dans un bain d'eau simple et on procède à l'opération délicate de la coupe.

L'instrument sera un bon rasoir qui sera passé chaque fois sur la pierre, et dont la lame devra toujours être trempée d'alcool, quand on s'en servira.

Les tranches ainsi obtenues sont opaques; on peut les rendre transparentes soit à l'aide d'une dissolution faible de soude (mais alors la préparation ne se conserve pas), soit à l'aide de la glycérine.

Les cellules nerveuses offrent la propriété, même après avoir passé dans l'acide chromique, de se colorer en rouge quand on les traite par une solution ammoniacale de carmin. Si l'on veut avoir une préparation à la fois ainsi colorée et susceptible de se garder indéfiniment dans le baume du Canada, voici à quelle série d'opérations il faudra soumettre les tranches minces, pour les solidifier et les conserver :

La tranche qui doit être le plus mince possible, sera trempée successivement dans l'ammoniaque pour neutraliser ce qui reste encore d'acide chromique, puis dans l'alcool ordinaire, puis dans l'alcool absolu. Après l'avoir essuyée, on la met dans l'essence de térébenthine jusqu'à ce qu'elle devienne complètement diaphane ; on recommence alors à la faire passer dans l'alcool absolu, puis dans l'alcool ordinaire, puis dans de l'eau alcoolisée. A ce moment on la plonge dans la solution du carmin, et quelques minutes après on verse dessus quelques gouttes d'acide acétique, pour fixer la couleur. On recommence alors la série des opérations antérieures : on la plonge successivement dans l'alcool, puis l'alcool absolu, puis l'essence de térébenthine, et en ce moment on peut la fixer entre deux verres et la conserver indéfiniment dans un vernis quelconque ou dans le baume du Canada.

La solution de carmin peut également s'employer sur des pièces fraîches pour colorer les cellules nerveuses. L'acide acétique sert ensuite à fixer la couleur, et l'on peut conserver ainsi des cellules colorées, entre deux verres, pendant quelque temps, pourvu qu'elles baignent dans la glycérine.

Noyaux de la substance grise. — En recherchant les cellules nerveuses sur des pièces fraîches, on découvre toujours au milieu d'elles un grand nombre d'éléments particuliers qu'on ne rencontre que là. Les *noyaux de la substance grise,* comme on les a appelés par opposition aux *noyaux de la moelle des os* dont nous avons parlé plus haut, sont granuleux, sphériques, et mesurent $0^{mm},005$, $0^{mm},006$, rarement $0^{mm}008$ de diamètre. Par ces caractères, ils se rapprochent assez des premiers, mais leur contour est beaucoup plus fortement accentué. Enfin, l'acide acétique les resserre en rendant leurs granulations encore plus noires pendant que le même acide ne modifie pas les noyaux de la moelle des os.

Tubes nerveux.

Veut-on étudier les éléments anatomiques qui apportent des extrémités aux cellules nerveuses les sensations reçues, ou qui portent du centre aux extrémités notre volonté pour effectuer les différents mouvements? C'est dans les racines de la moelle qu'il faudra rechercher ces sortes de fils électriques qui font ainsi communiquer toutes les parties de notre être les unes avec les autres, comme le plus vaste réseau télégraphique qu'il soit possible d'imaginer. Ces organes de transmission sont les *tubes nerveux.* En dissociant avec précaution, au moyen de deux aiguilles emmanchées, quelque filet d'une racine nerveuse, on arrivera facilement à les voir. Ils sont parfaitement cylindriques à bords très nets et mesurent en général de 0^{mm},004 à 0^{mm},012 de diamètre,

Ce que nous allons dire de leur structure doit être surtout recherché sur les plus gros.

Quand ils n'ont subi aucune préparation, ils offrent un aspect grumeleux particulier. Toutefois, on peut déjà soupçonner l'existence d'une membrane propre, à l'intérieur de laquelle est contenue la matière ainsi réduite en gouttes irrégulières pressées les unes contre les autres.

Mais, pour bien voir toutes les différentes parties qui constituent les tubes nerveux, il importe de recourir à certaines préparations. La plus simple est, sans contredit, de les laisser quelques jours plonger dans la glycérine. Au bout de ce temps, on découvre très bien cette enveloppe particulière dont nous venons de parler, et qui est une membrane hyaline extrèmement mince. Elle contient une matière demi solide, la même qui sur les tubes nerveux frais se réduit en gouttes confuses, mais celle-ci, dans la glycérine, perd son aspect grumeleux et laisse voir au milieu du tube une petite bandelette aplatie qui a reçu des anatomistes, en raison de sa position, le nom de *cylindre-axe*. La matière amorphe environnante a reçu le nom de *substance médullaire*. Quant au cylindre-axe, ce n'est que la prolongation des expansions des cellules nerveuses dont nous avons parlé.

Faisceaux striés des muscles.

L'élément anatomique qui constitue les muscles, est un de ceux dont l'étude est le plus facile, et qui présente en même temps aux yeux de l'observateur une des apparences les plus harmonieuses de l'économie.

La première préparation à faire subir au tissu musculaire quand on l'étudie, est de le soumettre à la coction. On fait bouillir un fragment de muscle, qu'on aura choisi de préférence sur une femme ou sur un sujet très affaibli. Les meilleurs sont les muscles qui, comme le psoas, ne semblent jamais appelés à déployer une grande énergie. C'est précisément sur eux qu'on trouvera les caractères des éléments musculaires le plus nettement accentués.

La chair musculaire de l'homme bouillie, aussi bien que celle des animaux, se réduit en fibres toutes parallèles. Si l'on porte une de ces fibres sous le microscope, on voit qu'elle est elle-même formée d'un certain nombre de cylindres ou de prismes parallèles, striés en travers et qui ont reçu le nom de *faisceaux striés*.

Nous n'avons pas à dire ici les raisons qui ont fait prévaloir ce nom de faisceau ; il nous suffit de savoir que leur longueur est celle même du muscle qu'ils constituent, en sorte qu'on ne voit jamais dans le champ du microscope qu'une partie infime de l'élément tout entier. Leur diamètre varie de $0^{mm}020$ à $0^{mm}150$, et l'on peut trouver ces deux extrèmes côte à côte dans la même préparation.

Ils sont irrégulièrement cylindriques ou prismatiques, mais le caractère dominant de ces éléments anatomiques est celui auquel ils doivent leur nom. Ils apparaissent en effet admirablement striés en travers par des lignes foncées, espacées de moins d'un millimètre. La lumière joue sur ces lignes ou stries de telle façon que la même est ici très fine, à peine visible ; là, plus large et plus foncée. Si l'on vient à détruire par une légère pression sur le verre mince le parallélisme de ces lignes, l'état strié disparaît et est remplacé par une sorte de pointillé confus.

Myolemme. — Certains réactifs jouissent de la propriété de faire disparaître l'apparence normale des faisceaux striés. Telles sont les solutions étendues de soude, de potasse ou d'acide acétique. En soumettant une parcelle de muscle à l'action de ces agents, on arrive à voir très bien que chaque faisceau strié est entouré d'une gaine extrèmement mince qui a reçu le nom de *myolemme.* C'est une membrane transparente, élastique, beaucoup plus résistante que la masse qu'elle contient, et offrant de place en place, dans son épaisseur, de grands noyaux ovoïdes, allongés, comme les noyaux embryoplastiques.

Épithélium.

On donne le nom d'épithélium à des éléments anatomiques très répandus dans l'économie, et dont le caractère assez général est de résister à l'action des réactifs employés ordinairement dans les études histologiques; en sorte que, pour les observer sur place, le moyen le plus simple est presque toujours de soumettre les fragments du tissu où on les recherche, à l'action de l'acide acétique. Les éléments du tissu lamineux seront ainsi dissous et réduits en gelée transparente, pendant que les éléments épithéliaux resteront sans altération et, par conséquent, nettement visibles.

On donne indifféremment, en anatomie, le nom d'épithélium soit aux tissus formés de cellules épithéliales, soit à ces cellules elles-mêmes.

On distingue plusieurs sortes d'éléments épithéliaux :

> 1° Les noyaux épithéliaux ;
> 2° Les cellules épithéliales cylindriques et vibratiles ;
> 3° Les cellules épithéliales pavimenteuses ;
> 4° Les cellules épithéliales lamelleuses ;
> 5° Les cellules épithéliales polyédriques.

1° Noyaux épithéliaux.

Ces noyaux sont toujours sphériques ou ovoïdes,
larges ordinairement de $0^{mm},005$ à $0^{mm},008$, finement
granuleux, à bords fins et très nets.

Pour observer des noyaux épithéliaux, il suffira de
regarder au microscope la pulpe que l'on obtient en
passant la lame d'un scalpel sur une coupe pratiquée à
travers une glande lymphatique, un thymus. On en
trouvera également beaucoup en grattant profondément
la muqueuse de l'estomac ou celle de l'intestin.

2° Cellules épithéliales cylindriques.

Ces éléments ne représentent jamais parfaitement
un cylindre ; ce sont plutôt des cônes allongés devenus
un peu prismatiques par leur base par pression réciproque. Le sommet du cône, plus ou moins tronqué,
plonge dans la profondeur du tissu ; la base du cône,
au contraire, regarde l'extérieur. Un épithélium ainsi
constitué représente quelque chose comme un plancher
formé de chevilles enfoncées les unes à côté des autres
dans la terre.

Ces cellules mesurent en général de $0^{mm},008$ à $0^{mm},010$
de diamètre tranversal et $0^{mm},030$ à $0^{mm},040$ de lon-

gueur ; elles ont toujours un noyau ovoïde dont le grand axe se confond avec celui du corps de l'élément.

C'est dans l'intestin et dans l'estomac qu'on trouve les cellules épithéliales cylindriques les plus faciles à étudier. Il suffit, pour s'en procurer, de gratter légèrement la surface d'une de ces membranes fraîches et de porter la pulpe ainsi recueillie sous le microscope. On trouve toujours par ce moyen, dans la préparation, un certain nombre de cellules encore adhérentes les unes aux autres. En enlevant un très petit fragment de la muqueuse, il pourra même arriver qu'on voie très nettement cet épithélium en place, comme des quilles rapprochées à se toucher. — On retrouvera aussi très bien cet aspect sur le bord des franges de la toile choroïdienne d'un enfant, en regardant par le profil l'épithélium prismatique qui les revêt.

Cellules vibratiles. — Chez l'homme, les cellules épithéliales vibratiles offrent les mêmes dimensions et la même forme générale que les cellules cylindriques. Mais, de plus, elles portent sur leur côté libre des prolongements appelés *cils*, qui sont animés, pendant toute la vie de l'élément, d'un mouvement particulier. Ces cils sont larges de $0^{mm},001$ au plus, et longs de $0^{mm},005$ à $0^{mm},006$. Ils sont ordinairement un peu penchés.

Les cellules épithéliales vibratiles sont abondammen répandues chez l'homme. On les trouve dans les voies lacrymales, dans les canaux biliaires, dans les trompes de Fallope, enfin dans les fosses nasales et les bronches.

Grâce à la présence de ces éléments dans les voies respiratoires, il est toujours loisible de les observer. On peut en effet toujours s'en procurer sur soi-même

Voici ce que l'on fait pour cela. On choisit une plume d'oie dont l'extrémité du côté des barbes soit bien flexible et bien entière. On la dépouille de ses barbes, à l'exception de cette extrémité même sur une étendue de deux à trois millimètres. Il suffit, pour avoir des cellules vibratiles, de promener doucement cette sorte de pelle flexible sur la partie la plus profonde des fosses nasales. On enlève ainsi un peu de mucus, et avec lui des cellules vibratiles ; seulement il faudra employer comme véhicule le sérum du sang ou de l'eau additionnée de blanc d'œuf, si l'on veut prévenir leur mouvement vibratile.

Mouvement vibratile. — Les cellules vibratiles que l'on se procure par le moyen que nous venons d'indiquer, ne sont plus vivantes ; on ne les arrache pas de la muqueuse, elles étaient depuis quelques instants déjà tombées dans le mucus nasal. Elles sont mortes. Mais pendant toute leur vie les cils de ces cellules ont été animés. Pendant tout le temps qu'a vécu l'épithélium, ces cils se sont agités sans cesse, jour et nuit, d'un mouvement spécial d'oscillation.

Sur l'homme il est difficile de voir ce mouvement, dit *vibratile*. Il faut attendre l'occasion de quelque opération chirurgicale. Mais les animaux viennent ici à notre secours : l'organisation des grenouilles nous permet de l'observer merveilleusement bien, comme elle nous a déjà donné l'occasion d'observer la marche du sang dans les capillaires. Il suffira d'enlever sur les côtés de la langue vers le pharynx de l'animal, avec une paire de bons ciseaux, un fragment de muqueuse aussi petit que possible ; on le mettra dans l'eau entre deux verres, et toute la préparation sera faite. Ce sera grand hasard si l'on n'aperçoit en un point ou en un autre ce curieux mouvement qui a de tout temps excité l'attention des physiologistes. On verra les fils de l'épithélium qui tapisse le pharynx de la grenouille, s'incliner et se redresser successivement, produisant ainsi des ondulations tout à fait comparables à celles d'un champ de blé dont un léger souffle de vent courberait les épis, sans que jamais ils aient un moment de repos.

3° Cellules épithéliales pavimenteuses.

Certains endroits de l'économie sont revêtus de cellules épithéliales tellement conformes et tellement disposées, qu'on a les a tout naturellement comparées au pavage de nos rues et qu'on leur a même donné un nom qui rappelle cette ressemblance. Les cellules épithéliales pavimenteuses sont toujours rangées les unes à côté des autres avec une régularité parfaite. Au milieu de l'élément on voit presque toujours un noyau à contour circulaire. Les surfaces ainsi revêtues ressemblent à des sortes de mosaïques dont chaque pièce, taillée à quatre, cinq ou six pans, serait de plus enrichie d'un dessin circulaire dans son centre.

Les points de l'économie où l'on peut voir l'image la plus nette de ces pavages microscopiques sont la partie antérieure de la capsule du cristallin et la surface de la choroïde.

Cristalloïdes. — Dans l'œil le cristallin est revêtu en avant aussi bien qu'en arrière par deux membranes, dont une seulement, l'antérieure, est tapissée d'un magnifique épithélium pavimenteux. Pour le voir, on prend un œil aussi frais que possible, et on l'ouvre de manière à arriver au cristallin par sa face postérieure.

Cette opération devra être faite sous l'eau, afin que

ces fines membranes se laissent mieux distinguer, nageant dans un liquide qui les porte et qui leur permet d'onduler sous le regard.

A la face postérieure du cristallin on trouvera une membrane cassante et d'autant plus difficile à voir qu'elle est absolument transparente. C'est la *cristalloïde postérieure*.

Si l'on réussit à en porter un large fragment sous le microscope, il sera impossible de se rendre compte de sa présence non plus que de celle des deux lames entre lesquelles elle est placée, tant elle est hyaline et d'une transparence absolue. Car c'est par ses bords seulement qu'on aura la notion de son existence. Ces bords eux-mêmes, au lieu de rappeler les apparences d'une déchirure, offrent des arêtes et des angles d'une netteté telle, qu'on croirait avoir devant les yeux le morceau d'une glace de miroir cassée. Les plis que font parfois les fragments de la cristalloïde entre les deux lames de verre, permettent d'apprécier son épaisseur, qui est de 0^{mm},030 à 0^{mm},035.

Après s'être débarrassé du cristallin, on arrive à une autre membrane également transparente qui se trouve au devant de lui, en arrière de l'iris. C'est la *cristalloïde antérieure*.

En l'examinant au microscope on voit qu'elle est formée d'une membrane tout à fait analogue à la cristalloïde postérieure, mais de plus, avons-nous dit, recouverte par un épithélium pavimenteux.

Les cellules de cet épithélium offrent à peu près le même diamètre dans toutes leurs dimensions. Elles sont régulièrement rangées les unes contre les autres. Elles mesurent environ 0^{mm},020 de diamètre. Elles sont pâles, ainsi que les lignes qui les séparent. Au centre elles ont un noyau généralement sphérique ou un peu ovoïde, plus granuleux et plus foncé que le reste de la cellule. Ce noyau laisse voir un ou deux nucléoles; quelquefois il n'en a pas.

Ce revêtement épithélial, vu en-dessus dans le champ du microscope, est un des tissus les plus élégants de l'économie. La disposition toute géométrique et d'une observation relativement très facile, rappelle les mosaïques les plus régulières de l'histologie végétale ou les alvéoles les mieux dessinés des rayons de miel.

Choroïde. — Un autre épithélium pavimenteux encore plus remarquable est celui qu'offre la surface de ce tapis noir qui revêt tout le fond de l'œil. On essayera d'enlever celui-ci avec de grandes précautions et en opérant sous l'eau. Il est d'autant plus remarquable que les cellules sont noires et leur noyau central blanc ou plutôt incolore.

Ces cellules épithéliales, légèrement aplaties, ont des contours parfaitement réguliers. Elles sont taillées à six pans, comme certains carrelages de nos appartements et l'on peut les comparer à cette autre variété de pavage avec une précision rigoureuse. Les éléments eux-mêmes mesurent de $0^{mm},014$ à $0^{mm},018$ de diamètre; ils sont complètement remplis de granulations pigmentaires, à l'exception d'un noyau qui reste transparent. Ses contours, quand on examine l'élément de face, sont seulement un peu perdus au milieu des granulations qui l'environnent.

Quand on traite par l'acide acétique plusieurs cellules encore réunies de la choroïde, on voit leurs contours s'accentuer vivement. Ils se manifestent par des lignes blanches extrêmement nettes, qui donnent à l'ensemble l'apparence de la mosaïque la plus régulière, et qu'on ne saurait comparer à rien mieux qu'aux lignes de ciment qui séparent les différentes pièces d'un de ces carrelages auxquels nous faisions allusion.

Chez les *albinos* les granulations pigmentaires n'existent pas dans les cellules épithéliales du fond de l'œil, et celui-ci apparaît alors coloré en rouge par le sang qu'il reçoit.

Épithélium de la cornée. — Les épithéliums pavimenteux que nous venons de signaler, ne sont disposés que sur un seul rang. Pour en voir un où trois ou quatre étages de cellules pavimenteuses se recouvrent l'un l'autre, il faut observer l'épithélium qui revêt en dehors la cornée transparente de l'œil. On peut faire des coupes sur des yeux frais, mais il est préférable de laisser durcir ceux-ci dans l'acide chromique étendu d'eau. Alors, sur des coupes obliques à la surface de la cornée ou perpendiculaires à elle, on verra très bien la disposition spéciale de l'épithélium. Les éléments qui le forment sont rangés en trois ou quatre couches, ils ont environ $0^{mm},020$ à $0^{mm},030$ de large et sont, comme presque toujours, munis d'un noyau.

4° Cellules épithéliales lamelleuses.

Rien n'est plus aisé que de se procurer des cellules épithéliales lamelleuses pour l'étude microscopique. Il suffit pour cela de passer une lame mince sur sa langue en appuyant un peu fortement et d'examiner le mucus ainsi récolté. Il faudra employer un éclairage assez faible, parce que les éléments que l'on a à observer sont d'une extrême transparence. Ils se présentent sous l'aspect de plaques très minces, diaphanes, offrant seulement vers leur centre quelques granulations un peu jaunâtres et un petit noyau ovoïde allongé, clair et brillant. Ces éléments mesurent de $0^{mm},030$ à $0^{mm},040$ de large, mais il ne faut

pas oublier qu'étant lamelleux, ils peuvent s'offrir au regard par la tranche, et dès lors se présenter comme une
ligne sinueuse ayant pour longueur celle de l'élément,
avec une largeur à peine appréciable. Souvent on voit
plusieurs de ces cellules encore adhérentes par les bords
les unes des autres, conservant leurs rapports mutuels
comme un fragment de carrelage enlevé d'un plancher.

Leptothrix buccalis. — Dans la salive ainsi récoltée
sur la langue, on trouve encore d'autres corps dignes
de fixer l'attention. Les premiers sont de petites sphères
pâles, finement granuleuses et mesurant environ 0^m005
à $0^m,006$ de diamètre. Ce sont les *corpuscules
muqueux*, d'ailleurs très analogues aux globules blancs
du sang que nous avons décrits plus haut.

On verra souvent aussi dans le champ du microscope,
de longs filaments très déliés, mais réunis en grandes
masses et formant par endroits des sortes de queues
chevelues extrêmement remarquables. Ces corps fila-
menteux, mesurant toujours une très grande longueur
pendant que leur diamètre est à peine appréciable,
ne font point, à proprement parler, partie du corps
humain. Ce sont des parasites.

C'est une sorte d'algue qui pousse dans la bouche
et même avec une facilité telle qu'il est peu de personnes
qui en soient totalement exemptes. Ces filaments ne se
ramifient pas ; on peut seulement les voir par places
se bifurquer de telle manière que les deux divisions et
le tronc d'où elles émanent, forment trois rayons égale-
mement espacés les uns des autres. Ce végétal a reçu
des botanistes le nom de *Leptothrix buccalis*. Il n'est
pas même très rare de voir au milieu de ces filaments
de leptothrix, de petits animaux très courts, linéaires,
s'agiter en se tordant sur eux-mêmes. Ce sont des

vibrions qui vivent ainsi à l'intérieur de la bouche, au milieu des forêts de leptothrix. La bouche est un monde avec ses végétaux et ses animaux.

5° Cellules épithéliales polyédriques.

Cellules du foie. — Il convient de réserver le nom de cellules polyédriques à une espèce particulière d'éléments épithéliaux dont le foie nous offre en quelque sorte le type. Ce sont ces cellules épithéliales taillées à facettes comme les épithéliums pavimenteux, mais sans la régularité qui fait le caractère de ceux-ci. Les épithéliums polyédriques, au contraire, toujours accumulés sans ordre, se regardent mutuellement par autant de facettes que séparent des arêtes quelquefois très vives. Le nombre de ces facettes et de ces arêtes n'a rien de fixe, non plus que la dimension de l'élément. Le noyau sphérique ou plus rarement ovale, est simple ou double ; il peut aussi avoir un nucléole.

Les cellules du foie sont finement granuleuses, mais de plus elles contiennent ordinairement un certain nombre de granulations graisseuses. Leur présence est le commencement d'un état qui est morbide chez l'homme, mais que l'on produit artificiellement chez certains animaux, pour rendre leur foie plus lourd et plus savoureux. Cet état a reçu le nom de *foie gras.* Il est caractérisé dans une première période par l'apparition de ces granulations graisseuses au milieu des cellules hépatiques. Mais la dégénérescence commençante peut continuer sa marche et se traduire bientôt par une lésion plus avancée : La substance de la cellule se creuse d'une cavité et celle-ci se remplit d'une gouttelette d'huile. Cette cavité peut même prendre une telle ex-

tension que le corps de l'épithélium est alors réduit à
l'état d'une simple membrane ayant toutefois conservé
son noyau, et enveloppant une grosse goutte de graisse.

Cellules épithéliales hypertrophiées.

Cette sorte de maladie graisseuse que nous venons
de décrire dans les cellules épithéliales, nous amène
directement à parler d'autres altérations que l'on rencontre encore chez ces éléments et qui ont longtemps
donné le change aux médecins sur les affections appelées *cancers*. On croyait autrefois que celles-ci étaient
dues à l'apparition dans le corps de certains éléments
anatomiques d'une espèce particulière, qui venaient à se
développer dans nos organes comme de véritables animaux parasites. Des recherches plus attentives ont montré
que ces cellules, que l'on croyait *spécifiques*, étaient
tout simplement des cellules épithéliales ordinaires qui,
placées dans certaines conditions, avaient pris un
accroissement anormal et s'étaient hypertrophiées et
déformées tout à la fois. Et, en effet, leurs caractères,
en tant que cellules épithéliales, ne sont pas tellement
masqués qu'on ne puisse les reconnaître. Elles ont
d'abord les mêmes réactions et la même résistance aux
agents chimiques. Enfin, on peut trouver ces prétendues
cellules du cancer dans certaines régions du corps, où elles
existent toujours à l'état normal. Il suffit de prendre un
délivre de femme en couche et de porter sous le microscope une parcelle de la gelée grise qui sépare les
cotylédons du placenta. On y trouvera sans peine et de
suite un certain nombre de cellules hypertrophiées qui
répondront à toutes les descriptions que l'on a faites
autrefois des cellules du cancer.

Le corps de la cellule peut arriver jusqu'à mesurer $0^{mm},100$ de diamètre, c'est-à-dire que ces petits éléments deviennent visibles comme des points flottant dans le liquide ambiant. Leurs contours revêtent en même temps les formes les plus capricieuses et les plus bizarres. Beaucoup sont allongées, d'autres ont une partie plus large et une autre partie plus étroite qui se prolonge en queue. C'est ce qu'on avait appelé les *cellules fusiformes*, les *cellules en raquette* du cancer. Beaucoup sont remplies de granulations graisseuses. Tantôt celles-ci sont éparses dans le corps de l'élément, tantôt elles sont groupées seulement autour du noyau. Certaines cellules montrent à la fois deux, trois, quatre noyaux ou plus. Ces noyaux mêmes sont altérés, très gros, avec un nucléole et quelquefois deux dans leur intérieur.

Enfin, parmi toutes les variétés que présentent ces cellules hypertrophiées, il en est une qui mérite surtout de fixer l'attention. La cellule, devenue énorme, peut, sous l'influence qui favorise son développement, se creuser d'une cavité plus ou moins grande. C'est ce que l'on a appelé des *cellules excavées*. Dans cette cavité existe ordinairement un liquide tenant en suspension des amas de granulations animées du mouvement brownien. Mais d'autres fois ce sont des noyaux épithéliaux ou même de petites cellules épithéliales qui naissent ainsi à l'intérieur d'une autre. Les épithéliums où se produit ce phénomène, ont reçu le nom de *cellules-mères*.

Enfin il peut apparaître dans ces cavités des globules blancs du sang, dont la naissance en de telles conditions est sans contredit un des faits les plus remarquables qu'il soit donné au micrographe d'observer.

Peau.

L'étude microscopique de la peau devra être faite sur des coupes habilement pratiquées et intéressant les parties profondes. On verra, en effet, dès le début, que le derme, cette partie solide et résistante que l'on appelle le *cuir*, envoie au-dessous de lui, à sa face profonde, une foule de cloisons qui le rattachent aux autres organes. Ces tractus sont constitués par du tissu cellulaire tel que nous l'avons décrit, c'est-à-dire par un tissu formé de fibres lamineuses, de fibres élastiques et d'une proportion plus ou moins grande de matière amorphe.

En remontant sur la surface de la peau, on verra les fibres lamineuses et les fibres élastiques de tous ces tractus s'enchevêtrer les unes dans les autres et se feutrer de manière à former la masse compacte du *derme*. Celui-ci est plus ou moins épais suivant les régions. Mais pendant que sa limite profonde est mal accentuée avec ces prolongements fibreux qui l'attachent, sa face externe offre une ligne de démarcation sinueuse à la vérité, mais nettement tranchée. Ces sinuosités sont dues à la présence d'éminences appelées *papilles*. Enfin cette face est recouverte elle-même d'un tissu tout différent appliqué sur le derme de manière à en dissimuler toutes les irrégularités : c'est l'*épiderme*, entièrement formé d'éléments épithéliaux.

L'épiderme lui-même, comme le derme, varie beaucoup d'épaisseur selon l'endroit observé. A la plante du pied, il atteint souvent un millimètre.

Ceci dit, nous supposerons que nous avons à la fois sous les yeux un certain nombre de coupes de la peau pratiquées sur différents points du corps. Les unes traitées par l'acide nitrique, les autres traitées, ce qui est une excellente préparation, par l'acide tannique, ainsi que nous l'avons indiqué plus haut (1); d'autres enfin injectées et permettant de voir là distribution des capillaires dans les papilles du derme, dont ils ne franchissent jamais la limite.

Pannicules adipeux. — En reprenant par la partie profonde l'étude de la peau et spécialement celle du derme, on voit d'abord ces tractus dont nous avons parlé, enfermer çà et là des amas de cellules adipeuses formant ce que les anatomistes ont appelé les *pannicules adipeux.*

Glandes de la sueur. — Dans les dernières excavations de ces tractus, tout à fait à la limite de la substance compacte du derme, on peut très bien voir sur des coupes de peau, prises surtout à l'aisselle et traitées par l'acide nitrique, de petits organes particuliers qui apparaissent dans ces préparations comme des tubes jaunes pelotonnés sur eux-mêmes : ce sont des glandes de la sueur.

Chacune constitue une petite masse arrondie ou ovalaire selon les régions, et mesurant $0^{mm},200$ à 1 millimètre de diamètre. Le tube lui-même est large en moyenne de $0^{mm},060$. On le voit très bien se détacher du peloton glandulaire pour former le canal excréteur de la glande qui porte à l'extérieur le produit de la sécrétion, c'est-à-dire la sueur. Cette portion du tube traverse le derme en ligne droite et pénètre dans l'épiderme. Quand celui-ci est peu épais, le tube n'offre à ce niveau aucune particularité ; mais quand l'épiderme forme une

____

(1) Voyez page 323.

large couche, comme à la paume de la main ou à la plante du pied, on voit alors le tube décrire en le traversant une élégante spirale à la manière d'un ressort à boudin. Enfin, il vient se terminer à la surface de la peau par une sorte de petit entonnoir très visible à la loupe. Sur la face palmaire de la main on peut très bien distinguer avec le moindre verre grossissant ces orifices des glandes de la sueur; ils sont régulièrement alignés sur la crête des éminences circulaires que présente la peau de la main : et dans les chaleurs de l'été il est même facile de voir une toute petite gouttelette de liquide perler à chacun de ces orifices.

Pour étudier spécialement les glandes de la sueur, les meilleures coupes de peau seront celles qu'on aura pratiquées à la paume de la main ou à la plante du pied, après que la peau aura été durcie et rendue diaphane par une solution de carbonate de potasse. Mais la meilleure préparation est de faire macérer un fragment de peau pendant vingt-quatre heures dans l'acide azotique étendu, puis de le laisser dans l'eau pendant le même temps : ce traitement a l'avantage de donner aux glandes une couleur jaune qui les fait parfaitement ressortir sur les tissus ambiants.

Papilles. — Nous avons vu que du côté de l'épiderme, c'est-à-dire en dehors, la limite du derme, au lieu d'être indécise comme à la région profonde, est nette et onduleuse quand on l'étudie sur une section assez mince. Ces ondulations sont dues à la présence à la surface du derme d'un nombre considérable de petites éminences plus ou moins régulièrement disposées, qui portent le nom de *papilles.* On les divise au point de vue de leur conformation en *papilles simples* et en *papilles composées.*

Les *papilles simples* se trouvent sur presque toute la surface du corps ; elles sont généralement coniques avec un sommet arrondi. Leurs dimensions peuvent varier depuis 0^{mm},030 de long jusqu'à plus de 0^{mm},300, comme à la matrice de l'ongle par exemple. — Leur largeur égale à peu près leur hauteur ou se trouve être un peu moindre dans les plus longues.

Les *papilles composées* existent surtout à la langue, où leur étude présente un certain intérêt. Elles offrent une base plus ou moins large portant plusieurs saillies dont chacune est semblable à une papille simple. Au-dessus, l'épithélium vient encore exagérer ces saillies, et se prolonge même en forme de filaments minces et flottants qui ont été comparés aux pièces d'un éventail, et qui ont fait donner à ces papilles le nom de flabelliformes. Ce sont ces longs prolongements épithéliaux formés de cellules pavimenteuses qui, tombant en masse dans les fièvres, forment l'enduit blanchâtre auquel la médecine, il y a trente ans, attribuait une si grande importance.

La distribution des papilles ne paraît être soumise à aucune règle sur la plus grande partie de la surface du corps. Mais partout où se montrent ces lignes contournées si manifestes à la face antérieure des doigts, elles offrent une disposition exactement correspondante. Chacune de ces éminences linéaires visibles au pied ou à la main renferme deux rangées parallèles de papilles.

Sous l'ongle, les papilles sont aussi en séries régulières, mais toutes rectilignes et disposées suivant l'axe du doigt. C'est entre ces séries que s'enfoncent les crêtes que laisse voir l'ongle à sa face profonde, quand on l'arrache.

Un petit nombre de papilles reçoivent un ou deux

tubes nerveux. Alors aucun vaisseau n'y pénètre. Cette disposition se rencontre surtout à la main, au pied, aux lèvres. La plupart des papilles, au contraire, n'ont pas de tube nerveux à leur intérieur et présentent un nombre plus ou moins grand d'anses vasculaires, selon leur dimension. Il est remarquable que l'endroit qui peut être justement regardé comme ayant la sensibilité la plus exquise, tellement qu'elle est le sujet des plus affreuses douleurs dans les opérations chirurgicales, la matière des ongles, ne présente aucune papille nerveuse : toutes sont vasculaires.

Quand on étudie ces papilles sur les pièces injectées, tantôt on voit une anse capillaire seulement émerger du réseau vasculaire du derme, monter dans la papille, se recourber près de son sommet et revenir sur ses pas en suivant une direction inverse ; tantôt, dans les plus grosses papilles, une artériole vient s'épanouir au centre en une sorte de bouquet élégant, dont chaque branche se courbe en anse pour retourner aux veines de la peau. Mais un caractère invariable de la distribution des capillaires dans la papille, c'est qu'ils en occupent toujours le centre, tandis que dans les villosités intestinales, spécialement destinées à l'absorption, le réseau sanguin est tout superficiel et situé immédiatement au-dessus de l'épithélium.

Épiderme. — L'épiderme est constitué par deux couches superposées de cellules épithéliales de nature différente. Elles comblent l'intervalle que laissent entre elles les papilles, et, dépassant leur sommet, engendrent ainsi la surface à peu près lisse et unie qui limite le corps humain dans l'espace. L'épiderme s'adapte exactement à toutes les dépressions et à toutes les éminences du derme, en sorte que sa face profonde est le moule exact et l'empreinte fidèle de celui-ci. A chaque papille répond une petite anfractuosité où elle est logée.

Les deux couches qui forment l'épiderme, sont au reste assez nettement délimitées. C'est entre ces deux couches et non entre l'épiderme et le derme, que se dépose la sérosité des vésicatoires. La plus profonde porte le nom de *couche de Malpighi*, la plus externe s'appelle la *couche cornée*.

La *couche de Malpighi* est formée par plusieurs rangs des cellules épithéliales irrégulièrement polyédriques, disposées autour des papilles et entre elles. Ces cellules sont assez difficiles à voir, au moins sur la peau des hommes appartenant à l'espèce blanche. Chez le nègre, chez les individus très bruns, surtout aux régions du corps qui sont habituellement de couleur foncée, les cellules de la couche de Malpighi se distinguent immédiatement, parce qu'elles sont remplies de granulations pigmentaires, abondantes principalement dans la couche de cellules la plus profonde, au contact du derme et de ses papilles.

Si l'on imagine une première coupe de la peau, parallèle à sa surface, et faite dans de telles conditions qu'elle intéresse les papilles du derme vers le milieu de leur hauteur; si l'on vient maintenant à pratiquer une seconde coupe parallèle à la première, qui intéresse le derme au-dessous de la base des papilles, on obtiendra une préparation qui a joui d'une certaine célébrité. Supposons qu'elle ait été faite avec la peau d'un nègre : il est évident qu'au microscope la lumière passera sans encombre à travers la substance transparente des papilles, pendant qu'autour d'elles les rayons transmis seront arrêtés en chemin et colorés par l'épithélium pigmenté qui remplit les espaces interpapillaires. On aura l'apparence d'un réseau dessiné par cette substance pigmentée, tandis que la section même des papilles figurera autant de mailles. Telle est l'origine du nom de *réseau de Malpighi* donné à cette préparation.

Pour préparer le réseau de Malpighi, le plus simple est d'enlever avec un rasoir trempé d'alcool, de très minces couches à la surface d'une peau foncée que l'on aura tendue sur un corps un peu sphérique. .

La *couche cornée* passe uniformément au-dessus de la couche muqueuse et offre à peu près dans tous les points la même épaisseur. Elle est formée de cellules épithéliales lamelleuses superposées et très adhérentes.

Elles sont extrêmement minces, comme flétries, sans noyaux, au moins dans la couche tout à fait extérieure, et leurs dimensions varient de $0^{mm},018$ à $0^{mm},036$. Quand on fait agir sur un fragment de cet épithélium une goutte de potasse étendue, on voit toutes ces cellules lamelleuses se gonfler. Alors chaque élément représente non plus une lamelle, mais un corps de forme presque ovoïde. Ce changement se fait en quelques instants sous l'œil même de l'observateur.

On peut toujours donner aussi aux éléments de la couche cornée une teinte jaune foncée et très appréciable au microscope, en traitant un fragment d'épiderme par l'acide azotique.

Le cal aux mains, les cors, les durillons sont constitués par un épaississement de la couche cornée de l'épiderme. On y retrouvera la même structure lamelleuse et la même intrication des mêmes éléments.

L'acarus de la gale.

La peau de l'homme a un hôte qui se creuse dans son épaisseur de longues tanières. Cet hôte est l'animal de la gale, appelé dans les traités scientifiques *Acarus scabiei*, et qui jouit d'une trop fameuse réputation, voire même depuis le temps où un ancêtre de Gargantua, au dire de Rabelais, apprit aux hommes à se retirer ces cirons de la peau des mains.

Nous voudrions raconter ici toute la longue histoire de l'insecte de la gale; le lecteur aurait peut-être suivi avec intérêt les nombreuses vicissitudes que ce petit animalcule dut subir avant d'être admis définitivement au nombre des êtres existants, les mystifications auxquelles il donna lieu, ses mœurs et ses formes; mais nous devons simplement indiquer la manière de le découvrir et les sources où l'on trouvera des renseignements étendus.

Lorsqu'un galeux n'a encore été soumis à aucun traitement, si l'on cherche attentivement sur le dos des mains, sur le poignet ou entre les doigts, on remarquera que plusieurs vésicules, peu après leur développement, présentent à leur sommet ou sur le côté un petit point pareil à celui qui résulte d'une très petite piqûre de puce, moins l'auréole rouge. Quelquefois ce point s'allonge un peu en demi-cercle et se trouve situé sur une petite tache blanchâtre.

Sur d'autres boutons plus avancés on apercevra, à partir du point, une trace ponctuée, noirâtre ou blanchâtre, tantôt allant du sommet à la circonférence, tantôt traversant la vésicule, suivant son diamètre.

La trace ponctuée paraît être l'origine d'un petit

chemin couvert, improprement appelé sillon ou *canicu-lus*. En se plaçant au soleil on peut voir à l'extrémité de la trace, opposée au petit point et sur le côté de la vésicule, une petite tache blanche et un point brunâtre. En soulevant l'épiderme en cet endroit avec la pointe d'une épingle, on peut, sans percer la vésicule, en extraire un petit insecte, qui est l'*acarus* ou *sarcopte*. Toutes les vésicules ne donnent pas naissance un à sillon.

Notre insecte, placé dans le genre *Sarcopte* de Latreille, sous le nom de *Sarcopte de l'homme*, est blanc, opalin, transparent, de forme arrondie et presque circulaire; sur son dos on aperçoit plusieurs rangées de petits tubercules surmontés de poils. Il n'existe ni tête ni corselet, mais une sorte de bec ou museau rouge, court, un peu aplati en forme de palette, arrondi au bout, hérissé de plusieurs poils et inséré dans un angle dont le sommet se prolonge sur le thorax en une ligne d'un rouge doré. Les pattes sont au nombre de huit, leur couleur est d'un rouge foncé; on distingue les quatre pattes antérieures, placées de chaque côté de l'organe de la manducation; elles sont formées de quatre articulations et d'une pièce basilaire oblique qui offre comme un triangle dont l'hypothénuse est tournée du côté de la partie postérieure du corps. Chacune de ces articulations est hérissée de poils, et la dernière est armée en outre d'une sorte de tige ou article très long, fragile, mince, terminé par une petite caroncule ou godet, qui sert à la progression, et que M. Raspail désigne sous le nom d'*ambulacrum*.

Les quatre pattes postérieures sont éloignées des antérieures; elles sont beaucoup plus courtes, mais présentent, au reste, la même organisation, si ce n'est que l'*ambulacrum* manque et se trouve remplacé par un poil aussi long que le corps ; l'abdomen les couvre aussi presque entièrement, et l'anus, tantôt saillant, tantôt effacé, se montre à la partie postérieure de l'animal. Toute la surface de son corps est tapissée, suivant M. Raspail, d'un réseau cellulaire très résistant ; en écrasant sur l'ongle l'insecte vivant, on entend très distinctement un petit craquement. Sa longueur n'excède pas un demi-millimètre, et l'on en trouve qui dépassent à peine la moitié de cette longueur.

Si l'on examine le mode de progression de cet insecte sous l'épiderme, il est facile de se convaincre qu'il ne se fraye pas son *caniculus* à la manière des taupes : les pattes ne sont nullement disposées pour cela ; il agit plutôt en soulevant l'épiderme au moyen de son bec aplati ; les poils qui hérissent son dos et qui sont dirigés en arrière, l'aident dans son travail, en rendant, comme l'a remarqué M. Raspail, tout recul impossible. Cette manœuvre fait éprouver au malade une assez vive démangeaison, qu'il diminue en se frottant. (*Recherches sur l'acarus ou sarcopte de l'homme*, par Albin Gras, docteur ès sciences, élève à l'hôpital Saint-Louis, aujourd'hui professeur de pathologie interne à Grenoble, 11 octobre 1834.

On peut lire également le *Mémoire comparatif sur l'histoire naturelle de la gale*, par M. Raspail ; les *Recherches microscopiques sur l'acarus*, etc., par MM. Leroy et Vandenhecke, et les articles de MM. D. Duparc et Baude dans le *Journal des connaissances médicales* du 15 juillet 1834.

Dans sa traduction de la *Revue générale des écrits de Linné*, par Pultency, M. Millin de Grandmaison

ment dans le sens de sa longueur, comme ferait une matière molle et fibroïde.

La substance fondamentale des cheveux parait être par sa nature pâle ou seulement un peu jaunâtre. Les différentes nuances que présentent les cheveux selon les individus, tiennent à une matière colorante spéciale qui imprègne plus ou moins abondamment cette substance. Avec l'âge cette matière colorante disparaît, et alors les cheveux, réduits en quelque sorte à eux-mêmes, restent blancs. Il peut arriver aussi que cette matière colorante manque pendant toute la vie avec les granulations pigmentaires du fond de l'œil. Alors toute la vie les cheveux sont blancs comme s'ils avaient été vieux en naissant. On voit cela chez les albinos.

Les cheveux ne sont pas toujours cylindriques comme on pourrait le croire. M. Pruner a montré qu'ils étaient parfois ovales à la coupe, ou triangulaires avec des angles mousses. Pour se rendre compte de ces différences, il faut de toute nécessité couper les cheveux que l'on étudie en tronçons d'une longueur inférieure à leur diamètre, et observer ensuite ces tranches à plat dans de l'eau ou dans tout autre véhicule.

Il existe plusieurs moyens de se procurer ces coupes. On peut d'abord les recueillir sur un rasoir avec lequel on vient de *repasser* une barbe fraîchement faite. Mais dans ce cas elles sont ordinairement obliques. Un meilleur procédé est de maintenir immobiles quelques cheveux entre deux lamelles de liège, et de pratiquer alors des coupes régulières à travers le tout, aussi minces que l'on veut. Un moyen encore plus simple est le suivant: Sur une mèche de cheveux on fait avec des ciseaux quelques coupes successives très rapprochées. Dans tous ces fragments ainsi taillés, il n'est pas possible qu'on ne découvre quelque tranche régulière, mince, bien perpendiculaire à l'axe des cheveux et très propre à l'observation.

Moelle. — Quand on regarde au microscope un poil ou un cheveu, on voit en général le centre occupé par une substance plus foncée, c'est la *moelle.*

Le diamètre de cette moelle est environ au diamètre du poil, comme 1 est à 3 ou à 5. La cavité qui la loge, commence à peu près au niveau de la surface de la peau du côté de la racine et se termine en pointe vers l'extrémité du cheveu. Elle est souvent interrompue par places, variqueuse dans d'autres. Cette cavité renferme de petites cellules qu'on voit très nettement chez quelques sujets, pendant que chez d'autres on ne trouve qu'une masse commune remplissant la cavité. Pour voir ces cellules, quand elles existent, le procédé le plus simple est le suivant : On choisit des cheveux blancs, on les fait bouillir dans la soude caustique jusqu'à ce qu'ils se gonflent et se crispent. Alors, si l'observation directe à travers la substance fondamentale ne suffit pas, on déchire délicatement avec des aiguilles le poil traité de la sorte, et l'on isole sans trop de peine des séries tout entières de cellules médullaires, entassées les unes au-dessus des autres avec une certaine régularité. A leur intérieur on voit tantôt des granulations pigmentaires, et d'autres fois des granulations brillantes à contour foncé.

Épithélium des cheveux. — L'épithélium des cheveux forme à leur surface une membrane transparente excessivement fine, et qui adhère à la substance fondamentale. Il s'en détache cependant quelquefois sur une étendue plus ou moins considérable. C'est ainsi qu'on ne le retrouve plus sur les longs cheveux des femmes, où le peigne et tous les soins de la toilette finissent par l'enlever. Quand il existe, il se manifeste sous l'apparence d'un réseau analogue à celui que dessinent des écailles se recouvrant en partie l'une à l'autre. Les mailles de ce réseau sont polygonales, limitées par des lignes minces, pâles, délicates; elles enveloppent le cheveu et sont parfois très visibles.

On peut enlever cet épithélium directement. Il suffit de traiter un cheveu par un alcali. En le grattant ensuite légèrement on sépare l'épithélium de la substance corticale en plaques plus ou moins grandes, ou même en cellules isolées. Ce sont de petites lamelles plates, assez semblables à des cellules épithéliales lamelleuses, larges de $0^{mm},030$ à $0^{mm},040$, longues de $0^{mm},050$ à $0^{mm},060$, sans épaisseur appréciable.

Elles sont généralement transparentes, à bords clairs, quadrilatères ou rectangulaires, reproduisant à peu près la forme des mailles du réseau que l'on voit à la surface des cheveux. Toutefois les éléments de cet épithélium ne sont pas, comme dans d'autres régions de l'économie, simplement juxtaposés les uns aux autres. Ils sont imbriqués comme les tuiles d'un toit. C'est une disposition dont on peut très bien se rendre compte quand on examine les bords d'un cheveu encore muni de son épithélium. On y distingue des dentelures très fines dues précisément à l'imbrication de ses éléments, et l'on peut voir que c'est toujours l'élément le plus voisin de la racine, qui recouvre en partie celui qui est du côté de la pointe du cheveu.

. Quand on arrache un cheveu et qu'il vient sans ce qu'on appelle vulgairement la *racine*, les lamelles imbriquées qui le recouvrent au-dessous du niveau de la peau, et qui sont moins coriaces que les autres, se relèvent sur leurs bords par le frottement qu'on leur fait subir contre les parois de la petite gaîne d'où se dégage le cheveu. Il en résulte que tout autour de lui, dans une certaine étendue, ces lamelles ainsi relevées figurent — au lieu du réseau à lignes très minces que nous avons décrit — un réseau à mailles pareilles, mais à lignes de démarcation très grosses, larges de $0^{mm},001$ à $0^{mm},003$, offrant deux bords foncés et une partie moyenne plus brillante. Ces lignes rompues, continues ou anastomosées forment ainsi un ensemble que l'on a comparé, non sans quelque raison, à un treillis de fil de fer plus ou moins régulier. Cette apparence disparaît au contact de l'eau, prolongé une heure ou deux, et l'on peut alors se rendre parfaitement compte qu'elle n'est due qu'aux lamelles de l'épithélium du cheveu, retroussées sur leurs bords ; l'eau les étale de nouveau, et le cheveu reprend l'aspect qu'il a dans tout le reste de son étendue.

Follicule pileux.

Quand on étudie au microscope une coupe mince du cuir chevelu pratiquée normalement à sa surface sur un fragment soumis à l'action de l'acide azotique étendu (10 parties pour 100 d'eau), on peut très bien suivre les rapports du cheveu avec les régions d'où il émerge. On le voit sortir d'une petite excavation qui a reçu le nom de *follicule*, sorte de cul-de-sac en forme de dé à coudre, qui se prolonge au-dessous du derme au milieu des glandes sudoripares.

C'est au fond de ce cul-de-sac que le cheveu prend naissance sur une espèce de renflement ou de bouton arrondi qui a reçu le nom de *bulbe*. Le bulbe est formé d'une substance qui contient toujours un nombre plus ou moins grand de noyaux et de granulations pigmentaires; celles-ci lui donnent, le plus souvent, un aspect foncé. Souvent il arrive qu'on arrache le bulbe en même temps que le cheveu. Il ne se continue en effet avec le follicule que par une sorte de pédicule, pendant que toute sa surface libre tournée vers l'extérieur donne implantation au cheveu.

Le poil s'élevant à travers la cavité du follicule, en occupe le centre, mais ne la remplit pas entièrement. L'espace qui la sépare des parois du follicule, est rempli par des cellules épithéliales continues avec celles de l'épiderme de la peau d'une part, et de l'autre avec les lamelles épithéliales du poil lui-même.

Végétaux vivant sur l'homme.

Nous avons vu un animal, le sarcopte de la gale, causer par sa présence dans la peau de l'homme une maladie contre laquelle ont échoué naturellement tous les traitements, jusqu'au jour où l'on a su au juste à quel ennemi la médecine avait affaire dans ce cas. De même il existe un certain nombre de végétaux microscopiques qui, en se développant dans les follicules pileux, donnent naissance à certaines maladies, telles que la *teigne* et la *mentagre*. Ces végétaux, comme tous les autres, ont leurs semences, et de là vient que la maladie est contagieuse, ces séminules pouvant de mille manières être transportées d'un individu à l'autre, d'autant plus facilement qu'elles ont des proportions absolument microscopiques. Il en est qui n'atteignent même pas le volume des globules du sang.

Tous ces végétaux appartiennent à la classe des algues. Ils sont essentiellement constitués par de minces filaments articulés d'espace en espace, larges quelquefois seulement de $0^{mm},002$ à $0^{mm},004$, et très longs. D'autres fois ils sont formés d'articles ovoïdes disposés bout à bout comme les grains d'un chapelet.

Pour voir et étudier le champignon de la teigne, il suffit de prendre une des croûtes jaunes en forme de bouton excavé qui la caractérise. On la fendra par le milieu, et l'on fera tomber sur le verre quelques parcelles de la substance pulvérulente du centre. En imbibant le tout d'eau ou de glycérine, on découvrira très facilement les filaments du champignon et ses sporules, mêlés à un grand nombre de cellules épithéliales.

En étudiant la pulpe blanche qui fait le *muguet* dans la bouche des petits enfants malades, on découvrira des apparences analogues; cette pulpe est aussi constituée par des filaments d'une algue mêlés à une proportion plus ou moins grande d'épithélium de la langue.

Le champignon du muguet est l'*Oidium albicans*, celui de la teigne est l'*Achorion. Schoenleinii*.

Le champignon de la mentagre est plus difficile à trouver, surtout chez certains sujets. C'est en arrachant les poils de barbe, et sur leurs racines, qu'il faut le chercher. Il se présente sous l'aspect de chapelets formés de grains ovoïdes d'un diamètre bien supérieur à celui des filaments de la teigne et du muguet. Le champignon de la mentagre est l'*Achorion mentagrophytes*.

Glandes sébacées.

Chaque poil de l'économie est accompagné d'une glande spéciale qui a reçu le nom de *glande pileuse* ou de *glande sébacée*.

Par une loi constante de l'organisme, les glandes pileuses paraissent être d'autant plus volumineuses qu'elles servent d'annexes à un poil de moindre dimension. En sorte que celles des poils follets de certaines régions de la face, celles aussi des petits poils roides de la caroncule lacrymale, sont les plus grosses.

C'est sur ce dernier point qu'on pourra le mieux les étudier, à cause de la transparence du tissu où elles sont plongées. Déjà on les distingue à la loupe, surtout après avoir traité la trame ambiante par l'acide acétique étendu. En recourant au microscope, on découvre que ces glandes se composent essentiellement d'un canal dit *canal excréteur* s'ouvrant à la surface du corps pour y verser le produit de la sécrétion, et aboutissant par l'autre extrémité à un nombre plus ou moins grand de culs-de-sac plus larges que lui-même.

Cette disposition a fait comparer les organes de ce genre à des grappes; et les glandes pileuses en particulier ont même reçu le nom de *glandes en grappe simple*, parce qu'il n'y a qu'un seul pédicule pour supporter tous les culs-de-sac. Ces derniers sont larges environ de $0^{mm},030$ à $0^{mm},060$ et longs du double. Ils sont formés par une paroi propre, homogène, épaisse, que ne traverse aucun vaisseau capillaire, et qui est remplie en dedans de cellules épithéliales mélangées à une proportion plus ou moins considérable de matières grasses.

Glandes en grappe composée.

Les glandes pileuses viennent de nous servir à faire connaître ce qu'il faut entendre par glandes en grappe simple. Il existe d'autres glandes dans l'économie, toutes construites d'après un type à peu près uniforme et qu'on appelle glandes en grappe composée. Ce sont, entre autres : les mamelles, les glandes de la salive, des larmes, etc.

Une glande sébacée, avons-nous vu, est formée par la réunion d'un certain nombre de culs-de-sac s'abouchant ensemble à l'extrémité d'un conduit excréteur commun. Qu'on imagine maintenant plusieurs glandes en grappe simple agglomérées et disposées de telle sorte que les canaux excréteurs s'abouchent les uns dans les autres et finissent par se réunir en un large canal excréteur unique ; on aura ainsi le plan général des *glandes en grappe composée.*

Chacune des glandes en grappe simple dont l'ensemble constitue la glande en grappe composée, porte en anatomie le nom de *grain glandulaire* ou d'*acinus :* ils sont tous la reproduction à peu près exacte les uns des autres. L'étude microscopique d'une glande ainsi constituée se borne donc, en définitive, à la description d'un acinus.

Or, cet acinus est toujours maintenu au milieu d'une quantité plus ou moins considérable de tissu cellulaire qui gênerait l'observation microscopique si nous n'avions le moyen d'obvier à un semblable inconvénient : c'est de soumettre le fragment que l'on veut étudier, à l'action de l'acide acétique. Celui-ci rend transparent le tissu cellulaire et permet d'observer alors plus facilement la paroi propre et le contenu des culs-de-sac inattaquables par cet agent. Des différences pourront porter sur le volume et la forme des culs-de-sac, sur le nombre de ceux-ci appelés à former un acinus, surtout sur l'épithélium contenu à leur intérieur; mais le plan de tous ces organes se montrera toujours le même, comme il n'y a qu'un seul et même procédé pour les étudier.

Lait.

Le lait, quand on l'examine au microscope, montre une grande abondance de granulations graisseuses en suspension dans un liquide qui prend le nom de *sérum*. A ces granulations graisseuses sont mêlées des gouttelettes d'un liquide gras complètement fluide à la température du corps. Elles mesurent environ $0^{mm},010$ de diamètre, au moins les plus grosses. C'est à ces gouttelettes que l'on a donné le nom de *globules du lait*, improprement puisque ce ne sont pas des éléments anatomiques. Le liquide qui les forme n'est pas lui-même simple. Avec d'autres principes gras, il contient de la *margarine* soluble comme eux à la température du corps, mais qui cesse de l'être à 10 degrés au-dessus de zéro. Aussi quand on laisse refroidir le lait, surtout après l'avoir fait bouillir, on voit avec le miscroscope, dans chaque gouttelette, la margarine se séparer des autres principes gras qui l'accompagnent, et cristalliser au milieu d'eux sous la forme de très fines aiguilles disposées en houppes soyeuses. C'est le même phénomène que nous avons déjà signalé en parlant des cellules adipeuses.

A propos du lait, nous parlerons de la découverte si importante faite par le docteur J. Labourdette, qui est parvenu à produire des laits médicamenteux en faisant prendre à des vaches, soit l'iode, l'arsenic, le mercure, le phosphore, sans que les animaux soient atteints. Le lait obtenu est parfait, et contient en outre des agents thérapeutiques puissants. Aussi les effets du lait iodé, par exemple, sont-ils si efficaces, que bientôt cette médicamentation aura remplacé toutes celles destinées introduire l'iode dans l'économie. M. le docteur J. Labourdette a donc rendu à l'humanité un des plus grands services qu'il soit possible d'imaginer. Par la même méthode, on obtient encore le lait ferrugineux, etc.

Muqueuses.

La structure anatomique des muqueuses offre certaines analogies directes avec celle de la peau. Il en est ainsi de la conjonctive, de la muqueuse de la bouche, de celle de l'œsophage, etc., qui présentent : une sorte de derme, seulement plus mou et qu'on appelle *chorion;* des papilles parfois énormes comme à la langue (1); et enfin un épithélium pavimenteux à cellules aplaties, larges, polyédriques, avec un noyau toujours visible.

Toutes les muqueuses cependant ne répondent pas à cette description; il en est d'autres, comme celles de l'estomac et de l'intestin, qui offrent des particularités dont nous devons dire un mot.

Dans ces muqueuses, le chorion est également mou et peu dense; mais l'épithélium qui les recouvre, au lieu d'être lamelleux à plusieurs étages de cellules superposées, est formé de cellules épithéliales prismatiques, disposées sur un seul rang. De plus, on peut s'assurer par un examen attentif, mais toujours délicat,

(1) Voyez page 400.

que le chorion même de ces muqueuses contient un nombre plus ou moins grand de culs-de-sac microscopiques extrèmement nombreux, ayant en général pour longueur l'épaisseur même de la muqueuse, et un diamètre qui ne dépasse guère $0^{mm},070$ à $0^{mm},080$.

Les *glandes de Lieberkühn* — c'est ainsi qu'on appelle ces culs-de-sac — sont en quelque sorte des glandes réduites à leur état le plus simple : une paroi propre mince et délicate, remplie d'un épithélium. Chacune d'elles répond à un cul-de-sac d'une glande en grappe simple ou composée. Ce sont ces organes délicats qui sécrètent les liquides corrosifs de l'estomac et de l'intestin.

Pour les bien voir, on devra les rechercher sur des lambeaux de muqueuse durcis dans l'alcool absolu, dans l'acide pyroligneux ou dans l'acide chromique. On peut encore faire bouillir ces lambeaux dans l'acide acétique étendu, puis on les imbibe de gomme et on les laisse sécher. Il est alors aisé de tailler sur ces pièces des lamelles très minces ; si cela est nécessaire, on peut éclaircir la trame du chorion en ajoutant un peu d'acide acétique, ce qui permet de mieux distinguer les glandes.

Toutes les muqueuses, mais principalement celles qui ont un épithélium prismatique, présentent une vascularité considérable. C'est à elle qu'elles doivent leur couleur rouge. Les injections pratiquées sur les muqueuses seront donc toujours extrêmement intéressantes. Pour en bien jouir au microscope, il importe de laisser longtemps macérer la pièce injectée afin que le tissu interposé aux vaisseaux se détruise presque complètement.

On conserve alors le fin réseau capillaire rempli de matière à injection, dans un liquide sans action sur celle-ci, et rendu imputrescible par l'addition de quelques gouttes de créosote.

La muqueuse intestinale présente sur toute sa surface un grand nombre d'éminences qui ont reçu le nom de *villosités*. On peut très bien les apercevoir à la loupe et encore mieux au microscope. Quand la pièce est très fraîche, on peut voir parfaitement, et sans autre préparation, les capillaires gorgés de sang formant à la périphérie même de la villosité, et non dans son centre comme aux papilles, un réseau extrêmement serré.

Dents.

Les dents offrent à l'étude microscopique quatre tissus différents : la *pulpe*, l'*ivoire*, l'*émail* et le *cément*. La pulpe doit être étudiée sur des dents fraîches ; quant aux autres parties, le meilleur moyen d'apprendre à les connaître sera d'observer des coupes de dents entières, pratiquées dans le sens longitudinal ou dans le sens transversal, assez minces pour être transparentes, et polies à l'émeri. Ces coupes, qui ne peuvent être faites qu'avec l'outillage spécial des lapidaires, se trouvent dans le commerce chez tous les marchands de préparations microscopiques.

Pulpe. — La pulpe dentaire est constituée par une matière amorphe où l'on découvre, avec des fibres lamineuses, des capillaires, des nerfs, etc., un grand nombre de noyaux ovoïdes longs d'environ $0^{mm},007$ à $0^{mm},008$, à contour net finement granuleux, sans nucléoles.

On trouve aussi dans la pulpe, surtout à l'époque de la naissance, des grains solides, larges de $0^{mm},050$ à

0^{mm},060, à surface mamelonnée, très brillants et formés de substance calcaire.

Ivoire. — L'ivoire est caractérisé par la présence d'un nombre infini de canalicules qui le traversent, et qu'on nomme *canalicules dentaires*. Ce sont des tubes microscopiques, larges de 0^{mm},002 environ. Ils ont un orifice ouvert sur la paroi de la cavité dentaire, qu'il est d'usage de considérer comme leur origine ; de là ils s'étendent à travers toute l'épaisseur de l'ivoire jusqu'à l'émail et au cément. — Leur trajet est plutôt onduleux que rectiligne. Chacun décrit en général deux ou trois grandes courbes et un nombre très considérable de courbes plus petites, plus ou moins prononcées. Ils sont, de plus, tantôt ramifiés, tantôt bifurqués. D'autres fois ils s'anastomosent en anses. Tous viennent aboutir au voisinage de l'émail et du cément à de petites lacunes très visibles, irrégulières, étoilées, rapprochées les unes des autres et communiquant toutes ensemble.

Émail. — L'émail qui recouvre toute la partie de la dent qu'on appelle la couronne, est plus dur que l'ivoire. Quand on en étudie la cassure à la loupe, on voit qu'elle est fibroïde. Il est formé d'éléments anatomiques particuliers qui ont reçu le nom de *prismes*.

Les prismes de l'émail ont généralement cinq ou six pans, tout en ne mesurant que 0^{mm},003 à 0^{mm},005 de large. Ils ont pour dimension, dans le sens de la longueur, l'épaisseur même de l'émail à l'endroit où on les observe. Chez l'adulte, ces éléments sont assez faciles à voir, tant sur des coupes de dents parallèles à leur grand axe que sur des coupes transversales; mais ils sont toujours difficiles à isoler. Dans le jeune âge on les sépare plus aisément, surtout après qu'on a fait agir sur eux un peu d'acide chlorhydrique étendu.

Les prismes de l'émail sont immédiatement juxtaposés comme des cellules épithéliales prismatiques, en sorte que le revêtement adamantin, observé par sa surface ou sur une coupe parallèle à elle, offre l'apparence d'une élégante mosaïque, faite de pièces à peu près régulièrement hexagonales. C'est encore un de ces tissus dont l'élégance extrême a de tout temps frappé les anatomistes.

Cément. — Le *cément* qui enveloppe la racine des dents, est une substance entièrement analogue à celle qui constitue les os et caractérisée comme elle par la présence de cavités osseuses.

Cristallin.

Le cristallin ou au moins la partie plus dense qui en forme le centre et qu'on appelle le noyau, est formée tout entière, comme l'émail des dents, par des éléments anatomiques juxtaposés, sans interposition d'aucune matière amorphe. Ils ont également reçu le nom de *prismes*, et on les appelle *denticulés* en raison de leur aspect spécial.

Les prismes denticulés sont des éléments transparents, pâles. Ils sont à quatre ou à cinq pans, mais toujours un peu aplatis, en sorte que le même prisme, légèrement tordu par les accidents de la préparation, peut apparaître plus large dans une place et plus étroit dans une autre, mesurant ici de $0^{mm},005$ à $0^{mm},010$ de diamètre, et là de $0^{mm},020$ à $0^{mm},030$. Les arêtes du prisme sont finement dentelées, mais ces dentelures n'existent ordinairement que sur les deux faces étroites. C'est par elles que ces éléments s'engrènent mutuellement, pendant qu'ils sont simplement en contact par leurs faces larges.

Quant à la direction des prismes denticulés, on peut voir qu'ils se dirigent tous de la surface antérieure du cristallin à la surface opposée, en suivant assez exactement le plan d'un méridien.

La préparation des prismes denticulés n'offre aucune difficulté, et il suffit de dilacérer un cristallin avec des aiguilles fines pour pouvoir les observer et se rendre compte de leur mode d'adhérence. On peut au besoin durcir ces éléments par la coction dans l'eau simple.

Reins.

Quand on promène doucement la lame d'un scalpel à la surface d'une coupe pratiquée sur un rein, et qu'on porte sous le microscope ce qu'on a ainsi obtenu, il est facile de voir que le rein est surtout constitué par la réunion d'un nombre infini de petits canaux mous et flexueux qui, en raison de leurs fonctions, ont reçu le nom de *tubes urinipares*. Ce sont eux, en effet, qui sécrètent l'urine.

Ces canalicules ont en moyenne $0^{mm},030$ à $0^{mm},050$ de large ; ils sont flexueux, recourbés sur eux-mêmes et constitués par une paroi propre revêtue à l'intérieur d'un épithélium.

La paroi propre est complètement transparente, homogène, hyaline. Elle mesure moins de $0^{mm},01$ d'épaisseur, et cependant elle est solide, élastique, résistante. On l'aperçoit toujours par fragments assez considérables dans le champ du microscope, tantôt vides, tantôt pleins encore de leur épithélium.

Celui-ci est constitué par des cellules molles, friables, faciles à écraser et dont on voit très bien le noyau. Il est important de savoir que ces cellules, au contact de l'eau, se gonflent, se déforment et paraissent remplir entièrement le tube, au milieu duquel elles laissent à l'état frais un canal central. Pour bien observer cet épithélium, le mieux sera donc de se servir comme véhicule de sérum du sang, d'une solution d'albumine ou de liquide amniotique, comme nous l'avons indiqué.

A côté de tubes entiers et encore tapissés de leur épithélium, on trouvera dans toute préparation, d'une part, des cellules isolées, et, d'autre part, des lambeaux de paroi propre, plus ou moins étendus, mais ordinairement plissés sur eux-mêmes et presque méconnaissables.

Quant au trajet des tubes urinifères, on ne peut l'apprécier convenablement que sur de minces coupes du rein pratiquées sur des préparations desséchées, ou encore sur des préparations durcies par l'acide chromique ou l'alcool, et rendues transparentes au moyen de l'acide acétique ; enfin et simplement sur des coupes minces d'un rein très frais ou d'un rein injecté.

Si l'on a enlevé sur une coupe de la substance corticale du rein, des raclures épaisses de tissu, qu'on les ait agitées dans un tube à expérience avec de l'eau ou qu'on les ait fait bouillir dans de l'eau faiblement acidulée avec l'acide sulfurique et qu'enfin on les ait laissé reposer ; en lavant ce résidu, on y trouvera, avec un faible grossissement, des tubes uninipares rompus d'un côté et aboutissant de l'autre à une sorte de renflement arrondi, large de $0^{mm},100$ à $0^{mm},200$ et qui porte le nom de *capsule de Müller*.

Cette capsule, qui sert de terminaison aux tubes urinipares, renferme un peloton vasculaire qui la remplit à peu près entièrement et qui a reçu le nom de *glomérule de Malpighi*. On peut voir quelquefois la paroi propre de la capsule traversée par l'artériole qui fournit les capillaires du glomérule. Cependant celui-ci se présente plus souvent complètement isolé que revêtu de sa capsule de Müller. Le glomérule est simplement formé par le pelotonnement et l'enchevêtrement réciproque d'un grand nombre de fins capillaires.

Sur les reins frais, les glomérules sont toujours naturellement injectés par le sang et on les reconnaît sans peine dans le champ du microscope quand on emploie un faible grossissement ; mais on les voit encore mieux sur de minces tranches après une injection artificielle.

Œuf humain.

A l'époque initiale de son existence, l'homme n'est qu'un œuf et cet œuf est lui-même infiniment petit. On peut toutefois l'observer sur l'ovaire de la femme sans de trop grandes difficultés.

Quand on pratique une coupe sur un ovaire bien frais, on voit qu'il renferme toujours un certain nombre de cavités closes dont quelques-unes se trahissent, à la surface de l'organe, par une éminence arrondie et lisse. C'est une *vésicule de Graaf* prête à se rompre.

Pour voir l'œuf humain, on percera celle-ci et l'on en recueillera le contenu sur la lame de glace. On recouvrira le tout, avec beaucoup de précaution, d'un verre mince, afin de ne pas crever l'ovule. Un moyen très pratique est de soutenir le verre mince par des fragments de papier ou de fil qui l'empêchent de presser sur le corps délicat que l'on veut conserver intact.

Au milieu du liquide granuleux qui s'est échappé de

la vésicule, on distingue un point plus clair, c'est l'*ovule*. Observé au microscope, il se montre toujours environné d'un grand nombre de noyaux qui donnent au liquide où il nage une apparence granuleuse quand on l'observe à un faible grossissement. Lui-même est sphérique et présente un diamètre de $0^{mm},100$ à $0^{mm},200$. Il est limité à l'extérieur par une envelope hyaline, transparente, élastique, homogène, amorphe, qui mesure $0^{mm},009$ à à $0^{mm},010$ d'épaisseur, c'est la *membrane vitelline*. Entre le contenu plus foncé de la membrane vitelline et les noyaux où plonge l'ovule, celle-là forme une zone claire qui avait reçu des anatomistes le nom de *zone transparente*.

A l'intérieur de la membrane vitelline, le *vitellus* constitue une masse cohérente, granuleuse, transparente et visqueuse. C'est ce qui deviendra un homme.

Dans le vitellus nage une vésicule claire large de $0^{mm},050$ environ. On l'appelle *vésicule germinative*; elle est creuse et libre au milieu du vitellus. Avec un peu de soin, en appuyant légèrement sur le verre mince, on arrive à rompre l'ovule, et la *vésicule germinative* s'échappe avec le liquide ambiant. Elle porte en un point de sa paroi un noyau large de $0^{mm},007$, qui a reçu le nom de *tache germinative*.

Zoospermes.

Nous ne saurions mieux terminer ces éléments sur l'application du microscope à l'histologie, que par l'étude la plus curieuse qu'offre l'histologie humaine aux yeux et aux réflexions du micrographe. Nous voulons parler des zoospermes. Ce sont de petits corps organisés que l'on rencontre dans le liquide fécondant de l'homme et qui sont doués d'un mouvement ondulatoire particulier. Certains anatomistes les regardent comme de simples éléments anatomiques. Pour les autres, ce sont de véritables animaux avec une vie propre, et il est certain que tout dans leurs allures rappelle avec une frappante analogie le spectacle que donnent dans le champ du microscope les évolutions de beaucoup d'animaux microscopiques.

Les zoospermes de l'homme ont une partie plus large et un peu aplatie qu'on nomme *tête*, *corps* ou *disque*, et un appendice filiforme appelé *queue*. Leur longueur totale est de $0^{mm},050$; la tête seule mesure environ $0^{mm},005$ de long. Elle est discorde, aplatie et transparente, surtout en avant.

La queue mesure à son origine moins de $0^{mm},001$ de diamètre et va s'amincissant progressivement jusqu'à son extrémité : c'est assurément de toutes les parties de l'organisme humain et même de tout le monde microscopique, un des objets les plus ténus qu'il soit donné à l'homme de contempler. Le diamètre de l'extrémité de la queue d'un zoosperme doit être regardé comme pratiquement incommensurable avec les meilleurs appareils micrométriques.

En dehors du rôle, parfaitement inconnu, que jouent les zoospermes dans la fécondation, la physiologie propre de ces êtres présente encore le plus vif intérêt. Nous voulons parler de leurs mouvements, produits par une ondulation totale qui déjette alternativement leur tête à droite, puis à gauche, en même temps qu'en avant.

Dans le premier moment, ces mouvements sont très vifs et difficiles à observer. Mais bientôt le liquide où les zoospermes nagent, se condense par évaporation.

On en a la preuve en voyant des cristaux phospha-
tiques se déposer dans le champ même du microscope.
Les mouvements des zoospermes, gênés par la visco-
sité croissante du liquide, se ralentissent; et on peut
les suivre alors dans un même individu avec plus
d'aisance et plus de continuité.

La rapidité avec laquelle les zoospermes se meuvent,
est évaluée à $0^{mm},060$ par seconde, c'est-à-dire qu'ils
avancent dans l'espace, en une seconde, d'une quantité linéaire à peu près égale à leur propre longueur.
La force de projection développée par ce mouvement
ondulatoire est assez puissante, non seulement pour
déplacer l'individu au sein du milieu où il s'agite,
mais même pour refouler et déplacer ces cristaux beaucoup plus gros que lui, que l'évaporation a fait naître
sur le porte-objet, et qu'il heurte dans sa course.

Quand le mouvement des zoospermes est enfin pour
cesser, ils se replient sur eux-mêmes, de manière à
former une anse ou une sorte d'anneau, mais ils ne
sont pas morts, et une solution concentrée d'un sel
alcalin peut, pendant une heure ou deux, les ranimer
et faire reparaître leurs mouvements, même avec une
intensité nouvelle.

CHAPITRE XVII.

APPLICATION DU MICROSCOPE A L'ANATOMIE VÉGÉTALE (1).

ARTICLE PREMIER.

NOTIONS GÉNÉRALES SUR LA PRÉPARATION DES OBJETS.

§ 1er. — Produits.

Les produits que nous employons pour les prépara-

(1) C'est avec un vif plaisir que nous publions les notes interessantes

tions qui doivent être conservées sont au nombre de six, à savoir :

1. Baume du Canada.
2. Chlorure de calcium.
3. Glycérine.
4. Eau camphrée.
5. Huile fine des horlogers.
6. Vernis noir.

1. *Baume du Canada.* — Employé rarement, si ce n'est pour les bois fossiles, quelques diatomées et autres objets fort opaques.

2. *Le chlorure de calcium.* — Il s'emploie en solution. Les proportions sont de 1 partie de chlorure et de 3 parties d'eau distillée. La solution est filtrée et bien garantie de la poussière. On s'en sert pour les objets transparents.

3. *Glycérine.* — La glycérine s'emploie pure. Il faut qu'elle ne contienne aucune impureté. On s'en sert pour les objets peu transparents, tels que les coupes de bois, etc., et aussi pour la préparation des fécules qui s'altèrent dans le chlorure de calcium.

4. *Eau camphrée.* — C'est le seul moyen que j'aie trouvé de conserver les spirales délicates de chlorophyle qui se trouvent dans certaines algues, telles que les *Spirogyra*. Ces spirales sont détruites par toute autre solution. Pour préparer l'eau camphrée, nous prenons un flacon à moitié rempli d'eau, nous y versons 3 ou 4 gouttes d'alcool camphré et nous secouons

de M. le professeur Henri van Heurck, car nous sommes assuré d'avance que les micrographes y puiseront d'utiles renseignements. Chacun, nous l'espérons, saura gré à M. Henri van Heurck pour son obligeance et son désintéressement.

fortement. On opère ainsi un certain nombre de fois jusqu'à ce qu'une couche assez considérable de camphre en poudre surnage. Le liquide est alors filtré et conservé dans un flacon fermant parfaitement.

5. *Huile fine*. — Nous employons l'huile fine dont se servent les horlogers, au lieu des huiles essentielles recommandées par la plupart des auteurs. Les avantages que nous y trouvons, c'est de pouvoir employer comme lut le vernis noir ordinaire et les préparations se font facilement. On emploie l'huile pour les pollens, l'aleurone et quelques autres objets.

6. *Vernis noir*. — On emploie avec avantage le *Schwarzer maskenlack* n° 3 que l'on trouve chez Beseler, à Berlin, et qui est probablement une solution alcoolique de gomme laque mêlée à quelque résine et à du noir de fumée. Mais, comme on se le procure difficilement, nous nous trouvons également bien d'une solution épaisse de vernis noir au bitume, auquel on ajoute une petite quantité de cire dissoute dans de la térébenthine pour éviter le fendillement.

§ 2.   Instruments.

Les instruments et accessoires dont nous nous servons sont des rasoirs, des aiguilles, des aiguilles à cataracte, des bruxelles, un étau à main, des capsules de porcelaine, une lampe à alcool, quelques baguettes de verre plein et des verres de montre.

Rasoirs. — Les rasoirs doivent être de toute première qualité. On en aura d'évidés et de non évidés. Les premiers s'emploient pour les substances délicates, les seconds pour les objets durs, tels que !les bois, etc.

Les rasoirs ne sont jamais fournis par les repasseurs avec un tranchant suffisant; d'ailleurs on doit les affiler de nouveau après avoir fait quelques coupes. On devra donc savoir affiler soi-même ses rasoirs. Nous nous servons dans ce but d'une composition excellente, malheureusement un peu chère (12 et 25 francs, suivant la grandeur de la tablette) et qui porte pour nom *celebrated magnetic tablet* (Rigge, Brockbank et Rigge, 35, New bond street, London, et 5, East street Brighton). Après avoir passé un certain nombre de fois le rasoir sur cette composition, en ayant bien soin de tenir le rasoir bien plan, on termine en le passant cinq ou six fois sur le cuir placé de l'autre côté et sur lequel on répand avec le doigt le *Rimmel's genuine Diamond Dust* que l'on trouve dans tous les dépôts de parfumerie de la maison Rimmel. Nous avons des rasoirs traités ainsi et qui possèdent un tranchant extraordinaire, quoique nous nous en servions journellement et depuis plusieurs années. Jamais ils n'ont passé par les mains du repasseur.

Pour s'assurer si le rasoir possède le tranchant exigé, on saisit un cheveu entre le pouce et l'index, que l'on place à égale hauteur. Alors, saisissant le rasoir, on doit couper net le cheveu en le pressant doucement avec le rasoir à une distance de 4 à 5 millimètres audessus du pouce.

Aiguilles. — Les aiguilles emmanchées qui accompagnent généralement les microscopes ne peuvent être d'aucune utilité. On doit se servir d'un porte-aiguille dans lequel on insère ses aiguillles. On peut à bas prix se procurer de pareils porte-aiguilles. Ils consistent en une baguette de bois anguleuse, terminée supérieurement par une tige de cuivre. Celle-ci est fendue en quatre, de façon à serrer l'aiguille que l'on met au centre, et ce au moyen d'un écrou, la partie extérieure de la tige de cuivre portant un pas de vis.

Les aiguilles employées doivent être aussi fines que possible; généralement on se sert des n°ˢ 11 et 12.

On se sert des aiguilles pour les dissections microscopiques; mais pour transporter de légers objets on les saisira avec un pinceau mouillé, les aiguilles endommageant souvent les objets microscopiques.

Les *aiguilles à cataracte* (fig. 159) sont des aiguilles

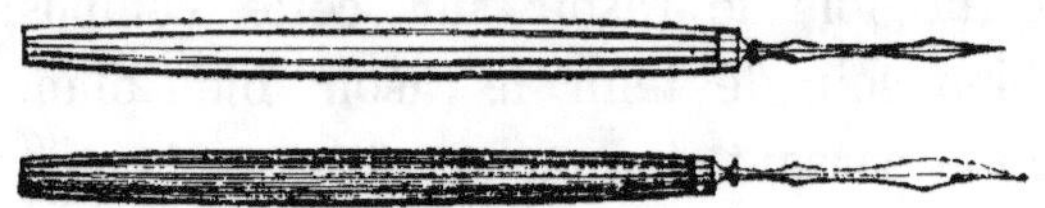

Fig. 159.

dont l'extrémité est terminée par une lame tranchante en forme de fer de lance. On les emploie pour les dissections.

Les *bruxelles* ou *presselles* servent à saisir les petits objets. Il faut que leur surface intérieure soit unie et non avec des rainures.

L'*étau à main* (fig. 160) sert à serrer, entre de

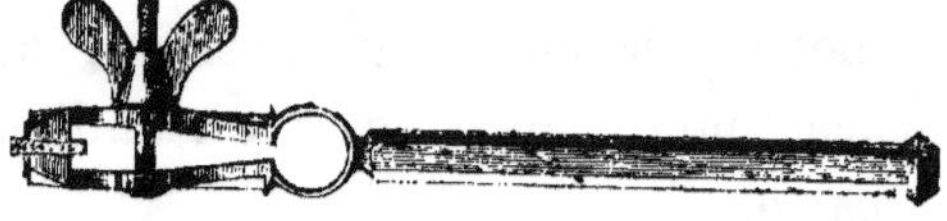

Fig. 160.

la moelle de sureau, les objets minces (par exemple, les lames des feuilles) dont on veut avoir des coupes transversales.

Les *baguettes de verre* plein servent à prendre des gouttes des réactifs, et les *capsules* et les *verres de montre* servent à déposer certains objets dans des liquides appropriés, par exemple l'alcool et l'éther, pour enlever l'air qui existe dans les coupes.

§ 3. — Des réactifs.

Les réactifs les plus fréquemment employés dans les recherches d'anatomie végétale, sont les suivants :

> Chlorure de zinc iodé,
> Eau iodée,
> Nitrite de mercure,
> Ether,
> Oxyde ammoniaco-cuprique.
> Acide nitrique,
> Acide sulfurique,
> Carmin,
> Chlorate de potasse,
> Potasse caustique.

Chlorure de zinc iodé. — Son action est identique avec celles combinées de l'acide sulfurique et de l'iode, mais la coloration bleue qu'elle exerce sur la cellulose varie de teinte d'après son degré de concentration. La couleur bleue se change en violette ou rouge au bout de vingt-quatre heures.

D'après *Schultz*, on doit préparer de la façon suivante le chlorure de zinc iodé :

La solution de zinc dans l'acide chlorhydrique est évaporée à consistance sirupeuse, tout en la remuant sans cesse avec une lame de zinc métallique. On ajoute alors de l'iodure de potassium jusqu'à saturation. On finit en y ajoutant de l'iode et de l'eau en quantité nécessaire.

Eau iodée. — Sert à occasionner la coloration tant de la membrane de la cellule que du contenu de celle-ci.

On la prépare en ajoutant 5 centigrammes d'iode et 15 centigrammes d'iodure de potassium à 30 grammes d'eau.

Nitrite de mercure. — S'emploie en solution. Il colore les substances azotées en rouge vif; il n'agit qu'après un quart d'heure d'action ou plus, mais on obtient un effet plus prompt et meilleur en chauffant légèrement la préparation.

Éther. — Destiné à dissoudre les huiles fines ou essentielles, de même que les résines.

Alcool. — Sert aux mêmes usages que l'éther, mais il est surtout destiné à enlever l'air des coupes végétales. A cet effet on plonge celles-ci, avant de les préparer, pendant quelques minutes dans une capsule contenant de l'alcool.

Oxyde ammoniaco cuprique. — On le prépare en dissolvant de l'oxyde de cuivre récemment précipité et encore humide dans de l'ammoniaque liquide.

L'oxyde ammoniaco-cuprique dissout la cellulose.

Acide nitrique. — Colore en jaune les matières intercellulaires de même que les matières azotées que l'on doit mettre en contact avec de l'ammoniaque liquide après avoir fait réagir l'acide nitrique. On l'emploie aussi pour le procédé macératoire de Schultz, comme il sera dit à l'article du chlorate de potasse.

Acide sulfurique. — A l'état concentré, on s'en sert dans les recherches sur les pollens et les spores; à l'état dilué (3 parties d'acide sulfurique et une d'eau) on l'emploie pour colorer la cellulose en bleu. A cet effet on commence par mouiller la préparation avec de l'eau iodée, et ayant ensuite enlevé le surcroît d'eau iodée avec un morceau de papier joseph, on ajoute une goutte d'acide sulfurique et l'on couvre d'un verre mince. La coloration bleue se change après vingt-quatre heures en couleur violette ou rouge.

Carmin. — Sert à colorer en rouge et à rendre par là plus apparents et le protoplasme et le nucleus. On le prépare en dissolvant quelques grains de carmin dans une petite quantité d'ammoniaque liquide. Cette solution est ensuite étendue d'eau.

Chlorate de potasse. — Sert pour le procédé de macération imaginé par M. Schultz : On prend l'objet que l'on coupe en tranches minces et on les dépose sur le couvre-objet.! On les couvre d'une quantité de chlorate de potasse égale à leur volume et l'on ajoute quelques gouttes d'acide nitrique. La lame de verre est ensuite exposée pendant une à trois minutes à la chaleur d'une lampe à alcool.

Après la réaction, on lave en répandant à plusieurs reprises de l'eau, au moyen d'un pinceau, sur la préparation. On parvient de cette façon à isoler les cellules.

Potasse caustique. — On l'emploie en solution et ordinairement l'on doit aussi faire intervenir la chaleur. Il sert à dissoudre les graisses et la matière intercellulaire de même que le ligneux et la subérine. M. Schacht recommande de le conserver à l'état de poudre, parce que, dit-il, à l'état de solution, il attaque les bouchons de liège et forme entre le goulot et le bouchon dans les flacons à bouchons de verre, un silicate qui empêche l'ouverture du flacon.

ARTICLE II.

FAÇON DE FAIRE LES PRÉPARATIONS.

Toutes les préparations se faisant dans les liquides (les préparations au baume du Canada exceptées), on doit commencer par former la cellule qui contiendra le liquide.

A cet effet, on prendra le verre que l'on destine à servir de porte-objet, et l'on y appliquera, au moyen d'un pinceau, deux bandes de vernis noir, comme on le voit dans la figure 161.

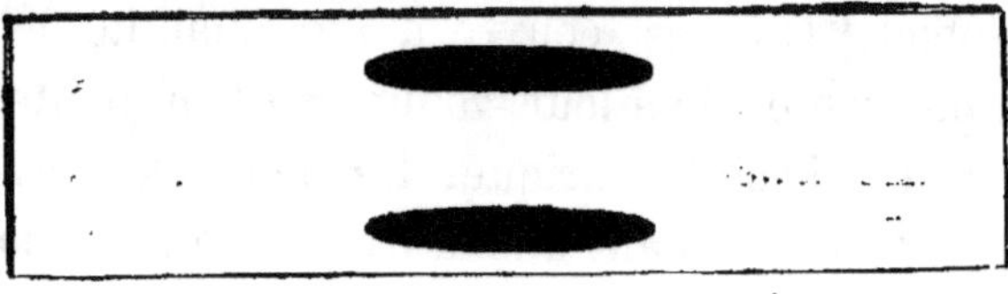

Fig. 161.

On laissera sécher le vernis, et quand celui-ci sera bien sec, on donnera encore une, deux ou trois couches de vernis qu'on laissera sécher de même. Il va sans dire que le nombre de couches de vernis que l'on applique sur le verre doit être proportionné à l'épaisseur de l'objet que l'on désire renfermer dans la cellule.

Le vernis étant bien sec, on dépose au milieu du verre une goutte du liquide que l'on doit employer, et qui naturellement varie selon la nature de l'objet. Celui-ci est alors déposé dans le liquide et recouvert d'un couvre-objet. Si dans cette opération il se forme des bulles d'air dans la cellule, on soulève doucement à moitié le couvre-objet et l'on chasse les bulles en les touchant avec la pointe d'une aiguille et en inclinant le porte-objet. La cellule étant privée d'air, on éponge au moyen de papier buvard la quantité de liquide qui déborde latéralement, et l'on donne une couche de vernis noir sur la surface supérieure du couvre-objet à l'endroit où l'on a donné les premières couches et de façon à mouiller ces dernières. On met alors la préparation de côté pour vingt à trente minutes. Au bout de ce temps, le vernis étant un peu séché et le couvre-objet adhérant plus ou moins fortement, parce que la couche supérieure a détrempé les inférieures, on donne deux couches aux côtés latéraux du couvre-objet, et ce de façon que le pinceau touche en même temps et le couvre-objet et la lame qui sert de porte-objet. Ces couches étant séchées, on en met successivement deux ou trois autres, de façon que la cellule soit parfaitement fermée. On n'a plus alors qu'à étiqueter la préparation. En Allemagne, on colle généralement avec du silicate de potasse aux deux extrémités du porte-objet deux bandes de verre, afin de pouvoir superposer les préparations sans endommager le couvre-objet.

Quant aux préparations au baume du Canada, on pose une goutte dudit baume à la surface du porte-objet que l'on chauffe légèrement. Le baume étant liquéfié, on y dépose l'objet, en évitant la formation des bulles d'air que, le cas échéant, on détruit en les piquant avec une aiguille. On dépose ensuite sur le tout un couvre-objet préalablement légèrement échauffé, et l'on presse doucement. On n'a plus qu'à enlever le surcroit de baume qui est sorti par les côtés du couvre-objet. On y parvient en le frottant légèrement au moyen d'un linge imbibé d'alcool.

ARTICLE III.

CELLULES.

§ 1er. — Forme des cellules.

Cellules rondes. — Coupe transversale de *Tulipa silvestris*, de *Lilium martagon*, etc. Grossissement à employer, 50 à 100 diamètres. Préparation au chlorure de calcium.

Cellules allongées. — Coupe d'une poire mûre, etc. Grossissement, 50 à 100 diamètres. Préparation au chlorure de calcium.

Cellules hexagonales. — Coupe de la moelle du sureau et de beaucoup d'autres plantes, feuilles du *Plagiochila asplenioides*, etc. Grossissement, 50 à 100 diamètres. Préparation au chlorure de calcium.

Cellules étoilées. — Coupe transversale de *Juncus conglomeratus, effusus,* etc. Grossissement, 50 à 100 diamètres pour l'ensemble ; 200 à 300 diamètres pour étudier le point de contact des cellules. Préparation au chlorure de calcium.

Cellules fongiformes. — Coupes transversales et longitudinales des pétioles de *Canna indica*. Grossissement, 50 à 100 diamètres pour l'ensemble ; 200 à 300 diamètres pour les points de contact. Préparation au chlorure de calcium.

§ 2. — Forme de la seconde membrane cellulaire.

Cellules ponctuées. — Coupe de la caroncule de la graine des *Ricinus*, moelle de sureau, parties inférieures de la tige du *Papaver rhœas*, etc. Grossissement, 50 à 100 diamètres pour l'ensemble; 200 à 300 pour une étude plus approfondie. Préparation au chlorure de calcium.

Cellules spiralées. — A. SPIRALE RONDE. — Coupe longitudinale de racines aériennes d'orchidées épiphytes. Grossissement, 50 à 200 diamètres. Préparation au chlorure de calcium.

B. SPIRALE APLATIE. — Coupe longitudinale des faisceaux vasculaires des *Mamillaria*. Grossissement, 200 à 300 diamètres. Préparation au chlorure de calcium.

Cellules concrétionnées. — Coupes des granules durs que l'on observe dans les poires, coque du fruit du *Hakea suaveolens*, noyau des amygdalées, etc. Grossissement, 50, 200 à 300 diamètres. Préparation à la glycérine et au baume du Canada.

VAISSEAUX.

Vaisseaux ponctués. — Coupes transversale et longitudinale du *Clematis vitalba*, de la racine de *Beta vulgaris*, etc. On tâchera d'obtenir la coupe d'un vaisseau. Grossissement, 50 pour l'ensemble, 300 à 400 diamètres pour l'étude de la ponctuation. Préparation au chlorure de calcium.

Vaisseaux spiraux. — Coupe de toutes les parties jeunes des plantes. Grossissement, 50 à 100 diamètres. Préparation au chlorure de calcium.

Vaisseaux rayés. — Coupe longitudinale du rhizome du *Pteris aquilina*, etc. Grossissement, 50 à 200 diamètres. Préparation au chlorure de calcium.

Vaisseaux scalariformes. — Coupes longitudinales

et transversales de la souche du *Pteris aquilina*, de la tige du *Lycopodium*, etc. Grossissement, 50 à 200 diamètres. Préparation au chlorure de calcium.

Vaisseaux réticulés. — Coupe longitudinale de la tige du *Papaver rhœas*, du tubercule des dahlias, des nœuds du *Tradescantia zebrina*, etc. Grossissement, 50 et 200 fois. Préparation au chlorure de calcium.

Vaisseaux annulaires. — Coupe longitudinale des *Equisetum*, etc. Grossissement, 50 et 200 diamètres. Préparation au chlorure de calcium.

Vaisseaux cribriformes. — Ces vaisseaux, qui ont été découverts il y a peu de temps par Hartig, consistent essentiellement en un espace plus ou moins circulaire, dans lequel se voient un grand nombre de petites ouvertures, de façon que l'ensemble ait la forme d'un tamis. On peut distinguer trois formes différentes des vaisseaux cribriformes.

1. Vaisseaux à disques criblés situés sur la paroi horizontale des cellules. On les remarquera dans les *Cucurbita* et *Carica papaya*. Grossissement, 200 à 400 fois. Préparation au chlorure de calcium.

2. Vaisseaux à disques criblés formés de cellules allongées et séparées les unes des autres par des cloisons transversales obliques et situées dans des cellules qui, sur le restant de leur surface, présentent des épaississements scalariformes. On les observe dans les *Bignonia* et *Ipomœa tuberosa*. Grossissement, 200 à 400 fois. Préparation au chlorure de calcium.

3. Vaisseaux à disques criblés placés sur la paroi longitudinale des cellules. On les observera admirablement dans les coupes longitudinales du liber du *Pinus strobus*. Grossissement, 200 et 400 fois. Préparation au chlorure de calcium.

FIBRES.

Fibres ponctuées. — Coupe longitudinale et transversale du bois des conifères. Grossissement, 50 diamètres pour l'ensemble et 200 à 300 diamètres pour l'étude de la ponctuation. Préparation au chlorure de calcium.

D'après les dernières recherches de M. Schacht, et que nous avons pu vérifier, les ponctuations sont des canaux poreux qui s'élargissent vers l'extérieur. Les deux cercles que l'on voit correspondent donc, le plus grand (l'aréole de la ponctuation), à l'ouverture externe, et le plus étroit à l'ouverture interne du canal.

ARTICLE IV.

CONTENU DES CELLULES.

Chlorophylle. — S'observe dans toutes les parties vertes des plantes. On la voit à l'état granulé dans les feuilles, les tiges, etc. A l'état amorphe et sous forme de bandes, on l'observe dans les algues filamentaires des genres *Spirogyra*, etc. Grossissement, 50 et 200 fois. Préparation au chlorure de calcium et, pour les algues, à l'eau camphrée.

Cristaux agglomérés, — Coupe transversale et longitudinale du *Portulaca oleracea*. Grossissement, de 50 à 100 fois. Préparation au chlorure de calcium.

Raphides. — Coupe longitudinale du pétiole des *Funkia*, de la tige de l'*Aloe micrantha*, etc. Grossissement, 50 et 200 fois. Préparation au chlorure de calcium.

Cystolythes. — Sous la forme allongée dans l'épiderme et la couche cellulaire sous-jacente des *Justicia.* Sous forme de grappes de raisin dans la coupe transversale de la lame des feuilles du *Ficus clastica.* Grossissement, 50 à 200 diamètres. Préparation au chlorure de calcium. (Voyez au chapitre des feuilles, la façon de faire les coupes.)

Nucléus et protoplasme. — Dans beaucoup d'organes jeunes, surtout : coupe de la tige du *Beta vulgaris,* de la partie extérieure du labellum des *Cattleya,* etc. Grossissement, 50 et 250 à 300 diamètres. Préparation au chlorure de calcium.

Silice. — On fera de minces coupes du bois de *Pctrœa* que l'on calcinera sur une lame de platine. Les cendres qui renferment le squelette siliceux de la cellule seront examinées de 100 à 200 diamètres et préparées au chlorure de calcium.

Tyloses. — Cellules formées par le parenchyme ligneux ou par les rayons médullaires qui pénètrent à l'intérieur des vaisseaux à travers les ponctuations. Coupes transversales de vieilles vignes, de *Robinia viscosa,* etc. Grossissement, 50 et 200 fois. Préparation au chlorure de calcium.

Huiles fixes. — Dans les graines des crucifères, coupes de l'ovaire des *Musa,* etc. Grossissement, 50 fois. Préparation au chlorure de calcium.

Huiles essentielles. — Coupe de l'épiderme des oranges, etc. Grossissement, 50 à 100 fois. On fera bien de faire une préparation au chlorure de calcium et une autre à la glycérine.

Fécule. — Sous forme de grains ronds dans la pomme de terre, sous forme de lentilles aplaties dans l'albumen de *Triticum,* de *Secale,* etc.

Sous forme de disques aplatis, dans la racine des zingibéracées ; sous forme de crosse dans les vaisseaux laticifères de l'*Euphorbia antiquorum, splendens*, etc.

Toutes les formes de fécule seront examinées à un grossissement de 50 et de 200 à 400 diamètres et préparées à la glycérine ou à l'huile fine.

On étudiera également la fécule sous l'influence de la lumière polarisée. On observera aussi la coloration bleue que prend la fécule en présence des plus faibles quantités de la solution iodée.

Aleurone. — Découverte par Hartig et souvent semblable extérieurement à la fécule dont elle diffère par la coloration qu'elle prend en présence des réactifs chimiques. Cette coloration est jaune au contact de la teinture d'iode, et rouge à celui du nitrite de mercure. L'aleurone se présente sous la forme de la fécule dans la coupe transversale des fèves blanches et sous forme de cristaux dans les pommes de terre bouillies. Grossissement, 50 à 200 diamètres. Préparation à l'huile fine.

Inuline. — Coupe transversale de la racine de Dalhia. Préparation au chlorure de calcium. Grossissement, 50 à 200 fois.

Les autres matières que l'on peut trouver dans les cellules, la gomme, la dextrine, le sucre, le mucilage, y sont à l'état de solution, de même que quelques sels calcaires. On reconnaîtra leur présence de la façon suivante :

Gomme et dextrine. — Sont précipitées en grumeaux par l'alcool.

Sucres. — Coloration rose en présence de matières azotées, sous l'influence de l'acide sulfurique,

Sels calcaires. — Formation d'aiguilles cristallines de sulfate calcaire sitôt que l'on ajoute de l'acide sulfurique.

ARTICLE V.

OBSERVATIONS SUR LA FORME DES CELLULES, NATURE DES PAROIS CELLULAIRES.

Pour avoir une parfaite idée de la forme des cellules, il ne suffit pas de faire une coupe transversale et longitudinale d'une plante, il faut encore isoler les cellules. Pour y parvenir, on traitera les cellules par le procédé macératoire de Schultz, qui a été décrit précédemment au chapitre des réactifs de la première partie. Il faut encore examiner la nature chimique de la paroi cellulaire ; les principales substances que l'on y peut trouver sont :

Cellulose. — Colorée en jaune par l'iode seul, elle prend une teinte bleue sous l'influence du chlorure de zinc iodé de même que par le contact successif de l'iode et de l'acide sulfurique.

Ligneux ou xylogène. — Il n'est pas coloré par l'eau iodée ni par l'acide sulfurique et l'iode. Il se dissout facilement dans la potasse caustique et difficilement dans l'acide sulfurique.

Subérine. — Produit des effets identiques avec ceux du ligneux par la présence de l'acide sulfurique et de la potasse caustique, mais il s'en différencie parce que, chauffée avec le chlorate de potasse et l'acide nitrique, elle est, non pas dissoute comme le ligneux, mais changée en une matière d'apparence cireuse, soluble dans l'alcool et l'éther.

Combinaisons protéiniques. — Colorées en jaune d'or par le contact successif de l'iode et de l'acide sulfurique. Elles prennent une belle couleur rosée au bout de cinq à dix minutes de contact avec du sucre et de l'acide sulfurique, de même qu'avec le nitrite de mercure.

Chaux et silice. — Toutes deux exigent que l'on soumette la plante à l'incinération dans un creuset de platine. Le squelette inorganique qui reste est formé de chaux; s'il est attaqué par les acides, la silice reste inaltérée.

ARTICLE VI.

RÉSORPTION, SÉCRÉTION, ROTATION.

On trouve des traces de résorption sous forme de trous ronds dans les coupes d'*Ephedra*, et de trous allongés dans le *Corylus*, etc. Préparation à la glycérine. Grossissement, de 50 à 150 fois.

Un nouvel organe sécréteur de résine a été découvert, il y a peu de temps, par M. le professeur de Schacht (1). Il se présente sous forme de vésicules allongées et recouvertes de résine qui est soluble dans l'alcool et l'éther. On l'obtiendra en faisant des coupes longitudinales et transversales du rhizome du *Nephrodium Filixmas*. Grossissement, 50 à 200 fois. Préparation au chlorure de calcium.

Rotation ou circulation intra-cellulaire. — Se voit dans les poils de l'*Œnothera, Clarkia, Tradescantia,*

____

(1) Hermann Schacht, *Ueber ein neues Secretions organ in Wurzelstock von Nephrodium Filixmas.* Bonn, 1862.

mais surtout dans les *Nitella*. On mettra un morceau de *Nitella* dans une cuvette de verre, au besoin, dans un verre de montre, et de telle façon que le fragment de plantes présente quelques cellules entières et soit légèrement recouvert d'eau. En examinant alors avec un grossissement de 50 à 100 diamètres, on verra un courant ascendant sur l'une des parois de la cellule et descendant de l'autre. Ce mouvement est probablement occasionné par les réactions chimiques qui se passent entre le protoplasme et le reste du contenu liquide de la cellule.

ARTICLE VII.

OBSERVATIONS DIVERSES SUR LES CELLULES.

Matière intercellulaire. — La matière intercellulaire sur laquelle la botanique doit de si beaux travaux à M. Schacht, peut s'observer dans diverses plantes, mais mieux dans les espèces du genre *Pinus*. Les *Pinus canariensis* et *strobus* sont les plus propres à ces recherches.

On peut détruire, colorer ou isoler la matière intercellulaire.

Pour colorer la matière intercellulaire, on fera des coupes aussi minces que possible de *Pinus canariensis* ou de *P. strobus*, la coupe sera mise sur une lame de verre sur laquelle on aura déposé quelques gouttes d'acide nitrique et le tout sera chauffé quelques instants au-dessus d'une lampe à alcool. On lavera bien la préparation et on la préparera à la glycérine. Grossissement 50 et 200 diamètres.

Pour détruire la matière intercellulaire et obtenir les

cellules isolées, on emploiera le procédé de Schultz, décrit précédemment.

Pour obtenir la matière intercellulaire, isolée, on emploiera le procédé de Schultz; mais après avoir laissé agir pendant 10 ou 20 secondes le mélange d'acide nitrique et de chlorate de potasse, on lavera prudemment la tranche de *Pinus* et on la déposera attentivement avec un pinceau fin dans une goutte d'eau posée sur un nouveau porte-objet. On déposera alors sur la préparation une, ou s'il est besoin, deux ou trois gouttes d'acide sulfurique concentré. On arrêtera l'action du réactif en lavant à l'eau, sitôt que l'on s'aperçoit que tout le ligneux est détruit.

La préparation de même que la précédente, se fera à la glycérine et on la fera sur le verre même où l'on a fait les réactions, car le transport sur un autre porte-objet est pour ainsi dire impossible. Grossissement, 50 et 200 fois.

Couches d'épaississement. — Coupes transversale et longitudinale de la racine de *Dictamnus albus*, telle qu'on la trouve dans les drogueries. Grossissement, 50 et 200 à 300 fois. Préparation au chlorure de calcium.

Méats intercellulaires. — Coupe transversale de *Lilium martagon, Tulipa sylvestris,* etc., 50 à 100 diamètres. Préparation au chlorure de calcium.

Lacunes. — Coupe transversale du fruit de groseillier épineux, etc. Grossissement, 25 à 50 diamètres. Préparation au chlorure de calcium.

Multiplication des cellules. — On préparera au chlorure de calcium et l'on examinera de 200 à 600 diamètres la couche verte (*Lepra botryoides*) qui couvre les arbres surtout pendant l'hiver.

ARTICLE VIII.

POILS.

Poils simples. — Épiderme du *Borrago officinalis*. Préparation au chlorure de calcium. Grossissement 50 fois.

Poils ramifiés. — Épiderme de l'*Arabis caucasica, Matthiola annua*, etc. 50 à 100 diamètres. Préparation au chlorure de calcium.

Poils glanduleux brûlants. — *Urtica urens, dioica, Loasa urens*, etc. Grossissement, 50 fois. Préparation au chlorure de calcium.

Poils glandulifères. — Poils de l'intérieur de la corolle de l'*Antirhinum majus*, de la corolle du *Nicotiana tabacum*, etc. Grossissement 50 et 100. Préparation au chlorure de calcium

Lépides. — Face inférieure des feuilles de l'*Hippophae rhamnoides*, de l'*Elœagnus angustifolia*, etc. Grossissement, 50 et 100. Préparation au chlorure de calcium ou au baume du Canada.

ARTICLE IX.

ORGANISATION DE LA TIGE DICOTYLÉDONE.

Épiderme et stomates. — On préparera au chlorure de calcium et l'on examinera à un grossissement de 50 à 100 fois l'épiderme des plantes suivantes : *Nerium oleander, Iris, Saxifraga sarmentosa;* dans toutes ces plantes on examinera l'épiderme de la face inférieure des feuilles. On fera aussi des coupes transversales de feuilles et de tiges pour étudier les stomates.

Périderme. — Feuillets qui se détachent du tronc du *Betula alba*. Grossissement, 100 à 200 diamètres. Préparation au chlorure de calcium.

Suber. — Coupes tranversales et longitudinales du liège du commerce, de même que celui des vieilles branches du *Liquidambar styraciflua*. Grossissement, 50 à 100 diamètres. Préparation au chlorure de calcium.

Liber. — Peut se présenter sous forme d'anneau fermé, comme dans la tige des *Dianthus*, ou sous forme de groupes, comme on l'observe dans les coupes de tiges de *Vinca minor*, *Tilia*, etc. Grossissement, 50 et 200 diamètres. Préparation à la glycérine.

Cambium. — Coupes transversales et longitudinales faites pendant l'hiver et pendant l'été avec des rasoirs *extrêmement affilés* des tiges de *Thuya*, *Taxus baccata*, *Larix europæa*, *Pinus sylvestris*, *Pinus strobus*, *Nerium oleander*, *Cocculus lorifolius*, *Paulownia imperialis*, etc. Grossissement, 50 et 200 diamètres. Préparation au chlorure de calcium. On observera la coloration bleue que prennent les cellules cambiales sous l'influence du chlorure de zinc iodé.

Rayons médullaires. — Coupes transversales, tangentielles et longitudinales du *Cedrus Libani*, du *Corylus avelana*, etc. Préparation à la glycérine. Grossissement, 50 et 200 diamètres.

Couches ligneuses. — Coupes longitudinales et transversales de *Tilia*, *Acer*, etc. Grossissement, 25 et 100 diamètres. Préparation à la glycérine.

Moelle. — Coupes de la moelle du sureau, etc. Grossissement, 50 et 100 diamètres. Préparation au chlorure de calcium.

Accroissement de la tige. — Coupes longitudinales et transversales de branches d'un et de trois ans de l'*Acer campestre*, *Tilia europœa*, etc. Préparation à la glyeérine. Grossissement, 25 et 100 diamètres.

Tiges dicotylédones irrégulières. — Coupes longitudinales, tranversales et tangentielles des tiges de *Anona paludosa*, *Pereskya*, *Hoya carnosa*, *Bignonia*, *Piper*, etc. Grossissement, 25 et 100 diamètres. Préparation au chlorure de calcium.

ORGANISATION DES TIGES MONOCOTYLÉDONES.

Coupes transversales et longitudinales de *Ruscus aculeatus*, *Papyrus antiquorum*, etc. Préparation à la glycérine. Grossissement, 25 et 100 à 200 diamètres.

TIGES ACOTYLÉDONES.

Fougères. — Coupes longitudinales et transversales de *Pteris aquilina*, etc. Grossissement, 50 et 100 diamètres. Préparation à la glycérine.

Équisétacées. — Coupes longitudinales et transversales de l'*Equisetum arvense*, etc. Préparation au chlorure de calcium. Grossissement, 50 et 100 diamètres.

Lycopodiacées. — Coupes longitudinales et transversales de la tige du *Lycopodium clavatum*, mais surtout du *L. suberectum*. Grossissement 50 et 100 diamètres. Préparation au chlorure de calcium.

ARTICLE X.

RACINES. — BOURGEONS.

Racine dicotylédone. — Coupe transversale et longitudinale des racines de *Corylus avelana*, *Populus*, *Pinus*, etc. Préparation à la glycérine. Grossissement, 50 et 200 diamètres.

Racine monocotylédone. — Coupes dans les deux sens de la racine de salsepareille, de *Phœnix dactylifera*, etc. Grossissement, 50 et 200 diamètres. Préparation à la glycérine.

Bourgeons. — Les bourgeons qui se prêtent le mieux aux coupes longitudinales et transversales sont: *Ricinus communis*, *Sempervivum*, etc. Grossissement. 50 et 100 diamètres. Préparation à la glycérine.

ARTICLE XI.

CUTICULE ET COUCHES CUTICULAIRES. — FEUILLES.

La *cuticule* et les *couches cuticulaires* se voient très bien dans les coupes transversales des jeunes branches et des tiges de *Viscum*, *Ilex aquifolium*, etc., de même que dans les coupes de feuilles coriaces, telles que *Ilex*, *Phormium tenax*, *Cycas*, etc. On étudiera l'influence de la potasse caustique qui dissout la cuticule et gonfle les couches cuticulaires. Grossissement, 50 et 100 diamètres pour la cuticule, 300 à 400 pour les couches cuticulaires. Préparation à la glycérine.

Feuilles. — On étudie le mieux la constitution des feuilles dans les coupes de *Nerium*, *Abies*, *Pinus*,

Phormium, etc. Ces feuilles seront serrées entre de la moelle de sureau et l'on serrera le tout dans un étau de façon à avoir une large surface pour couper. Grossissement 50 et 100 à 200 diamètres. Préparation à la glycérine.

ARTICLE XII.

FLEURS ET FÉCONDATION. — GERMINATION.

Calice et corolle. — On fera des coupes longitudinales et transversales de plantes à sépales verts et colorés et des fleurs à consistance charnue, telle que *Hoya*, etc., et d'autres à consistance herbacée. Préparation au chlorure de calcium. Grossissement, 50 et 100 diamètres.

Pollens. — Un grand nombre de plantes présentent des pollens extrêmement intéressants, nous nous contenterons d'en signaler un certain nombre : *Pisum sativum*, toutes les orchidées et éricacées, *Cobœa scandens, Pelargonium, Cucurbita, Passiflora, Periploca græca, Basella alba, Acacia laxa, Sherardia arvensis, Mimulus moschatus, Cichorium intybus*, etc., etc. On les prépare à l'huile ou à la glycérine et on les étudiera à un grossissement de 50 à 400 fois suivant la grosseur des grains.

Pour avoir une idée nette sur la constitution des pollens et pour en étudier l'extine, l'intine et la fovilla, on devra en faire des coupes, et pour ce, s'y prendre de la façon suivante :

On prendra une baguette de moelle de sureau dont on coupera un bout de façon à avoir une surface bien plane sur laquelle on déposera un peu d'une épaisse solution de gomme. Celle-ci séchée, on en déposera une seconde dans laquelle on mélangera le pollen que l'on veut couper. Après dessiccation, on déposera une deuxième couche de gomme que l'on laissera également sécher. On prendra alors un rasoir évidé aussi tranchant que possible et l'on dirigera deux ou trois fois l'haleine sur la couche de gomme, après quoi on tâchera d'en faire les tranches les plus minces possibles. Celles-ci sont déposées dans une goutte de chlorure de calcium placée sur le porte-objet. La gomme se dissout et laisse les coupes de pollen intactes. On n'aura plus alors qu'à les couvrir d'un couvre-objet et l'on préparera de la façon habituelle.

On peut de la même façon obtenir des coupes minces de petites graines, de spores, etc.

Boyau pollinique. — Le moyen le plus facile d'obtenir des boyaux polliniques, est de déposer des pollens sur les nectaires des fleurs de l'*Hoya carnosa* ou sur une surface enduite de miel. Après quelques heures on les enlèvera et on les préparera au chlorure de calcium. On trouve aussi des grains polliniques émettant spontanément des boyaux polliniques en préparant au chlorure les poils de la fleur du *Nicandra physaloides* épanouie depuis un ou deux jours et surtout quand le temps est humide. On trouve un grand nombre de grains de pollen parmi ces poils. Grossissement, 50 à 200 diamètres.

Anthères. — Les cellules fibreuses des anthères s'observent particulièrement dans le *Cheiranthus Cheiri*, *Saxifraga umbrosa*, *Lupinus nanus*, *Cercus speciosus*, *Bellis perennis*, etc. Grossissement, 50 à 100 diamètres. Préparation au chlorure de calcium.

Style et stigmate. — On prépare le style et stigmate

entiers d'une petite fleur, par exemple des fleurons du *Taraxacum*, etc. On fera en outre des coupes longitudinales et transversales du style et du stigmate des *Lilium*. Grossissement, 25 à 500 diamètres. Préparation au chlorure de calcium.

Ovaire et ovule. — Coupes longidutinale et transversale de l'ovaire des *Iris, Tulipa,* etc. Préparation à la glycérine. Grossissement, 50 à 100 diamètres.

Sac embryonnaire. — Le sac embryonnaire avec son contenu, tel que les vésicules embryonnaires et antipodes, est très difficile à bien préparer. Pour y parvenir, on prendra les jeunes graines (celles des *Hyacinthus orientalis* et *Narcissus jonquilla* nous ont le mieux réussi); on les saisira entre le pouce et l'index, et avec un rasoir bien affilé on en retranchera successivement les deux côtés latéraux de la graine. La lame médiane sera préparée au chlorure de calcium et examinée à 50 et 200 à 300 diamètres.

Pour isoler les corpuscules embryonnaires et étudier l'appareil filamentaire et le globule protoplasmatique dont M. Schacht a élucidé la véritable composition, on disposera la lamelle médiane sur un porte-objet et l'on tâchera de les isoler en s'aidant avec le microscope simple d'un grossissement de 40 à 60 diamètres, et d'une couple d'aiguilles extrêmement fines.

Albumen. — Coupes longitudinale et transversale de l'albumen du *Phytelephas macrocarpa* et du *Phœnix dactylifera.* Grossissement, 50 et 200 diamètres. Préparatioh au chlorure de calcium.

Pour voir la véritable forme des cellules de l'albumen, on les traitera d'abord par la potasse caustique et ensuite par le chlorure de zinc iodé.

Germination. — La graine du *Ricinus communis*

est une de celles qui se prêtent le plus facilement à ce genre d'observation. On en sèmera un certain nombre et tous les jours on en déterrera une dont on fera des coupes longitudinales qui seront préparées à la glycérine et examinées avec un grossissement successif de 50 à 200 diamètres.

ARTICLE XIII.

CRYPTOGAMES.

§ 1er. — **Fougères.**

Sporanges et spores. — Préparation à la glycérine. Grossissement, 50 à 200 fois.

Prothallium. — On déposera les spores des fougères sur de la terre humide placée sous cloche dans une terrine à semis, dans un endroit chaud. On les trouve spontanément dans les serres chaudes, les serres à orchidées, etc. Préparation au chlorure de calcium. Grossissement, 50 et 200 diamètres pour examiner les *anthéridies* et l'*organe embryonnaire* que l'on trouvera en faisant des coupes transversales du prothallium.

Phytozoaires. — Préparation dans une solution de tannin ou de sublimé corrosif faible. Grossissement, 200 à 400 fois.

§ 2. — **Equisétacées.**

Sporanges, prothallium, anthéridies et phytozoaires. — Comme dans les fougères.

Spores avec élathères. — On secouera quelques conceptacles au-dessus du verre destiné à servir de porte-objet, et l'on préparera à sec les spores. Grossissement, 50 à 100 fois.

§ 3. — **Marsillacées.**

Tous les organes se préparent comme pour les fougères.

§ 4. — **Lycopodiacées.**

Spores. — Préparation au baume du Canada ou à la glycérine. Grossissement, 50 à 400 fois.

Les autres organes comme pour les fougères.

§ 5. — **Characées.**

Anthéridies et sporanges. — Préparation au chlorure de calcium. Grossissement, 50 à 100 fois.

Phytozoaires. — Comme pour les fougères.

§ 6. — **Hépatiques.**

Tous les organes se préparent au chlorure de calcium.

§ 7. — **Mousses.**

Anthéridies et paraphyses. — Préparation au chlorure de calcium. Grossissement, 50 à 100 fois.

Phytozoaires. — Comme pour les fougères.

Coiffe. — Préparation au chlorure de calcium. Grossissement, 25 à 50 fois.

Urne. — Préparée entièrement et coupe longitudinale pour montrer la columelle et le péristome. Préparation à la glycérine. Grossissement, 25 à 100 fois.

§ 8. — **Lichens.**

Apothecium. — Coupe transversale pour montrer les thèques contenant les spores et les paraphyses. Préparation à la glycérine. Grossissement, 50 à 200 fois.

Certains lichens, entre autres le *Lepra botryaides* qui forme une couche verte sur l'écorce des arbres, montrent admirablement la multiplication des cellules par division. Préparation au chlorure de calcium. Grossissement, 200 à 400 fois.

§ 9. — **Champignons**.

Les petits champignons mucédinées, etc., se préparent entièrement au chlorure de calcium.

Spores, sporidies, basides et cystides. — Préparation au chlorure de calcium. Grossissement, 50 à 200 fois.

§ 10. — **Algues**.

Les algues filamentaires, *Spirogyra*, etc., se préparent à l'eau camphrée. Grossissement, 50 à 200 fois. Les autres se préparent au chlorure de calcium.

CHAPITRE XVIII.

APPLICATION DU MICROSCOPE A LA BOTANIQUE EN GÉNÉRAL.

La science (1) qui traite des végétaux, de leur structure et de leurs fonctions, a fait d'immenses progrès depuis un demi-siècle. En effet, la botanique, passée à l'état de science complexe, ne le doit pas seulement aux esprits distingués qui s'en sont occupés, car les efforts de ces curieux de la nature eussent été, sinon infructueux, du moins fortement hypothétiques en ce

(1) Je dois cet intéressant article à l'obligeance d'un de mes amis.

(A. C.)

qui touche l'organisation des plantes et le rôle de leurs
éléments constitutifs, si un art, encore dans l'enfance
il y a quarante ans, n'était venu jeter une lumière
toute nouvelle sur cette branche de l'histoire naturelle,
indispensable à son développement.

L'optique doit donc revendiquer une large part des
découvertes, tant anatomiques que physiologiques, faites
par les naturalistes de notre époque. Son application
ne se borne pas seulement aux sciences d'observation,
puisque le chimiste, le minéralogiste, se servent également de la loupe et du microscope. Enfin il est inutile
de mentionner son indispensabilité dans les sciences
physiques, dont les progrès n'en sont que le corollaire.

Qui sait ce que Hedwig n'eût pas fait avec des instruments perfectionnés, lorsqu'on songe que vers la fin
du siècle dernier il fit des observations à l'aide d'une
simple lentille, et notamment sur les mousses, qui
aujourd'hui encore sont de tous points exactes.

Voyons maintenant l'application du microscope aux
sciences naturelles et les services qu'il a rendus à la

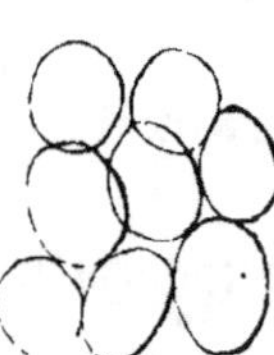

Fig. 162.

botanique en particulier. — Si nous
coupons une mince tranche de moelle
de sureau prise dans une très jeune
branche, ou une feuille de joubarbe
(fig. 162), et que nous la soumettions à
l'observation microscopique, nous nous
rendrons un compte exact de l'élément le plus simple
qui constitue un végétal. Les corps sphériques ou
oblongs que l'œil aperçoit, et qui sont isolables, soit
par la pression, soit par un acide étendu qui désagrége
ces corps, ont reçu le nom d'utricules. Leur paroi, très
mince alors, peut être complètement uniforme ou quelquefois parsemée de petits points plus transparents

(fig. 163) : ce sont des ponctuations ou des parties de la paroi plus mince que l'ensemble, ce dont on peut se rendre compte en faisant subir un quart ou une demi-révolution à la vis de rappel du microscope. Ils peuvent aussi être rayés (fig. 164), ou annelés (fig. 165). Enfin ces utricules peuvent contenir une spirale analogue à la membrane de ceux-ci, comme on l'observe dans le tissu de certaines cactées (fig. 166). Ce tissu

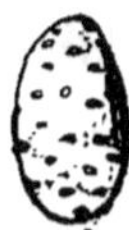 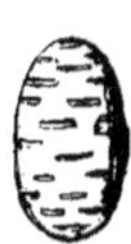 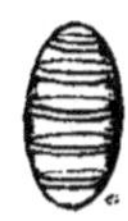 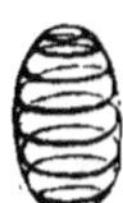

FIG. 163.   FIG. 164.   FIG. 165.   FIG. 166.

utriculaire vient-il à être gêné dans son développement par la multiplication d'autres utricules, alors une pression réciproque agit sur chacun de ces éléments, et de sphériques qu'ils étaient, ils deviennent polyédriques (fig. 167), et c'est l'image qu'on aura en observant une coupe de moelle de sureau prise sur une branche de

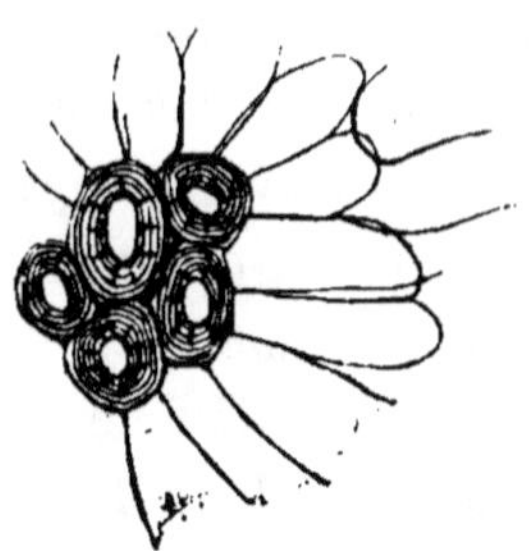 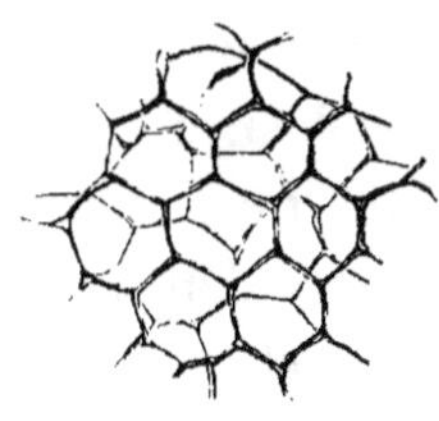

FIG. 167.   FIG. 168.

deux ou trois ans, ou une tranche mince de la chair d'une pomme (fig. 168), qui prend alors le nom de tissu cellulaire.

Mais les tissus n'ont pas toujours cette forme cellulaire; ils peuvent être composés d'éléments allongés (fig. 169), et ce sont eux qui forment la partie solide des végétaux. C'est ce qui explique la résistance ou la flexibilité du bois dans la largeur, tandis que dans sa direction verticale il est facilement divisible. Or, ce tissu est appelé fibreux, c'est-à-dire composé de fibres. Ces fibres sont quelquefois ponctuées (fig. 170), comme on peut le voir dans une préparation de bois de Magnolier ou d'*Illicium*. Ces ponctuations en si grand nombre peuvent être localisées aux parties latérales des fibres et présenter de charmantes aréoles, comme le microscope seul peut le démontrer dans le bois des pins ou des sapins (fig. 171); un mouvement insensible d'abaissement ou d'élévation de la colonne du microscope montre que ces ponctuations permettent la communication d'une fibre à la fibre qui lui est contiguë. L'optique ici a donné raison à l'absence de conduits destinés à porter la sève dans le végétal, puisque dans tout le groupe des conifères l'intromission des liquides séveux se fait fibre à fibre. — Mais cette exception du règne végétal nous montre d'une façon plus simple ailleurs ce système fibreux. Aussi, en revanche, y retrouve-t-on une sorte d'éléments qui manquaient précédemment : c'est le système vasculaire. — Les vaisseaux, dont le rôle si important est de distribuer la sève dans la plante, s'offrent à l'œil armé du microscope sous trois formes générales : 1° dans les jeunes tissus, tels que la partie fibreuse avoisinant la moelle d'une branche ou les nervures d'un pétale d'une fleur, on remarque des *trachées* (fig. 172), qui n'ont point le rôle de celles des

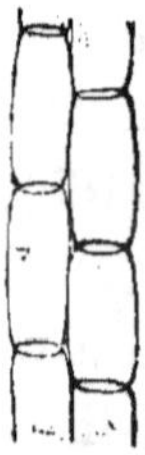

Fig. 169

insectes, mais seulement la forme ; ces vaisseaux sont
déroulables comme le serait un ressort à boudin ; aussi,
si l'on brise légèrement dans son travers une feuille de

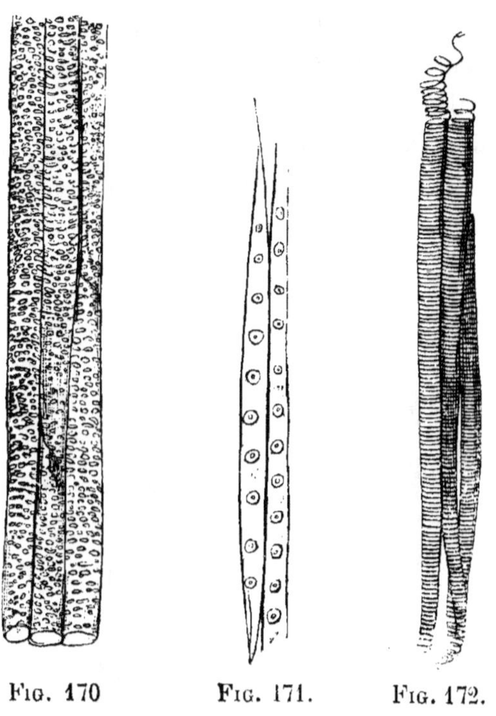

Fig. 170   Fig. 171.   Fig. 172.

jacinthe ou de bananier, on aperçoit une quantité de
fils plus ténus qu'un fil d'araignée, mais de même
apparence : ce sont des trachées ; — 2° dans les tissus
adultes d'une branche de clématite ou d'une tige de
chêne, ou bien encore un jonc servant à faire des cannes
on distingue facilement, même à l'œil nu, des ouvertures
nombreuses assez larges pour y passer un crin, mieux
encore, un cheveu : ce sont les vaisseaux vrais ou lym-
phatiques. Une coupe mince longitudinale, placée sous
le microscope, les fait voir tantôt parsemés de ponctua-

tions (voy. la fig. 170), de là le nom de *vaisseaux ponctués*, ou de raies transversales plus ou moins régulières, *vaisseaux rayés* (fig. 173) ; d'autres fois simulant à leur pourtour une sorte de spire plus ou moins correcte, ou souvent dédoublée, et donnant au vaisseau une apparence grillagée : ce sont les *vaisseaux réticulés*, puis les vaisseaux *annelés*.

La famille des fougères fournit à l'observation des vaisseaux rayés d'un aspect singulier, formant des colonnes hexagonales ; on les nomme *vaisseaux scalariformes* (fig. 174).

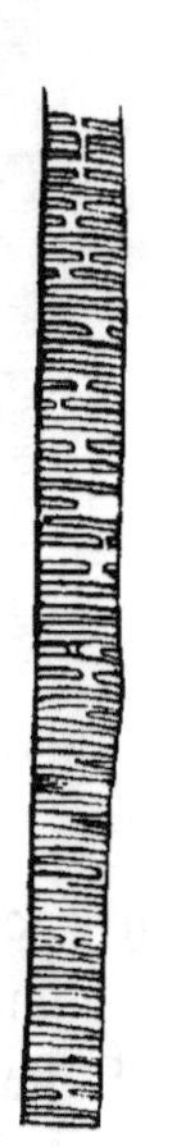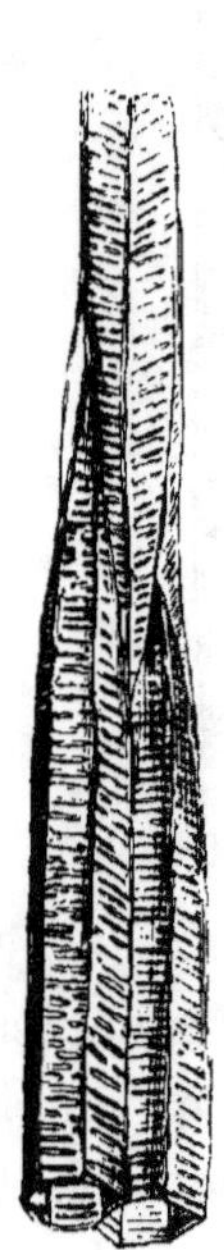

<table>
<tr><td>Fig. 173.</td><td>Fig. 174.</td></tr>
</table>

Enfin, sans le microscope, il aurait été impossible d'avoir une bonne idée d'un système particulier, analogue au système veineux des animaux comme apparence : ce sont les vaisseaux qu'on observe dans l'écorce de certaines plantes, charriant des liquides colorés en jaune, comme dans la chélidoine, ou blancs, comme on l'observe dans le pavot, les euphorbes : ce sont les *laticifères* ou *vaisseaux du latex*.

Le contenu de ces éléments avait surtout besoin du microscope pour être découvert. Comment, en effet, étudier le développement des matières formées dans les cellules ? La *corophylle*, ou matière verte dont sont pénétrés les tissus foliacés développés à la lumière : la *fécule* (fig. 175), si fréquente dans les racines et les graines, et dont la forme varie d'après les individus divers qui la contiennent, et bien d'autres matières insolubles ; enfin le noyau qui accompagne ordinairement chaque cellule, et qui paraît être le siège de toutes ces formations, nommé par les savants *nucleus*.

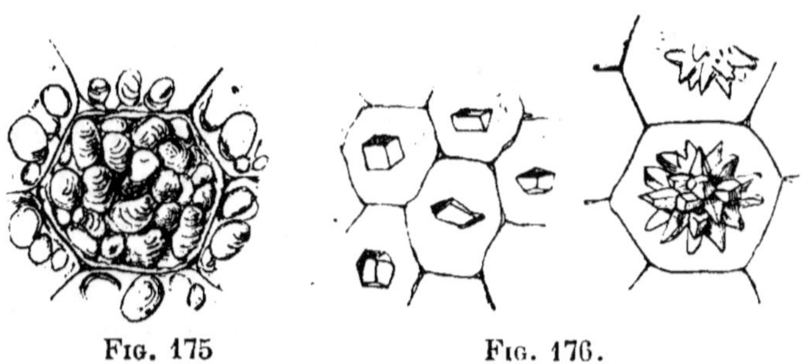

Fig. 175   Fig. 176.

Mais ces matières organiques ne sont pas les seules qui prennent naissance dans les tissus ; on y rencontre fréquemment des matières inorganiques, telles que le carbonate de chaux, si nettement formé dans l'épiderme de la feuille de la vanille, ou l'oxalate de chaux, formant de petites masses cristallines dans les cellules de l'oseille, de la rhubarbe, de la betterave et d'autres plantes encore (fig. 176). Enfin le sulfate de chaux s'y rencontre sous des apparences particulières d'aiguilles, remplissant quelquefois des cellules entièrement, comme on peut le voir dans le tissu cellulaire des aroïdées et de mille autres plantes; ces formations ont pris le nom de *raphides* (fig. 177).

Le mode de multiplication des éléments anatomiques n'aurait été qu'imaginé sans les instruments grossissants, puisque encore aujourd'hui il existe beaucoup de points douteux. Mais la multiplication des cellules par dédoublement a été bien observée en Allemagne, surtout sur des algues d'eau douce; la formation peut ici être suivie sous le microscope même.

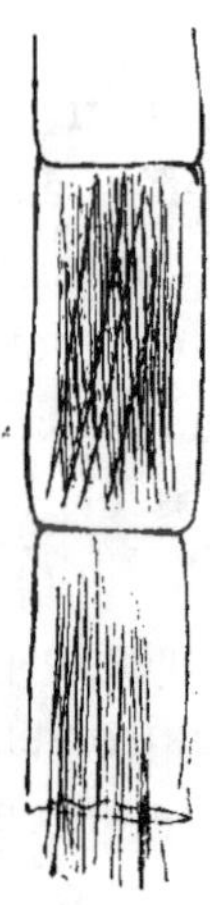

Fig. 177.

Il est impossible de passer sous silence l'importance du microscope dans la découverte de la fécondation des végétaux. Amici en Italie, Robert Brown en Angleterre, MM. Brongniart et Tulasne en France, Hoffmeister en Allemagne, etc., etc., ont apporté chacun leur tribut à la science par des recherches aussi laborieuses et délicates que piquantes pour l'esprit du naturaliste.

Le rôle physiologique des feuilles, si bien connu maintenant comme organes appendiculaires et respirateurs, se fait, comme tout le monde le sait, par de petits méats, de petites bouches dont les feuilles sont couvertes, tantôt sur leurs deux faces, tantôt sur une seule. La loupe est impuissante pour observer ces petits organes nommés *stomates* (fig. 178) : il faut un moyen amplifiant plus considérable.

Si l'on considère les diverses branches de la bota-

nique, et que l'on suive depuis trente ans leur développement, on verra que presque exclusivement c'est la

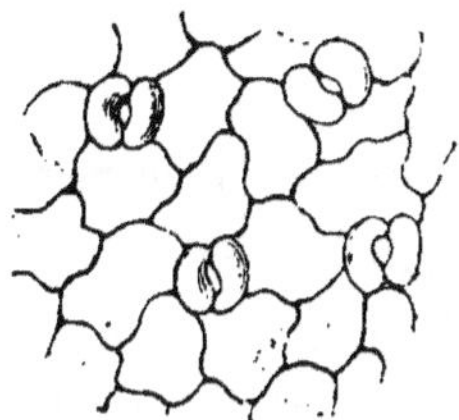

Fig. 178.

physiologie et la connaissance des cryptogames qui
l'emportent; aussi cette dernière a-t-elle fait un pas
immense depuis l'origine et le perfectionnement du microscope.

Les printemps et les automnes pluvieux favorisent
le développement des plaques verdâtres ou rougeâtres
le long des murs ou sur la terre, dans les allées des
jardins peu fréquentés, etc., etc. Enfin la neige rouge
qu'on observe quelquefois au sommet des hautes mon-
tagnes de la Suisse et ailleurs; les pluies de sang, qui
ont servi d'argument à tant de prédictions fatales, ne
sont autre chose que des algues développées spontanément dans une circonstance qui leur était favorable.

Une des plus simples que l'on rencontre est une
algue unicellulaire, le *Protococcus viridis*, qui tapisse
le sol des cours ou des jardins pendant les saisons
humides. C'est par le fractionnement d'une cellule qui
compose toute la plante, qu'une autre cellule, c'est-à-
dire un nouvel individu, est formé, et ainsi de suite. —
Une autre algue très-voisine de la précédente, et qui
colore souvent en rouge le sol pénétré de l'eau de pluie,
ou la base des murs habituellement humides, présente

deux cellules seulement, qui se divisent à leur tour en deux autres : c'est le *Palmella cruenta*.

Mais peu d'espèces ont cette forme si simple et surtout si limitée ; la forme tubulaire ou cylindrique est plus fréquente.

Une cellule allongée naît d'un organe sur lequel nous reviendrons ; cette cellule se cloisonne en son milieu et produit une deuxième cellule qui se conduit comme la précédente, et ainsi de suite, ainsi qu'on l'observe dans les conferves. Ou bien ces filaments cellulaires peuvent se ramifier, comme dans les *Cladophora* (ou les *Draparnaldia*). — Il n'est pas rare de voir même dans l'eau d'une carafe des fils qui peuvent à peine être vus à l'œil nu, et qui sous le microscope offrent une élégante organisation qu'on peut remarquer dans le *Bangia* ou le *Colatrix*. C'est même un indice que l'eau contient des infusoires qui accompagnent d'ordinaire les matières végétales. Enfin, certaines de ces algues d'eau douce offrent un spectacle vraiment original. A une époque de leur courte vie, qui correspond à leur état adulte, ces filaments, indépendants alors, se joignent deux à deux par une proéminence cellulaire née de chacun d'eux et formant un détroit par où la chromophylle (longs globules verts contenus dans une cellule) vient se mettre en contact avec celle du filament voisin, comme le montrent le *Mongeotia*, le *Zygnema*. — De ce contact, vraie fécondation apparente, se forme un organe de reproduction, c'est-à-dire un *spore*, nom donné a tout organe reproducteur des cryptogames, et différent des graines ordinaires.

Les algues d'un ordre plus élevé ont une organisation cellulaire d'abord plus compliquée et un système reproducteur porté sur des appendices spéciaux, ou au moins

localisé, comme on le voit dans la coralline officinale
ou les fucus. Rien n'égale l'élégance des algues souvent
les plus ténues, les moins apparentes, vues au moyen
des instruments grossissants ; aussi conçoit-on la passion
de certains micrographes, sans laquelle, du reste, bien
des travaux n'auraient pas été faits. Quoi de plus parfait que le *Batrachospermum*, nom barbare sans doute,
mais qui rend bien l'aspect de la plante, c'est-à-dire
ressemblant à des œufs de grenouille ; cette délicate
plante, sur le papier même, et du reste comme beaucoup de ses sœurs, produit un charmant effet.

Notre intention n'est pas de faire un cours de botanique. Les plantes que nous signalons cependant ne
peuvent pas être prises au hasard et sans ordre, c'est
pourquoi nous procédons un peu méthodiquement.

Il n'est par rare de rencontrer dans les maisons qui
reçoivent, et ce fait est coutumier en Angleterre, un ou
plusieurs microscopes associés à des stéréoscopes et
des photographies, et les préparations qui servent dans
un salon pour distraire les personnes conviées contiennent très souvent des fragments d'algues. Ce petit exercice, très instructif en soi, a fait naître des naturalistes
chez des enfants et même chez des dames. Les algo-
logues savent parfaitement que de l'autre côté du détroit
quelques dames possèdent une habileté micrographique
bien reconnue dans le monde savant.

Cette digression bien nécessaire, ce nous semble,
nous autorisera à indiquer aux personnes peu versées
dans l'usage du microscope les exemples à choisir pour
s'exercer.

La classe des algues pourrait encore nous offrir bien
des sujets, et si nous nous permettons d'y revenir un
instant, c'est surtout pour signaler les curieux phéno-

mènes de leurs organes de reproduction, qui, sans les instruments grossissants, seraient encore ignorés de nos jours.

En partant du simple au composé, nous avons vu des végétaux réduits à une seule cellule, puis composés de plusieurs ; enfin dans les varechs, fréquents sur nos côtes, nous remarquons une apparence de tige, comme certains fucus et laminaires en ont pour la plupart.

Si nous prenons une algue d'eau douce, une confervacée à l'époque où la matière (chromophylle) que renferment les cellules qui la composent est à son maximum d'organisation, on peut, au moyen d'observations qui exigent quelque patience, voir d'une cellule qui se désorganise, qui se rompt, sortir un corps qui, en liberté, se meut à la façon d'un animal, d'un infusoire. (Le mouvement de cet organe s'observe souvent même dans la cellule avant son fractionnement.) Ce corps elliptique est muni d'un équateur de cils d'une extrême mobilité, qui lui servent de locomoteurs. Ce petit organe, composé d'une cellule unique pourvue de deux membranes, est ce que les botanistes appellent *zoospore*, c'est-à-dire spore animée, comme on peut le voir dans le *Vaucheria*. D'autres fois ces zoospores sont seulement accompagnés de deux cils à leur extrémité amincie dans les conferves, ou enfin de quatre chez les *Chætophora*.

Des observateurs sagaces ont pu suivre ces zoospores dans leur évolution, et voir, au bout d'un laps de temps qui ne dépassait pas quelques heures, ces animalcules cesser de se mouvoir, se porter sur la paroi éclairée du vase qui les contenait, perdre leurs cils vibratiles, puis germer des individus semblables à ceux dont ils étaient issus.

C'est ici l'occasion de rappeler l'axiome d'un savant

distingué, perdu malheureusement pour la science et la jeunesse studieuse, dont il était plus encore l'ami que le maître : « Tout être organisé l'est à un degré d'autant plus élevé, que sa vie résulte d'un plus grand nombre de fonctions, exécutées par un plus grand nombre d'organes. » En effet, si nous remontons l'échelle de l'organisation de ces plantes, en prenant le premier échelon pour point de départ, nous verrons que les Fucacées, non plus des zoospores, mais des spores inertes, renfermées dans des conceptables ou sporanges, qu'on peut voir dans le genre Fucus ou Varech, et réunis au sommet des rameaux (frondes). Puis d'autres conceptables contenant des organes particuliers d'une ténuité telle, que les plus fortes lentilles du microscope sont nécessaires à leur examen.

Ces anthérozoïdes, car c'est leur nom, sont des agents purements fécondateurs, et dont le contact avec les spores est indispensable. Enfin la distinction des sexes est plus évidente encore dans les charagnes.

Nous pouvons reposer un peu le lecteur de cette narration algologique, qui, du reste, a des corrélations avec les autres végétaux de la division des cryptogames sous bien des rapports, en indiquant quelques faits d'animation dans des plantes d'un ordre plus élevé.

Les poils aériens ou radiculaires (fig. 179) de plusieurs plantes présentent un phénomène frappant de circulation intercellu-

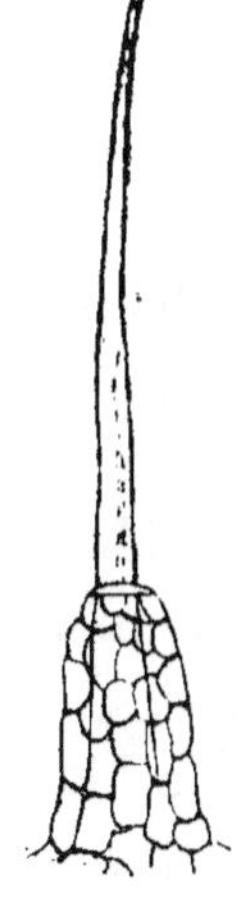

Fig. 179.

laire ; il est même probable que presque toutes les plantes possèdent à un plus ou moins haut degré ce mouvement circulatoire de leurs sucs propres. Les poils des filets des étamines des éphémères (*Trades-cantia*) ; les cellules des rameaux des chara, sont très favorables à cette observation. Les poils celluleux de plusieurs corolles, les poils radiculaires de la valis-nère, les pétales de la chélidoide, etc., etc., jouissent de ce curieux phénomène pour l'œil armé du micro-scope. Des globules en suspension dans le liquide de ces cellules montrent la direction des courants, insai-sissables sans la présence de ces petits flotteurs.

C'est à regret que nous quittons cette intéressante classe des algues, dont certaines familles ou tribus con-tiennent des espèces aussi élégantes par leurs formes que riches par le coloris et qui fournit aux visiteurs des bords de la mer l'occasion de faire des albums aussi in-téressants pour le naturaliste, que récréatifs pour l'esprit le moins scientifique.

La famille des champignons est encore aujourd'hui l'objet d'une foule de recherches, tant sur leurs organes reproducteurs propres, que sur la multiplicité des for-mes que certaines espèces revêtent. Aucune famille, évidemment, n'est aussi polymorphe, aussi protéique ; combien d'espèces, sous une telle forme, ont été dis-tinguées sous une ou plusieurs autres comme autant d'espèces différentes, et qui, au moyen d'observations judicieuses, dans lesquelles le microscope a toujours joué un rôle important, ont été reconnues comme sem-blables !

Le blanc de champignon, bien connu des jardiniers, se développe spontanément, au moins apparemment, dans les couches de fumier. Il est formé de filaments blanchâtres ici, brunâtres là, jaunâtres ailleurs, d'après l'espèce qui l'a formé. C'est à cet état, nommé *myce-lium*, que se présentent la plupart des champignons, et alors cette production devient transportable, car le champignon ou agaric comestible n'a pas d'autre manière de se propager. Mais tous n'ont pas une organisation aussi bien définie, et le champignon servi sur nos tables est un des plus complets.

Les champignons les plus simples sont ceux connus sous le nom de moisissures. Le *mycelium*, produit par une spore, s'étend promptement sur les corps organiques en décomposition, qui favorisent son développement. (Il est inutile de rappeler que la putridité est l'aide des champignons en général.) Si la condition est favorable, alors du sein de ces filaments naît une cellule d'une nature spéciale, qui s'élève bientôt et porte à son sommet une quantité considérable d'autres petites cellules diversement agencées : ce sont des spores ; les *Penicilium*, *Aspergillus*, *Briarea* en sont de bons exemples. La moisissure du pain, des confitures, des tonneaux en cave, fournit d'élégantes espèces à observer au microscope, même à un faible grossissement (40 à 50 diamètres pour l'ensemble, 150 à 200 pour les spores). Les formes sont très variées dans cette section, et souvent des plus singulières ; les genres *Gyrocerus*, *Speira*, sont vraiment curieux. Les *Dendryphium*, *Stysanus*, rappellent davantage les précédentes, mais sont déjà plus compliqués de forme. Mais certaines espèces d'autres groupes choisissent des plantes vivantes pour station, et sont complètement parasites. Les taches qu'offrent les feuilles d'une multitude de végétaux, observés au microscope, décèlent la présence d'un champignon développé souvent à la faveur du tissu altéré par une cause quelconque ; mais il est aussi très fréquent que le champignon soit la cause de cette altération. Le charbon de blé, la rouille également, celle des feuilles de rosiers et de mille autres plantes encore, sont des champignons d'une organisation élémentaire et quelquefois de forme étrange, souvent confondus avec des analogues ou distingués à tort quand ils se trouvent sur des plantes diférentes. Le microscope seul ici peut décider la question.

Enfin certains tissus de feuilles, de fruits, etc., etc., sont envahis par un *mycelium* qui cause souvent leur atrophie partielle ou complète, et donne aux organes attaqués une forme insolite. Qu'il suffise de rappeler l'ergot de seigle, du blé, formé du *mycelium* d'un champignon qui a pris la place du grain, et qui constitue un produit totalement différent organiquement et chimiquement du grain envahi. Ce champignon se trouve très rarement à l'état complet dans la nature ; M. Léveillé est le premier qui l'ait obtenu en semant ce même ergot dans des conditions favorables, qui, du reste, appartient à une tribu élevée de cette famille.

Le parasitisme de ces champignons ne s'étend pas seulement aux végétaux, puisqu'un grand nombre d'espèces prennent naissance sur des animaux. La muscardine (*Botrytis Bassiana*), trop connue dans le midi de la France par les ravages qu'elle cause dans les magnaneries, malgré les soins et la surveillance qu'on lui oppose, n'est qu'une infection fongine. Des spores amenées par une cause quelconque, et qui échappent par leur ténuité extrême, sont absorbées probablement en même temps que la nourriture. Bientôt, par une attitude particulière, le bombyx (ver à soie) indique que le fléau l'a atteint, et le seul remède est de le soustraire, car alors la contagion est imminente. Le *mycelium* pénètre bientôt le tissu graisseux de l'animal, qui meurt couvert d'une efflorescence blanchâtre : le champignon fructifié. — On a montré le curieux développement d'un champignon qui a quelque analogie avec le précédent, développé sur une larve de la Nouvelle-Zélande. Son corps est d'abord envahi par les premiers éléments d'une sphérie, qui produit à la partie antérieure de l'animal un rostre portant les organes reproducteurs. Enfin des coléoptères, des diptères, sont souvent le siège de formations analogues ; l'*Isaria* qui se développe sur la guêpe en donne un exemple manifeste.

Les autres animaux, l'homme lui-même, sont souvent atteints d'affections qui ne trahissent leurs symptômes vrais que par la présence d'un champignon ; la teigne, le muguet, qui frappent les enfants, n'ont pas d'autre origine ; c'est ce qui explique leur nature contagieuse.

Nous sortirions du cadre que nous nous sommes imposé, et nous n'atteindrions pas notre but, si nous pensions que le lecteur croie trouver dans ce livre des éléments scientifiques et didactiques : c'est à l'usage des personnes qui se servent du microscope que notre recueil se recommande, désireux que nous sommes de faciliter l'emploi de cet instrument par des exemples faciles ou curieux ; aussi ne s'est-on pas appliqué à suivre la nomenclature scientifique pas à pas ; ses points les plus saillants seuls sont mis en évidence pour montrer son application; c'est pourquoi nous appelons de préférence l'attention sur des végétaux faciles à se procurer, ou dont l'organisation peut offrir un spectacle aussi curieux qu'intéressant.

En indiquant les champignons d'une structure élémentaire, nous n'avons en aucune façon indiqué les éléments constitutifs de ceux qui sont les plus connus, c'est-à-dire les agarics, les bolets, les pézizes, etc. Les spores, à l'état libre dans les champignons que nous avons signalés, sont ailleurs renfermées dans une enveloppe spéciale nommée *thèque*. Ces champignons thécasporés sont formés d'un tissu cellulaire allongé ; leur enveloppe s'appelle *peridium ;* il est tantôt creux, comme dans les pézizes, ou sinueux, comme chez les morilles. Enfin, les champignons dont la forme en parasol nous est si connue sont appelés basidiosporés, c'est-à-dire à spores libres, disposées quatre par quatre sur une cellule renflée nommée *baside ;* dans notre champignon des marchés, le bolet, etc., etc., on remarque dans ces espèces un pédicule ou stipe supportant un chapeau. Mais ici c'est à la face inférieure que la membrane fructifère, ou *hymenium*, est située, formant des lames s'irradiant du centre à la circonférence, ou des tubes capillaires dans les bolets ; chez les pézizes, les morilles, c'est la face supérieure qui porte l'*hymenium*. Il est curieux de remarquer que dans ces plantes le nombre des spores est de 8 par chaque thèque, ou de 4 portées sur des pédicelles (champignons basidiosporés). Le multiple de 2 paraît être le nombre normal des organes reproducteurs dans les cryptogames.

Pour les champignons thécasporés, la sortie des spores se fait par le sommet ; elle est favorisée par un mucilage sécrété par les paraphyses qui entourent les thèques. Pour les basidiosporés, la dissémination est des plus faciles, puisque les spores pendent à peu près comme les fruits d'un arbre. Cependant parmi ceux-ci il en est qui ont le *peridium* enveloppant (*Bovista, Lycopordon*) ; alors c'est sa destruction qui favorise la sortie des spores.

Enfin un groupe particulier contenant des champignons dits hypogés, c'est-à-dire souterrains, appartient aux thécasporés ; la truffe en fournit un bel exemple.

Un groupe de cryptogames, que l'on a placé parmi les champignons, en est maintenant séparé avec raison.

Les lichens, si bien étudiés dans ces derniers temps par M. Tulasne, historiquement et physiologiquement, et par M. W. Nylander monographiquement, réclament plus qu'aucune plante l'emploi du microscope pour être distingués.

On peut dire que les cryptogamistes les plus compétents se tairont, lorsqu'il s'agira de déterminer les espèces de beaucoup de genres, et des genres même, sans un moyen amplifiant d'au moins 250 à 300 diamètres. On comprendra cela quand on saura que la forme des spores est un caractère des plus importants chez les lichens. Ce qui distingue à première vue un ichen, c'est la présence d'un tissu cellulaire étendu nommé *thalle* : exemple, les genres *Parmelia* et *Lecanora ;* ou de rameaux, comme dans les *Cladonia, Usnea, Sphærophoron,* etc., etc. Moins friables ou spongieux que les champignons, ils sont susceptibles de reprendre la vie, de continuer leur développement, qui n'était que provisoirement suspendu, même après un séjour prolongé dans un lieu sec, un herbier, etc., s'ils sont replacés dans des conditions favorables ; car les lichens ne recherchent pas, comme les précédents, les matières en décomposition : l'air humide leur suffit, et s'ils sont fixés au sol, aux arbres ou sur les roches, c'est plutôt un support qu'un siège de nutrition. Leur tissu, moins homogène que celui des champignons, contient, dans les espèces de grande dimension, des globules verdâtres (cellules gonidiales), mais toujours à la couche moyenne ou inférieure du thalle.

Du sein de ce thalle s'élèvent de petits mamelons qui bientôt prennent la forme de coupe dans les *Parmelia* et bien d'autres encore ; ce sont les scutelles ou apothécies, analogues aux sporanges ; d'autres fois, formant de petits capitules au sommet des rameaux (*Stercocaulon, Cladonia*). Si une coupe mince de ces scutelles, préalablement humectées, est placée sur le porte-objet du microscope, l'image qu'on aura rappellera l'organisation de l'*hymenium* de certains champignons : en effet, des thèques, entremêlées de paraphyses comme dans ces derniers, mais contenant des spores d'une apparence plus compliquée, c'est-à-dire cloisonnées et souvent comme réticulées (spores murales). Certains genres sont composés d'espèces dont le thalle est réduit presque uniquement aux apothécies, ou du moins est d'une minceur extrême et ne persiste qu'autour de ces dernières, exemple les *Lecidea, Thelotrema, Calicium,* etc., d'autres enfin qui soulèvent l'épiderme des écorces et font des sortes de dessins comme le feraient des xylophages dans les genres *Graphis* et *Opegrapha*. Ces dernières sont d'une petitesse que l'œil peut à peine apercevoir, et ne sont déterminables qu'au microscope.

Les cryptogamistes modernes, en observant de très près le thalle des lichens, y ont aperçu de petits points saillants, qui, soumis à l'examen microscopique, ont fait découvrir des corpuscules d'une ténuité extrême, la plupart, d'une conformation similaire, et portés sur des cellules, à l'instar des champignons basidiosporés, quoique un peu différemment. Ces observateurs ont été portés à considérer ces granules atomiques comme les

organes mâles des lichens, et leur ont donné le nom de
spermaties, et aux cellules qui les portent celui de *sté-
rigmates*. Ces spermaties ne sont point douées de mouvement propre.

Toutes les plantes dont nous nous sommes occupé
jusqu'à présent ne contenaient point de matière verte ou
chlorophylle, si ce n'est quelques algues; mais cette matière, ici nommée chromophylle, n'est point de même
nature, paraît-il, car là elle ne se forme, dit-on, qu'au
contact de l'air, et surtout à la faveur de la lumière.

Les hépatiques, les mousses et les fougères, voici les
cryptogames dits supérieurs ou chlorophyllés. En effet,
toutes ces plantes, à peu d'exceptions près, sont douées
de stomates, qui sont aux plantes ce que les narines ou
la bouche sont aux poumons.

Le magnifique travail de M. B. de Mirbel sur le genre
Marchantia nous a fait connaître à fond l'organisation
d'un des principaux types de famille des hépatiques.
Cette plante (*Marchantia polymorpha*) est composée
d'un thalle rampant à la surface du sol, et composé d'un
tissu cellulaire presque homogène, au sein duquel se
forment de petits amas cellulaires. Dans les endroits
humides et ombragés, ce sont de petites corbeilles qui
en naissent, contenant de petites sporules vertes en
forme de cœur. C'est l'analogue des conidies des champignons et des lichens, ce qui correspondrait aux pro-
pagules des plantes phanérogames. Mais si la plante
est dans de bonnes conditions, bien exposée, de petits
parasols s'élèvent du bord de ces expansions vertes, et
produisent à leur face supérieure des organes de reproduction femelles ou archégones. Si le chapeau est
sinueux, au lieu d'être lobé, ce sont des organes mâles
(anthéridies). Ce nom d'anthéridie indique que ce sont

les analogues des anthères. Une coupe soumise au microscope fait voir des zoothèques contenant des anthérozoïdes doués de mouvements des plus vifs. — Un autre groupe des hépatiques nous montre ces plantes portant des sortes de feuilles placées de chaque côté d'une tige; c'est un thalle comme celui des *Marchantia,* mais dont les parties latérales se sont divisées et amincies, tandis que le tissu central, plus fortement organisé, forme une sorte de tige. — L'organisation des archégones de ces plantes diffère peu de ce que l'on retrouve chez les mousses dans le jeune âge; mais, à l'état adulte, elle présente un fait singulier : des cellules d'une nature spéciale prennent une forme spirale qui, à la maturité, sont douées d'une élasticité qui fait projeter au loin les spores ; on les nomme élatères.

Des hépatiques aux mousses la transition est insensible, si surtout on prend les organes de végétation pour point comparatif. Il n'est pas de botaniste, si surtout il a mis pour devise sur son blason cette phrase de Linné : *Natura maxime miranda in minimis,* qui n'ait été un peu passionné pour cet immense famille des mousses. Elle est, on peut le dire, cosmopolite : partout des mousses, du pôle à l'équateur le pied les foule, la main les touche; aussi celles qui nous entourent peuvent suffire à nos loisirs. Leur nombre en France dépasse six cents espèces.

Le tissu foliacé, depuis longtemps, sert aux opticiens comme exemple à montrer aux personnes peu habituées au microscope : c'est dire qu'il est d'une organisation des plus élégantes. — L'inspection seule des feuilles peut amener à reconnaître le genre dans beaucoup de cas ; mais c'est surtout l'agencement du tissu cellulaire bizarrement déchiqueté du bord des sporanges qui présentera toujours la même figure pour une même espèce, qui sert de base à la classification. Mais disons quelques mots de l'histoire des mousses, pour faire comprendre pourquoi ces caractères immuables dans un tissu qui n'a qu'un rôle physiologique très borné, et comment il se forme.

Une spore germe, et, de quelques filaments cellulaires qu'elle produit, surgira une petite rosette de feuilles portée sur une tige qui s'allongera plus ou moins. A son centre, si c'est une mousse dite *acrocarpée*, c'est-à-dire fructifiant au sommet ; ou latéralement à l'aisselle d'une feuille si elle est *pleurocarpée*, c'est-à-dire, portant ses fruits sur les côtés de la tige ; on pourra, au moyen d'un faible grossissement, voir un petit corps en forme de bouteille, ayant à peu près le même aspect que chez les hépatiques : c'est un archégone ou sporange, au sein duquel se formeront les spores. Bientôt la base de cet organe s'allonge et brise, en s'élevant, la membrane la plus externe qui l'entourait (épigone) ; une partie reste à la base et l'autre est entraînée et couvre le sporange, qui prendra désormais le nom d'urne, comme d'un petit bonnet, ou la coiffe, comme on dit dans le langage botanique. — Mais l'organe qu'elle recouvre est plus important. Une coupe longitudinale nous montre deux cavités latérales et une cloison centrale, c'est-à-dire un axe, la columelle ; c'est à son pourtour que se sont formées les spores quatre par quatre dans chaque cellule sporidique, et les lanières de tissu qu'on aperçoit ne sont que l'analogue des élatères des hépatiques, moins leur fonction, puisqu'ici ces parties ne sont point douées d'élasticité comme ces dernières ; ce sont d'autres appendices qui jouissent de cette propriété, comme nous allons le voir. Le sommet de l'urne subit une modification qui rappelle celle dont certains fruits secs offrent l'exemple : la jusquiame et d'autres encore, c'est-à-dire que sa partie supérieure présente une solution de continuité ; le rostre qui terminait l'urne (opercule) se sépare de sa partie inférieure comme un couvercle de sucrier.

C'est alors que le caractère si important chez les mousses peut être observé. Le tissu interne de l'archégone, au niveau de l'opercule, se déchiquette et forme des dents composées d'un ou plusieurs rangs de cellules souvent d'un aspect très élégant. On a donné à cet ensemble de tissu le nom de *péristome*. Mais, fait singulier, le nombre de ces dents représente toujours un multiple de quatre, huit, seize, trente-deux et soixante-quatre ; tels sont les nombres des dents du péristome dans les différents genres de mousses. Elles peuvent être sétiformes, comme dans les *Barbula*, ou plus larges, chez les *Dicranum*, enfin composées, réticulées, dans les genres *Grimmia* et *Coscinodon*.

Ce même péristome peut être double, c'est-à-dire qu'une partie du tissu de l'archégone sera dédoublée pour former une série de dents, le péristome externe, qui sera presque toujours différente d'une autre série, le péristome interne : de là mousse à péristome double.

Le rôle physiologique de ce péristome n'est pas sans importance : il est d'abord très hygrométrique en soi, et son incurvation en temps humide et son érection à la sécheresse favorisent la dissémination des spores de l'urne, dont il entoure l'orifice.

Si nous avons autant insisté sur ce caractère des mousses, c'est à cause de son importance, comme nous l'avons dit, et surtout de l'urgence du microscope pour déterminer les espèces et les genres, ce qui, avec un

peu de dextérité, ne devient plus qu'un jeu, aidé d'un
bon ouvrage.

Ces plantes si bien organisées, miniature de la création herbacée, sont d'un système sexuel complet ; de
petites rosettes de feuilles (périchèze) abritent discrè-
tement des organes spéciaux fécondateurs nommés
zoothèques ou anthéridies, renfermant des animalcules
que nous retrouvons dans les algues, doués de mouvements vibratiles, et appelés phytozoaires.

Pour être complet, il nous faudrait citer certaines
mousses qui n'ont point de dents du péristome, et enfin
un groupe, les andréacées, dont l'urne, au lieu de
s'ouvrir par circumscission, se fend dans sa longueur
pour répandre les spores qu'elle renferme.

La grande et majestueuse famille des fougères occupe le sommet des cryptogames ; leur nombre immense, cinq mille espèces environ, ne paraît pas
superflu en raison de la beauté et du verdoyant aspect
de leur feuillage. Mais nous sommes privés des plus
jolis individus de ce groupe de plantes ; ses représen-
tants en Europe sont bien limités ; c'est sous les tropi-
ques, et surtout dans les petites îles, qu'elles ornent
de préférence, qu'on les retrouve en abondance ; leur
taille atteint quelquefois 25 mètres dans ces parages,
tandis que nos espèces n'ont jamais plus de 20 à 30
centimètres de tige ; ce qui n'exclut nullement les
petites espèces, très abondantes également dans les
pays chauds.

Les fougères sont au nombre des plantes vasculaires, mais ces vaisseaux ont une forme spéciale ; ce
sont des cylindres à six pans, et chaque face présente l'aspect d'une échelle, de là le nom de vaisseaux
scalariformes. Le tissu fibreux, très solide dans les

fougères en arbre, constitue un anneau interrompu de faisceaux noirs, si caractéristiques dans les fougères. Le reste de la tige n'est qu'un amas de tissu cellulaire spongieux qui se détruit lorsque la tige est adulte.

L'arrangement régulier des feuilles sur la tige donne à celle-ci un tatouage fort curieux.

Les caractères de ces plantes ont besoin du microscope et très souvent de la loupe pour être distingués ; l'immutabilité de ces caractères est un don de la nature bien précieux pour une aussi vaste famille. La nervation des feuilles nommées frondes, la disposition des sporanges, tels sont les caractères les plus importants. Cette nervation est tantôt digitée ou divergente, rameuse et confluente ou anastomosée, etc. C'est toujours à la face inférieure des frondes que naissent les organes de reproduction, sauf quelques espèces, dans lesquelles c'est un rameau spécial et distinct qui les porte, comme dans l'osmonde, qu'on rencontre dans nos bois, ou certains *Acrostichum*, qui ont des frondes stériles et d'autres fertiles.

La disposition des sporanges forme des amas au sommet ou sur le parcours des nervures, auxquelles on a donné le nom de *sores;* leur réunion à la face inférieure de la feuille est très régulière et variable pour chaque genre en général. Dans les polypodiacées, ce sera de petits paquets granuleux bien délimités ; pour d'autres tribus, des lignes dans le sens de la feuille, ou bien au sommet des nervures, où sont situées les spores.

Un caractère de second ordre, quoique important, est la présence ou l'absence d'un tégument, partie de l'épiderme, recouvrant les spores d'une certaine façon ; ce tégument, nommé *indusium* par les botanistes, est

attaché par son centre à la feuille comme un petit
bouclier ; on dit alors que l'*indusium* est pelté ; ou bien
il est contracté vers le point qui lui sert d'attache,
alors il est dit réniforme (*Aspidium*); puis encore il
peut être en séries linéaires et s'ouvrir d'un côté ou
dans son milieu, comme pour les Aspléniées. Enfin ce
tégument peut manquer complètement, comme pour les
Polypodiacées, les Acrostichées et d'autres sections
encore.

Les sporanges ou conceptacles renfermant les spores
sont construits ou agencés d'une façon bien caractéristique dans cette famille ; et, chose admirable, c'est que
là où le port seulement fournirait un point de repère,
la nature prévoyante a marqué les sporanges ou les
spores d'un signe indélébile. En effet, les groupes dont
nous avons parlé jusqu'à présent ne se distinguaient
entre eux que par l'absence ou la présence de l'*indusium*, la forme de celui-ci ; mais quand il faisait défaut, la nervation devenait un bon caractère. Or, on remarque que dans les Acrostichées, les Polypodiacées,
les Aspidiées et les Aspléniées, les sporanges sont
assez semblables, tandis que les Cyathéacées, les
Gleicheniées, les Schizéacées sont la plupart du temps
dépourvues d'*indusium*, et les conceptacles alors fournissent des caractères distinctifs.

Ces sporanges ou conceptacles sont munis d'une
série de cellules particulières formant l'anneau élastique ; cet anneau est susceptible de contraction à la
maturité du sporange, et l'oblige à se rompre pour répandre ses spores. Dans le plus grand nombre des
Fougères, il part du pédicelle de cet organe pour l'entourer presque complètement. D'autres fois c'est une
sorte d'équateur qui oblige le conceptacle à se fendre

verticalement, exemple les *Gleichenia ;* ou bien encore ce sporange globuleux, ayant un pôle unique représenté par cet anneau élastique, se fendra dans sa longueur par le retrait de ce même anneau. Les spores, comme le pollen des Phanérogames, se présentent sous différents aspects.

Nous ne quitterons pas cette belle famille sans parler un peu des belles observations microscopiques faites dans ces dernières années sur la fécondation des Fougères.

On sait généralement que les spores des Cryptogames sont bien différentes des graines de Phanérogames, que ces dernières sont analogues aux œufs des animaux ovipares, et qu'elles protègent chacune une plante rudimentaire, toute prête à reproduire un individu semblable à celui dont elles sont sorties.

Les spores ne sont qu'une sorte de bourgeon susceptible de germer comme une graîne, mais qui ne perpétueraient pas leur semblable, si un phénomène indispensable ne s'opérait postérieurement à cette germination. Une spore qui germe donne une expansion cellulaire d'un beau vert qui ne rappelle en rien la forme des feuilles de Fougères, mais plutôt le thalle d'un *Marchantia*. C'est au sein de ce tissu que d'un côté des archégones et plus loin des anthéridies se développent. Alors, si les archégones reçoivent l'influence des antérozoïdes, ils produiront des frondes semblables à la Fougère dont sont issues les spores qui les ont produits.

En passant sous silence quelques groupes peu nombreux, quoique intéressants, de Fougères, nous avons pensé que les exemples que nous avons mentionnés suffiraient à faire germer le goût de la botanique chez quelques intelligences.

La cryptogamie en particulier, si peu dispendieuse, puisque, sauf quelques groupes, ces études peuvent se faire sur des plantes sèches conservées en herbier, à l'aide d'une loupe et d'un microscope. Les Lycopodiacées, par exemple, qui se rattachent intimement aux Fougères, ont une organisation plus complète ; leur tige un peu différente, leurs sporanges de deux natures, les placent a un degré au-dessus des vraies Fougères. Les Prèles ou Equisétacées, si bien étudiées par MM. Vaucher et Agardh, fourniraient encore d'intéressants exemples. Mais notre rôle nous fait un devoir de signaler seulement à l'attention du lecteur les principaux caractères des végétaux découverts à l'aide des instruments d'optique, en donnant une valeur et une direction toute nouvelle à la science, en la rendant plus riche aux facultés du savant et attrayante aux loisirs de l'amateur.

Circulation de la sève.

Circulation dans les végétaux. CHARA. — Aucun végétal ne laisse voir aussi distinctement ce curieux phénomène découvert par l'abbé Corti en 1774. Plusieurs savants, parmi lesquels nous pouvons citer MM. Amici, Robert Brown, Schultz, etc., ont observé la circulation dans d'autres végétaux : mais il n'est pas très facile de réussir dans ces expériences, tandis qu'un tube de *Chara* bien préraré donne toujours des résultats satisfaisants. Lors de son passage à Paris, M. Amici fit voir le *Chara* à plusieurs savants, et pendant quelque temps on pensa que le microscope catadioptrique de ce physicien était indispensable pour faire cette belle expérience; mais bientôt on reconnut qu'il ne fallait qu'un pouvoir de 50 à 100 fois.

Le Baillif écrivit sur le *Chara* une notice, dont nous possédons le manuscrit, et qui fut insérée en partie dans le bulletin de M. de Férussac. C'est dans le travail original que nous puiserons les détails suivants.

Le *Chara* se trouve abondamment dans divers étangs des environs de Paris. Cette plante est toujours submergée; on se la procure en plaçant un crochet à l'extrémité d'un roseau de dix pieds, ou bien au bout d'une ficelle qu'on lance avec force sur l'endroit où se trouve le chara. Pour emporter la plante, on la plonge dans une fiole pleine d'eau. On choisit ensuite les tiges les plus fortes, qu'on met à l'aise dans une grande terrine remplie de l'eau de l'étang où le *Chara* a été recueilli. Il faut éviter de ployer les tiges, car les entre-nœuds froissés ne peuvent servir. Il serait convenable de couper quelques entre-nœuds et de les suspendre par un fil dans l'eau où ils continueraient à végéter. Dans la saison chaude, ce végétal se décompose facilement; au bout d'une quinzaine de jours, il passe du vert au jaune sale et sa préparation devient quelquefois très difficile.

Il existe plusieurs espèces de *Chara : flexilis* ou *translucens*, l'*hispida* ou *tomentosa*.

Dans le premier, on aperçoit un peu de circulation à travers l'écorce, mais le second est préférable. Les entre-nœuds ont de trois à quatre pouces et plus, et contiennent souvent les globules curieux dont nous parlerons plus loin.

Le *Chara* ne peut être soumis au microscope qu'après avoir subi certaines préparations. Il faut choisir un entre-nœud bien vert et ferme, et couper les verticilles en leur laissant environ 6 à 8 lignes de longueur. On élague tous les petits jets et l'on place la tige principale dans une petite cuve de verre pleine d'eau, placée au foyer d'une loupe montée sur son pied.

On enlève l'écorce superficielle par lanières, avec la plus grande précaution, car la moindre blessure faite au tube intérieur, arrêterait la circulation à l'instant même. Lorsqu'on est parvenu à décortiquer ce tube, il faut le râcler légèrement en lui imprimant un mouvement de rotation sur lui-même. Cette opération est indispensable pour débarrasser le tube d'une couche de carbonate de chaux qui le recouvre; on doit la pratiquer avec un canif à fil couché, qu'on dirige de gauche à droite, sans jamais râcler dans le sens contraire.

Le *mérithalle* sera parfaitement dénudé quand on n'apercevra plus aucun corps étranger, avec une loupe de 6 lignes de foyer. Le microscope fait alors distinguer, sous une amplification de 75 à 100 fois, des lignes parallèles formées par des ovules verts régulièrement espacés, ainsi qu'une ligne où ces ovules manquent constamment et que Le Baillif nommait la *voie lactée*.

On peut conserver cette préparation sous l'eau, mais au bout de cinq à six jours la surface du tube se recouvrira de cristaux de carbonate calcaire, qu'on pourra enlever de nouveau, mais avec beaucoup plus de soin que la première fois. Le Baillif conservait les tubes décortiqués dans une petite boîte aquatique d'une construction facile.

Il coupait les bouts de gros tubes de verre et les fendait en deux, suivant leur longueur, avec un diamant. Deux carrés de plomb cimentés aux extrémités, maintenaient le demi-tube dans la position horizontale.

Il plaçait le mérithalle décortiqué dans cette petite

cuve pleine d'eau et la recouvrait avec une lame de verre qui retardait l'évaporation du liquide et le mélange des corpuscules voltigeant dans l'atmosphère. Nos petites auges à parois planes sont d'une grande utilité pour cette expérience.

Les variations de la température, la décortication déjà ancienne, et même des ligatures pratiquées sur le tube, n'ont aucune influence sur la circulation.

Si l'on examine l'un des courants, à droite ou à gauche de la ligne médiane, on verra qu'il suit toujours la même direction ; mais si l'on place cette ligne de manière qu'elle occupe exactement le milieu du champ du microscope, on verra les molécules entraînées dans un double courant de droite à gauche et de gauche à droite. Au moyen d'une montre à secondes ou d'un pendule, on peut calculer le temps qu'un globule met à traverser le champ.

En prolongeant l'observation, il sera facile de s'assurer que les molécules flottantes peuvent passer d'un courant dans l'autre, et ce fait est important, car il prouve d'une manière évidente qu'il n'existe pas de diaphragme sur la ligne médiane. Si l'on trempe pendant un instant l'une des extrémités du tube dans de l'eau légèrement acidulée avec du vinaigre ou de l'acide hydrochlorique, la circulation cesse au bout de quelques minutes.

Le 21 octobre 1827, Le Baillif vit sur un *Chara* conservé depuis dix jours de longues séries de molécules vertes se disjoindre, se soulever et marcher dans le torrent de la circulation ; bientôt une grande partie de l'intérieur du tube fut si bien dénudée, qu'on voyait les molécules vertes se mouvoir à peu près comme un train de bois brisé ; on continuait néanmoins à distinguer les molécules de la circulation habituelle qui flottaient pêlemêlc. Dans plusieurs endroits, il se forma des obstructions considérables.

La circulation ordinaire persiste pendant plusieurs jours et ne se ralentit pas pendant la nuit. Si l'on veut suivre la marche des molécules, il faut, suivant la méthode de l'abbé Corti, choisir un petit rejeton tenant encore à un des verticilles et dont la surface est peu chargée de carbonate calcaire, qui probablement ne s'amasse que sur la plante adulte. En observant ce petit rejeton vers son extrémité transparente, on reconnaîtra le mouvement circulatoire, et si l'on suit deux ou trois molécules dans leur course, on les verra se contourner à l'extrémité du rejeton et revenir dans le sens opposé.

On rencontre quelquefois dans un mérithalle des sphères ou globes en assez grand nombre, qui se meuvent les uns par-dessus les autres, se dépriment, prennent une forme ovale, suivant les pressions qu'ils éprouvent, et crèvent quelquefois en mêlant leur contenu au fluide circulatoire ; plus tard, on voit de petits globes se reformer et voyager dans le liquide. Avec un bon éclairage, on distingue nettement l'épaisseur de la tunique sphéroïdale, ainsi que les molécules qu'elle renferme.

Ces dernières sont diaphanes, de formes très variées, et sujettes à des transpositions produites par la compression et le mouvement imprimés aux sphères.

Si l'on suspend un tube de *Chara* dans l'eau par une de ses extrémités, les sphères tombent à la partie inférieure, et elles suivent encore la même direction lorsqu'on retourne le tube. On peut examiner le phénomène avec une loupe ordinaire. Quand on veut observer isolément les sphères, il faut couper l'entre-nœud qui les contient et exprimer le fluide sur une lame de verre ; alors les sphères se montrent comme autant de gouttes de suif parfaitement distinctes.

M. J. Holland a décrit un moyen fort ingénieux pour étudier la circulation sur de jeunes pousses de *Chara*. On renferme une jeune pousse de ce végétal dans un des petits porte-objets faits avec le blanc de plomb et remplis d'eau. La lamelle supérieure est percée sur le côté d'une petite ouverture. Le *Chara* continue à végéter jusqu'à ce qu'il remplisse toute la cavité, et peut-être, ajoute M. Holland, parviendra-t-on à découvrir les causes de la circulation, en examinant le végétal aux diverses époques de son développement.

L'ouverture de la plaque supérieure permet de renouveler le liquide à mesure qu'il s'évaporé. On pose sur ce petit trou un fragment de verre mince qui le ferme exactement et retarde l'évaporation.

M. Schultz observa la circulation de la sève dans plusieurs végétaux, entre autres, dans les stipules du *Ficus elastica*. On rend ces stipules transparentes en enlevant la couche superficielle qui laisse à nu une partie blanche, fibreuse, transparente, dans laquelle on voit très bien la circulation de la sève. La feuille de la *Chélidoine* présente le même phénomène sans exiger autant de préparation ; il suffit de la placer sur le porte-objet et de l'observer au soleil, mais on ne réussit pas toujours.

Le Baillif observa également cette circulation dans le figuier commun. On comprend que, pour ces expériences, il faut toujours employer des végétaux non fanés.

M. Schultz donna à Le Baillif une liste des plantes dans lesquelles il avait observé le plus facilement la marche de la sève ; nous la transcrivons ici, telle qu'elle nous a été laissée par M. Le Baillif :

> Chélidoine (foliole du calice),
> Salsifis (feuille),
> Pissenlit (feuille),
> Alisma plantago (plantain d'eau),
> Ficus elastica (stipules),
> Figuier ordinaire,
> Platane,
> Stipules d'érable,
> Mûrier blanc,
> Aloës (tige et étamines),
> Angélique,
> Impératoire et presque toutes les Ombellifères qui ont des sucs colorés,
> Bryone blanche,
> Euphorbe (moelle),
> Asclépiade,
> Arroche,
> Laitue ordinaire,
> Chiendent,
> Tragopogon des prés et presque toutes les Chicoracées.

Le XLIX⁰ volume des *Transactions de la Société des Arts* (*Transactions of the Society of Arts*, etc.) contient un mémoire de M. H. Slack, sur la circula-tion observée dans le *Nitella flexilis*, l'*Hydrocharis morsus ranœ*, le *Tradescantia virginica*, observée d'abord par le docteur Brown et décrite dans sa mé-moire sur les *Orchidées.* — M. Slack signale encore les poils de la corolle d'une espèce de *Penstemon*, les sti-pules du *Ficus elastica* décrites par M. Schultz, et enfin la *Chélidoine* observée par le même auteur. Relative-ment à cette dernière, M. Slack nous apprend que le phénomène ne se manifeste pas lorsque la feuille est encore attachée à la branche, mais qu'il devient évident aussitôt qu'on l'a détachée. Nous avons dit que cette expérience ne réussissait pas toujours ; il est possible que l'insuccès de nos tentatives dépende seulement d'une mauvaise préparation. Nous recommandons aussi à nos lecteurs le travail de M. Varley et le supplément de M. Solly, consignés dans le XLVIIIe volume du même recueil. Ces mémoires sont remplis de détails intéressants sur la circulation et l'organisation des végétaux.

Le *pollen* présente un spectacle très curieux lorsqu'il est placé dans certains liquides et soumis au microscope ; jetés sur une goutte d'eau, les grains polliniques se meuvent en différents sens et éclatent en lançant un nuage de petites granulations ou des boyaux qui se contournent de différentes manières. M. Raspail a reconnu que l'acide hydrochlorique et l'ammoniaque liquide produisaient le même effet.

Il faut placer une petite goutte d'eau sur une bande de verre et déposer le pollen dans le liquide. C'est encore des notes de Le Baillif que nous extrayons les exemples suivants.

Pollen de Chicorée sauvage. — Mis en contact avec l'eau, il cesse d'être sphérique et présente plusieurs mammelons ou gibbosités. Ces grains de pollen sont en général attachés ensemble par un ou deux petits filets.

P. de Balsamine. — Produit des boyaux très transparents qui s'allongent pendant plusieurs jours et ont sept à huit fois la longueur du grain de pollen.

P. d'Onagraire. — Présente un cordon d'attache très long quand il est unique, se gonfle quelquefois extraordinairement dans l'eau ; enfin il éjacule une grande quantité de molécules ovales et rondes. Plusieurs grains de ce pollen poussent des boyaux cylindriques.

P. de Houblon. — Éjaculation très vive, la semence a un mouvement de locomotion très visible.

P. de Lavande. — Chaque grain contient trois molécules ovoïdes qui peuvent égaler le diamètre du grain, alors il crève et l'on aperçoit sa capsule très diaphane.

P. d'Épinards. — Se gonfle beaucoup, mouvement de recul, éjaculation diffuse de molécules de grosseurs diverses, parmi lesquelles on distingue parfaitement les molécules ovales.

P. de Coloquinte. — Très gros, sphérique, quelquefois mais rarement hirsuté, il se gonfle beaucoup dans l'eau à la circonférence. Dans les premiers moments de l'immersion, on voit autour du pollen beaucoup de molécules rondes qui se meuvent pendant plus d'une heure en sens divers et à distance du pollen qui éjacule largement mais avec lenteur.

P. de Cactus à feuilles courtes. — Sphérique, lisse, gris cendré, produit quelquefois un long boyau ; dans d'autres circonstances on voit se former une, deux ou trois vésicules. Quelques-uns de ces grains éjaculent une matière noire, et l'on voit souvent autour d'eux des corpuscules mobiles.

Le Baillif a vu éjaculer du pollen de *Maïs* conservé dans un cornet pendant deux ans ; il a observé le même phénomène sur celui du tournesol, et M. Raspail sur celui de l'*Helianthum annuus*.

P. de Violette marine. — Très abondant, sphérique, diaphane, hirsuté, recule vivement à l'instant de l'éjaculation.

P. de Valériane. — A sec il est ovale, cloisonné,

presque transparent; dans l'eau il devient à peu près sphérique et beaucoup plus opaque qu'après l'éjaculation. Au moment qui la précède, on voit se former une vésicule très diaphane, égalant en volume à peu près le tiers du globule; elle se déchire et donne passage à une grande quantité de poussière. Cette expérience réussit toujours avec rapidité.

P. de Scabieuse. — Ne change pas de forme dans l'eau, quelquefois on voit naître une vésicule. L'éjaculation a lieu au bout de quinze secondes ou une minute; elle est vive, mais ne se fait pas à une grande distance.

P. de Rose trémière. — Opaque, très hirsuté, après quatre ou cinq minutes de gonflement, il éjacule lentement par deux, trois et quatre endroits différents, les granules polliniques sont très noirs et paraissent avoir une grosseur uniforme.

P. de Lis jaune. — Locomotion même à sec. Il est ovoïde, lisse, réticulé, plus ou moins coloré en gris cendré, éjacule par le côté, mais il faut le prendre sur une anthère déjà passée.

P. de Luffa fœtida. — Rond, jaune, lisse, donnant des résultats variables d'après son degré de maturité. Dès qu'il est en contact avec l'eau, on voit se former trois vésicules diaphanes, d'où part souvent l'éjaculation. Parfois, il se forme un gros boyau qui peut égaler deux ou trois fois le diamètre du grain pollinique et qui est rempli de semence noire immobile; quelquefois ce boyau s'allonge et crève, alors on voit marcher la semence vers l'extrémité ouverte.

P. de Maïs. — Se globulise et devient opaque dans l'eau. Après l'éjaculation qui est vive et abondante, le grain devient presque transparent.

P. de Lopesia racemosa. — Se présente toujours

sous une forme triangulaire, mais après une minute de séjour dans l'eau, on voit se former à chaque angle une vésicule très-diaphane. Ces grains sont pourvus d'un ligament chevelu d'une grande ténuité. Ils éjaculent quelquefois.

Nous ne prolongerons pas cette liste, et nous laisserons à nos lecteurs le plaisir de l'augmenter par des recherches pleines d'intérêt, dont ils se procureront facilement les matériaux.

Nous ajouterons ici quelques observations fort intéressantes dues au professeur Belleroche (d'Anvers). — On peut recommander particulièrement aux jeunes micrographes l'étude de l'admirable structure des fibres de la pellicule inférieure de l'anthère de diverses fleurs ; c'est un sujet que Dujardin me paraît avoir traité avec un peu trop de concision, et pour lequel l'ouvrage de Purkinje : *De cellulis antherarum fibrosis*, lui offrait tous les matériaux désirables.

D'après Purkinje, les formes les plus remarquables de ces fibres sont :

Les *spiralées :* dans l'anthère du *Narcissus poeticus Populus alba, Lonicera tatarica, Datura stramonium, Cheirathus cheiri.*

Les *annulaires :* dans l'*Iris florentina, Hyacinthus orientalis, Convallaria*, encore le *Cheiranthus cheiri*, etc.

Les *réticulaires :* dans le *Fritillaria imperialis, Tulipa gesneriana, Viola odorata, Saxifraga umbrosa.*

Les *arquées :* dans le *Nuphar lutea, Bryonia dioica, Cynoglossum, Pulmonaria, Primula sinensis, Passiflora cœrulea, Ligustrum vulgare, Curcurbita pepo, Pirus, Lupinus*, etc. Le *Curcurbita pepo* surtout est très remarquable, j'en dirai encore un mot plus loin.

Les fibres *courtes* et *droites :* dans l'*Arum,* le *Calla œthiopica, Calceolaria, Delphinium, Anemone,* etc.

Les *mêmes fibres,* mais convergeant vers le centre du côté supérieur de la cellule, assez souvent en forme d'étoile, dans le *Corydalis lutea, Impatiens, Fumaria, Cereus speciosus, Polygonum, Tropæolum majus* (très beau), etc.

Les *verticales :* fibres très courtes, nombreuses et serrées, en forme de dents ou pectinées dans les Graminées, *Myosotis, Phlomis, Robinia, Chelidonium majus, Magnolia, Liriodendron, Dahlia, Leontodon, Solidago, Bellis perennis, Geranium, Pelargonium, Pinus, Cupressus, Juniperus,* mais surtout remarquables dans l'*Adonis æstivalis* et *vernalis.*

Plusieurs de ces fibres exigent un fort grossissement et il y en a même qui, par leur excessive ténuité, pourraient être rangées parmi les tests ; un objectif qui pèche par la diffraction rend leur observation extrêmement difficile.

Ces pellicules d'anthères, ou des fragments, peuvent se conserver parfaitement sous verre dans une solution de chlorure de calcium (1-3), mais leur préparation offre plus ou moins de difficulté. J'y ai réussi par le procédé suivant.

Lorsque l'anthère est assez grande, comme celle des *Cereus, Tropæolum, Lilium,* etc., on la coupe par le milieu dans sa plus grande largeur et dans sa longueur, on laisse tremper les deux moitiés dans de l'eau très claire, pendant une heure au moins, on les pose ensuite sur une plaque de verre et on les presse ou *travaille* avec le dos d'un tuyau de plume d'oie fendue en deux pour être plus souple. — Après avoir dégagé ainsi l'anthère de tout le pollen, on la lave dans l'eau, et on la reporte sur la plaque de verre, qu'on a eu soin de nettoyer. — En continuant la pression, assez fortement même au besoin, on parvient à dégager des fractions suffisamment grandes de la pellicule intérieure pour montrer très nettement les cellules et leurs fibres, mais un dernier lavage est nécessaire avant la préparation définitive.

Je recommande de prendre les anthères avant le parfait épanouissement de la fleur, parce qu'elles sont plus faciles à partager en deux. Celles qui sont trop petites pour être coupées, telles que l'anthère du *Bellis perennis, Cheiranthus cheiri,* etc., doivent nécessairement être soumises à la pression telles quelles, après avoir trempé pendant un temps suffisant pour les ramollir autant que possible.

L'anthère du *Cucurbita pepo,* tant après qu'avant la floraison, est épaisse et charnue, et une pellicule me paraît introuvable, mais une coupe excessivement mince de cette anthère dans les deux sens, vertical et horizontal, suivie de la trempe et du lavage, sans pression aucune, donne un résultat parfait.

Quelquefois, quoique assez rarement, on obtient, par une coupe et une manipulation plus heureuses qu'adroites, la forme complète de l'anthère, sans aucune déchirure, et c'est ce qui m'est arrivé pour celles du *Cereus,* du *Tropæolum,* du *Lilium candidum,* du *Tradescantia virginica* (cellules très allongées et pectinées), du *Polemonium,* etc.

Nous espérons que ces notions générales de botanique feront de nouveaux adeptes; mais il faudra, pour faire des études profitables, recourir nécessairement aux œuvres des maîtres, aux travaux des de Jussieu, Brongniart, Payer, Schacht, Harting, de Candolle,

Richard, Baillon, Cosson, Duchartre, Wagner, Smith, etc., etc.

Les gens du monde pourront consulter un très bon ouvrage qui est dû au savant écrivain M. L. Figuier. Son *Histoire des plantes* est fort claire, très attrayante et à la portée de toutes les intelligences. Ajoutons à cela que ce livre est illustré d'une façon scientifique et artistique par M. Louis Faguet, dont le talent si connu de tous n'a pas besoin d'éloges, et l'on verra que les amateurs de sciences naturelles doivent posséder l'*Histoire des plantes*, de M. L. Figuier.

Un autre charmant ouvrage, intitulé *la Plante*, a paru aussi chez Hetzel. Ce livre, très bien illustré, est dû à M. Grimard. Le premier volume contient l'organographie, le second la classification. Nous ne saurions trop recommander ce livre, car il est écrit d'une façon tout à fait savante et poétique. Les descriptions de M. Grimard sont pleines de charme et d'intérêt; tout admirateur de la nature ne pourra se passer d'un ouvrage écrit par un ami passionné de la plante, qui s'est donné pour but de vous apprendre la botanique, en vous conduisant de récits en récits, tous plus séduisants les uns que les autres : délicieuse manière de présenter l'étude de la nature, malheureusement trop oubliée, et qui rappelle une ravissante école, celle des Rousseau et des Bernardin de Saint-Pierre.

Nous recommanderons aussi à nos lecteurs les mémoires de M. Henri Van Heurck. Ces mémoires se trouvent chez M. A. Delahaye. L'un d'eux, sur le microscope et la botanique, est dédié à M. Adan, savant botaniste de la Belgique.

CHAPITRE XIX.

APPLICATION DU MICROSCOPE A L'ÉTUDE DES ALGUES INFÉRIEURES, PAR M. ALPHONSE DE BRÉBISSON.

Les Diatomées, ou Bacillariées, et les Desmidiées ont été regardées par beaucoup d'auteurs comme appartenant à la classe des Infusoires, dont elles diffèrent cependant sous beaucoup de rapports. Il est impossible de considérer comme un rapprochement la petitesse des individus qui oblige à un même moyen d'examen. La science ne peut admettre comme un caractère distinctif la difficulté de l'observation.

Par les descriptions que je donnerai de ces deux groupes, quoiqu'ils soient séparés par de grandes différences, on verra qu'ils doivent tous les deux appartenir aux Algues. Je les rapprocherai surtout parce que leur récolte, ayant les plus grands rapports, peut être faite simultanément dans certaines stations, et que leurs préparations, des plus élégantes, offrent un égal intérêt.

Des Diatomées.

Le caractère principal des Diatomées est de présenter des corpuscules (*frustules*) renfermés dans une enveloppe (*carapace*) unicellulaire, siliceuse, rigide, fragile et incombustible.

Le frustule est composé de deux valves opposées, réunies par une bande de même nature, dite *bande connective*. Il renferme un endochrome jaunâtre, plus ou moins brun, au milieu duquel on remarque des vésicules et des granules de nature huileuse que quelques auteurs ont **regardées** comme des organes prouvant l'animalité.

Les Diatomées ont plusieurs modes de multiplication. Elles sont toutes fissipares. On voit souvent sur le milieu de la bande connective apparaître une ligne longitudinale qui est le commencement d'une cloison intérieure formée de deux valves opposées dos à dos, entre lesquelles doit s'opérer plus tard la scission qui divisera le frustule en deux individus semblables au premier, mais d'abord un peu plus étroits. Quelquefois les deux frustules **ne** se séparent pas, étant retenus l'un près de l'autre par une cohésion dont on attribue la cause à un enduit épidermique propre aux Diatomées et dont on a reconnu la présence dans plusieurs espèces. La disposition en filaments de divers genres provient de cet effet de duplication plusieurs fois répété. Par suite d'une sorte de copulation ou de rapprochement des fructules, leur endochrome condensé donne lieu à un ou à deux sporanges qui renfermeront des groupes de jeunes Diatomées. Ces sporanges se forment quelquefois dans un individu isolé. J'ai vu un exemple de ce fait dans un *Navicula gracilis* qui contenait deux sporanges entre ses valves écartées.

Un grand nombre de Diatomées, appartenant à divers genres et principalement aux Naviculées, sont douées d'un mouvement rectiligne très remarquable et qui a puissamment contribué à les faire regarder comme des Infusoires. Cependant ce mouvement n'a rien de spontané. Les frustules semblent subir une impulsion donnée; ils se heurtent contre les obstacles et ne cherchent point à les éviter. Parfois, si le corps étranger qui les avait arrêtés vient à changer de place et leur laisse le champ libre, on les voit, cessant de suivre leur direction première, revenir en arrière sans se retourner, comme si la force d'impulsion qui les avait portés en avant était épuisée. Ne pourrait-on pas attribuer ce mouvement régulier à un effet d'exosmose qui établirait alternativement à chaque extrémité du frustule un courant qui, rencontrant de la résistance dans le liquide ambiant, déterminerait ce déplacement de la Diatomée? La cause qui agite si vivement un mince fragment de camphre déposé sur l'eau, n'a-t-elle pas quelque rapport avec celle qui agit dans ce cas ?

L'absence de tentacules ou d'autres organes appendiculaires propres à opérer la locomotion permet de hasarder une telle hypothèse.

Les Diatomées à frustules libres, telles que les *Navicula, Pleurosigma*, etc., ne sont pas les seules qui soient douées de ce mouvement. Plusieurs autres, qui sont ordinairement attachées aux corps plongés dans l'eau, soit par un pédicelle, soit par un enduit ou même qui sont renfermées dans un tube, présentent des frustules jouissant de cette faculté. Si quelque cause les rend libres, en les détachant de leurs supports ou en les faisant sortir de leurs enveloppes, on voit ces frustules s'agiter et bientôt obéir au mouvement dont je viens de parler.

Rien n'est plus varié que la forme des frustules dans les différents genres qui composent la famille des Diatomées.

Les *Fragilaria, Himantidium, Odontidium*, formés de séries de frustules rectangulaires, présentent des filaments aplatis. Quelquefois une scission s'opère entre chaque frustule d'une série, alternativement en haut et en bas, et néanmoins les frustules continuent d'adhérer entre eux par les angles diagonalement opposés;

alors le filament montre une forme en zigzag tout à fait bizarre. Cette disposition est constante dans les genres *Diatoma, Grammatophor* et *Tabellaria.*

Si le filament est formé d'articles cunéiformes, la multiplication de ceux-ci par la fissiparité donnera une forme discoïde et même hélicoïde si cet effet se continue sans trouble (*Meridion*).

Les frustules sont quelquefois portés sur des pédicelles simples ou rameux, tantôt en petits étendards (*Achnanthes*), tantôt cunéiformes et donnant lieu à des éventails plus ou moins complets (*Licmophara, Rhipidophora, Podosphenia*).

Quelques Diatomées s'attachent aux algues et aux plantes inondées sans support ; telles sont les espèces des genres *Cocconeis, Epithemia.*

Les *Nitzschia, Synedra* ont de longs frustules étrois, bacillariés, qui quelquefois se groupent en faisceaux sur les plantes aquatiques.

Le *Bacillaria paradoxa*, qui habite principalement les eaux saumâtres, est doué d'un mouvement fort singulier qu'un dessein ferait mieux comprendre qu'une longue description. Cette espèce est formée d'une série de longs frustules étroits rapprochés en tablette ; à un certain moment, le premier frustule glisse sur le second et le dépase de presque toute sa longueur, ne restant adhérent à l'inférieur que par son très court recouvrement ; puis le second article, entraîné par le mouvement du premier, glisse sur le troisième; ainsi de suite jusqu'au dernier.

Le *Bacillaria* présente alors la forme de certaines mesures articulées ou d'une série de minces gradins. Bientôt un mouvement retrograde se fait sentir et les frustules viennent successivement se ranger dans leur première position.

Parmi les Diatomées, le genre le plus nombreux en espèces est le genre *Navicula*, dont les valves, le plus souvent lancéolées, sont en forme de navette.

Les *Pleurosigma* ont de longs frustules contournés en S, couverts des plus fines ciselures.

Les genres *Schizonema* et *Colletonema* présentent des filaments gélatineux remplis de frustules naviculés. Les Biddulphiées et surtout les Coscinodiscées renferment des espèces dont la carapace est formée de réseaux d'une délicatesse extrême. Les Diatomées habitent les eaux douces et salées. Elles s'attachent aux plantes inondées, forment souvent des couches brunâtres sur la vase des eaux tranquilles et sur les pierres des ruisseaux. Elles se montrent quelquefois en telle abondance dans des lieux très récemment submergés, que l'on a voulu croire qu'elles pouvaient être le produit d'une génération spontanée. Dans la mer elles sont attachées aux Algues ou cachées dans la vase qui tapisse les roches. Les estomacs de certains oiseaux qui habitent les rivages de la mer, et d'un grand nombre de mollusques marins renferment fréquemment des frustules de Diatomées propres à ces localités. Il existe aussi une grande quantité de ces êtres si minimes à l'état de fossiles et formant des amas conservés depuis des siècles, dans des tourbières et surtout dans les terrains tertiaires. Ces formations géologiques, si riches en Diatomées, ont été reconnues sur bien des points du globe : on en a signalé en Finlande, en Allemagne, en Italie ; en France, dans l'Ariège ; en Afrique, près d'Oran ; en Amérique, etc. Dans cette dernière contrée surtout, on en a découvert des couches épaisses de plusieurs mètres, entièrement composés d'enveloppes siliceuses de Diatomées. Je n'entreprendrai point de présenter une longue série de chiffres destinés à faire apprécier approximativement le nombre de frustules que peut renfermer un cube de ces roches, même en opérant seulement d'après une dimension restreinte.

Beaucoup de ces fossiles, à cause de leur nature siliceuse et de la finesse de leurs molécules, sont employés dans les arts sous le nom de *tripolis* et servent à polir les métaux.

Il y a plus de trente ans, lorsqu'on était encore dans tout l'enthousiasme produit par la récente et merveilleuse découverte de Daguerre, les adeptes de ce nouvel art se plaignaient de ne pas trouver, dans les tripolis dont ils se servaient pour polir leurs plaques argentées, une matière assez fine pour donner un beau bruni, si nécessaire à l'obtention de bonnes images. Vers cette époque également, M. Ehrenberg était arrivé à reconnaître la véritable composition de plusieurs tripolis, formés en grande partie de Diatomées fossiles, trop souvent mêlées de sable. Cette révélation m'engagea à essayer de produire artificiellement un tripoli plus naturel que ceux dont on usait alors. Dans les sources des bois de nos environs on voit, aux approches de l'hiver, flotter souvent des masses brunes d'une Diatomée filamenteuse, l'*Himantidium pectinale*. J'en recueillis quelques poignées que je fis calciner, et j'obtins ainsi un vrai tripoli formé de silice pure, très homogène et donnant aux plaques le poli le plus parfait.

Il est encore d'autres mines renfermant de nombreuses Diatomées qui, bien qu'on ne puisse les regarder comme fossiles, datent néanmoins de l'antiquité la plus reculée. Je veux parler de celles qu'on trouve dans les divers guanos, dans ces dépôts d'excréments d'oiseaux de rivages, de palmipèdes, entassés sur des îlots de rochers inhabités. On connaît un grand nombre de points sur les côtes d'Amérique et d'Afrique, principalement au Pérou, qui fournissent d'immenses amas de ces guanos, si recherchés maintenant comme engrais, à cause de la quantité de matières azotées qu'ils renferment. Ces oiseaux vivent de poissons dont les écailles sont fréquemment chargées de Diatomées qu'on retrouve encore sur les Algues du littoral, où ces animaux pêcheurs viennent chercher leur nourriture. La nature silicieuse de ces Diatomées leur assure une longue conservation et les met à l'abri de l'effet dissolvant des sucs gastriques de ces palmipèdes, de sorte que l'on peut les recuillir dans toute leur intégrité dans les couches les plus inférieures de ces déjections.

Les Diatomées se trouvent toute l'année, mais plus abondamment l'hiver et dans les saisons pluvieuses, parce qu'alors elles ont plus de points favorables pour leur multiplication et leur développement.

Des Desmidiées

Les Desmidiées se distinguent des Diatomées par leur enveloppe qui est membraneuse, molle, flexible, se déformant par la dessiccation, se détruisant par la combustion, et surtout par leur endochrome (chlorophylle) de couleur verte, lamellaire et rayonnant. Au milieu de cette matière intérieure on aperçoit des granules plus gros, dont la nature paraît être amylacée.

Leur place parmi les Algues doit être très rapprochée des Conjuguées ou Zygnémées. Comme celles-ci, elles se multiplient par des sporanges possédant les mêmes développements.

Les Desmidiées sont unicellulaires, quoique leur forme la plus générale présente deux lobes (*hémisomates*) identiques, séparés souvent par un étranglement marqué d'une suture qui n'est point l'indication d'une cloison, comme on pourrait le penser.

Outre leur mode de propagation par sporanges provenant de la copulation ou du rapprochement de deux corpuscules, les Desmidiées, fissipares comme les Diatomées, ont une duplication différente. La scission est toujours tranversale, et non longitudinale. Les deux hémisomates s'écartant l'un de l'autre, un mamelon apparaît au point de rupture sur chacun des lobes, il ne tarde pas à s'élargir et à montrer dans ses contours des proportions et des détails semblables à l'hémisomate sur lequel il s'est développé.

Le mouvement de locomotion propre aux Desmidiées n'est pas apparent sur le porte-objet du microscope. Néanmoins on ne peut douter de son existence, car, comme la plupart des végétaux, ces algues se dirigent vers la lumière. On voit leurs corpuscules, dans les vases qui les renferment, former des couches ou des groupes de couleur verte sur les objets inondés dans les points les plus exposés au grand jour.

On a remarqué dans l'intérieur de quelques espèces un mouvement venant encore à l'appui de l'opinion qui porte à les considérer comme des végétaux. Au dedans de leur enveloppe, on aperçoit une couche granuleuse d'endochrome qui glisse jusqu'à l'extrémité du corpuscule et remonte de l'autre côté. Un mouvement semblable est connu depuis longtemps dans les articles de la tige et des rameaux des *Chara* et *Nitella*.

Les formes des Desmidiées sont remarquables par leur élégance, leur symétrie et leur variété. Un petit nombre d'espèces sont disposées en filaments cylindriques (*Hyalotheca, Didymoprium*), ou comprimés (*Sphærozosma*) ou même polyédriques (*Desmidium*). Le plus ordinairement les corpuscules sont libres, soit en disques rayonnants (*Micrasterias*), soit allongés, plus ou moins lobés, incisés (*Euastrum*), tontôt arrondis, ornés de granules (*Cosmarium*), tantôt chargés d'appendices saillants, souvent épineux (*Xanthidium, Arthrodesmus, Staurastrum*). Quelquefois leur forme est cylindrique, atténuée au sommet (*Tetmemorus, Penium, Spirotænia*) ou courbée en croissant (*Closterium*).

Leur enveloppe est lisse, granuleuse ou striée. Elle paraît fréquemment entourée d'un enduit muqueux qui fait adhérer en masses certaines espèces lorsqu'elles se trouvent rapprochées. Un seul genre (*Cosmocladium*) a des corpuscules soutenus par une tige ou une sorte de pédicelle rameux.

Les Desmidiées habitent les eaux douces et pures; principalement les flaques des marais tourbeux où croissent abondamment les *Sphagnum*, mousses spongieuses et blanchâtres. Elles préfèrent les eaux tranquilles, les cavités herbeuses récemment inondées. Elles ne se rencontrent pas dans la mer. J'ai vu pourtant dans des fossés des prairies de notre littoral des *Closterium* vivre dans de l'eau souvent saumâtre.

Elles semblent être plus nombreuses à la fin de l'automne. Je ne crois pas que l'on ait reconnu de Desmidiées veritablement fossiles.

En traçant une histoire rapide des Diatomées, je n'aurais point négligé de parler d'une condition très importante de leur existence, si elle n'avait été la même pour les Desmidiées, ce qui m'a fait en reporter ici l'indication. Les espèces de ces deux familles sont réparties assez uniformément sur toute la terre et ne paraissent pas subir d'influences climatériques. Ainsi, on a recueilli sur beaucoup de points de l'Amérique, en Afrique, dans l'Inde, à la Nouvelle-Zélande, des Diatomées et des Desmidiées très répandues dans nos contrées. J'ai oublié plus haut de faire remarquer que presque toutes les Diatomées fossiles se retrouvent encore vivantes dans nos eaux. Cette observation prouve que cette répartition uniforme que je viens de signaler doit avoir existé dès les temps les plus anciens.

Lorsqu'en 1839, à la demande de M. Charles Chevalier, je rédigeai une notice sur la récolte des Diatomées et des Desmidiées, je donnai une liste très complète des espèces connues à cette époque. Les Diatomées étaient au nombre de 181 et les Desmidiées de 90 espèces. Les limites que je me suis imposées dans cette nouvelle édition ne me permettent pas de donner autant d'étendue à ces listes, car les travaux les plus récents, en Angleterre et en Allemagne, ont fait arriver à reconnaître dans les Diatomées plus de 2200 espèces, et les Desmidiées dépassent 300.

Je me bornerai donc à présenter pour les Diatomées la série des groupes établis, indiquant dans chacun d'eux les genres les plus connus et ceux sur lesquels j'appellerai l'attention, en décrivant quelques détails particuliers de leur récolte.

Les Desmidiées étant beaucoup moins nombreuses, je pourrai offrir la série de tous les genres, en suivant à peu près l'ordre adopté par M. W. Archer dans la dernière édition des *Infusoires* de M. Pritchard (*History of Infusoria*).

DIATOMACÉES.

(DIATOMÉES OU BACILLARIÉES.)

I. LICMOPHORÉES : Licmophora, Rhipidophora, Podosphenia, Meridion.

II. FRAGILARIÉES : Fragilaria, Grammonema, Odontidium, Diatoma, Denticula.

III. STRIATELLÉES : Striatella, Rhabdonema, Tabellaria, Grammatophora, Hyalosira.

IV. SURIRELLÉES : Campylodiscus, Surirella, Cymatopleura, Tryblionella, Synedra, Nitzschia, Amphipleura.

V. COSCINODICÉES : Coscinodiscus, Actinocyclus, Actinoptychus, Eupodiscus, Auliscus.

VI. MELOSIRÉES : Melosira, Podosira, Cyclotella.

VII. BIDDULPHIÉES : Biddulphia, Isthmia, Amphitetras.

VIII. EUNOTIÉES : Himantidium, Epithemia, Eunotia.

IX. ACHNANTÉES : Achnanthes, Achnanthidium, Cocconeis.

X. CYMBELLÉES : Cocconema, Cymbella, Amphora, Encyonema.

XI. GOMPHONEMÉES : Gomphonema.

XII. SCHIZONÉMÉES : Schizonema, Colletonema, Rhaphidogloia, Mastogloia.

XIII. NAVICULÉES : Navicula, Stauroneis, Pleurosigma, Toxonidea.

XIV? ACTINISCÉES : Dictyocha, Mesocena.

DESMIDIACÉES (ou DESMIDIÉES).

I. DESMIDIÉES : Desmidium, Aptogonum, Didymoprium, Hyalotheca, Sphærozosma, Spondylosium, Leptocystinema, Gonatozygon, Genicularia.

II. MICRASTÉRIÉES : Micrasterias, Tetrachastrum.

III. COSMARIÉES : Euastrum, Cosmarium, Cosmocladium.

IV. XANTHIDIÉES : Xanthidium, Arthrodesmus.

V. STAURASTRÉES : Staurastrum.

VI. CLOSTÉRIÉES : Closterium, Ankistrodesmus, Docidium, Triploceras, Tetmemorus, Spirotaenia, Penium.

De la récolte.

Les espèces appartenant à ces deux familles dont je viens donner les détails les plus importants, vivent le plus souvent mélangées en grand nombre dans les mêmes eaux, et c'est alors que leur étude devient plus difficile, parce que, ne pouvant isoler les espèces, il semble impossible d'en préparer pour l'herbier des échantillons purs, si nécessaires pour la comparaison, moyen de déterminaison plus certain que les descriptions ou les dessins les mieux faits.

Pour procéder à la récolte, on doit se munir de divers accessoires que je vais indiquer :

Un assortiment de flacons à large ouverture et de tubes de verre scellés à une extrémité, munis de bouchons de liège ;

Une cuiller de fer étamé dont le manche est remplacé par une douille qui permet de la placer au bout d'une canne, pour atteindre les objets éloignés ;

Quelques lames de verre et de mica, de la taille des porte-objets ordinaires, disposés dans une petite boîte à coulisses, pour préparer sur place les espèces qui ne pourraient supporter le transport sans se détériorer ;

Une ou deux petites boîtes de fer-blanc remplies de fragments de chiffons ; des morceaux de vieux calicot sont très convenables ;

En outre, comme dans toutes les herborisations, il faut être pourvu d'une bonne loupe ou biloupe donnant un grossissement assez fort pour apprécier la nature de sa récolte, de manière à la diriger, se réservant au retour une observation plus complète à l'aide du microscope.

En plongeant dans l'eau une lame de verre pour y déposer l'objet que l'on veut reconnaître, on ne peut, pour examiner par transparence, redresser la lame pour l'éclairer, sans que le liquide entraîne ce qu'elle supporte. Pour obvier à cet inconvénient, j'ai fait un petit appareil qui permet au porte-objet de rester horizontal, en l'éclairant en dessous par un réflecteur. Il suffit pour cela de fixer sous le porte-objet une bande de cuivre plaquée d'argent qui est monté à charnière à une des extrémités de la lame de verre. Ce petit miroir, qui peut être pris à même une plaque daguerrienne, s'inclinant à volonté, éclaire très convenablement les objets placés sur le porte-objet.

Si, lorsque, au fond de mares, de fossés ou d'amas d'eau de pluie, on aperçoit sur le fond s'étendre des couches d'un brun jaunâtre, on racle ces points avec la cuiller, de manière à détacher le moins de vase possible ; on sera presque certain d'obtenir ainsi une abondante provision de Diatomées. Dans les mêmes circonstances, un enduit de couleur verte eût indiqué la présence des Desmidiées.

L'examen à la loupe ne permettra pas le doute, et il engagera à la récolte ou démontrera son inutilité, si les espèces sont trop mélangées ou si elles sont en petit nombre.

Nous verrons qu'en peut tirer parti de certains mélanges avec un triage bien entendu.

Quand on renferme quelque récolte dans un flacon, il faut avoir soin de le remplir complètement, pour éviter le ballottage. Les espèces filamenteuses, telles que les *Himantidium, Fragilaria, Tabellaria, Diatoma, Des-*

midium, *Hyalotheca*, etc., peuvent être déposées en masses dans une fiole, en laissant l'eau s'égoutter un moment et bouchant ensuite; le mouvement du transport est alors moins à craindre. Il serait encore préférable d'achever d'emplir les flacons avec quelques tampons de mousse humide.

C'est dans ce cas, et surtout pour les Diatomées portées sur des pédicelles, comme les *Licmophora*, *Rhipidophora*, *Achnanthes*, *Cocconema*, etc., qu'il est très avantageux de les étendre par petites masses et avec les Algues qui leur servent de support sur des morceaux de chiffon qu'on entasse dans des boîtes où il reste assez d'humidité pour les conserver en bon état.

Pour les espèces libres, telles que les Naviculées, Surirellées et la plupart des Desmidées, on peut remplir ses bouteilles sans beaucoup de précaution, puisque plus tard on profitera de leur tendance à se diriger vers la lumière pour les obtenir plus pures.

Il faut, lorsqu'on remplit un flacon, ne pas étendre beaucoup sa récolte au delà du point dont on a examiné le produit à la loupe, car on serait exposé à mêler un plus grand nombre d'espèces différentes qui vivent dans le voisinage et qui présentent les mêmes teintes sur les corps qui en sont revêtus.

Certaines espèces forment dans l'eau des flocons légers que le mouvement de la cuiller disperse, sans qu'il soit possible de s'en emparer. On peut pourtant y parvenir en plongeant un flacon ou un tube débouché et renversé dans l'eau où flottent ces petites Algues; en inclinant le vase, l'air qui en sort est remplacé brusquement par l'eau chargée des corpuscules désirés.

Des Diatomées libres, telles que les *Pleurosigma*,

Navicula, Amphora, Amphiprora, etc., abondent dans les eaux salées que la mer dépose dans les fossés du littoral, dans les flaques qui bordent les rivières à leur embouchure. En agitant l'eau légèrement, de manière à ne pas faire soulever la vase et en usant du procédé que je viens d'indiquer, on peut obtenir des espèces très pures. Dans ces amas d'eau salée, dans les bassins des parcs d'huîtres, si riches en Diatomées, il existe sous une mince couche de vase grisâtre une boue noire et très fétide qu'il faut se garder d'emporter dans les flacons, dont l'eau serait décomposée de telle sorte que les Diatomées ne pourraient plus y végéter.

Dans les parcs abandonnés, dont la sécheresse **a** détaché le fond en croûtes crevassées, j'ai fait souvent une ample moisson en emportant ces plaques de vase qui renferment une immense quantité d'espèces marines. On recueille quelques Desmidiées très fines, telles que les *Staurastrum*, qui s'attachent aux brins d'herbes submergées en saisissant celles-ci entre les doigts de la main que l'on creuse en cuiller et qu'on retire de l'eau en entraînant ce léger enduit.

La récolte terminée, le premier soin, au retour, est de préparer les espèces délicates, telles que les filamenteuses et les stipitées, que l'on n'a pu disposer sur place. Il suffit de prendre de petites portions avec la pointe d'une plume à écrire taillée en cure-dent, ou avec un style d'ivoire, écaille, corne ou bois dur et de les étendre sur mica ou sur verre. On peut aussi en disposer sur papier de plus grands échantillons pour placer dans l'herbier. Il faut éviter, en étalant les algues sur mica, de se servir d'une pointe métallique qui, le rayant trop facilement, nuirait à la transparence de ce porte-objet. La flexibilité du mica est un grand avantage pour les collections réunies en volumes et pour la facilité de son transport dans les correspondances. Mais, ainsi que sur le verre et le papier, il est nécessaire d'humecter les objets pour les examiner; aussi ces préparations ne doivent être regardées que comme provisoires. Ce sont des sortes de magasins d'où l'on pourra tirer plus tard les matériaux de préparations parfaites, au moins pour les Diatomées.

Quant aux Desmidiées et Diatomées libres qu'on a recueillies mêlées au sable ou à la vase des mares, fossés ou flaques que l'on a explorés, on met le contenu de chaque flacon dans un vase séparé, tel qu'une assiette creuse ou une soucoupe, que l'on place dans un lieu exposé à la lumière, mais à l'abri du soleil qui déterminerait des bulles d'air dans ce dépôt et empêcherait sa surface d'être unie.

Au bout d'un ou deux jours, suivant les espèces, on voit la couche vaseuse qui s'est déposée au fond des soucoupes, se couvrir d'une teinte brune, si elle renferme des Diatomées, ou d'une pellicule verte, plus ou moins muqueuse, souvent chargée de petites houppes, si ce sont des Desmidiées.

Certaines espèces se montrent hors de la vase plus promptement que les autres, et l'on peut profiter de cette disposition pour les obtenir séparément.

Dans tous les cas, on incline doucement le vase pour en faire sortir la plus grande partie de l'eau, et alors, sur la surface chargée de frustules, on promène un petit pinceau très-doux, en ayant soin de ne pas atteindre la couche terreuse. Le pinceau est ensuite lavé dans une capsule ou godet, où se déposent les frustules sans aucun corps étranger si cette opération a été faite avec légèreté. Quand on a ainsi obtenu une espèce séparée ou qu'elle est dominante, on devra en faire des préparations immédiatement ou réserver ces récoltes dans des flacons séparés, étiquetés et remplis d'alcool. Dans la manipulation que je viens de décrire, on peut, au lieu d'un pinceau, employer avec succès les barbes d'une plume étroite que l'on passe doucement sur le dépôt des soucoupes. Plus le diamètre du vase est petit, plus la couche de frustules est épaisse et facile à enlever.

Cette méthode est applicable surtout sur les espèces des genres *Navicula, Pleurosigma, Surirella, Nitzschia*, etc.

En formant des échantillons sur mica au moyen de la pointe d'une plume garnie de barbes, il est nécessaire de gommer un peu l'eau, si les frustules, à cause de leur grosseur, montraient de la tendance à se détacher. Cette précaution est surtout indispensable pour certaines Desmidiées se soulevant facilement par la dessiccation.

En renouvelant l'eau de temps en temps dans les vases qui servent de réservoirs, on peut garder vivantes très longtemps ces algues microscopiques. Les espèces marines réclament surtout de l'eau de mer bien fraîche. J'ai réussi souvent à la remplacer par de l'eau ordinaire dans laquelle j'avais fait dissoudre de trente à quarante grammes de sel de cuisine par litre.

Lorsque le dépôt qui se forme dans les soucoupes est mélangé de débris de végétaux ou de corps étrangers qui empêchent sa surface d'être assez plane, on peut, en tamisant sur ce dépôt inégal une couche de sable fin et pesant, tel que du grès, établir un sol artificiel uni, dont bientôt les Diatomées viennent chercher la surface. Quelquefois je place sur ce dépôt un morceau de tissu de fil ou de coton, en l'y maintenant appliqué par le poids de quelques grains de plomb de chasse. Les frustules ne tardent pas à traverser ce tissu et à s'étendre à sa surface, d'où il est facile de les enlever.

Si la vase ou les végétaux submergés renferment des Diatomées en trop petit nombre pour en attendre une couche facile à enlever, il est un moyen analogue au précédent que j'ai employé souvent avec un plein succès pour séparer ces êtres microscopiques des corps étrangers dans lesquels ils sont engagés. Je renferme, dans ce cas, ces substances, vases ou débris de plantes, au centre d'un morceau de toile fine, de lin ou de coton, dont je relève les bords, que je retiens serrés en les entourant d'un fil de manière à former un *nouet,* espèce de petit sachet arrondi, que je place au centre d'une assiette pleine d'eau. Les Diatomées ordinairement, après quelques heures de repos, traversent le tissu qui les contient et se disséminent sur le fond de l'assiette où l'on peut alors facilement les recueillir dans un état de pureté complète.

Les Desmidiées, qui, pour la plupart, ont des corpuscules libres, forment dans ces mêmes conditions d'éducation une couche muqueuse que l'on enlève aisément avec une cuiller mince ou avec une lame de couteau. Quand on n'a pas le temps de profiter de leur propension à rechercher la lumière et à s'établir à la surface du dépôt que renferment les vases dans lesquels on conserve ces algues, on peut agiter les débris de végétaux auxquels les Desmidiées sont le plus souvent mêlées ; leur pesanteur étant plus considérable que celle de ces détritus, en décantant avec précaution l'eau d'un vase dans un autre et en s'aidant d'une barbe de plume pour faire sortir les débris flottants, on obtiendra un résidu assez pur, composé de Desmidiées que leur couleur verte rend apparentes. On répétera cette transvasion autant de fois qu'il sera nécessaire, en ajoutant assez d'eau pour diminuer l'effet du mucus propre à ces algues et qui tend à les faire adhérer aux débris dont on veut les séparer.

Quand les corpuscules des Desmidiées et même des Diatomées sont assez lourds, on arrive promptement à un résultat semblable. Quand, après un instant de repos, on renverse rapidement le contenu d'une assiette creuse dans une autre, il reste sur le fond de la première une assez grande quantité de frustules qu'on laisse se déposer par l'inclinaison dans un coin du vase et que l'on dépose ensuite dans une capsule à part.

Quelques espèces de nature peu perméable flottent souvent à la surface de l'eau ; on les recueille en posant à plat sur ce liquide des lames de mica bien sèches, ou, dans certaines circonstances, enduites d'une légère couche de gomme.

Ces diverses méthodes ne sont applicables que dans le cas où les espèces ne sont pas mélangées ; mais quand plusieurs espèces de Diatomées et de Desmidiées se trouvent réunies, et qu'on ne peut pas se les procurer autrement, il faut, après les avoir séparées des corps étrangers par les moyens décrits plus haut, employer d'autres procédés pour obtenir à part les diverses espèces.

Si leurs pesanteurs sont différentes, il est facile de les séparer en agitant l'eau qui les renferme dans un vase un peu profond et en opérant des décantations successives après des repos plus ou moins prolongés.

Quand les espèces mélangées ont dans leurs dimensions des différences assez marquées, en faisant passer le liquide où elles vivent au travers de petits tamis garnis de tissus de crin, de gaze, de batiste, etc., plus ou moins serrés, on arrive également à recueillir séparément des espèces distinctes.

Des préparations.

J'aurai bien peu de choses à dire concernant les préparations, cette matière ayant été traitée à fond et avec détails par M. Arthur Chevalier dans cet ouvrage même, où il a bien voulu m'offrir une place dont j'ai peut-être abusé. On est toujours un peu long quand on parle de ses goûts de prédilection. Je serais fort heureux si, en facilitant ses abords, je contribuais à donner le goût d'une étude si approfondie en Allemagne et en Angleterre, mais bien négligée, sinon dédaignée, par nos compatriotes.

En dehors des échantillons d'herbier, les Desmidiées, à cause de leur enveloppe flexible, se déformant par la dessiccation, ne peuvent être préparées que dans un liquide renfermé dans une cellule. La liqueur de M. Thwaites est alors d'un bon emploi, elle déforme à peine l'endochrome.

On emploiera le même moyen pour les Diatomées filamenteuses (*Fragilaria, Himantidium, Diatoma*), les stipitées (*Gomphonema, Licmophora, Achnantes*), ou celles renfermées dans un tube, comme les Schizonémées dont on désire voir la disposition naturelle. Mais il est indispensable pour les détails des frustules qui donnent les caractères distinctifs des espèces d'en avoir des préparations à sec et au baume, faites après avoir soumis à l'ébullition les frustules dans l'acide qui enlève la matière interne qui nuisait à la transparence.

Les Diatomées fossiles sont ordinairement assez pures pour qu'il suffise souvent de les soumettre à un lavage préliminaire. Cependant il doit exister encore, dans quelques-unes de ces terres diatomiques, une substance nutritive, puisque certaines peuplades sauvages les regardent comme alimentaires et que, même des habitants du nord de l'Europe, dans des moments de disette, en ont ajouté aux céréales, sous le nom de *farine de montagne,* pour faire du pain.

Des lavages répétés à l'eau bouillante et à l'acide sont nécessaires pour dégager et nettoyer les espèces qui gisent dans les guanos.

Je terminerai en décrivant le moyen que j'emploie, principalement en voyage, pour faire rapidement des préparations complètes de Diatomées au baume, sans transporter beaucoup d'accessoires.

Comme j'opère sur de petites quantités, je fais bouillir les Diatomées dans un simple tube de verre gros comme le petit doigt et un peu plus long, fermé par le bas d'une manière arrondie et soutenue en haut, par son ouverture un peu élargie, par un support en forme de petite potence et ayant un pied pesant et solide.

Après avoir déposé au fond de ce tube un petit amas de Diatomées, gros comme une lentille, je verse dessus environ un centimètre cube d'acide azotique, ou, mieux encore, d'un mélange à volume égal de cet acide avec de l'acide hydrochlorique. Je promène ensuite au-dessous de ce petit matras la flamme d'une lampe à alcool. Bientôt l'ébullition commence; je la prolonge près d'une minute. J'éteins la lampe, je remplis le tube d'eau distillée, et je laisse reposer. Quand l'eau est devenue limpide et qu'un dépôt blanchâtre s'est formé au fond, je décante, sans laisser sortir les carapaces des Diatomées qui sont au-dessous, je mets de nouvelle eau et répète ces repos, lavages et décantations jusqu'à ce que l'eau n'ait plus de traces d'acide.

Quand il en est ainsi, ce dont on peut s'assurer en y plongeant un fragment de papier de tournesol, le dépôt est alors versé dans une petite capsule ; je le répartis ensuite sur des lamelles de verre très mince, carrées, ou mieux, en forme de disque. On en trouve dont l'épaisseur atteint à peine un cinquième de millimètre ; ce sont les meilleures : elles permettent d'employer de très forts grossissements.

Je laisse sécher naturellement ces lamelles chargées de valves de Diatomées, ou je hâte leur dessiccation avec la lampe.

Si l'on veut une préparation à sec, il suffit de placer la lamelle, les Diatomées en dessous, sur une cellule préparée à l'avance et de l'y fixer en recouvrant les bords avec la tournette, d'une nouvelle couche de la matière employée pour la cellule.

Pour la préparation au baume du Canada, j'emploie cette résine un peu ferme. Après avoir fondu dans une capsule une certaine quantité de baume, j'y trempe un petit bâton de verre, et en le secouant tout de suite sur la surface d'une plaque de glace ou de verre, j'y dépose des gouttelettes qui ne tardent pas à refroidir. On les détache alors aisément, et ces sortes de pastilles se conservent dans une boîte de carton. Elles évitent de faire fondre le baume à chaque opération.

Lorsque je veux faire une préparation dans le baume, j'humecte la lamelle chargée de Diatomées d'une ou deux gouttes de benzine, et, plaçant une pastille de baume sur le milieu de la lame de verre porte-objet, je chauffe en dessous doucement avec la lampe. Quand le baume est fondu, je pose dessus la lamelle humectée de benzine, de manière à ce que les Diatomées se trouvent en contact avec le baume. Je continue de chauffer, sans m'inquiéter des bulles d'air qui se multiplient. Je laisse un peu refroidir, et alors, avec le doigt enveloppé d'un chiffon, j'appuie sur la lamelle, de manière à faire sortir les bulles. Il ne reste plus qu'à enlever l'excédent de baume et à nettoyer la préparation avec de l'alcool.

Si l'on a recueilli une trop petite quantité de Diatomées pour les soumettre aux manipulations dont je viens de parler, on peut quelquefois les calciner sur une lame de mica et ensuite les reporter sur le porte-objet.

Quand elles sont sur la lamelle de verre, il est possible encore d'opérer immédiatement la calcination en portant cette lamelle sur une petite plaque très mince de platine qu'on fait rougir à plusieurs reprises dans la flamme de la lampe à alcool.

Ces procédés ne donnent jamais des Diatomées aussi transparentes que celles qui ont bouilli dans l'acide, et, dans le baume, elles conservent souvent des bulles d'air.

Plusieurs Diatomées fournissent des *test-objects* d'une grande valeur. Les micrographes anglais ont donné ce nom à des objets qui, présentant des détails difficiles à reconnaître, même avec de forts grossissements, à cause de leur ténuité, permettent d'apprécier la qualité et la puissance du microscope avec lequel on les examine.

Ces préparations doivent être faites à sec avec des carapaces bouillies dans l'acide, lavées avec soin et bien desséchées. Le baume, comme on le sait, donne trop de transparence aux valves, et, en détruisant quelques ombres, rend difficile à reconnaître la présence des tissus ou des linéaments les plus déliés, même lorsqu'on emploie l'éclairage oblique, le plus approprié à ce genre d'observations.

Je donne ci-dessous la liste des espèces regardées généralement comme les plus convenables pour *test-objects*. Le numéro qui suit le nom indique le nombre de stries transversales que présentent leurs valves dans un millième de pouce anglais. Dans la première espèce seule, les stries sont obliques ou diagonales.

Pleurosigma angulatum...........	52
— fasciola............	64
Surirella gemma	48
Grammatophora macilenta.........	60
Navicula rhomboïdes.............	85
Nitzschia sigmoidea..	85
Amphipleura pellucida...........	135

Le *Grammatophora subtilissima*, souvent cité, n'est qu'une variété du *G. macilenta*.

Quoique la science soit aidée maintenant par d'excellents instruments et que l'élégance des *Pleurosigma* ait attiré vivement l'attention des observateurs, l'opinion n'est pas encore complètement arrêtée sur la véritable structure de leurs valves. Leurs stries, le plus souvent croisées, séparent-elles des séries de fossettes ou de petits points saillants? On pense le plus généralement que la surface des valves est réticulée, comme cela se voit dans beaucoup d'autres Diatomées. L'apparence de stries ne serait qu'une illusion produite par des différences de foyer qui résulteraient des diverses couches de la valve, malgré son peu d'épaisseur.

CHAPITRE XX.

APPLICATION DU MICROSCOPE A LA CHIMIE.

La *cristallisation* de plusieurs substances fournira à l'observateur une source abondante de jouissances variées. Examiné avec le microscope solaire, le phénomène est admirable. La formation des cristaux et les dispositions qu'ils affectent réalisent tout ce que l'esprit peut imaginer de plus bizarre, de plus gracieux et de plus délicat. Ces expériences n'exigent pas de grandes préparations ; cependant nous devons indiquer les principales règles à suivre pour choisir, disposer et conserver les échantillons soumis au microscope. Peut-être nous reprochera-t-on de nous servir du mot *cristallisation*, car les substances préparées pour l'observation microscopique prennent des formes variées, et l'on ne retrouve pas ces figures régulières et constantes des véritables *cristallisations ;* on pourrait peut-être employer le terme *arborisation*, mais il nous semble que le premier frappera mieux l'esprit du lecteur et donnera une idée plus nette du phénomène.

L'eau distillée doit être employée de préférence pour dissoudre les différents corps ; on peut, au besoin se servir d'eau ordinaire, mais on est exposé à rencontrer des corps étrangers mêlés aux solutions, et quelquefois ils peuvent altérer la forme des cristaux.

Dans le chapitre *Préparation des objets*, nous avons indiqué les solutions alcooliques ou éthérées qui s'évaporent promptement et donnent des résultats plus rapides.

L'eau sera froide ou chaude, suivant le degré de solubilité du corps, et les solutions seront toujours concentrées. On les obtient facilement en cet état en les saturant ; le repos amène la précipitation de la matière surabondante. Si l'on opérait avant cette précipitation, il ne se formerait sur le porte-objet que des masses cristallines confuses. En observant ces précautions, les mêmes sels donneront toujours des figures semblables.

On prend une goutte de la solution au bout d'une tige de verre plein, et on l'étend sur une lame de verre de manière que la couche ne soit pas trop épaisse. Si la substance cristallise spontanément et avec rapidité, on la place tout de suite sur la platine, et l'on met le microscope au point en examinant toujours le liquide vers les bords, où la couche de liquide est plus mince et commence d'abord à se cristalliser. Si, au contraire, la chaleur est nécessaire pour développer le phénomène, on tient la bande de verre au-dessus de la flamme d'une bougie ou sur un feu clair, jusqu'à ce que l'on aperçoive de petites portions qui se solidifient et deviennent blanches ou de toute autre couleur, suivant la nature du corps ; c'est en ce moment qu'il faut placer le porte-objet sur la platine et observer à la circonférence de la couche liquide. La cristallisation est d'abord lente ; mais à mesure que le liquide s'évapore, les cristaux se forment beaucoup plus vite, et quelquefois même on ne peut suivre leur marche et la formation des différentes branches qui apparaissent avec la rapidité de l'éclair. Il faut bien se garder de cesser l'observation pendant un seul instant, car chaque seconde voit naître une nouvelle forme ; lorsque vous croyez l'expérience terminée, de nouveaux rejetons s'élancent de tous côtés, et souvent ils ne ressemblent en rien aux premières productions.

Quelquefois on éprouve de la difficulté à étendre la goutte de solution sur la bande de verre : elle se sépare en plusieurs petites gouttelettes qu'on ne peut réunir ; il faut, dans ce cas, frotter le liquide sur la lame, de manière à humecter exactement la surface lisse du verre, et lorsque cette couche légère est sèche, on y étend sans peine une autre goutte.

Il arrive aussi que le liquide, en s'évaporant, se condense sur l'objectif et empêche de continuer l'observation ; on peut, il est vrai, dévisser les lentilles et les essuyer, mais on perd souvent un temps précieux, pendant lequel le phénomène suit sa marche ; d'ailleurs l'opération n'est quelquefois pas terminée lorsqu'on remplace les verres, et il faut recommencer la même manœuvre. Cet accident est encore plus fréquent dans d'autres circonstances ; aussi notre *microscope chimique* est-il indispensable lorsqu'on veut se livrer à une suite d'expériences sur les actions réciproques des différents corps.

Il est utile de conserver une série des diverses cristallisations, pour les avoir sous la main à l'instant même lorsqu'on veut démontrer leurs formes ou en faire le sujet de nouvelles observations. Cette collection est surtout précieuse pour les expériences de polarisation, dont on trouvera plus loin quelques exemples.

Quand on fait cristalliser une substance sur une lame de verre, il faut la recouvrir d'une autre lame d'égale grandeur, mais beaucoup plus mince. On empêche le contact des surfaces qui pourraient altérer la préparation, en plaçant entre les deux lames une feuille d'étain plus ou moins épaisse, percée d'une ouverture proportionnée à l'étendue de la cristallisation ; enfin on lute les deux lames avec du mastic ou de la cire à cacheter, et quelquefois en collant des bandes d'étain sur leurs bords. Les cristallisations se conservent parfaitement dans ces porte-objets.

SEL MARIN, *hydrochlorate de soude*. — Cristallise sous forme de cubes, de lames quadrilatères, de pyramides creuses, à bases quadrilatères ; leurs côtés présentent une série de degrés, et elles se terminent tantôt en pointe, tantôt par une surface tronquée.

SALPÊTRE, *nitrate de potasse*. — En chauffant légèrement, on voit paraître sur les bords des cristaux allongés, transparents, à bords parallèles, terminés en biseau, en pointe ; souvent ils dissolvent et se reforment de nouveau. Si l'on a soumis le liquide à l'action d'une forte chaleur, il se forme rapidement des ramifications magnifiques.

Sulfate de cuivre. — Produit des cristaux d'abord très courts, mais qui ne tardent pas à s'étendre. Ils sont solides, transparents, réguliers, réfléchissent admirablement la lumière par leurs faces et leurs angles. Pendant l'évaporation du liquide, on voit paraître des corps déliés, capilliformes, juxtaposés, entrecroisés ou partant d'un centre commun pour former une espèce d'étoile. Bientôt il se forme au milieu de la goutte des stries longitudinales, garnies de petites ramifications plus ou moins rapprochées.

Alun. — 1° Sur les bords, formation de petits cristaux à plusieurs faces, se rapprochant plus ou moins de la véritable forme cristalline du sel.

2° Formation de petits points arrondis qui s'étendent, prennent une apparence étoilée et quelquefois celle d'une comète.

3° Lorsque le liquide est presque entièrement évaporé, apparition subite de cristaux allongés, sinueux sur leurs bords, qui donnent naissance à des lignes semblables, d'où s'élancent de nouveaux rejetons. Ceux-ci s'élargissent vers leurs extrémités et se terminent en forme de massue. D'autres fois, ces figures sont parallèles et coupées par un grand nombre de stries transversales. On rencontre aussi des lignes parallèles que d'autres coupent à angle droit en formant une espèce de tissu diaphane.

Sel ammoniac (hydrochlorate d'ammoniaque). — De nombreux épis, toujours parallèles, s'élancent des bords de la goutte et donnent naissance à des branches analogues situées à angle droit. Tous les épis ne marchent pas dans le même sens : quelques-uns s'avancent directement, d'autres horizontalement, mais par groupes, dont les différentes tiges sont toujours parallèles. Quelquefois la tige principale se fend et forme deux branches dépourvues de saillies sur leur bord interne. Le centre de la goutte est bientôt rempli d'épis semblables, mais anastomosés de différentes manières. Souvent ils forment des espèces de croix, et l'on rencontre même des figures en zigzag.

Est-il nécessaire de multiplier les exemples, et ne suffit-il pas actuellement de donner les noms de quelques substances dont les cristallisations sont plus ou moins remarquables ?

> Solution de fleurs d'antimoine,
> Solution de sublimé corrosif,
> Solution de sel de Glauber,
> Dépôt salin des urines,
> Mucus nasal,
> Solution de camphre dans l'alcool.

Si l'on étend sur une lame de verre une goutte de solution de nitrate d'argent, et que l'on y projette quelques parcelles de limaille de cuivre, on observera avec le microscope, disposé comme pour les objets opaques, une végétation admirable de rameaux d'argent naissant autour des parcelles de cuivre et envahissant peu à peu tout le champ du microscope. On peut remplacer la limaille par des fils de cuivre ou de petits globules de mercure. On verra également de fort belles végétations, si l'on soumet au microscope de petits fragments de ces productions connues sous le nom d'arbres de Diane et de Saturne.

Quelques substances ont besoin de l'action de la chaleur pour manifester leurs formes cristallines ; le deuto-iodure de mercure, par exemple, réduit en poudre impalpable et placé sur une lame de verre, changera complètement d'aspect si on le soumet à une douce chaleur : de rouge qu'il était, il devient jaune, et l'on aperçoit aussitôt des cristaux dont la forme varie suivant le degré de chaleur auquel on a soumis la substance. Si l'on poursuit l'observation, on voit bientôt paraître des jets d'un beau rouge orangé, et la préparation finit par prendre entièrement cette couleur. Nous avons fait les mêmes expériences sur le proto et le deuto-chlorure de mercure, et toujours nous avons obtenu de fort beaux résultats. Nous conseillons à nos lecteurs de faire des essais semblables sur d'autres substances.

M. J. Cuthbert nous envoya, il y a longtemps, deux échantillons d'or cristallisé; cet objet nous parut d'autant plus curieux que nous crûmes reconnaître les formes et toute l'apparence des jolies paillettes polygonales qui ornent l'aventurine artificielle. La préparation de cet or cristallisé est peu connue ; nous allons indiquer le procédé à suivre pour l'obtenir. On prépare une dissolution saturée d'or dans l'eau régale, et on la laisse reposer ; au bout d'un certain temps on remarque un précipité qui forme au fond du vase un disque d'or cristallisé ; on peut aussi chauffer une lame d'or mince et la soumettre sur un morceau de charbon à l'action du chalumeau, jusqu'à ce qu'elle soit à peu près fondue ; alors on la plonge dans l'eau régale, qui agit sur les surfaces et met en évidence les cristaux. Il faut répéter ces manœuvres jusqu'à ce que la cristallisation soit bien évidente. Le premier procédé est le plus simple, et nous préférons les cristaux que l'on obtient de cette manière.

Les petites parcelles d'or ou de platine qui résultent de la déflagration de ces métaux par l'électricité doivent trouver place dans la collection d'objets.

Tout le monde sait que lorsqu'on bat le briquet le silex détache des fragments d'acier, qui sont quelquefois fondus par la chaleur développée durant l'opération, et que l'on peut recueillir sur une feuille de papier blanc. Ces fragments, examinés comme objets opaques, sont arrondis ou ressemblent à des copeaux que les jeux de la lumière ornent des plus belles couleurs irisées. S'il se trouvait beaucoup de fragments de silex mêlés aux parcelles d'acier, on isolerait facilement ces dernières en promenant sur le papier un barreau aimanté.

Nous trouverons dans les notes de Le Baillif quelques détails sur une expérience curieuse faite par M. Wiegman. Mettez dans un vase d'une certaine capacité un demi-gros de poudre de corail blanc ou rouge avec six onces d'eau distillée, puis exposez le liquide au soleil, en ayant soin de l'agiter plusieurs fois ; au bout de quinze jours, décantez le liquide et exposez-le de nouveau à l'action des rayons solaires. Quinze jours plus tard, vous y reconnaîtrez d'abord la matière verte de Priestley, puis des conferves ; au bout de trois ou quatre mois, surtout en été, ces dernières donneront naissance aux animaux connus sous le nom de *Cyprides detecta*. Si l'on expose le liquide au soleil dans un long et étroit cylindre, il s'y formera des espèces d'ulves qui, au bout d'un certain temps, se convertiront en *Daphnia longispina*.

Nous avons déjà dit un mot sur la manière de conserver les molécules actives de Brown; il nous reste encore à indiquer leur préparation. On dissout un peu de gomme-gutte dans de l'eau, et l'on renferme une petite quantité de cette solution dans un porte-objet fermé avec du blanc de plomb; on apercevra au microscope une multitude de petits corpuscules qui s'agitent en tout sens dans le liquide ; ce mouvement continuera pendant plusieurs années; aussi doit-on avoir soin de noter exactement l'époque de la préparation. Ce curieux phénomène a donné naissance à des discussions assez vives entre plusieurs savants; mais, comme nous l'avons dit en commençant, nous donnons ici un recueil d'expériences, et nous laissons à d'autres le soin de les expliquer.

Le *Philosophical Magazine* contient un travail de M. Ed. Graig sur la chimie microscopique. M. Craig se sert d'un de nos microscopes, qu'il trouve parfaitement adapté à ce genre de recherches. Son procédé pour étudier la réaction des divers liquides est très ingénieux. Après avoir placé une goutte d'un liquide sur une lame de verre, il la recouvre d'une de nos plaques minces dont la face inférieure est enduite avec le réactif.

Voici quelques-unes de ces expériences :

Du carbonate de cuivre placé sur la plaque inférieure et de l'acide nitrique sur la supérieure, on voit l'acide carbonique se dégager sous la forme de petites bulles qui se réunissent, et il se forme des petits cristaux bleus ou plaques rhomboïdales de nitrate de cuivre. Si l'on enlève avec précaution la plaque supérieure et qu'on la remette en place après y avoir déposé une goutte d'ammoniaque, les cristaux se dissolvent et font place à d'autres cristaux de nitrate d'ammoniaque et à des groupes de prismes violets de nitrate ammoniacal de cuivre.

Si l'on mêle du bichromate de potasse avec du sel marin sur la bande de verre inférieure, et que l'on enduise la plaque supérieure d'acide sulfurique, il se manifeste d'abord un dégagement d'acide hydrochlorique; bientôt le champ du microscope est traversé par des courants en différentes directions, au milieu desquels flottent des particules vertes et rouges ; le liquide s'éclaircit ensuite ; on voit se diriger vers les bords des gouttelettes rouges d'acide chloro-chromique, et il se forme au centre du liquide des cristaux de sulfate de soude et de sulfate de potasse tachetés de gouttelettes d'acide rouge et mêlés à des cubes de sel marin et à des cristaux de bichromate de potasse non décomposés.

En faisant agir le ferro-cyanate de potasse sur le sulfate de fer, on remarque des courants indiqués par les particules de bleu de Prusse.

Si l'on ajoute de l'acide sulfurique à du carbonate de cuivre, les cristaux de sulfate se montrent sous forme de prismes aplatis à six faces ; en ajoutant un peu d'ammoniaque, les cristaux se métamorphosent en longs prismes rectangulaires avec une facette sur les angles ;

un excès d'ammoniaque les change de nouveau en oc-
taèdres rhomboïdaux, et l'on fait reparaître les prismes
rectangulaires par l'addition d'un peu d'acide nitrique.

Si l'on ajoute une goutte d'acide nitrique aux grains
de fécule colorés en bleu par l'iode, ils se gonflent et
se rompent enfin.

En faisant agir la teinture d'iode sur une solution de
sulfate de soude, le sel se cristallise aussitôt en longs
prismes ; on voit paraître des gouttelettes d'iode d'une
couleur rouge cerise, et bientôt l'iode forme des cristaux métalliques, rhomboïdaux et opaques.

Nous citerons encore quelques expériences emprun-
tées à Le Baillif.

La gomme arabique mise en contact avec l'acide sulfurique produit une multitude de cristaux baccillaires,
fusiformes, radiant d'un centre commun et formant
quelquefois des aigrettes. Il faut poser la goutte d'acide
sur le côté, afin de bien voir les progrès de la cristallisation. Au bout d'une demi-heure, l'effet semble terminé; mais si l'on attend quatre ou cinq jours, on obtiendra des cristaux magnifiques.

Râclez de la racine fraîche d'iris de Florence ou un
morceau de vieille racine macérée pendant une heure
dans l'eau chaude, et vous apercevrez déjà une grande
quantité de cristaux d'oxalate de chaux. Mais pour les
obtenir parfaitement isolés et purs, il faut râper de la
racine fraîche et la faire bouillir dans la potasse caustique. On verra alors parfaitement la forme des cristaux
longs, très diaphanes et assez semblables à un burin.

CHAPITRE XXI.

APPLICATION DU MICROSCOPE A L'ÉTUDE DES INFUSOIRES, POLYPES, LARVES D'INSECTES, CRUSTACÉS, ETC.

Nous avons choisi parmi les infusoires les individus les plus curieux. On pourra consulter les ouvrages de Müller, d'Ehrenberg, et les articles de M. Dujardin, consignés dans les *Annales des sciences naturelles ;* mais le second est fort cher, et il est souvent difficile de rencontrer le Müller. Nous avons publié nous-même un abrégé de l'ouvrage anglais de M. Pritchard (1). Les endroits où l'on trouve plus spécialement les différents genres sont indiqués à la fin de chaque description. Ces renseignements sont puisés dans l'ouvrage Müller.

Les infusoires du genre *Proteus* sont fort curieux à étudier. Ils possèdent la singulière faculté de changer de forme plusieurs fois en une minute ; ces transformations s'opèrent avec lenteur et sont faciles à observer. C'est dans l'eau de rivière, au mois de mars, et parmi les lentilles d'eau, que se rencontrent le plus fréquemment les *protées.*

Nous indiquerons en second lieu les *vibrions*, ou anguilles du vinaigre et de la colle de pâte. Quelques fabricants mêlent de l'alun à la colle, et il paraît que cette préparation favorise le développement des *vibrions.* La structure de ces infusoires est curieuse et bien visible avec un grossissement médiocre.

Sherwood, chirurgien anglais, découvrit un mode cu-

(1) Ce mémoire est contenu dans ce chapitre.

rieux de reproduction propre à ces animalcules. Ayant par hasard blessé un *vibrion*, il vit sortir par la plaie un tube délié semblable à un intestin. Sherwood communiqua ce fait à Needham, et tous deux répétèrent l'expérience, qui donna constamment le même résultat, et leur démontra évidemment que cette blessure livrait passage à plusieurs petits *vibrions* vivants, renfermés chacun dans une membrane propre excessivement mince. Lorsqu'on veut vérifier cette expérience, il faut prendre avec la pointe d'une épingle un peu de pâte contenant des infusoires, et la délayer dans une petite quantité d'eau ; on apercevra bientôt à l'œil nu plusieurs *vibrions* nageant dans le liquide.

Il est facile de glisser sous un des plus gros la pointe flexible et très déliée d'une plume et de le porter dans une goutte d'eau placée sur une lame de verre. L'aiguille aiguisée en petit scalpel est très commode pour couper transversalement le vibrion vers le milieu de sa longueur ; il faut à l'instant même le poser sous le microscope, et l'on apercevra une multitude de petits *vibrions* qui s'échapperont par l'ouverture. L'expérience réussit presque toujours, à moins que le *vibrion* n'ait déjà produit tous ses petits. Si l'on observe l'animalcule mère avant l'opération, on distinguera les petits qu'il contient, et plus on les examinera en un point rapproché de la queue, plus leurs formes seront prononcées.

Nous donnerons ici la manière de préparer la pâte. Faites bouillir un peu de farine dans de l'eau jusqu'à ce que le liquide ait pris la consistance de la pâte employée par les relieurs. Exposez-la à l'air dans un vase découvert, et battez de temps en temps pour empêcher la surface de durcir ou de se recouvrir de moisissures ; après quelques jours, la préparation s'aigrit, et c'est alors qu'on trouve à la superficie des myriades de vibrions.

Pour conserver cette pâte toute l'année, il faut ajouter de temps en temps un peu d'eau ou de pâte nouvelle ; on peut y verser parfois une ou deux gouttes de vinaigre. Le mouvement continu des vibrions empêchera la moisissure.

La *Vorticella rotatoria* ou rotifère est un des plus beaux sujets microscopiques. La disposition des cils, leurs mouvements particuliers, qui les font ressembler à de petites roues, la belle organisation que l'on découvre sans peine à travers les tissus transparents, les mouvements de translation, tout se réunit pour exciter l'admiration. Les *Vorticella convallaria* et *lunaris*, et surtout la belle *V. Senta* de Muller, ou *Hydatina Senta* d'Ehrenberg, méritent une mention spéciale.

On les rencontre dans l'eau de mer, parmi les lentilles d'eau, à la fin de l'été, principalement sur les feuilles, sur les petits coquillages, dans plusieurs infusions végétales préparées en été, dans les eaux stagnantes, les gouttières, etc.

Nous trouvons dans une note de Le Baillif (1) un procédé qu'il donne comme infaillible pour se procurer des rotifères.

---

(1) Nous ferons souvent des emprunts aux notes nombreuses que nous tenons de cet habile observateur. La publication de ce recueil curieux serait une heureuse nouvelle à annoncer aux micrographes. Maintes fois nous avons mis la main à l'œuvre ; mais il aurait fallu répéter certaines expériences pour les compléter. Quelques indications sont d'un laconisme désespérant, et souvent même un seul mot suffisait à Le Baillif pour lui rappeler le fait le plus important. Enfin, parmi toutes ces observations intéressantes, il en est beaucoup qui auraient bésoin d'être fécondées par leur auteur. Ces matériaux contribueront à enrichir ce chapitre ; mais l'élève a dû reculer devant l'idée présomptueuse de compléter l'œuvre du maître.

« En 1811, dit-il, j'exploitai particulièrement la mare d'Auteuil. Toutes les fois que les eaux rapportées contenaient des productions connues sous le nom de loges de verres à tuyaux (*phryganes*), j'étais sûr d'y trouver des rotifères. En conséquence, je fis une ample provision de toutes les espèces de débris que je pus rencontrer,

« Depuis cette époque, tous les ans au mois d'avril, j'ai mis six ou huit de ces tuyaux dans un vase contenant de l'eau de fontaine, et placé sur une fenêtre exposée au nord. Vers le cinquième jour, suivant la température, une monade jaunâtre m'annonçait la génération prochaine des rotifères, et le dixième jour au plus tard je trouvais des colonies de ces animalcules. Il suffisait, pour les conserver, de renouveler une partie de l'eau de temps en temps. »

Le Baillif fit aussi des expériences sur la résurrection des rotifères après plusieurs jours de dessiccation. Voici comment il s'exprime :

« Mon excellent ami M. Laligant a pris, sur les tuiles de la maison qu'il habite, une touffe de mousse bien verdoyante. Placée dans l'eau, elle s'est montrée fort riche en rotifères.

« Ce matin, 29 novembre 1831, il a eu la bonté de m'apporter une lame de verre sur laquelle il tenait sept rotifères *desséchés depuis huit jours,* et pris dans la touffe de mousse dont nous avons parlé. Deux ou trois gouttes d'eau furent placées sur les animalcules, et au bout d'une heure trois avaient déjà recouvré complètement leur mobilité.

« Cette plaque, étiquetée et gardée avec soin, sera imbibée d'eau de mois en mois. »

Polypes *verts et bruns* (*Hydra viridis et grisea*, Lin.) — Ces polypes, qui semblent destinés par la nature à servir de transition entre le règne végétal et le règne animal, sont remarquables par la simplicité de leur organisation et la manière dont ils se reproduisent. Ils ont une apparence gélatineuse, et présentent plusieurs branches qui viennent toutes aboutir à un tronc commun. La bouche est entourée de tentacules rayonnés, en nombre variable, et tubulés comme le reste du corps. L'extrémité postérieure ou queue est évasée en forme de pavillon pour embrasser une plus grande surface lorsque le polype se fixe sur un objet ; toutefois on n'y remarque aucune ouverture, et les matières sont rejetées par l'orifice antérieur ou bouche. On peut comparer le polype à un tube digestif, que les aliments parcourent au moyen des contractions et dilatations successives du corps. On ne reconnaît aucune trace de systèmes nerveux ou respiratoire. Ils changent de place en se fixant alternativement par la tête et la queue sur les corps qui les environnent, et se meuvent également dans l'eau. Ils se nourrissent ordinairement de petits crustacés, de larves, et quelquefois de fragments de viande crue.

Il est vraiment curieux de les voir guetter leur proie. Alors ils s'étendent, développent leurs tentacules, embrassent la victime et l'engloutissent, puis ils se contractent et sont plongés dans une torpeur comparable à celle qui s'empare du boa, lorsqu'il vient de se repaître,

Ils n'ont pas de sexe, et chaque individu se reproduit spontanément. Une partie du corps se dilate, donne naissance à une nouvelle branche, et lorsqu'elle est assez développée, les tentacules se montrent sur l'extrémité libre. Il existe entre les cavités des deux individus une communication qui ne cesse que peu de temps avant leur séparation.

Dans les temps chauds, on voit quelquefois paraître

sur le même individu trois ou quatre rejetons qui se reproduisent eux-mèmes avant d'être séparés du corps principal.

Si l'on coupe un polype transversalement en deux, chaque partie se développera bientôt pour former un nouvel individu. M. Pritchard a vu les morceaux se reformer complètement en trois jours.

Baker, qui s'est beaucoup occupé du même sujet, rapporte quelques expériences faites par Trembley en 1704. Lorsqu'on coupe un polype dans le sens de sa longueur, on obtient deux moitiés de tube, et les bords de chaque moitié se réunissent bientôt pour former deux individus distincts. Cette régénération s'opère en deux ou trois heures.

Si la section longitudinale n'est pas prolongée jusqu'à l'extrémité caudale, on pourra obtenir deux polypes sur une seule tige, et la division de ces nouvelles branches en produira de nouvelles. Trembley a obtenu de cette manière un polype à corps unique, surmonté de sept têtes. Il les coupa ensuite : elles furent bientôt remplacées et formèrent elles-même sept polypes complets. En lisant ces curieux détails, on se croirait transporté aux temps fabuleux où le fils de Jupiter soutenait un rude combat contre l'hydre de Lerne.

Trembley fit de nouvelle recherches, et reconnut que les deux portions d'un polype divisé transversalement pouvaient se réunir lorsqu'on les mettait en contact ; bien plus, la moitié d'un individu s'est réunie à la moitié d'un autre ; mais ces deux expériences ne réussissent pas toujours.

Trembley parvint à retourner le polype comme un doigt de gant, et l'animal ne cessa pas de vivre. Réaumur répéta toutes ces expériences conjointement avec de Jussieu et d'autres savants ; il reconnut des propriétés semblables dans plusieurs animaux.

Donnons quelques renseignements sur la manière de conserver les polypes.

On doit les placer dans des vases larges et transparents ; ils se portent de préférence vers le côté le plus éclairé.

Le liquide sera changé fréquemment, et si l'on ne peut se procurer de l'eau provenant de la mare où l'on a pêché les polypes, on pourra la remplacer par de l'eau de rivière, dans laquelle on fera toujours végéter quelques petites plantes, telles que les lentilles d'eau, etc. Avant de changer le liquide, il faut transporter les polypes, avec les barbes d'une plume, dans un vase contenant un peu de l'eau dans laquelle ils se trouvaient.

On peut alors enlever les matières qui s'accumulent sur les parois du vase et empêcheraient les polypes de se développer, bien qu'on eût soin de leur donner une nourriture abondante et de changer l'eau.

On les nourrit avec de petits crustacés, des larves ou des vers. Si l'on ne peut s'en procurer, il faut couper de la viande crue en très petits morceaux, qu'on laisse tomber doucement dans le liquide à l'endroit où se trouvent les polypes. Dans les temps rigoureux, on doit éviter de les placer trop près de la fenêtre, car le froid les engourdirait.

Ces polypes furent découverts en 1703 par Leeuwenhoek. On les trouve dans les coins des fossés, des bourbiers et des mares, vers le mois de mars. Ils s'attachent aux plantes aquatiques, aux fragments de bois, aux feuilles pourries, aux pierres, etc., qui séjournent dans l'eau. Quelquefois ils sont fixés sur de petits insectes aquatiques.

On rassemble beaucoup de ces matières dans un vase, où les polypes ne tardent pas à se développer. Il est rare de les rencontrer dans les eaux stagnantes ou à courant rapide.

Les mares de la forêt de Saint-Germain sont assez riches en polypes. On cite surtout celle aux Canes, ainsi qu'un bassin situé dans le jardin du couvent des Loges.

Parfois les polypes sont couverts d'insectes qui finissent par les détruire; il faut les en débarrasser au moyen d'un pinceau très doux qu'on promène légèrement sur leur corps. Les matières accumulées sur les parois des vases déterminent quelquefois la mortification d'une portion du polype, qu'il faut amputer pour sauver l'individu.

Il est assez difficile de préparer les polypes qu'on veut conserver dans les porte-objets; néanmoins on y parvient avec de la patience et de l'adresse.

Placez un polype dans une petite cupule avec une goutte d'eau; qnand il sera bien développé, faites écouler une partie du liquide et plongez le tout dans l'esprit-de-vin. L'animalcule périra instantanément, en se contractant plus ou moins. Nettoyez-le avec un pinceau fin, pendant qu'il est plongé dans l'alcool, et enlevez avec soin les insectes qui pourraient y adhérer.

En le retirant de l'alcool, ses différents appendices se réunissent et adhèrent ensemble; on ne pourrait les séparer sans les mettre en lambeaux. Il faut glisser une lame de verre sous l'animal qui surnage, et séparer les appendices; on le retire ensuite de l'alcool, et avec de petites pinces et le pinceau doux imbibé d'esprit-de-vin on dispose convenablement les différentes parties. Après avoir fait sécher la préparation, il ne reste plus qu'à la recouvrir d'une lame de verre mince maintenue par le blanc de plomb. Quelquefois on la place préalablement dans du baume du Canada.

Nous nous bornerons à ces renseignements ; c'est dans l'ouvrage de Trembley qu'il faut lire l'histoire complète des polypes ; cette belle monographie est un véritable modèle à suivre pour les travaux sur l'histoire naturelle.

LARVE *d'une espèce de dytique, vulgairement nommée crocodile*. — Les œufs qui contiennent ces larves se trouvent, pendant le printemps et l'été, sous les plantes aquatiques et les conferves qui poussent à la surface de l'eau. Ils sont renfermés dans une espèce de sac un peu plus petit qu'un pois et d'une couleur blanchâtre ; un filament délié les attache aux petites herbes et empêche qu'ils ne soient entraînés par le courant. Placés dans un vase plein d'eau exposé au soleil, ces œufs écloront en peu de jours. Les jeunes larves ont d'abord une couleur sombre et sont très actives ; à une époque plus avancée elles quittent leur enveloppe, sont alors presque immobiles, perdent leur coloration et ne prennent pas de nourriture. Lorsqu'elles ont recouvré leur activité, on remarque, pendant la déglutition, les mouvements de la glotte, le passage des aliments dans le canal intestinal et la circulation des fluides dans les vaisseaux. On doit éviter de les placer dans un vase contenant d'autres insectes ; car ces derniers seraient inévitablement détruits. Deux fortes mandibules, qui s'entrecroisent lorsqu'elles sont fermées, occupent la partie antérieure de la tête. C'est avec ces armes redoutables que le crocodile saisit sa proie, la blesse et l'entraîne vers sa bouche. Sans attendre que la victime ait succombé, la larve s'abreuve des fluides et ne rejette que la peau de l'insecte. On distingue sur la même partie des palpes composées de quatre articulations et six yeux groupés de chaque côté. La tête est aplatie et réunie au thorax par des muscles flexibles qui lui permettent de se mouvoir dans tous les sens.

La transparence des tissus laisse apercevoir distinctement les ganglions nerveux, les trachées et l'organe pulsatoire, considéré par quelques naturalistes comme le cœur des insectes, mais qui ne reçoit aucun vaisseau, d'après les recherches de Cuvier et d'autres observateurs. Leurs six pattes, hérissées de poils, sont terminées par de forts crochets et parcourues dans toute leur longueur par de petits vaisseaux ramifiés ; la queue se partage en deux appendices qui en supportent d'autres plus petits ; on prétend qu'ils se reproduisent lorsqu'on les détruit.

Ces insectes se nourrissent principalement de larves, d'éphémères et de cousins, quelquefois même ils se dévorent entre eux. A mesure qu'ils avancent vers leur maturité, leurs mouvements se ralentissent, et parfois ils sont tout couverts de *Vorticella convallaria*, qui s'y attachent par leurs filaments ; on peut surtout observer cette particularité lorsque les larves sont conservées dans un vase étroit.

Le Monocle (*Lynceus sphericus*, Müller ; *Monoculus minutus*, Lin.). — Le tégument de cet insecte est remarquable par des lignes réticulées qui lui donnent l'apparence d'un travail de mosaïque.

Cette coquille, très transparente, est formée d'une seule pièce, mais elle est assez élastique pour que l'animal puisse la fermer ou l'ouvrir à la manière des moules. Malgré leur nom de monocle, ces insectes ont deux yeux noirs de grandeurs différentes et enfoncés dans l'écaille. Le bec est pointu et suit la forme convexe de l'enveloppe; au-dessous de lui est un second appendice plus court et terminé par des cils, puis viennent les deux antennes, portant également des soies à leurs extrémités. Quatre branchies sont placées sur le même rang à l'intérieur de l'écaille, et servent à imprimer un mouvement circulaire à l'insecte; quelquefois même elles paraissent lui servir à grimper le long des petites tiges sur lesquelles il se fixe en les saisissant entre les bords de ses écailles. A la partie postérieure se trouve un appendice cilié armé de deux crochets, et portant à sa base une espèce de petit trident. On aperçoit parfaitement le canal intestinal et la nourriture qui le parcourt, ainsi qu'un petit corps ovoïde placé derrière la tête et doué d'un mouvement pulsatoire rapide.

Le monocle se nourrit d'animalcules. On le trouve pendant l'été dans le creux des étangs et les flaques d'eau de pluie. Les petits prennent leurs ébats autour de leurs parents, et au moindre danger se précipitent vers leur mère, qui les remet à l'abri en les renfermant dans sa coquille.

Le CYCLOPE à quatre cornes ou moucheron d'eau (*Cyclops quadricornis,* Müller; *Pediculus aquaticus,* Baker). — Ce petit crustacé se trouve, dans toutes les saisons, à la surface de l'eau, mais surtout en juillet et en août; on le prend avec un petit filet. Le corps est couvert d'écailles imbriquées qui se meuvent latéralement et verticalement; elles ne se réunissent pas sous le corps et laissent un passage aux branchies; le bec est court et pointu; un peu au-dessous se trouve l'œil unique, d'une couleur rouge foncé et noyé dans l'écaille. Aux deux côtés de l'œil naissent les antennes, dont la paire supérieure est la plus longue; elles sont articulées et couvertes de poils. Les cyclopes se meuvent par saccades et se traînent sur les tiges au moyen de leurs branchies, qui sont d'une couleur bleuâtre. Les ovaires, en forme de grappe, sont très développés, et situés, au nombre de deux, à la partie postérieure. Les œufs ont une forme globuleuse, et lorsqu'ils parviennent à leur maturité, on peut distinguer l'embryon avec un très fort grossissement. La queue du cyclope se bifurque à son extrémité, et les deux branches sont terminées par des soies ramifiées chez la femelle seulement. On aperçoit très bien le tube intestinal et les oviductes de la femelle. La couleur de ces crustacés varie. Souvent pâles et transparents, ils sont quelquefois marquetés de rouge ; les uns ont une couleur bleu verdâtre, les autres sont rouges et leurs ovaires sont colorés en vert.

Ayant à nous occuper dans ce chapitre d'un grand nombre d'expériences, nous avons abrégé les descriptions ; nous passerons même sous silence le *petit Cyclope* la *larve du cousin*, l'*Hydrophile*, la *Libellule*, etc., en renvoyant aux ouvrages de Müller, Baker, Adams, au *Microscopic Cabinet* et *Microscopic Illustrations*, par le docteur Goring et Pritchard, où l'on trouvera des détails étendus et de fort belles planches représentant ces différents objets.

Disons maintenant quelques mots des infusoires fossiles. Nous extrairons ce qui suit du tome VI des *Annales des sciences naturelles*, année 1836, où se trouve le mémoire de M. Ehrenberg, publié dans les *Annales de Poggendorf*, vol. XXXVIII :

« M. Fischer, propriétaire de la manufacture de porcelaine de Pirkenhammer, près de Carlsbad, avait remarqué que les dépôts siliceux (*Kieselguhr*) des tourbières de Franzbad, auprès d'Egn, en Bohême, se composaient presque exclusivement d'enveloppes de navicules. Il fit un envoi de ce dépôt à M. Ehrenberg, qui reconnut que ces enveloppes appartenaient au *Navicula viridis*, encore répandu très abondamment aujourd'hui dans les eaux douces des environs de Berlin et autres endroits. Il trouva également que ce même échantillon renfermait plusieurs autres espèces semblables à celles qui existent actuellement. Déjà, en 1834, M. Ehrenberg avait signalé à l'Académie la découverte de M. Kutzing sur la composition siliceuse des enveloppes de Bacillariées. Il fit de nouvelles recherches sur les différentes espèces de tripoli et de terres à polir employées dans les arts, et observa que le tripoli ordinaire ou feuilleté de Bilin en Bohême se composait uniquement d'infusoires et qu'il existait dans la terre à polir du même pays, et dans le fer limonite tufacé des marais, un nombre infini d'individus du genre *Gaillonella*. Il rencontra également des débris d'infusoires dans la farine fossile de *Santa-Fiora* en Toscane, etc. »

M. Ehrenberg termine son Mémoire par l'évaluation du nombre d'infusoires qui forment ces matières. D'après ses calculs, une ligne cube de pierre à polir de Bilin en contient 23 000 000, et un grain de cette même substance, 187 000 000 !

En résumé, il existe un nombre infini de carapaces fossiles d'infusoires dans les substances que nous venons de nommer, ainsi que dans les dépôts siliceux de l'île de France et les tourbes de Franzbad. Ces carapaces appartiennent à des individus que l'on trouve encore vivants aujourd'hui, soit dans l'eau douce, soit dans l'eau de mer. M. Ehrenberg a déterminé plus de quarante espèces des genres *Navicula, Gonphonema, Gaillonella, Synedra, Bacillaria* et *Spongia*.

Description de 300 infusoires. (Voy. l'Atlas.)

Parmi les nombreux objets dont le microscope nous a révélé l'existence et les caractères, la classe des êtres désignés sous le nom d'*animalcules infusoires* est peut-être la plus remarquable, si l'on considère que des myriades d'atomes vivants (car dans la série des animaux on ne saurait leur assigner d'autre dénomination) agissent et se meuvent dans la plus petite goutte d'eau avec autant de rapidité et de facilité que s'ils étaient dans un océan sans bornes.

L'intérêt le plus vif s'emparera de l'esprit de tout homme habitué à méditer sur les perfections de la nature et à reconnaître avec admiration la main qui la dirige à travers l'immense variété de ses œuvres merveilleuses.

Nos connaissances sur les plus petites parties de la création étant principalement acquises au moyen du microscope, toutes les améliorations dont cet utile instrument a été l'objet ont naturellement contribué à en augmenter successivement la masse. Le haut degré de perfection que le microscope a acquis de nos jours doit faire espérer que de nouvelles investigations, dirigées dans un bon esprit, amèneront des découvertes propres à satisfaire la curiosité personnelle et à procurer à la science des résultats importants.

Durant plusieurs années après la publication du célèbre ouvrage de Müller, intitulé *Animalcula infusoria* (1786), l'étude de cette partie de l'histoire naturelle était demeurée stationnaire, si toutefois elle n'était pas entièrement abandonnée. De nos jours, cette science a revêtu ce que l'on peut appeler une forme régulière résultant des matériaux les plus précieux, c'est-à-dire de la réunion de faits positifs enfantés par l'observation pratique la plus scrupuleuse.

L'état avancé où elle est parvenue aujourd'hui est dû principalement aux travaux du docteur Ehrenberg, en ce qui regarde la classe des phytozoaires.

Lamarck, en 1815, et Cuvier, en 1817, avaient considérablement amélioré la classification des animalcules infusoires ; mais les systèmes introduits par ces deux naturalistes n'étant pas fondés sur un examen attentif des individus eux-mêmes, j'ai cru devoir suivre dans ce petit traité les classifications données par Müller et par le docteur Ehrenberg.

Le mot *animalcule* ne signifie rien autre chose que le diminutif d'*animal* (1) : il est communément employé pour désigner les petits êtres vivants qui se trouvent dans les liquides, et dont l'extrême ténuité ne permet l'étude ni même la vue à l'œil nu. Tels sont, par exemple, ceux qui se trouvent en si grand nombre dans les infusions végétales et animales.

Les différentes classifications dont ces animalcules extraordinaires ont été l'objet reposent principalement sur des caractères tirés de leurs dimensions et de leurs formes extérieures.

Jusqu'à ce que l'on ait eu la pensée de mêler au liquide qui leur sert de nourriture des matières colorantes (expérience qui a été féconde en résultats), les infusoires furent considérés comme dépourvus d'organisation intérieure ; on pensait qu'ils se nourrissaient par

---

(1) M. le colonel Bory de Saint-Vincent, dans un savant travail inséré dans son *Dictionnaire classique d'histoire naturelle*, a proposé le nom de *microscopiques* pour désigner les infusoires ou animalcules.   (C. C.)

absorption. Cette erreur a disparu depuis qu'on a trouvé le moyen d'introduire dans leur intérieur des substances colorées, qui ne paraissent d'ailleurs exercer sur eux ou sur leurs fonctions aucune influence fàcheuse. Par ce procédé, on a reconnu dans quelques infusoires une organisation intérieure égale, sinon supérieure à celle de plusieurs grands animaux invertébrés. Ces petites créatures ont un système musculaire, un système nerveux, et, selon toute probabilité, un système vasculaire, admirablement disposés pour accomplir leurs fonctions respectives.

La partie la plus évidente de leur organisme intérieur est, sans contredit, celle qui sert aux fonctions digestives. Le docteur Ehrenberg l'a choisie comme base principale de sa classification, où les animalcules dits phytozoaires sont partagés en deux grandes divisions : les polygastriques et les rotatoires. Les premiers ont plusieurs estomacs ou sacs digestifs distincts; les seconds sont pourvus d'un véritable canal alimentaire et d'organes rotatoires formés de cils disposés de manière à faire arriver dans la bouche les objets nécessaires à l'alimentation. Ces deux divisions principales de phytozoaires sont ensuite subdivisées en familles et en sections.

Suivant leurs dispositions, les cils servent aux animalcules d'organe de locomotion et les font, dans plusieurs cas, nager avec la plus grande rapidité. Ces appendices paraissent roides comme les cils des yeux, et d'après la description que donne Ehrenberg de plusieurs de ceux qu'il a observés, ils ont pour base une espèce de substance bulbeuse et sont mus en différentes directions par des fibres musculaires, déterminant ainsi dans l'eau un courant qui entraîne vers la bouche des animalcules l'eau et les substances qui servent à leur nourriture. Ces cils sont quelquefois disposés autour de certains organes de forme circulaire ; leurs vibrations particulières, qui leur donnent l'apparence d'un mouvement rotatoire, les ont fait nommer organes rotatoires.

Parmi les autres caractères que présentent à l'extérieur les animalcules infusoires, il faut distinguer :

Les *soies* mobiles, qui agissent probablement comme les nageoires des poissons et facilitent les moyens de locomotion ;

Des espèces de crochets ou appendices recourbés à leur extrémité, servant aux infusoires à se fixer sur l'objet qui leur convient.

Les styles fixés à leur base diffèrent des cils, en ce sens qu'ils ne peuvent produire de mouvement rotatoire. Ces appendices, nommés *appendices variables*, permettent aux animalcules de marcher ou de nager.

Les figures 8 à 12, 154 et 155, donnent une idée de cette singulière conformation.

Je passe maintenant aux divers moyens à employer pour acquérir une connaissance plus intime de cet intéressant sujet.

C'était autrefois une hypothèse favorite chez les naturalistes de présenter les infusoires comme des êtres qui se nourrissaient par l'absorption cutanée. Ils pensaient aussi qu'on ne parviendrait pas à découvrir des organes propres à l'alimentation et à la digestion. *Le baron Gleichen fut le premier qui soumit à l'épreuve la vérité de cette théorie* : il avait mis du carmin dans l'eau contenant des animalcules, et il avait remarqué que dès le second jour certaines parties seulement de l'intérieur du corps étaient remplies de matière colorante, ce qui démontrait évidemment l'existence d'organes alimentaires. Néanmoins Gleichen ne poursuivit pas ses recherches sur ce sujet; c'est aux expériences du docteur Ehrenberg que nous devons la description des différentes formes de ces organes.

De nouvelles expériences ont fait reconnaître qu'il était nécessaire d'employer des matières colorantes végétales, telles que le carmin et l'indigo dans leur état naturel. C'est en opérant ainsi, et avec l'aide d'excellents microscopes, que le docteur Ehrenberg est parvenu à étendre considérablement le cercle des connaissances, très imparfaites, qu'on possédait avant lui, sur cette partie de l'histoire naturelle.

Avant d'indiquer la manière d'examiner les infusoires sous le microscope, je dirai quelque chose des moyens à employer pour s'en procurer.

Toutes les parties des végétaux, les tiges, les feuilles, les fleurs, les graines, peuvent être mises en infusion ; mais il faut avoir grand soin qu'il ne s'y trouve *aucune parcelle de quinquina*. Les substances végétales sont mises dans l'eau claire. Plusieurs jours après, si le vase qui les contient n'a pas été agité, il se forme à la surface du liquide une pellicule qui, examinée à l'aide du microscope, se montrera remplie de divers animalcules. Les premiers qui se présentent sont ordinairement de l'espèce la plus simple (les *monades*). Après plusieurs jours, le nombre en devient tellement prodigieux qu'il est impossible de supputer la quantité de ceux qui se trouvent dans la plus petite goutte de liquide.

Plus tard, ce grand nombre diminue, et j'ai presque toujours observé qu'à ces premières espèces succèdent d'autres animalcules d'un volume plus considérable, et d'une organisation plus parfaite : ce sont, par exemple, les *cyclides* des *paramécies*, des *kolpodes*, etc.

Il convient toutefois de faire remarquer ici que la production des animalcules ne suit pas une règle constante, même dans des infusions semblables. Si le vase a une certaine capacité, et si d'ailleurs il est placé dans des conditions favorables de température et d'exposition, il s'y développe successivement les plus grandes espèces d'animalcules, telles que les *vorticelles* et les *brachions*. Ainsi une seule et même infusion récompensera de la faible peine qu'on aura prise à la faire par une très grande variété d'espèces. L'eau dans laquelle on a fait macérer des fleurs produit aussi des animalcules en abondance, et Sir G. Leath a remarqué que des godets de plomb remplis d'eau qui se mettent dans les cages des oiseaux en contiennent plusieurs espèes, notamment des *rotifères*.

On peut aussi se procurer des animalcules microscopiques de toute sorte en puisant de l'eau dans les bas-fonds des étangs, près des bords, et surtout dans le voisinage des plantes aquatiques.

Il est presque impossible de présenter à l'esprit, autrement que par des figures, une idée exacte des différentes formes qu'affectent les animalcules infusoires, car ces êtres extraordinaires ne ressemblent à aucune production de la nature. Je n'ai épargné ni soins ni dépenses pour que les dessins qui accompagnent cet ouvrage représentassent aussi exactement que possible les animalcules, tels qu'ils apparaissent sous le microscope. Je ne prétends pas dire que les nombreuses figures que je donne reproduisent toutes avec la dernière rigueur les plus petits détails de structure des êtres microscopiques. Pour quelques-uns, l'exactitude est complète; mais c'eût été un travail immense que d'appliquer à toutes les espèces figurées le même soin d'exécution. C'est déjà beaucoup que d'être parvenu à présenter des dessins assez corrects pour faciliter l'étude et les recherches, et d'en avoir réuni la collection la plus exacte et la plus complète qui ait encore été offerte au public.

Par l'inspection des figures on verra que quelques animalcules ressemblent à des sphères, d'autres à des œufs ; il en est qui représentent des fruits de différentes espèces, des anguilles, des entonnoirs, des toupies, des cylindres, des cruches, des roues, des flacons, etc., etc. Tous ont leurs habitudes particulières et vivent de la manière la plus conforme à leurs diverses structures.

Les uns se meuvent dans l'eau avec une rapidité extraordinaire; d'autres, au contraire, paraissent inertes, et exigent, pour faire apercevoir leur vitalité, des observations longues et patientes. Il en est qui sont mous et s'écrasent facilement, d'autres qui sont recouverts d'une coquille délicate ou d'une enveloppe semblable à de la corne. Elle offre divers degrés de densité, ainsi que dans le *Volvox*, le *Gonium*, dont l'enveloppe est épaisse relativement aux autres ; chez ces infusoires la partie molle se reproduit par la division multiple, et les divisions constituent autant de jeunes individus qui, à leur naissance, crèvent leur enveloppe, détruisant ainsi les moindres vestiges de l'animalcule qui les a produits.

Plusieurs infusoires sont simplement couverts d'une lame qui ressemble à l'écaille des tortues ; quelquefois elle entoure complètement l'animal en ne laissant que deux petites ouvertures aux extrémités; chez d'autres, ces écailles sont bivalves, ainsi que celles qui renferment les huîtres et les moules.

En se reportant aux planches, on pourra reconnaître

assez exactement les modes tout à fait extraordinaires de reproduction des animalcules infusoires.

Les animaux vertébrés sont *ovipares* ou *vivipares ;* ces mots désignent suffisamment la manière dont ils se propagent. Il n'en est pas de même à l'égard des animalcules, car, outre ces deux moyens de reproduction, ils en ont d'autres qui leur sont propres.

1° La division spontanée de leurs corps en une ou plusieurs parties constituant autant d'individus qui, parvenus à leur entier développement, jouissent de toutes les facultés attribuées à leur classe. Dans quelques genres, cette séparation a lieu d'une manière symétrique (dans le *Gonium*, etc.) ; dans d'autres elle s'opère par sections transversales, longitudinales ou diagonales, et dans ce dernier cas les parties détachées ont souvent une apparence différente de celle qui distingue les individus dont elles se séparent. Ainsi, par exemple, la figure 160 représente l'animalcule détaché par division transversale de celui représenté figure 159. Cette circonstance, je dois le faire observer, est quelquefois une difficulté, lorsqu'il s'agit de déterminer les espèces.

2° Ils se produisent, ainsi que le *Volvox* et quelques autres genres, par la distribution de la substance intérieure d'un individu, en plusieurs petits ; en prenant ainsi naissance, ils abandonnent l'enveloppe commune, qui ne tarde pas à disparaître.

3° Par boutures qui se développent sur le côté du corps de certaines espèces et s'en détachent ensuite, ainsi qu'on le voit figure 218.

4° Enfin par l'émission d'une espèce de frai qui entraîne avec lui une portion du corps de l'animalcule éjaculateur. (Voyez les figures 79 et 80.)

Pour observer convenablement les animalcules infusoires au microscope, il convient d'employer les glissoirs aquatiques dont j'ai donné la description dans le *Micro-scopic Cabinet* (1). On peut aussi se servir d'une bande de glace sur laquelle on met une goutte d'infusion que l'on couvre d'une lame mince de mica ; cette lame mince a pour effet d'empêcher la trop prompte évaporation du liquide et d'en rendre la surface plane.

Quand un objet est choisi et placé sur la platine du microscope, il faut encore régler l'éclairage et déterminer le grossissement qui lui convient le mieux. Ces deux points doivent être soigneusement étudiés, car la beauté des effets, même dans les meilleurs microscopes, dépend surtout de ces deux conditions importantes.

Pour l'observation des animalcules infusoires, le microscope achromatique bien construit a sur tous les autres un immense avantage. Il a un vaste champ, se manie avec facilité, et d'ailleurs il est applicable à l'examen de tous les objets. A défaut d'un instrument de ce genre, il convient de faire usage de bons doublets qui jouissent d'un haut pouvoir pénétrant et définissant. A ces précieuses qualités ils joignent le mérite d'avoir moins d'aberrations que les verres simples. Enfin, si l'on se trouvait dans l'impossibilité de se procurer les espèces de microscopes que je viens d'indiquer, on pourrait encore, en employant de bonnes lentilles simples bien montées, observer les animalcules des infusoires avec plaisir et avec fruit.

(1) *The microscopic Cabinet*, par le docteur Goring et Pritchard, in-8. Londres.

INFUSOIRES.

CLASSIFICATION DE MULLER.

A. *Pas d'organes extérieurs.*—**1.** ORGANISATION LA PLUS SIMPLE.

Monas...............	En forme de point.
Proteus.............	Changeant.
Volvox	Sphérique.
Enchelys	Cylindrique.
Vibrio..............	Allongé.

2. MEMBRANEUX.

Cyclidium...........	Ovale.
Paramœcium	Oblong.
Kolpoda	Échancré.
Gonium.............	Anguleux.
Bursaria............	Creux.

B. *Organes extérieurs.* — **1.** NUS.

Cercaria........	Ayant une queue.
Trichoda............	Poilu.
Kerona	Cornu.
Himantopus	Ayant une touffe de poils.
Leucophra..........	Entièrement couverts de cils.
Vorticella...........	Bouche garnie de cils.

2. CORPS COUVERTS D'UNE COQUILLE.

Brachionus	Bouche garnie de cils.

1ᵉʳ GENRE. — **Monas.**

Ce genre renferme les plus petits de tous les animalcules dans lesquels (même avec les meilleurs microscopes), on ait pu observer un mouvement volontaire.
Longtemps ce mouvement a été le seul signe de vitalité

qu'on ait distingué dans ces animaux ; mais, grâce aux procédés d'expérimentation récemment mis en usage par le docteur Ehrenberg, on reconnaît chez eux maintenant une organisation aussi complète que celle des animaux d'une dimension beaucoup plus considérable.

Les monades, généralement d'une forme très simple, ont le corps sphérique ou cylindrique sans aucun appendice extérieur. Leur bouche, très difficile à apercevoir, est seulement un orifice dépourvu de cils ou de poils, excepté dans une ou deux espèces. Les monades sont incolores et très transparentes. On ne peut voir de leurs organes intérieurs que les parties qui servent aux fonctions digestives : ce sont deux ou plusieurs cavités ou sacs globuleux qui communiquent probablement entre eux par des conduits tubulaires, semblables à ceux qu'on observe dans les plus grands infusoires polygastriques, mais qui dans ce genre sont trop ténus pour être distingués ; on ne peut même convenablement examiner les sacs digestifs ou estomacs des monades qu'autant que l'eau dans laquelle ils existent a été teinte avec une matière végétale colorante, car, sans cette précaution, la nourriture prise par ces animalcules étant d'une transparence égale à celle qui leur est propre, ne laisserait dans leur intérieur aucune trace sensible.

Les monades se multiplient par la division d'un individu en deux ou plusieurs autres, qui se subdivisent également, lorsqu'ils ont atteint leur entier développement.

Les monades se recommandent à l'attention des observateurs, surtout à cause de leur extrême ténuité : elles forment la dernière limite de nos connaissances sur la nature animée. Leur diamètre variant de 1/1 200ᵉ à 1/24 000ᵉ de pouce (1), il faut, pour les voir, se servir des plus forts grossissements. Ces animalcules se trouvent à la surface des infusions végétales ou animales en nombre véritablement prodigieux. Aux dix espèces décrites par Müller, Ehrenberg en a ajouté cinq nouvelles.

Fig. 1...............	Monas termo.
2...............	— atomus et lens.
3...............	— punctum (Bodo punctum, E.)(2).
4...............	Monas guttula (E.).
5...............	— mica.
6...............	— uva.

On trouve ce genre d'infusoires dans l'eau pure, limpide, pendant l'été, quelquefois dans l'eau de mer longtemps conservée; dans les eaux salées, l'eau des marais au printemps, ainsi que dans les infusions de champignons.

2ᵉ GENRE. — Proteus.

Ce genre contient des animalcules plus grands que les précédents, et dont la conformation est excessivement curieuse. Leur observation est intéressante, non pas autant par la complication de leur organisme, qui est plus simple que celui des vorticelles, que par la singulière faculté qu'ils possèdent de varier leurs formes en dilatant et en contractant leurs corps de diverses manières. Ces mouvements s'effectuent avec lenteur,

---

(1) Il s'agit ici du pouce anglais, ou 1/36 du *yard*, qui équivaut à 2 centimètres 539 954.

(2) Les noms des infusoires sont ceux donnés par Müller, mais on a, autant que possible, placé en regard les dénominations d'Ehrenberg; elles sont indiquées par un E.

et l'on a tout le temps nécessaire pour suivre les diverses transformations.

Voici, d'après Müller, les caractères génériques des Protées : « Animalcules à forme changeante, jouissant de la propriété de faire saillir volontairement des appendices variables en forme de pattes. » Ce naturaliste n'en connaissait que deux espèces. Schrank en a ajouté deux autres, et Sozano, dans les *Transactions de l'Académie de Turin*, vol. XXIX, en décrit soixante-neuf.

Fig. 8, 9, 10, 11 et 12.   Proteus diffluens (Amœba diffluens, E.)
    7..............   —   tenax.

Se trouvent parmi les lentilles d'eau (*Lemma major*), au mois de mars, l'eau de rivière, surtout le *P. tenax*. Les figures indiquent les diverses formes que prennent ces animalcules.

3ᵉ GENRE. — **Volvox.**

Les animalcules qui composent le genre *Volvox* ont une forme globuleuse et tournent dans l'eau. Quelques espèces sont assez grandes pour être vues à l'œil nu. Ehrenberg n'a pu distinguer l'appareil digestif des volvoces, mais il pense qu'il est semblable à celui des monades. C'est à ce genre qu'appartient le bel animalcule appelé *Volvox globator*, qui est si curieux à observer au microscope solaire.

Fig. 13..............   Volvox granulum.
    14..............   —   pilula.
    15..............   —   socialis.
    16, 17..........   —   morum.
    18..............   —   lunula.
    19, 20, 21......   —   vegetans.
    22..............   —   globator.

Eau de mer corrompue, marais en juin, au printemps et en automne, avec le *Cercaria viridis*, à la surface des étangs couverts d'une pellicule d'un vert sombre ; en septembre et durant les derniers mois de l'année. Müller en a trouvé dans l'eau de rivière en novembre ; il a aussi recueilli le *Volvox socialis* sur le *Chara vulgaris ;* il en existe dans les mares couvertes de végétations, parmi les lézards et les grenouilles. On prétend qu'une infusion de chènevis fournit abondamment le *globator*.

4ᵉ GENRE. — Enchelys.

Suivant Müller, ce groupe d'animalcules contient vingt-sept espèces. Ses caractères généraux sont : *animalcules microscopiques simples, d'une forme cylindrique*.

L'*Enchelys deses* est classé par Ehrenberg dans un nouveau genre établi par lui sous le nom de *Bacterium*, et dans lequel il a placé dix espèces nouvelles. Il est probable qu'à l'aide de bons instruments et par de patientes observations on reconnaîtra plus tard que plusieurs des animalcules donnés comme espèces distinctes ne sont tout simplement que des individus semblables observés à différentes époques de leur accroissement (1).

Les dimensions des enchélides variant beaucoup suivant les espèces, il est nécessaire de faire usage des différents grossissements (de 200 à 500 diamètres). Si l'on a l'occasion d'observer ces animalcules avec des microscopes de constructions différentes, mais d'un même pouvoir, on acquerra la preuve que dans ces

___

(1) Fait vérifié par M. Nicolet, savant observateur.   (A. C.)

instruments la condition d'amplification n'est pas la seule nécessaire pour faire voir convenablement les détails délicats de la structure des corps observés.

<pre>
Fig. 23............   Enchelys viridis.
     24............   —   punctifera.
     24'............   —   ovulum.
     25, 26.........   —   fritillus.
     27............   —   fusus.
     28............   —   caudata.
     29............   —   epistomium.
     30............   —   retrograda.
     31............   —   festinans.
     32, 33.........   —   index.
     34............   —   spatula.
     35............   —   truncus.
     36 à 41.........   —   pupa et farcimen.
     65............   —   deses (Bacterium deses, E.).
</pre>

Eau croupie, marais en septembre, les infusions de foin et d'herbe. Müller a trouvé l'*intermedia* dans une infusion du *Leucajon fluviatilis* ; ils se rencontrent aussi dans l'eau de mer et celle de rivière croupie, dans la matière verte qui s'attache aux parois des vases où l'on a conservé cette eau. Parmi les lentilles d'eau, on en a trouvé en novembre dans l'eau qui coule du fumier.

5ᵉ GENRE. — Vibrio.

Le grand nombre d'individus qui prennent place dans le genre *vibrion*, la structure, la forme et la dimension de plusieurs des espèces peuvent fournir la matière de beaucoup d'observations intéressantes. Rien n'est plus curieux à examiner avec un bon microscope que la structure des vibrions *Anguillula* et *Spirillum*, ainsi que les mouvements singuliers du *Vibrio olor*, etc.

Considéré sous le point de vue scientifique, le genre vibrion est le moins bien déterminé de ceux établis par Muller. Dans ce groupe se trouvent à la fois des animalcules crustacés ; il en est d'aussi déliés qu'un fil, d'autres qui sont presque aussi épais que larges. Plusieurs ont une organisation si complète que quelques naturalistes modernes n'ont point hésité à les exclure de la famille des phytozoaires ; d'autres enfin se distinguent difficilement des végétaux.

Pour diminuer en partie cette confusion, sans compliquer la classification, j'en ai fait trois catégories : la première et la plus simple exige un pouvoir amplifiant de 200 à 500 fois ; la seconde et la troisième comprennent des individus tellement variables par leurs dimensions qu'on en aperçoit quelques-uns avec un grossissement moins fort de plus de moitié, et que d'autres se montrent à l'œil nu.

Le genre vibrion est ainsi défini par Muller : « Ver invisible, très simple, arrondi et un peu allongé. »

1re DIVISION.

Fig. 42.............   Vibrio tripunctatus (Navicula tripunc-
                         tata, E.).
    43.............   —   paxillifer.
    44.............   —   lunula.

2e DIVISION.

    45.............   Vibrio rugula.
    46.............   —   spirillum (Spirillum volutans,
                         E.).
    47.............   —   malleus.
    48.............   —   sagitta.

3e DIVISION.

Se trouvent habituellement par groupes au fond des mares ; quelques-uns viennent à la surface après la pluie et donnent à l'eau une teinte verte. On en prend dans le fond des fossés qui contiennent de l'eau ; en général, il faut les conserver dans le liquide où ils ont été pris, car l'eau fraîche les tue bientôt. Ils se rencontrent encore dans l'infusion de *Paramœcium Aurélia* en septembre, dans les marais en novembre ; les infusions végétales dans l'eau douce ou salée, l'eau de mer croupie, les sources vives, l'eau limpide des rivières, sous les lentilles d'eau, dans les eaux stagnantes, parmi les conferves, dans le vinaigre, la colle de pâte et le blé attaqué de rouille, plongé dans l'eau après avoir été ouvert.

6e GENRE. — **Cyclidium.**

Les cyclides sont des animalcules de forme aplatie, ronde ou ovale ; ils sont dépourvus de cils. Leur transparence est si grande, que les plus délicates gravures ne peuvent reproduire que faiblement l'admirable éclat qui leur donne l'apparence du cristal.

Infusion de foin, eaux stagnantes. Le *Cycl. pediculus* se trouve sur les polypes ; on peut en rencontrer parmi les lentilles d'eau.

7e GENRE. — Paramœcium. (1)

Les individus qui forment ce genre sont membraneux, longs et un peu aplatis. Ehrenberg pense que les paramécides et les kolpodes sont des monades et des cyclides à un état d'accroissement plus développé.

8e GENRE. — Kolpoda.

Les kolpodes varient beaucoup dans leurs formes extérieures. Les figures 80 et 89 donnent une idée générale de ce genre. Voici la définition de Muller : « Un animalcule invisible, très simple, pellucide, aplati et contourné. »

---

(1) M. Pritchard ne donne aucun renseignement sur la manière de se procurer ce genre ; mais M. Muller a trouvé les paramécides dans les fossés, parmi les lentilles d'eau ; en juin, novembre, décembre, dans les mares couvertes de matières vertes. En automne, ils abondent dans l'eau de mer, les marais ; ils se développent aussi dans plusieurs autres infusions.   (C. C.)

Fig. 72............	Kolpoda	lamella (Trachelius lamella, E.)
74............	—	ochrea.
89........	—	mucronata.
77...........	—	nucleus.
73, 75.........	—	meleagris (Amphileptus meleagris, E.).
76, 79, 80, 81, 82 . et 83.......	—	cucullus.
85, 86, 87, 88 et 89.........	—	cucullulus (Loxodes cucullulus, E.).
90...........	—	cuculio (Loxodes cuculio, E.).
77, 78, 84.....	—	pirum (Trichoda carnium, E.).
91, 92........	—	cuneus.

Eau salée, lentilles d'eau, eau de mer, infusion de chènevis. Le *K. cucullus*, ce curieux infusoire, se trouve l'été dans diverses infusions végétales, et dans les macérations de foin longtemps conservées.

9ᵉ GENRE. — Gonium.

Les animalcules ainsi nommés forment des amas, des groupes. Leur propagation s'opère par la séparation transversale d'un individu en plusieurs autres, qui néanmoins conservent une forme symétrique. Observés isolément, la plupart des individus ressemblent aux volvoces.

On ignore la disposition de leurs organes digestifs. Comme objets microscopiques, ces animaux sont fort curieux; ils n'exigent qu'une amplification modérée.

Müller définit ainsi le genre Gonium : « Animalcules invisibles, simples, lisses et de forme angulaire. »

Fig. 93, 95.........	Gonium	pectorale.
96............	—	trichina.

Fig. 97............ Gonium pulvinatum.
    98. ....   — corrugatum.
    94............   — truncatum vel obtusangulum.

A la surface des eaux transparentes, le *G. pectorale* se trouve souvent avec le *Cercaria viridis*. On en trouve au mois de juin parmi les conferves des eaux claires, dans différentes infusions, surtout celles de fruits, de pulpe de poires.

10e GENRE. — **Bursaria**.

Animalcules simples, creux, membraneux. Ils doivent leur nom à leur forme, qui est assez semblable à celle d'une bourse. Ehrenberg ne décrit qu'une seule espèce de bursaire ; il n'indique pas la place que ce genre doit occuper.

Fig. 99......... Bursaria truncatella.
    100.........   — bullina.
    101.........   — hirundinella.
    116.........   — duplella.
    117.........   — globina.

Eau de mer, dans les lentilles d'eau, les eaux stagnantes.

11e GENRE. — **Cercaria**.

Suivant Muller : « Animalcules invisibles, transparents, pourvus d'une queue. » Si l'on considère l'organisation intérieure de ce genre, on trouvera qu'il est extrêmement étendu. Quant aux espèces, elles diffèrent tellement entre elles, qu'il serait difficile de leur assigner avec exactitude des caractères généraux.

Fig. 102............ Cercaria lemna.
    103............ — inquieta.
    104............ — tnrbo.
    105, 109........ — viridis (Euglena viridis, E.).
    110, 111........ — spirogyra (Euglena spirogyra, E.).
    112, 113, 122... — pleuronectes (Euglena pleuro-nectes, E.).
    114 .... — podura (Ichthydium podura, E.)
    115............. — hirta.
    118............. — tripus.
    119............ — forcipata (Distemma forcipata, E.).
    120............ — orbis.
    121............ — luna.
    123............ — crumena.
    124............ — lupus (Cycloglena lupus, E.).

Eaux salées, surface d'eaux stagnantes, infusions animales, *id*. de foin, conferves des sources en août et décembre, lentilles d'eau en été. Le beau *C. viridis* se prend au printemps et en été de la manière suivante : On ramasse dans une fiole à large ouverture la matière d'un vert foncé qui se trouve sur quelques mares (on la distingue des conferves et des lentilles d'eau par l'absence des filaments qui réunissent ces dernières). On transporte soigneusement cette substance avec un peu d'eau de la mare, en se gardant de secouer la vase, car on précipiterait les insectes au fond et l'on en tuerait beaucoup. Pour les faire revenir à la surface, il faudrait placer la fiole au grand jour.

On doit encore éviter de garder dans le même vase des larves, et surtout celles du cousin, qui détruiraient les *Cercaria*.

On rencontre quelquefois le *C. rubrum* parmi les

Viridis. Les eaux salées corrompues, les infusions diverses, l'eau des rivières limpides.

12e GENRE. — **Leucophrys**.

Caractères, suivant Muller : « Animalcules diaphanes garnis de cils. »

Fig. 128........	Leucophrys	mamilla.
127.........	—	viriscens.
126........	—	bursata.
129........	—	postuma.
125........	—	pertusa.
130........	—	fracta.
132, 133...	—	acuta.
131........	—	nodulata.
139........	—	armilla.
138........	—	cornuta.
136, 137...	—	heteroclita.
162, 163...	—	piriformis (E.).
159, 160...	—	patula (E.) (Trichoda patula, M.

Eaux stagnantes des marais, eaux de mer en novembre et décembre, eau salée, lentilles d'eau en décembre, infusions végétales dans l'eau douce ou salée, dans les moules, dans les puits et les baquets contenant de l'eau.

13e GENRE. — **Trichoda**.

Caractères, suivant Muller : « Animalcules diaphanes garnis de cils sur une partie seulement de leur corps.»

Ce genre est très nombreux. Il contient à la fois des animalcules polygastriques et des animalcules rotifères pourvus d'un canal digestif. Plusieurs d'entre eux peuvent être aperçus à l'œil nu.

Infusions végétales dans l'eau salée, dans les rivières limpides en décembre, lentilles d'eau, eau de mer. On a trouvé le *Trichoda sol* attaché au *Kerona pustulata*. Ces infusoires se rencontrent encore dans les moules, les eaux stagnantes, les infusions de limaces, de petits poissons, de larves, de foin, d'herbes, parmi les conferves. Le *T. fixa* est souvent attaché au *Leucophrys signata*.

14ᵉ GENRE. — **Kerona**.

Caractères : Animalcules munis de crochets, soies ou appendices semblables à des cornes.

Les kerones forment la subdivision à laquelle Ehrenberg a donné le nom d'*Oxytrichina*.

Fig. 191, 198, 177..   Kerona pustulata.
    188, 189 ......   — patella.
    187...........   — calvitium.
    199...........   — histrio (Stylonychia, E.).
    190...........   — pullaster (Oxytricha, E.).

Infusions végétales, eau de rivière, conferves, eau de mer.

15ᵉ GENRE. — **Himantopus**.

Animalcules transparents munis d'un bouquet de poils.

Fig. 195...........   Himantopus larva.
    196...........   — corona.

Lentilles d'eau, eau de mer.

16ᵉ GENRE. — **Vorticella**.

Ce genre est très nombreux. Müller en comptait soixante-quinze espèces, et Bruguière soixante-dix-neuf. Je suis assez disposé à croire que plusieurs des espèces décrites sont des individus semblables à divers degrés de développement. Leur organisation est très variable.

Ils sont nus, contractiles, et ont autour de la bouche des cils disposés circulairement, et qui produisent un tourbillon dans l'eau. Dans .quelques vorticelles, ces poils semblent exécuter un mouvement de rotation. Pour expliquer cette singulière propriété on a eu recours à diverses hypothèses : suivant Ehrenberg, l'apparence du mouvement rotatoire est due, non à une structure particulière, mais à la disposition des cils ; car, ainsi que les fibres vibratoires, ceux des vorticelles sont supportés chacun par une bulbe qu'ils peuvent mouvoir en tous sens au moyen de fibres musculaires, de manière que chaque cil décrit un cône dont le bulbe ferme le sommet.

Si l'on regarde ces cils disposés circulairement, leur mouvement produira l'apparence d'une roue qui tourne.

Fig. 237, 238........	Vorticella cincta (Peridinium cincta, E.)	
207.............	—	bursata.
208............	—	utriculata.
209, 224.......	—	polymorpha.
203, 205, 217, 223	—	convallaria (bellis, semila).
211, 214........	—	polypina.
200, 202........	—	citrina.
204............	—	scyphina (hamata, crateriformis).
210............	—	discina.
215............	—	limacina.
229............	—	digitalis (Epistylis, E.).
212, 213........	—	pyraria.
225............	—	umbellaria.
226............	—	ovifera.
227, 228........	—	vaginata.
216............	—	patellina.
246, 247.......	—	annularis.

Eau limpide, de mer, salée, lentilles d'eau à la fin de l'été, principalement sur les feuilles. Petits coquillages aquatiques, amas d'œufs, larves des insectes (surtout la *V. convallaria*), plusieurs infusions végétales en été, eaux stagnantes, conferves et dépouilles des insectes, infusions dans l'eau de mer, feuilles de plantes aquatiques.

17e GENRE. — Brachionus.

Les *Brachions* sont des animalcules renfermés entièrement ou partiellement dans une enveloppe semblable à une coquille. Ils ont, comme les vorticelles, des organes rotatoires, et forment dans la classification d'Ehrenberg un ordre qui leur est parallèle. Dans quelques espèces, on a distinctement aperçu des yeux.

Leur structure organique est beaucoup plus compliquée que celle de plusieurs animaux d'un ordre supérieur.

Les brachions ressemblent beaucoup aux *Entomostracés*. Leurs dimensions et les détails curieux de leur organisation en font des objets microscopiques extrèmement intéressants.

Fig. 261, 262 ...	Brachionus	striatus.
270........	—	squamula.
268, 269 ...	—	pala (Anuræa, E.).
271........	—	bipalium.
282........	—	clypeatus.
275........	—	lamellaris (Stephanops, E.).
272, 273 ...	—	patella (Patella, E.).
284, 285 ...	—	patina (Pterodina, E.).
283........	—	bractea (Squamella bractea, E.).
276, 279 ...	—	plicatilis.
280, 281 ...	—	ovalis (Lepadella ovalis, E.).
291........	—	tripos.
289........	—	dentatus.
298........	—	mucronatus (Salpina, E.).
297........	—	uncinatus (Colurus, E.).
294........	—	cirratus.
286........	—	passus.
288........	—	quadratus.
287........	—	impressus.
296........	—	urceolaris (Brachionus, E.).
292, 293 ...	—	Bakeri.
300, 301 ...	—	patulus.

Eau de mer, lentilles d'eau, conferves et eaux courantes en été et au printemps, sources vives au printemps, eaux stagnantes. On trouve le *B. patulus* avec la *Vorticella rotatoria*.

M. Pritchard fait remarquer qu'il est bon d'examiner certaines espèces sans les recouvrir d'une seconde lame de verre ou de mica : tels sont les *Vibrions*, etc.

CHAPITRE XXII.

APPLICATION DU MICROSCOPE A LA MÉDECINE LÉGALE

Relativement à l'application du microscope à la médecine légale, il y aurait certes beaucoup à dire ; mais comme ce sujet n'est pas le nôtre, nous ne dirons à ce propos que quelques lignes.

A l'égard des taches de sang sur le linge, on coupe un fragment du tissu que l'on pose du côté de la tache sur une lame de verre ; on humecte d'eau, on frotte légèrement, et il reste sur le porte-objet une goutte de liquide qui permet, étant soumise au microscope, de constater la présence des globules sanguins.

Un procédé plus commode et plus sûr est celui qui est dû à Tichman. On traite les taches de sang par l'acide acétique cristallisable, on évapore le soluté, et il se forme des cristaux rhomboïdaux ou groupés en croix. Ces cristaux sont l'hématine ou hémine caractéristique du sang. Il ne peut donc y avoir là aucune méprise.

Pour les taches de sperme, on agit comme je l'ai indiqué pour le sang, en imbitant un fragment d'étoffe sur une lame de verre.

L'utilité du microscope devient très évidente pour la recherche des fraudes dans les substances alimentaires, tissus, etc. A ce sujet, nous engageons nos lecteurs à lire le Traité des applications du microscope par le docteur Coulier. Ce livre est fort utile et peut rendre de grands services aussi bien aux étudiants qu'aux gens du monde.

ADDITION.

NOTE SUR L'EMPLOI DES OBJECTIFS A IMMERSION.

Nous avons indiqué, page 82, en quoi consistait le système dit à *immersion*, mais nous avons omis d'indiquer quelques précautions à prendre pour l'employer. Nous comblerons ici cette lacune.

La lamelle qui recouvre la préparation doit être parfaitement nettoyée à l'aide d'un linge imbibé d'alcool. Cela fait, on dépose sur la lamelle et à l'aide d'une baguette de verre, une goutte d'*eau distillée filtrée au papier*. Il faut avoir soin de ne pas mettre trop d'eau, car ce liquide passe sous la préparation et fait adhérer cette dernière à la platine, ce qui devient fort incommode pour faire mouvoir l'objet.

La lentille frontale de l'objectif devra aussi être nettoyée à l'alcool. On retire le tube portant l'oculaire et la lentille, on nettoie cette dernière comme je viens de l'indiquer et l'on y dépose une goutte d'eau qui doit bien mouiller la lentille, ce dont il est facile de s'assurer. On replace alors le tube, et l'on vient mettre en contact la surface mouillée de la lentille, avec la goutte d'eau que recouvre la lamelle. Avec les séries 9 et 10, il faut faire la plus grande attention, car l'eau empêche de bien voir, et souvent on brise la lamelle en croyant n'avoir pas encore fait plonger la lentille dans l'eau. Le tout étant bien disposé, on porte l'œil à l'oculaire, on met au point, et l'on doit avoir le champ bien clair, et l'objet très net. Si l'on voit mal, si l'objet est confus, cela tient à des bulles d'air interposées, et souvent à un excès de liquide; il faut alors essuyer la lentille et la lamelle et recommencer l'opération. Un peu de pratique suffit pour bien employer les séries à immersion. Il en est de même des séries à corrections, avec lesquelles il faut prendre l'habitude de faire mouvoir la lentille antérieure d'une main, tandis que l'autre main fait dans le même moment mouvoir la vis de rappel destinée à mettre au point. Dans ces sortes de choses, un peu d'exercice est nécessaire, mais il s'acquiert très vite.

NOTE SUR LA PRÉPARATION DES OBJETS A L'ÉTAT SEC ET DANS LES RÉSINES.

En décrivant, page 265, les diverses méthodes qu'on devait employer pour préparer les objets à l'état sec, j'ai dit qu'après avoir mis l'objet sur la lame et l'avoir recouvert de la lamelle, il suffisait de passer sur les bords de cette dernière à l'aide d'un petit pinceau une ou plusieurs couches de vernis au bitume ou de semblable nature.

Mais comme dans certains cas il peut arriver que le vernis s'infiltre par capillarité entre la lame et la lamelle, nous employons le procédé suivant : L'objet que nous supposerons être des écailles de papillon, étant placé sur la lame, on l'entoure, à l'aide d'un petit pinceau légèrement chargé d'une dissolution épaisse de gomme ou mieux de dextrine dissoute à chaud, d'un cadre en rapport avec la grandeur de la lamelle à recouvrir. On applique cette dernière, puis on laisse sécher un jour. Ensuite on passe le vernis au bitume, et de la sorte on n'a pas à craindre que cette substance pénètre entre les lames et vienne gâter la préparation.

Il est de toute nécessité que le petit cadre de dextrine soit très mince; la moindre quantité de cette dissolution

suffit pour l'opération que nous venons de décrire.
Relativement à la préparation dans les résines, nous
indiquerons que la *térébenthine de Chio* peut être considérée comme préférable à celle de Venise et au baume
du Canada. Cette thérébenthine, dont l'emploi nous a
été indiqué par le docteur H. Frémineau, a l'avantage
de ne jamais laisser de bulles, de sécher promptement
et de fournir des préparations d'une transparence parfaite.

NOTE RELATIVE A LA PRÉPARATION DANS LES FLUIDES.

Les procédés pour faire les cellules avec les vernis,
sont variables suivant tel ou tel observateur. Nous
donnerons ici quelques moyens que l'on pourra employer.

Pour les préparations dans les fluides à l'aide des
cellules, on peut, après avoir inscrit le cadre résineux,
laisser sécher deux ou trois heures, puis, ayant mis
l'objet et le liquide, appliquer la lamelle. On recouvre
le tout d'une plaque de glace plus grande que le couvercle, et l'on pose sur ce dernier un poids capable de
faciliter l'adhérence. Au bout de cinq ou six heures, la
lamelle est fixée et il ne reste plus qu'à passer une
couche de vernis sur les bords de la préparation.

Pour les préparations à l'état sec dans des cellules,
on peut agir ainsi : La cellule étant tout à fait sèche,
on la place sur le bain-marie, et au bout d'un certain
temps, le bitume étant ramolli, on applique le couvercle,
on retire la préparation du bain-marie, puis on met en
presse comme je viens de l'indiquer précédement. Du
reste, tous ces procédés sont modifiables, et chaque
observateur retranche ou ajoute des manipulations

suivant le genre de recherches qu'il entreprend, et suivant la nature des objets qu'il veut préparer. A part certaines règles principales, il n'y a rien d'absolu en ce genre.

Nous terminerons ces lignes en publiant une note de M. Assier de Pompignan, relative à la préparation des acariens. Nous avons déjà dans le cours de cet ouvrage publié les procédés employés par cet habile observateur.

LIQUIDE POUR LA CONSERVATION DES ACARIENS.

Glycérine pure	100 grammes.	
Sirop de glucose (assez étendu d'eau pour pouvoir être filtré)..	200	—
Acide acétique cristallisable	3	—

Ces proportions peuvent varier dans des limites assez étendues, en tenant compte de l'action particulière de chacune de ces trois substances. L'excès d'acide acétique dissout le bitume employé à clore la cellule. Une trop forte proportion de glycérine laisse subsister dans le sujet des globules graisseux, et la surabondance du sirop de glucose l'empêche de s'humecter convenablement.

L'acide acétique cristallisable peut être remplacé par du vinaigre rectifié, en augmentant bien entendu la dose.

Le sirop de miel, et même de sucre, peut être substitué à celui de glucose.

Si le sujet à préparer n'a pas de couleurs vives, comme l'acarus du fromage par exemple, l'addition d'une très minime quantité de tannin dans le liquide a pour effet de renforcer les teintes générales de son corps.

ARTHUR CHEVALIER.   37

Il est avantageux de laisser mourir le sujet dans l'alcool, entre deux lames de verre, et de l'y laisser séjourner un quart d'heure environ avant de le soumettre à la préparation définitive. Il se débarrasse ainsi de ses impuretés, étend régulièrement ses membres par suite de la pression du verre, et contracte par cette immersion préalable une grande tendance à l'imbibition immédiate et complète dans le liquide de la cellule. Les quelques petites bulles d'eau qu'on peut ainsi clore par mégarde ne doivent point préoccuper. Elles disparaissent au bout de quelques jours. Il est vrai de dire que ce dernier effet se produit sans l'emploi préalable de l'alcool, et doit plutôt tenir à la présence de l'acide acétique dans le liquide.

Beaucoup d'acariens préparés au baume du Canada pèchent par un excès de transparence qui fait disparaître les détails très fins de leur organisation. C'est pour ceux-là qu'il faut recourir au *liquide* et à la cellule.

Note relative à l'appareil dit Jumelle à transformation photographique.

Nous ne voulons pas clore notre traité sans dire un mot d'un appareil tout nouveau et très curieux en même temps que très pratique, et qui a reçu le nom de jumelle à transformation photographique. Bien que cet instrument ne rentre pas à proprement parler dans le cadre de nos études, nous croyons intéresser nos lecteurs en leur en donnant une courte description. (1)

(1) Système A. L. et G. B. Breveté s. g. d. g.

Cet instrument n'est autre qu'une jumelle 24 lignes marine basse qui, par une simple substitution aux bonnettes et barillets de deux objectifs aplanétiques, un obturateur et une glace dépolie, devient instantanément un appareil photographique donnant de parfaits résultats.

OPÉRATION ET DÉVELOPPEMENT

Opération

Pour opérer en photographie, on dévissera les bonnettes et retirera les barillets ; puis on vissera à la place des bonnettes les objectifs aplanatiques sur l'un desquels est fixé l'obturateur.

Chaque glace, étant enfermée dans son étui de caoutchouc, est glissée, au fur et à mesure des besoins, dans le sac laboratoire et mise dans le châssis, le côté sensibilisé de la glace faisant face au rideau mobile dudit châssis. (On reconnaît facilement le côté sensibilisé, qui offre une légère résistance au doigt.) Une fois ce châssis soigneusement fermé, on le sort du sac et on l'applique sur la jumelle ; on fait jouer le rideau, et on le fixe au bas du châssis par son agrafe, de manière que la glace se trouve à nu du côté sensibilisé et en regard de l'obturateur, et, par cette raison, exposée à la lumière. On met au point sur la glace dépolie l'objet à photographier, et, en pressant prestement sur la bascule de l'obturateur, que l'on laisse retomber, on obtient une négative instantanée. Il est bien entendu que le temps de pose est en rapport avec l'intensité de la lumière, et, malgré l'excessive rapidité de la jumelle photographique munie de nos objectifs spéciaux, par un temps sombre, la pose deviendra plus longue.

La négative obtenue, on remet son châssis dans le sac laboratoire, et on le charge de nouveau, et, après avoir remis la glace impressionnée dans son enveloppe de caoutchouc, on la retire et on la développe comme il suit dans une chambre noire munie d'une lanterne à verre rouge ou éclairée par un châssis vitré de même couleur. On peut, une fois impressionnés, conserver ces clichés plusieurs mois avant de les développer.

Développement des Épreuves

Nota. — On peut développer ensemble plusieurs glaces ; les formules suivantes peuvent développer quatre petites glaces à la fois. Nous recommandons d'une façon toute particulière que les glaces, avant comme après l'opération, soient rigoureusement exemptées de toute lumière, sans quoi chaque épreuve serait couverte d'un voile et absolument perdue.

Formule n° 1

Alcool à 40 degrés . . . . 150 grammes.
Acide pyrogallique 30   —

Faire fondre environ 5 grammes de sucre dans le moins d'eau possible et l'ajouter à l'alcool.

Formule n° 2

Eau ordinaire. . . . . 150 grammes.
Ammoniaque liquide 15   —
Chlorure d'ammonium 2   —

Pour développer les clichés, on prend dans une cuvette ou tout autre récipient le développateur suivant :

Eau ordinaire . . . . 50 grammes.
Formule n° 1. 3   —
—   n° 2. 3   —

Vous agitez cette solution, et vous plongez les clichés dans ce bain en les y laissant jusqu'à ce que, par transparence, on perde les détails, c'est-à-dire que la plaque présente une couche noire et presque opaque : alors on retire la glace du bain révélateur, on la plonge dans l'eau quelques secondes, et on la fixe en la mettant dans le bain de :

        Eau . . . .   200 grammes,
        Hyposulfite de soude   30   —

On la retire quand l'épreuve est parfaitement claire, c'est-à-dire débarrassée du bromure d'argent, on la lave à grande eau, on la laisse sécher parfaitement, et on passe à l'impression sur papier.

IMPRESSION DES ÉPREUVES SUR PAPIER

Cliché pris dans la jumelle .

Étant donné le négatif, on le met du côté verni en regard avec un papier sensibilisé sur un bain de nitrate d'argent à 14 0/0.

Le papier albuminé se trouve tout préparé et sensibilisé dans nos magasins et dans toutes les maisons vendant notre article ; si on désire le sensibiliser soi-même, on fait flotter une feuille de papier albuminé, pendant environ trois minutes, sur un bain de :

        Eau distillée . . . .   100 c. c.
        Nitrate d'argent . . . .   14 grammes.

Ce papier séché est placé par petits carrés de la grandeur des glaces et exposé à la lumière dans un châssis-presse, spécial à cet usage ; quand l'épreuve est dépassée, c'est-à-dire une fois plus noire qu'elle ne doit être lorsqu'elle est terminée, on la plonge dans un bain abondant d'eau ordinaire, que l'on change deux ou trois fois ; puis on la vire, c'est-à-dire on lui donne un ton plus agréable en la plongeant jusqu'à ce qu'elle prenne un beau ton bleu dans un bain de virage, qui est :

Dans une première bouteille :

Eau distillée	1,000 grammes.
Chlorure d'or neutre	1 —

Dans une deuxième bouteille :

Acétate de soude fondue	15 grammes.
Phosphate de soude	15 —
Eau distillée	1,000 —

On verse la dissolution d'or goutte à goutte en remuant fortement, et 24 heures après ce bain peut servir.

Enfin, quand cette épreuve est virée au bleu foncé, on la fixe dans un bain d'hyposulfite de soude à 14 0/0, en l'y laissant séjourner environ dix à douze minutes ; ensuite l'épreuve est lavée à grande eau pendant six heures, séchée et montée sur un carton, en la collant à l'aide de colle d'amidon ou de dextrine.

Nota. — Nous tenons à la disposition de tout amateur les produits nécessaires pour obtenir des épreuves par notre jumelle photographique.

Renseignements gratuits pour la manipulation de la jumelle photographique.

Nota. — Quand l'opération photographique est terminée, et que l'on doit reconstituer sa jumelle, on fixera, pour conserver le parfait centrage des verres, la paire de bonnettes ainsi que les barillets numérotés 1 et 2 en regard des coulants de la jumelle munis des mêmes numéros.

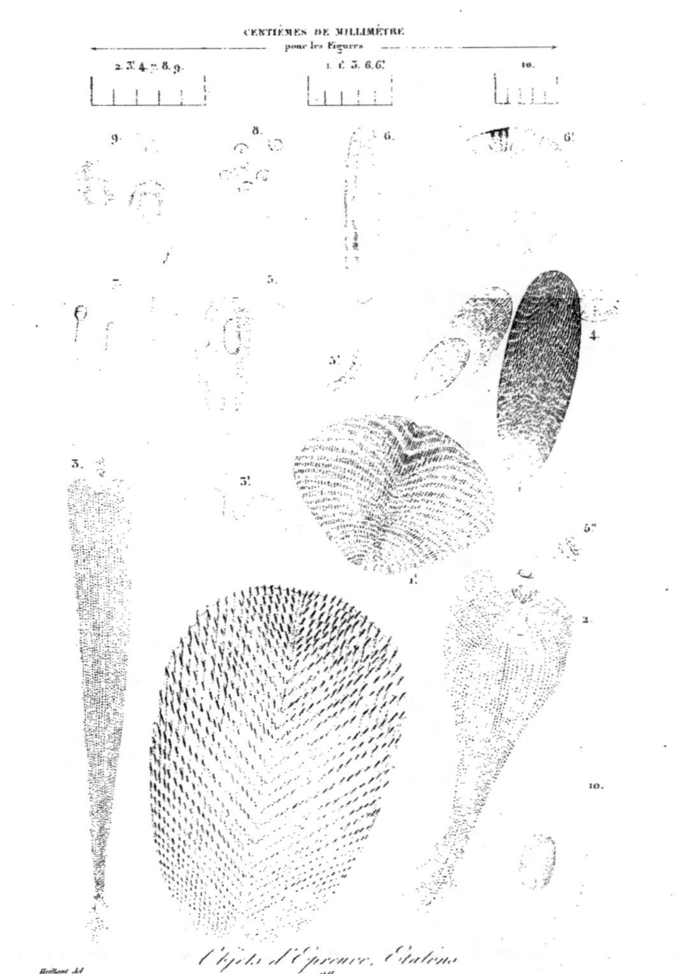

Objets d'Épreuve, Étalons
ou
Test-objects.

OBJETS MICROSCOPIQUES.

ERRATA

Page 22, ligne 18. Lisez : Sphéricité.

Page 342, ligne 12. Lisez : Instruments.

Page 343, ligne 11. Lisez : Matières à injections.

Page 103, la figure 82 est placée en sens contraire, le haut
   devrait être en bas.

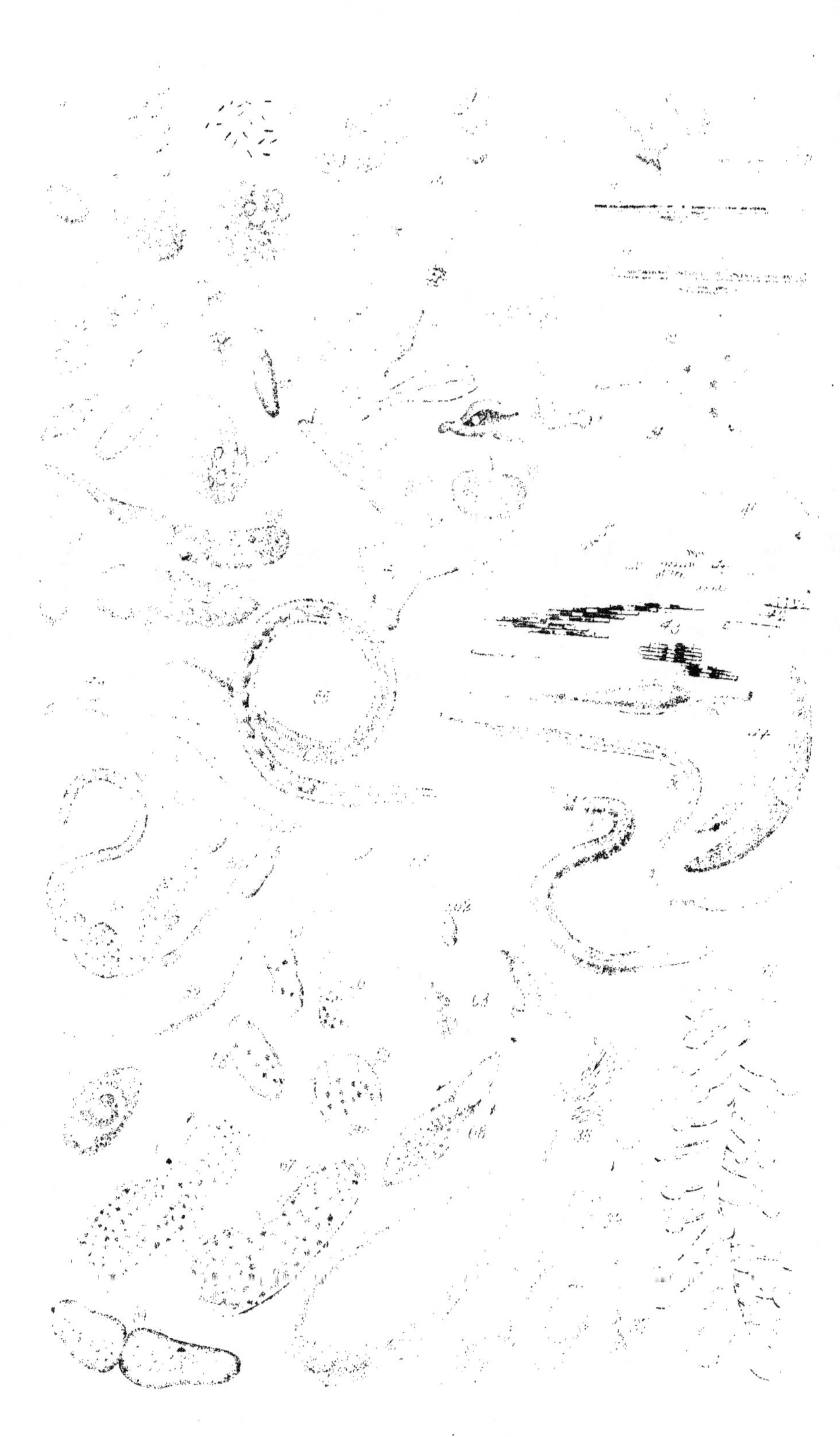

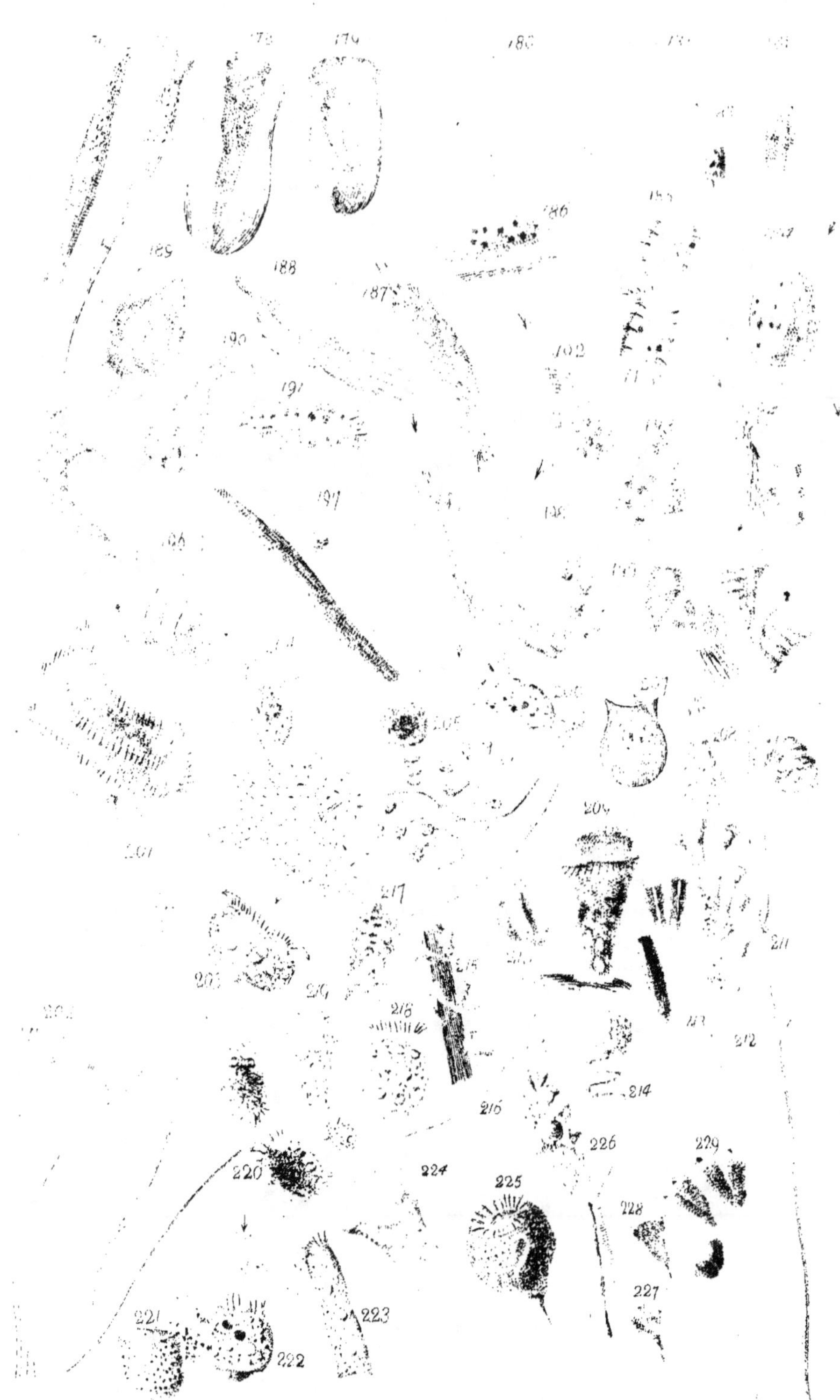

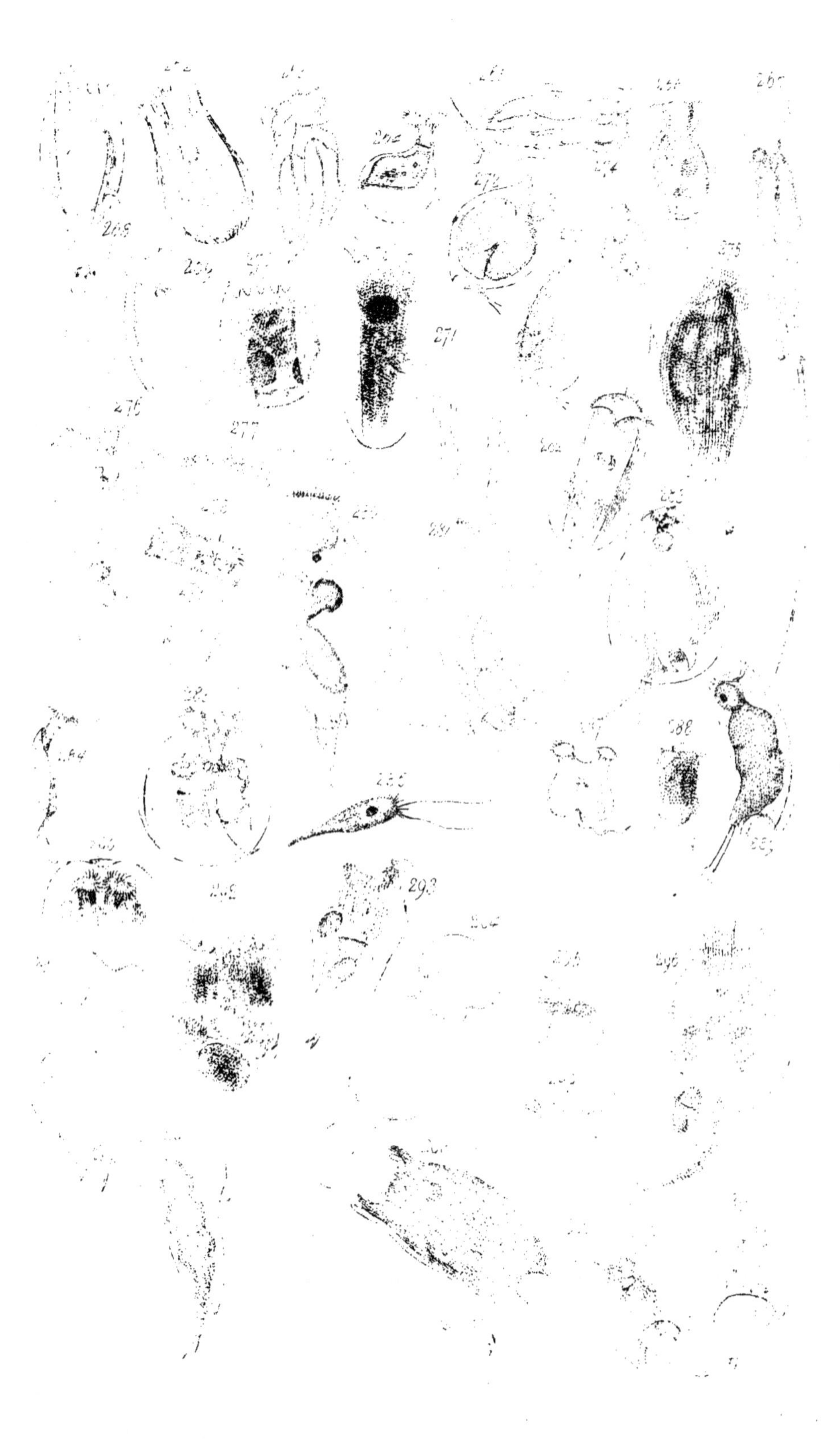

TABLE DES MATIÈRES

LIVRE PREMIER.

DU MICROSCOPE.

LIVRE DEUXIÈME.

DE LA PRÉPARATION DES OBJETS.

LIVRE TROISIÈME.

DE L'APPLICATION DU MICROSCOPE.

Paris.-Imp. PAUL DUPONT, 41 rue Jean-Jacques-Rousseau — 3169.11.81